Guérir avec l'aromathérapie

脈輪精油香氣對症指南

瑞士「Usha Veda 自然療法學院」創辦人

綠蒂亞・波松
Lydia Bosson 著

劉美安 譯

第5部

脈輪精油香氣對症指南

第 1 部

前

言

「真正的智慧與真實的優越都不是靠抗爭得到的，而是順其自然；抗風的植物會折斷，而順著風彎腰的則會在颶風後生存下來。」

伊比鳩魯（Epicure）

這本有關於精油與純露的能量療法的新作，旨在邀請大家更進一步開發「自我」，進而感受「我們」。以找到能量中心，也就是脈輪（chakra）之間的平衡之鑰為目標，進而優化身體與心靈之間的聯繫，在主宰著宇宙的不同形式的意識之間，在人間、動物界與植物界之間，在地球與宇宙之間，在可感知的次元與智力難以理解的次元之間的平衡與聯繫。

當我從 1993 年開始教授芳香療法，這個世界就對智力難以理解的層次相當抗拒。集體意識非常奉行笛卡爾式的理性精神。一旦我提及精油與純露的能量面，開始講述阿育吠陀（Ayurveda）印度傳統醫療時，整個理性知識界可以說是極度抗拒。那麼到底是什麼幫助我傳遞精油和純露世界的神奇，進而觸動人們的呢？答案是強大的植物本身。

如果要從近二十年的經驗當中獲取教訓，我會說對植物的訊息保持謙虛、開放與接受的態度。阿育吠陀千年的智慧教導我們，植物一直都會傳遞精微的訊息，如果您的庭院突然開始生長某種植物，那並不是偶然。而在最近這半個世紀以來，精油的大量出現，以及最近這段時期出現的新純露，這些都不是出於偶然。這種植物的草藥形式，也就是說它們的香氣、它們的精華以及它們的水就是一種密碼，幫助揭開它們強大治癒能力的鑰匙。這些珍貴的產品是為了在我們生活的過渡期間陪伴我們、幫助我們而產生的。

對於智力來說，要去接受它們無法理解的事，仍然是很困難。當然您可以用科學方式分析精油，研究這些芳香分子的特性，由此發現它們的治療效用或是危險性；認識並掌握精油的生化面向是非常重要的，可以更有效安全地利用它們。然而如果您用心去嗅聞，用感覺去探索精油與純露，就可以發現它們的神奇之處，以及「整體療法」的強大力量。

我們生在一個特別的年代，所有的傳統醫療系統在世界各地被重新發現中，現代與傳統智慧相遇而產生嶄新的療方。當今世界正處在一個極端快速演變的過程中，精油與純露則是支持這種轉變的醫療訊息特使。這本書以精油的科學知識為基礎，並與祖傳知識和直覺感知互相結合。

事實上，我寫這本書時，懷抱著能夠轉化與普世療癒的願景，也懷抱著能夠透過敞開心扉做出貢獻的強烈願望。

想像一下，如果在上個世紀初有人對您預言網路的出現，您也許會認為這種想像太過理想化了。新的千禧年邀請我們將所有的感覺都摻入知識當中，連第六感都算進去。在所有的發明之前都先要有一種想像或願景。要讓世界變得更好，首先就要想像出一個人人都健康富足的世界，而不要被持續淹沒我們的訊息所影響。

在最近這幾年，我的研究特別關注在人際關係的品質及治療，智力可探測的次元以及無法感知的次元之間的橋梁，對於主宰宇宙的一體性（合一）的覺知；同時，我也去深入探索植物的世界，發展出精油和純露的治療方法，了解市場上新出現的精油並回饋，為醫療的演進做出貢獻。

植物的靈魂非常強大，可以支撐、改變、滋養我們，並且幫助我們成長。有關精油與純露治療的實驗很多，非常豐富而且令人振奮。能看到這種演變真的非常棒，而我則對大地之母懷有強烈的感恩，賜予我們這麼珍貴的禮物——植物世界的精華。

我和丈夫菲利浦（Philippe Bosson），有榮幸在世界上許多國家分享我們的知識，而在這個過程中我們得到最重要的啟示之一，就是不論哪種文化、生理、地理、氣候，也不管是哪一個人種，歐洲人、亞洲人、南美洲人……等，人類的基本都是一樣的。最後我們很驚訝地發現，我們之中相似的部分遠較相異的部分要多。當我們第一次在台灣帶領「芳香五星術」（請參照《五星能量術與芳香療法全書》）的課程時，還有點靦腆害羞，因為我們對亞洲文化非常陌生。但是當我們慢慢進入課程，各種藩籬也漸漸落下，而各種因為不同的信仰而生的分歧也不見了。精油與純露也可以讓溝通更為容易，協助敞開心胸，將大家團結在一起。希望這些自然的產品能夠繼續完成它們的使命，幫助我們成長、堅持、並且有利於所有人之間的連結。

感謝，感謝，再感謝！

序

「要在任何地方都聽到神的聲音——在門關上的時候、在抗議的人當中、在唱歌的鳥、植物與動物當中，心靈的沉靜是必要的。」

德雷莎修女（*Mère Teresa*）

這本書並不侷限在對於植物香氣和芳香療法的認識，而是結合了千年智慧的阿育吠陀以及其他傳統治療法對於植物的精微能量知識，對脈輪、真言（mantras）、能量按摩、植物靈魂儀式等等持續的工作所產生的正面效果。

這本書無法替代您個人的靈性追求，但可以幫助您強化它，開啟共通的層面。在沒多久以前，「脈輪」這個詞對於我們的文化而言都還很陌生，而如今，有關脈輪的各種教學都引起大眾的廣泛興趣；脈輪不僅僅在瑜伽的範圍，而且在一些治療例如芳香療法、純露療法、礦石療法、色彩療法，或是眾多關於個人發展、替代醫學或心理治療的替代方法當中，脈輪都佔有一席之地。

人們對於脈輪的廣泛興趣，主要因為它易於理解，可以有效解決當前的大多數問題，除此之外，整體療法越來越受到歡迎也是其中一個原因。

當代另外一個重要的現象是，科學界能解釋越來越多到目前為止被認為跟能量有關，深奧的或根本不存在的現象。道森‧丘吉（Dawson Church）在《基因中的精靈》（*The Genie in Your Genes*）書中發表的內容，對於情緒與遺傳之間聯繫的理解，被評為取得了突破性成就；它說明了信仰與情緒可以是 DNA 鏈發生球型變化的原因。著名的生物學家布魯斯‧立普頓（Bruce Lipton），在他的著作《信念的力量：新生物學給我們的啟示》（*The Biology of Belief*）、《自發性演化》（*Spontaneous Evolution*）、《蜜月效應：在人間創造情愛天堂的科學》（*The Honeymoon Effect: The Science of Creating Heaven on Earth*）當中都以明確簡單的方式解釋過，愛對於人體健康的重要性，所以掌管我們免疫系統的「心輪」的開啟也同樣重要。先驅醫師狄帕克‧喬布拉（Deepak Chopra）發表靈性與能量方面的言論無疑刺激到不少科學家，不過他也在當代醫學留下一個印記，對開放的心靈做出貢獻。

如今，遺傳學家與神經生物學家也同意，一些以前只有薩滿祭司、神父或者巫醫才使用的方法，其實是有效的。祈禱與冥想的力量，至此已經能由科學證明了。

在能量療法當中，精油與純露的效果來自於配方的感性面。我們會結合各種感官，嗅覺、味覺、觸覺、視覺、聽覺都一起作用；在開啟脈輪的各種練習當中，將精油與純露結合儀式與冥想，加入聲音甚至寶石，都可以帶來快速正面的改變。

半個世紀以來，芳香療法有著成長性的成功。這方面的知識則因為雷內‧蓋特佛賽（René Gattefossé）、瓦涅醫師（Dr. Valnet）的最初發現，當然還有皮耶‧法蘭貢（Pierre Franchomme）的生化分類，都得到補足及發展。然而我們還是常常忽視了植物對精微能量的作用，以及在人體的能量中心可以產生的影響。在我們的學院中，從二十年前開始，就將精油及純露療法與冥想結合在一起，配合觀想和各種練習，用以精進並改良瑜伽和阿育吠陀的精華與古老智慧。

在我們的學員中也有不少後來成為這個領域的真正專家，他們都是我這本書的靈感來源。這本書也是一個邀請，更深入地研究關於療癒、預防、進化的層面，同時也退一步審視將焦點集中在生理症狀的西方醫學，意識到人的身體與精神其實是一個整體。

我非常確信這種對於整體性的了解，可以讓我們對於精神的影響有更清楚的概念，而且讓我們意識到自己才是身心和命運的負責人。

更有甚者，對於整體的癒療，我們每一個人都有能力，可以影響到集體意識。如果我們成長，就可以幫助整個環境一同成長。

如何使用這本書

　　本書聚焦在精油與純露的能量療法的實際運用。您將學習有關脈輪的知識，同時，一步一步熟悉精油與純露的使用方法，而相關的理論知識也可以幫助您更了解自己身體中的能量運行。

- 有關脈輪的基礎理論，以及精油與純露的能量療法的整合，可以幫助您更有效地使用精油和純露。
- 附上一個測驗，可以讓您知道哪個脈輪需要特別改善。
- 冥想與平衡的練習，可以幫助您整合您的能量中心，接下來幫您加強身體、精神、心智、靈性的健康。
- 每一種精油與純露的介紹，都包括了實際應用與體驗，其能量、歷史與科學知識，可以幫助您深入認識它們，並能將它們全面融入到您的治療實踐之中。
- 書中所記載的能量噴霧、按摩油、泡澡油等等的配方，皆是由不同芳療師的眾多經驗與實驗為基礎。然而，若您越去鑽研、您就越有能力自己開發配方，並親自探索植物靈魂的優點。

　　所有本書提供的方法與操作，都是溫和且安全的。關於香氣儀式或靈性練習的作用，在於喚醒內在能量，並引導能量來調和某些生理方面的情況。請記住，以精油和純露來活化脈輪，對於治癒心靈與身體是有重要的可能性。

使用注意事項與正確用法

請記住，為了能安全無虞，使用精油與純露有一些需要注意的事項。您可以在以下章節中看到最主要的注意事項。

警告與使用注意事項

- 當一種藥物越強，就可能有越多的使用禁忌症。精油是非常神奇的療方，在使用上也需要非常小心謹慎。
- 純精油，不能觸碰到眼睛或眼部周圍，也不能用在耳朵裡。萬一碰觸到，請使用大量的中性植物油來稀釋，然後用水沖洗，如有必要請聯絡醫師。
- 若要塗抹在黏膜上，精油一定要稀釋。
- 精油一定要存放在兒童無法接觸的地方。
- 在精油中的某些芳香分子，例如：檸檬烯、沉香醇、牻牛兒醇、檸檬醛（牻牛兒醛、橙花醛）、金合歡醇等等，可能會引起部分敏感人士的過敏反應。建議在首次使用某一種精油之前，要先行試驗：在手肘內側滴 1 滴精油，48 小時後觀察，有無不適反應。
- 除非有認證的芳療師、藥劑師或是醫師的指示，不然請避免在懷孕或哺乳期間口服精油，並且避免 3 歲以下的幼兒口服精油。
- 純露極少有禁用的情況，它可以完美地搭配精油來應用。建議盡可能經由皮膚或嗅覺途徑來使用精油，而如果有需要的話，口服則選擇純露。
- 原精（溶劑萃取），只適合用來嗅聞和塗抹外用，並不宜口服。

精油的使用注意事項

1. 某些精油有神經毒性、可能導致流產：不適用於孕婦、哺乳期婦女、兒童、癲癇患者。
2. 某些精油有光敏性：塗抹皮膚以後至少 24 小時內應避免陽光或紫外線照射。
3. 某些精油有皮膚刺激性：會對皮膚與黏膜造成刺激性反應，一定要充分稀釋植物油後才使用。
4. 某些精油有肝毒性：只能與養肝的精油一同使用，例如馬鞭草酮迷迭香。

5. 某些精油會促進子宮收縮：應避免在孕期中使用；但其中部分精油可以在孕期最後時期使用，以利於子宮收縮、催生助產。

6. 某些精油有類荷爾蒙作用：懷孕或哺乳期婦女，以及兒童，請勿使用。乳腺疾病患者，與荷爾蒙相關的癌症病史（乳癌、卵巢癌、子宮內膜癌等）患者，請勿使用。一般人使用時，也請留意對荷爾蒙產生的影響。

用量方式：

· 1 毫升＝ 20 滴（但有可能因為滴管的大小而改變，從 20 到 25 或 30 滴）

· 5 毫升＝ 1 茶匙 ＝ 約 100 滴

· 10 毫升＝ 1 個甜點小匙 ＝ 約 200 滴

· 15-20 毫升＝ 1 湯匙

關於湯匙的計量單位，不同地區稍有不同標準，例如：美國是 14.8 毫升，英國是 15 毫升，澳洲是 20 毫升，所以統整為 1 湯匙是 15 至 20 毫升。

在能量療法中，精油與純露的品質標準

　　當今市場上的精油與純露數量一直在增加當中，消費者的選擇非常多，然而這些不同品牌的產品品質常常落差也非常大。產品的品質對於治療效果，尤其在精油與純露的能量療法中至關緊要。

　　對於非專業人士來說，要做正確的選擇並不容易。植物可以是野生或人工種植的，要知道野生植物相較於人工種植的植物來說，能量振動頻率閾值較大，而人工種植的植物當中以有機種植為首選，因為農藥並不會隨著蒸餾或萃取過程而被排除。根據芳香專家和芳療師的實際經驗，野生植物萃取的精油會比較有效；使用少量但品質佳的產品就可以更有效更深入地治療，可惜到現在為止，並不是所有植物都能找到野生或有機的產品，所以請選擇那些有此認知的精油廠商。

　　不過，有機栽種或野生並不是精油品質的唯一保證，「鼻子」仍然是一個重要的品檢「工具」。此外，專家也認可，同一種植物的精油，會因不同的生產者、而表現出非常不同的氣味層次與細緻程度。

　　瓶身標籤上必須標註的品質保證標準如下：

- 植物學名與化學類屬：標籤上必須註明植物的學名，例如 *Thymus vulgaris*（百里香），*Rosmarinus officinalis*（迷迭香）等等。同一種植物，會因為生長地、氣候環境或海拔的不同，而可以萃取出不同的有效成分，這種時候我們就會以化學類屬（chemotype 縮寫 ct.）來區分。例如：馬鞭草酮迷迭香（*Rosmarinus officinalis ct. verbenone*）含有馬鞭草酮這項有效成分；桉油醇迷迭香（*Rosmarinus officinalis ct. cineole*）的主成分是 1,8- 桉油醇；樟腦迷迭香（*Rosmarinus officinalis ct. camphor*）則含有樟腦這項有效成分。同一種植物的不同化學類屬會有不同的功效，在使用上也會有不同的注意事項。
- 植物的萃取部位：相同植物的不同部位（花、葉、莖、樹皮、根等等），生產出來的精油也會有所不同，而在特性上也會非常不一樣。
- 野生或是人工種植：請見上段說明。

- 植物產地：根據產地的不同，化學類屬也可能會有所不同。
- 產品批號以及有效日期。
- 請將價格當作考慮選項。野生或是有機栽種的天然純精油，生產作業非常繁複，需要大量的耐心以及對土地的愛。有時候需要非常大量的植物原料來萃取精油，而品質管控（例如：氣相色層分析法）也需要相當的成本。

為了萃取 1 公斤精油，所需要的新鮮植物原料，大約如下：

- 4,000 到 12,000 公斤的香蜂草葉片。
- 5,000 到 7,000 公斤的檸檬馬鞭草葉片。
- 3,500 到 4,000 公斤的大馬士革玫瑰花瓣（約 1 公頃的玫瑰園）。
- 150 公斤的真正薰衣草花穗。
- 75 公斤的亞碧拉醒目薰衣草花穗。
- 6 到 7 公斤的丁香花苞。

由此可見，精油的產量隨著不同的植物有很大的差異。研究這些差異就可以再度證明，市面上可見的芳香產品並不全是同等品質。事實上，所需的植物原料越多，生產就越難，所以精油價格也就越高。

神經系統與大腦

「物質、心理和精神在實際上並無不同,這些都是我們對於世界的一體性(合一)所經歷的不同階段而已。這個世界,若被我們的五感來感知便顯現為物質,若被心靈扭曲的人來感知就是地獄,若被善良的人來感知就覺得像天堂,而被那些完美的人來感知就是如神的存在。」

辨喜(Vivekanada)

神經系統是精油與純露治療進入人體後首先觸及的系統之一,這個系統非常複雜,可以捕捉到所有外界的訊息,將這些訊息整合後會發展出合適的行動。除了嗅覺有自己的接收途徑以外,所有感知訊息的接收,都要經過一個叫做丘腦的組織,然後再分布到大腦的皮質區域。神經系統是一個融合思想、感情、意志與身體之間關係的交會點。想要了解精油與純露對於我們腦中的化學作用,或是我們行為反應的影響,首先要從演化角度來進行一段腦中旅遊。

人類的腦中有兩百億個神經元,到目前為止被認為是宇宙中最複雜的構造。但是大腦並不是一下子就變得如此複雜,而是在幾億年之間逐漸加入一些新組織而形成的。在演化當中就位的這些組織架構,每一個都對應了一種特定的心理行為模式。

爬蟲腦

爬蟲腦,對照著「爬蟲類」的心理模式。它跟我們腦中最原始的部分相連,由腦幹結構(延髓與中腦)所構成的原始腦部,與下丘腦相連控管身體,確保個人生存與保命本能,使物種永存。它控制著原始的本能行為,這些行為要滿足基本需求(飢餓、渴、睡眠、生育⋯⋯等),主要以確保個人與物種延續為目的。

這個部分在本質上是以僵化刻板的模式,靠著天生性反射來行動,無法去調適並且對經驗也不敏感。爬蟲腦在一出生時就已經成熟存在了,它無法學習,因為是為求生存的模式而設計。它最重要的任務就是準備好在緊急危險的時刻來主導,用最符合情況的

行動求得生存。當生命受到威脅時，它會啟動 3 種「緊急情況的本能」：戰鬥、逃跑、抑制。只是這些反應，在我們一般會遇到的「無生命危險」情況下，會顯得太過火。而這些反應若重複出現，則會造成心理情緒不適情況的出現與加劇，並且導致一些現代疾病。這個部分的腦體積最小，但是反應最快，可以比作武士所進行的致命搏鬥。

這個腦管控著基底輪（Muladhara），人類在 0 到 5 歲間建立的第一脈輪，以及一部分的性輪（Svadhistana），大約在 5 到 12 歲間建立的第二脈輪。一個人在一個環境中是否有安全感，取決於幼年時期的成長經歷，是否覺得受到保護，是否有機會體驗到探索並超越自己的界限，或者是感覺這時期就像是被監禁等等。

邊緣腦－哺乳腦、情緒腦

邊緣腦，又稱哺乳腦、情緒腦、大腦邊緣系統。它是由兩個部分構成：古邊緣腦（合群腦）、新邊緣腦（自動腦）。

古邊緣腦，是與「合群」的情感模式有關，與深層古老的邊緣系統相連。這個無意識的大腦結構自從群體生活出現以來就存在了，其功能在調節人與人之間的社會關係，主要是階級關係。它支配著一些非常基礎的本能：生存和保衛領土，支配與被支配的權力關係和儀式。對應著人際關係中非言語性的肢體語言部分，以及一些自動行為，特別是與儀式和階級相關的行為。

人類這個部分的腦相當早熟，控制著與自尊自信有關的原始情緒，以及相關的權力關係。這就引導出支配或是服從的行為，對他人的信任感，以及融入團體或處於邊緣的行為。古邊緣腦深受童年生活影響，與前兩個脈輪是否安穩發展也深有關聯。如果在幼年時期對於安全感的需求得到滿足，這個小孩就能信任他人，在成人之際順利融入社會；如果同時他的好奇心與各式需求都能得到鼓勵與支持的話，那麼他就可以建立自信，成為一個負責任的成年人。

古邊緣腦是非理性的，其作用就像是一張濾網，擔任著檢測和選擇的角色，並且鼓勵我們合群的態度。古邊緣腦利用來操控我們的重要手段之一，就是「罪惡感」，會讓

我們失去行動或反應的能力。它比所有理智都更有力，可以摧毀我們的意志力！就像是一個我們無法抵抗的外來力量。其實它源自於我們內心，來自於我們最原始、最無意識的制約和模式。

新邊緣腦，是一種「自動」的心理模式，與邊緣系統上方最近的部分相連，由與新皮質相同的腦迴所組成，是介於原始腦與新皮質之間的基本連接元素。一般認為是情緒和衝動（如慾望、快樂、痛楚、憤怒、恐懼、喜悅、激情、溫柔等等）的中心所在。它主導著感情與記憶過程，基本功能則是對社會環境做出良好的適應以求生存，藉由融入群體、共情、接受共同的信仰和理念來適應社會環境。它是儲存所有文化、教育與經驗的專家，基於這些數據，只要提出已經編列過的簡單問題，就可以迅速解答。這個新邊緣腦特別在太陽神經叢（plexus solaire）、即第三脈輪的建立時，會受到挑戰、穩定或失衡，如果前兩個脈輪都能平衡的話，這個過程也會特別順利。

新邊緣腦是價值觀、反價值觀、人格、制約、願意再來一次的正向經歷（獎賞）、想要避免重複的負面經歷（懲罰）等種種經驗的中心所在。這些經驗的總和，形成我們明確的判斷（例如善惡、對錯、誠實與欺詐等等）。

新邊緣腦也是自動反應模式，每次有簡單、已知的，或者兩者兼具的事件發生，就會用到它。它的運作模式有 6 個特徵分類：常規、毅力、簡化性、確定性、經驗主義、社會形象。因此，它是經由愉悅或不快，成功或失敗的方式，成為動力的機制；它的反應非常二分法，極少灰色地帶，也不會被其他影像所影響。

在邊緣系統中的資訊或行動所引發的情緒，並不在大腦皮質的管控中。邊緣系統中的情緒無法經由皮質的思考與推理來取消。所以邊緣系統是獨立自主的，而與皮質之間的溝通則是單向的：邊緣系統可以告知並刺激皮質，但是皮質無法取消邊緣系統的資訊，所以邊緣系統會給我們即時反應，而且常常參雜著錯誤的解決方法，因而引發壓力、挫敗感、罪惡感。

邊緣腦可以儲藏記憶，也在長期記憶中扮演重要角色。不過它是一個「情感智能」，因為訊息的接收與紀錄，是由「我喜歡／我不喜歡」的情緒色彩來決定。在這裡，生存

的自動性不再來自即時性的爬蟲類本能，而是跟社會文化融入程度，以及對於無保留的情感成分的確定性與信任感相連。如果將動物的邊緣腦切除，牠會與其物種的「知識」絕緣，與同種動物相比，會表現出不當的行為。這個邊緣腦僅透過影像的知識，來扮演了最初的認知角色。

邊緣腦的整體（古＋新）包圍了爬蟲腦，但它執行的速度慢了3倍，故可比作常規的「運動性」武術。

新皮質－智能腦

新皮質，是對應於「智能」的心理模式。它與整個新皮質，特別是前額葉相連，這個區域聚集了組織中四分之三的神經元。它是智力與意識的中心所在，具備了旺盛的好奇心與巨大的思想流動性。它能表現出原始腦結構所不具備的彈性與可塑性。實際上，它可以回應或不回應，將明確的記憶或象徵性元素組合起來，它支配語言，也是抽象思維的基礎。只有新皮質具有這種抽象的能力，而讓它有能力管控比較原始的大腦（爬蟲腦和邊緣腦）。

跟原始腦結構比起來，在新皮質中，能進行反思、看待事物的相對性觀點、以及面對眼前現實可以立即退一步來看的能力，被推到了最高程度。在新皮質中沒有任何情緒的痕跡；它完全不像邊緣腦那樣去思考「好」或「壞」，而是專注於分別「正確」與「錯誤」。

對於神經科學的研究者來說，我們前額葉模式下的功能是在不知不覺中完成的。所以想要強迫自己變聰明是沒有用的，根本行不通！前額葉有個很重要的特點：它很安靜，它不像其他3個組織那樣會強制執行它們的操作模式。所以必須由個人來啟動，讓它不會被新邊緣腦的自動模式卡住。前額葉是以理性邏輯或聰明智力的模式來發揮作用。它具備6項特性：好奇、適應性、差別性、相對性、反思、個人意見。

這個腦的執行速度，比邊緣腦要慢10倍，也就是說比爬蟲腦要慢30倍。在武術中，冥想的作用為「放空心靈」，暫時把大腦的這個部分放在一邊，讓它不會干擾到行

動的速度。

根據賈克・法黨（Jacques Fradin）的理論，當「智能腦」與「自動腦」或「合群腦」相衝突時，它會向爬蟲腦發送出威脅的訊息，而後者則會做出緊急回應，從而導致處「戰鬥」模式的人會表現出憤怒，處於「逃跑」模式的人會表現出不耐或是煩躁，處於「抑制」模式的人則會變得憂鬱。

爬蟲腦與邊緣腦，是我們攻擊性行為或者「防衛性」反應的元凶，這就好像我們生活在 21 世紀、卻還使用一個 3 千萬年前的大腦硬碟！

神經系統，是思想或心理情緒與身體之間關聯的匯聚處，這個心靈交會處顯然與整個身體密切關聯。我們說神經系統控制著我們的身體，這種說法大部分是正確的，然而如果我們更近一步觀察，當中還是有些需要釐清的細微差別，因為身體也會對神經系統造成影響，進而也影響著我們的心理。這種論調已經由整體醫學的實行者推行多年，而且也有越來越多科學家對此做出研究，明確指出人體重要的調節系統之間的密切交流與功能整合。

心理神經免疫學，因此得以研究發展，這項新近的醫學概念（從 1981 年發展），具體強調人體重要的調節系統之間的緊密溝通與功能整合，而且很有可能將會深度改變我們對生理、心理以及健康的看法。我們甚至可以說是心理神經內分泌免疫學，因為這就清楚描述並且包括了 3 大調節系統複雜而綜合的運作，以及它們之間的雙向溝通。這3 大系統即為神經系統、內分泌系統、免疫系統，而以神經系統作為通往心理情緒的進出「門戶」。

神經系統與脈輪

「頭腦是無法交流的，它唯一能做的事是將現實分解、分析、切成片段；而心則善於綜合、連接、聚集，融合它所感知。透過心靈觀察的人，會將世界當成一個無法分割的有機體；相對地，對頭腦而言，世界就是大量原子的組合。只有心靈才能發現唯一，就是我們所稱的神，神聖。」

奧修（Osho）

脈輪的運作，反映了我們對生命的看法、生活方式以及世界觀。各種情緒、苦難以及想法都記錄在能量中心，因此會限制我們潛力的發展與命運的實現。

每個脈輪都表達了我們意識中的不同面向，裝載著情感與心靈模式。神經與內分泌系統是直接與能量系統相連，並且提供與身體的連結。我們所見，生活所有的經歷，都與七個脈輪之一直接相關。緊張或壓力來自對於某種情況的回應，這種情緒上的互動便被記錄在相對應的脈輪當中。

我們可以說，顯現在身體上的症狀就是一個告知的方式，讓我們能夠意識到，而可以主動地採取治療自己的行動，並且可以看到情緒或念頭的來源。

了解脈輪，也可以讓我們看到物質體、情緒體、心智體，這三種能量層之間的關係。

- 頂輪（Sahasrara）直接與所有的腦部功能連結，影響整個神經系統，並且與松果體的功用相連。它代表了我們與可觸及的世界、和不可觸及的無形世界之間的關係與聯繫，而這個無形世界是心智無法感知的。藉由頂輪，您可以體驗到無限，體驗到神。頂輪發掘您對於意識的各個層面之間，在人與大地之間，與宇宙之間的一體性（合一）感知的需求。從這種需求中衍生出信仰、靈性、直覺、信念、癒療的價值觀。
- 您對外在世界的感知則由眉心輪／第三隻眼（Ajna）的作用決定，與額葉、「智能腦」相連。心智的清晰、好奇、靈活性與適應性，都與眉心輪的健康狀況直接相關。

眉心輪創造您做出貢獻、將所得的回饋給群體的需求。從這種需求中衍生出慷慨、聰明、洞察力、智慧的價值觀。

· 傾聽的能力，能抓住機會，感知到共時性，發現巧合，能整合所學知識，這些都由喉輪（Vishuddhi）所控管。喉輪激發對於發展與成長的需求。從這種需求中衍生出知識、傾聽、真實、溝通的價值觀。

· 對於自身以及周遭環境的接受力，免疫系統的穩定性，以及面對不論是生理的或能量上的「病毒」威脅時的反應，則是以心輪（Anahata）為基礎。心輪激發我們對愛與被愛的需求。從這種需求中衍生出愛、憐憫、共情、寬容、感激的價值觀。

· 您的智力與頭腦是以本我輪（Manipura）為中心。它管控肌肉系統、皮膚、結締組織、消化管道、胰、脾、肝。本我輪激發自身重要性，被看見以及被認可的需要。從這種需要中衍生出認可度、成功、尊重、智力聰敏的價值觀。

· 對於喜悅、快樂、品嘗美食、性生活圓滿的能力，則位於第二脈輪，性輪（Svadhistana）中。這個脈輪決定情緒以及身體感官的感受能力。性輪激發對於多樣性的需求。從這種需求中衍生出創造力、歡愉、喜悅、性慾、勇氣的價值觀。

· 您的信任感取決於基底輪（Muladhara），它控管淋巴系統、骨骼以及下肢部位。基底輪創造安全感與確定性的需求。從這種需求中衍生出安全、健康、活力的價值觀。

嗅聞精油可以直接觸及大腦邊緣系統，影響土元素和第一脈輪基底輪。芳香按摩觸及結締組織和神經系統，直接影響第四脈輪心輪。味覺與水元素直接相連，控制所有體液，與第二脈輪性輪相連。若在能量療法中加入聲音（空間元素），能與第五脈輪喉輪相連；而視覺（火元素）則是與第三脈輪本我輪相連，如此我們可以直接影響前五個脈輪。有些精油的香氣有助於心靈的放鬆，則可以喚醒第六脈輪眉心輪與第七脈輪頂輪，幫助人的靈性進化。

人體的建造

　　從出生的第一天起，我們就開始建構身體與生理現實，因為這個過程是自然且自動的，所以我們不會察覺。存在我們身體中的弱點，並非偶然形成的，而且似乎連遺傳也無法解釋。應該說我們的每一個決定或思維，在有意或無意之間都塑造了這個身體。狄帕克・喬布拉（Deepak Chopra）在著作《重塑身體，復活靈魂》（*Reinventing the Body, Resurrecting the Soul*）中，為我們持續在建造的部分列了一份清單：

- 每學一個新能力，就會形成新的腦神經網路。
- 每一個想法，都會在大腦中留下活動痕跡。
- 每一個情感上的波動，都會由分子傳遞到全身，而改變細胞的化學活性。
- 每一個動作與姿勢的改變，都會修改骨架與肌肉組織。
- 我們的性生活以及對生小孩的渴望與否，可以對荷爾蒙系統造成改變。
- 免疫系統取決於我們感覺到的壓力程度。
- 每一個小時的零活動，都會弱化我們的肌肉。
- 基因會適應我們的思想及感情，根據想望它們可以被啟動或不被啟動。
- 伴侶生活若是滿足和諧，就會增強免疫系統，若是感到不幸福的話，那麼免疫系統就會弱化。
- 哀悼、失去某人或者孤獨，都會增加生病的風險。
- 時常激發智力可以幫助再生並保持年輕，若停止腦力活動的話就會弱化智力。

　　所以我們經由生活中的經驗每天都在建造身體，同時也持續改造脈輪的運作。

　　西方的對抗療法在一些特別領域發展！當我們談戀愛了，內分泌學家可以告知荷爾蒙的改變，例如皮質醇的減少；心理學家可以解釋我們情感與心理上的轉變；而這些轉變，神經科醫師甚至可以用精確的圖像來顯示；營養師可能會憂心食慾降低，但是卻發現吃下去的食物反而消化得更好等等。然而沒有任何一個專科醫師能傳達整體過程的影像，當然，人體是非常複雜的，可以同時進行多種過程：您可能在戀愛的同時也懷孕了，在小路上散步，欣賞櫥窗，改變飲食習慣……等等。

人體無時無刻在變化當中，而根據能量中心的作用得以保持平衡，不然就會生病。我們就是自己身體的建造者。

植物，尤其是精油與純露，能經由繞過智力模式，直接對大腦邊緣系統作用，可以幫助保持能量中心的平穩運行，由此而保障身體的平衡與健康。

第 2 部

七種智慧

七脈輪

七種智慧 – 七脈輪

「沒有什麼比精神上的信仰可以對身體具有更大的影響力。」

狄帕克·喬布拉（*Deepak Chopra*）

脈輪是人體意識的中心，也是能量的集中點，但是並沒有生理或解剖上的實質呈現。脈輪起源於形成我們靈氣的精微體能量，而影響細胞、器官、內分泌系統，同時也會造成情緒與思想上的變化。脈輪 Chakra 這個詞源於梵語（古印度語），可以翻譯成輪子或是渦旋。事實上脈輪是一直持續轉動的，透過這個動作可以吸收外界能量，然後將能量轉入氣場與肉體當中。我們經由脈輪而與周遭環境連結。

阿育吠陀區分了 108 個能量點，叫做瑪爾瑪點（Marma）。七脈輪可以說是管理人體能量全系統的中心。傳統上，脈輪會與各自振動頻率相對應的色彩、象徵圖案、元素、寶石、以及神靈相關聯。

其能量振動頻率在象徵圖案上是以花瓣為代表；第一脈輪在圖案上有 4 片花瓣，而第七脈輪則有千片花瓣。花瓣的數目象徵了人類意識的層級，而在脈輪上工作的終極目標則是達到靈性覺醒。對於脈輪相對應的元素、寶石、顏色、神靈、真言（Mantra），終至於精油與純露的認識，都可以幫助潛意識更確切地感知到每個脈輪的精要。

每個脈輪都與人類的某種基本需求相對應。我們的基本需求都是相同的：對於安全感、多樣化、受認可、愛、成長、奉獻，而至連結與一體性的需求。然而若心理上對其中一個需求特別執著，以至於凌駕於其他需求之上時，就會產生痛苦，故而能得出結論，與之相對應的脈輪失去平衡，而需要治療。

對於調節人類所有情緒、生理與精神面向的脈輪，精油與純露的能量療法是一種強大的治療方法。精油與純露引發的治療程序，永遠都會影響脈輪的運作。

更有甚者，因為精油可以喚醒新層次的直覺，開放心靈，讓我們對自身的痛苦機制和情感障礙更有意識。例如某些人在面對壓力、障礙與衝突等等情況時，總會採取同樣的態度，精油與純露療法可以幫助他更容易意識到並且改變這種態度。

不同的精油與純露的特性可以強化衰弱的脈輪，舒緩遇到阻礙的脈輪，並且幫助它們重啟生命活力。脈輪方面的失調，會阻礙性靈的進化以及活力精華（Ojas）生成；Ojas 被阿育吠陀描述為健康與美的精髓成分，是健康與光芒的載體。

七種人格

七脈輪也代表了七種心理的側寫。這七個能量中心之間的協調，既是生命的目標，也是人類演進的一部分。然而完美的協調與平衡是極罕見的，在這種恩典狀態中，能量從基底輪到頂輪能自由流轉，可以說是達到覺醒了。這類人在各種文化中都常被視為聖人。但是要到達這個境界之前，必須先看看各種不同人格的脈輪是如何運作的。

七種脈輪代表七種人格，當然每個人都有獨特性，因為即使意識主要集中在某個脈輪當中，其他脈輪之間的互動也會因為個人而有所差異，而造成眾多不同的可能性。

脈輪心理學

當一個脈輪是在主導、受阻礙或者不夠發達時，會產生一些反應以及生理上的特質，導致情緒層面的波動。精油與純露就是強力的解藥，有淨化、強化甚至舒緩與調和脈輪作用的效果。

· 嗅覺是與土元素相連，直接影響大腦邊緣系統，與第一脈輪、基底輪特別親近。
· 味覺是與水元素相連，影響消化系統以及感官知覺，與第二脈輪、性輪特別親近。

- 視覺是與火元素相連，直接影響精神及智能層面，與第三脈輪、本我輪／太陽神經叢特別親近。
- 觸覺是與風元素相連，直接影響結締組織，與第四脈輪、心輪特別親近。
- 聽覺是與空間元素相連，與第五脈輪、喉輪特別親近。
- 對於超出智力以外的複雜運行的理解能力，是與腦下垂體相連，與第六脈輪、眉心輪／第三隻眼特別親近。
- 直覺與對於宇宙一體性（合一）的感知，則與光及松果體相連，與第七脈輪、頂輪特別親近。

在療程當中，首先要區別出脈輪是偏弱、或受阻、或占主導地位。主導的脈輪也有可能受阻，這種情況本身比較容易處理；不過如果要治療並強化偏弱的脈輪，就要花比較多時間。導致脈輪偏弱或受阻的原因，通常是類似、或完全相同；在這兩種狀況下能量流動都無法順暢，阻礙了身體、心理與情緒上的正常運行。

脈輪評估測試

第 ① 脈 輪　基 底 輪	是	否
1. 您對自己的身體感到非常自在。		
2. 您與父母、兄弟姊妹、姑姨叔舅,以及其他親戚等等的關係都很和諧。		
3. 您容易信任,不會被外在環境或情況而動搖。		
4. 您很看重國家,當國家的體育代表贏得比賽時會非常高興。		
5. 您很重視自己的財物、房子。		
6. 您是個根據本能反應的人。		
7. 您重視安全感,也喜歡去熟識的場所。		
8. 您很有自主性,而且會表現自己。		
9. 您知道如何實現自己的目標。		
10. 您與土地、大自然、動植物等等,都有密切的連結。		
總　分		

第 ② 脈 輪　性 輪	是	否
1. 您有接受新體驗的能力。		
2. 您樂於去認識新的人。		
3. 您勇於跳出框架去思考,敢於冒險。		
4. 您喜歡探索新事物及接觸不同的文化。		
5. 您很有創造力。		
6. 您對一些事物有誇張、美化或扭曲的傾向,讓它們變得比較不平常。		
7. 您的性生活讓您滿足、幸福、快樂。		
8. 您需要感受到激情。		
9. 您很感性,知道如何品嘗美味佳餚,感受曬在皮膚上的陽光或吹過來的微風,以及絲綢的滑順感等等。		
10. 您喜歡多樣性和變化。		
總　分		

第 ③ 脈 輪　本 我 輪	是	否
1. 您容易將自己的不幸和困難情況，怪罪於他人或環境。		
2. 您難以忍受被忽視。		
3. 您很需要別人的認同。		
4. 您是完美主義者，而且專注於可以改進的地方。		
5. 您會精挑細選、要求嚴格、容易批評。		
6. 您很難接受那些自己無法理解的事。		
7. 您會被自己評價為聰明的人所吸引。		
8. 您自尊強、自視頗高，而且能掌握自己的人生。		
9. 您有企圖心，知道如何在生活中取得成功。		
10. 您頗有競爭精神。		
總　分		

第 ④ 脈 輪　心 輪	是	否
1. 在您的生命中，愛是最高價值。		
2. 您很親切，也會向周圍的人散播希望。		
3. 您懷有環保意識，為保護大自然做出貢獻。		
4. 您樂於助人，相當慷慨，也會支援弱勢與窮人。		
5. 您容易引人好感、或同情。		
6. 您知道如何經營友誼。		
7. 您喜歡和諧寧靜的人際關係。		
8. 您知道如何克服失望，也懂得原諒。		
9. 旁人看您就像在看一本翻開的書。		
10. 您很少感到精疲力竭和疲累。		
總　分		

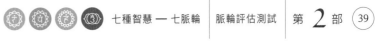

第 **5** 脈 輪　喉 輪	是	否
1. 您很忠誠、奉獻、廉正。		
2. 您有適應能力，表現出彈性。		
3. 您以誠實的態度溝通，以不傷人的方式表述事實。		
4. 您很真實。		
5. 您的思路敏銳，也知道如何清楚表達自己。		
6. 您在情感上相當成熟，會退一步看事情，以冷靜、外交手腕及鎮定的方式處裡事務。		
7. 您把生活視為持續性的學習過程，而且喜歡整合新知識。		
8. 您喜歡發展與成長，不會滿足於已經得到的。		
9. 您希望達成某種使命，不會滿足於只能應付物質需求的工作。		
10. 您很有勇氣，對於表達想法與意見都不會遲疑。		
總　分		

第 **6** 脈 輪　眉 心 輪	是	否
1. 您的睡眠相當安穩深沉，早晨起床毫無困難。		
2. 您容易把一些巧合和偶然當成是神的訊息。		
3. 您知道如何以不同方式看待事物，並具有全景視角。		
4. 您不會被集體意識影響，會自己思考、自己決定。		
5. 您知道如何從生活的痛苦和經驗中學習到教訓。		
6. 您很聰明，也有敏銳的洞察力。		
7. 您知道如何透過質疑自我來澄清問題，並使思路更清明。		
8. 您富有想像力，而且有創新的想法。		
9. 對於喜愛的主題，您可以表現非常傑出，並知道如何傳遞知識。		
10. 您有遠大夢想，而且能實現您的願景。		
總　分		

第 7 脈 輪　頂 輪	是	否
1. 您經常表現出智慧，並且在您周圍散播寧靜與和平。		
2. 您很謙卑，對人性和神聖力量充滿信心。		
3. 您的知識以及信念都能幫助您克服困境。		
4. 您感覺與神聖的力量以及性靈層面有所連結。		
5. 您可以感受到那些智力不見得能感知到的波動。		
6. 您有時候會在事情發生之前就先想像並看見它們。		
7. 您可以看到超出精神層面的事物。		
8. 您有同理心，能夠接受他人但不一定要理解他們。		
9. 您喜歡安靜，也喜歡祈禱與冥想這類的靈性經驗。		
10. 您享受著超越的時刻。		
總　分		

如
何
計
分

如果您在某個群組裡回答 8 到 10 個「是」，那就表示您與這個脈輪的連結特別緊密，也就是說您的意識時常位於這個位置，您的行為也就會受到這個能量中心的指引。

如果是 5 到 7 個「是」，則表示這個脈輪還算平衡。如果只有 0 到 4 個「是」，就表示這個脈輪比較衰弱，必須要加強、平衡或是治療。

脈輪沒有好壞之分，它們只是不同形式的智慧和能量。不過仍然可以介入這些能量中心進行調整，精油或純露就是可以對其起作用的強力工具。

第一脈輪

基底輪（Muladhara）

「我們唯一可以肯定的，就是我們什麼都不確定。」

老普林尼（Pline l'Ancien）

　　我們的第一脈輪奠定了所有其他脈輪的基礎，而這些脈輪的健康便是取決於基底輪的運轉順暢。它的梵文名字 Muladhara，Mula 指的是根基，而 dhara 則有支撐的意思。印度教中這個脈輪的象徵圖案有 4 片花瓣，此脈輪屬土元素，並與嗅覺相連。

　　基底輪的真言為 *LAM*。土地的色澤如棕色、土黃色、猩紅色，都能和諧並滋養基底輪，綠色與綠松色能舒緩它，而鮮紅色則刺激它。

　　基底輪位於會陰，肛門與性器官之間，脊椎骨尾端，也是昆達里尼（Kundalini）坐落的位置。

　　大部分的紅色、黑色、棕色的寶石，都可以用來平衡基底輪，例如：瑪瑙、珊瑚、石榴石、紅碧玉、粉紅碧璽、紅寶石、肉紅玉髓等等。

- 在生理上，它控制性慾。
- 在心理上，它掌控穩定性。
- 在情緒上，它主宰感性。
- 在精神上，它產生安全感。

　　基底輪控制著肛門、結腸、腎上腺、骨頭、骨架、胰、腿、腳與血管的運作，維持免疫系統健康，並且與心輪一起管理心血管系統。

　　基底輪關係著我們心中對於安全感與確定性的需求。在人類生命的前五年，意識存在此脈輪之中。而這正是我們該發展信任感的時期，如果無法在這個時期獲得絕對信任的經驗，那麼就有可能在基底輪中卡住，第一脈輪便弱化了。如此一來，人會一直處於一種「求生模式」中，物質上的安全感變成生命中最重要的部分，因此會執著於一些「安全價值」例如：家庭、國家、物質享受以及房屋等等。這些人的想法傾向保守，既不樂意改變也不喜歡創新，通常會選擇一些以「安全感」為要的職業。人類的第一脈輪無法順利運轉時，常常表現在害怕改變、害怕匱乏…等等。因為改變也許會對生存造成威脅，於是有些人會害怕成功，害怕失敗，並且拒他人於千里之外。

　　當我們感到缺乏保護，並且無時無刻都在尋求絕對安全感時，就會產生障礙。於是會停滯在某種生活方式中，發展出一種極端的「囤積」物資需要，專注於得到一些聲望、社會地位以及物質財富，卻完全沒有時間享受到這些東西帶來的好處，也沒有機會發展。

　　如果想要獲得成功與喜樂，這個初始信任感是絕對必要的。基底輪運轉和諧的人知道傾聽，能表現出勇氣，熱情且興奮；他們雖然會主動出擊，卻不會想要詆毀或控制別人，能夠面對衝突但並不執著於輸贏。這些人是令人信任的領導者，知道要自我反省，能夠把批評當成有建設性的意見，而且最重要的是，不會濫用自己的權力，雖然有企圖心，卻不會太在意結果。

　　因此，首要任務是發展信任感，這就是成功之鑰。如果您無法信任其他人，也不會對自己有信心。沒有人喜歡被質疑，那麼為什麼要繼續質疑身邊所有的人呢？其實我們可以觀察到，質疑通常會與一些正向的東西相關。如果有人對我們說：「我很喜歡你」，我們就會自問：「真的嗎？」但是如果有人對我們說：「我討厭你」，我們卻一點也不會懷疑！因為我們認為蔑視是自然的。

　　要產生信任感，觀察自己的想法就很重要。根據所有可能性來說，我們心中的懷疑都跟一些正面價值有關係，所以我們才會懷疑神，懷疑人們的善意與同情，懷疑愛情，懷疑一切美好與仁慈。

　　事實上基底輪也是昆達里尼的搖籃。昆達里尼是像蛇一樣纏繞著脊椎的甦醒能量，

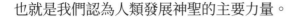

也就是我們認為人類發展神聖的主要力量。

　　當我免費演講或上課的時候，人們會懷疑：「她一定會要求什麼回報，這應該是個商業活動，為什麼她要免費上課？這不太正常了！」這種偏執在社會中長久存在。只有以靈修才能讓我們遠離這種假警訊以及擔憂，幫我們找回自我，凝聚旁人，並且發展信任感。

　　純露與精油，特別是由木材、根部所萃取，含有豐富的倍半萜烯，可以幫助我們找回一切的美好與善良。並非所有政治人物都腐敗，不是所有老闆都奴役他們的員工，性靈與宗教導師也不全是騙子等等。

　　最重要的是要在自身裡看到良善的一面，去增強我們的信心，神就會為我們帶來所需。

　　當基底輪被治癒時，與心輪的連結就會變得容易。意思是說，如果信任感變成自發的價值，那麼心中的智慧之花便可以向愛盛開。

基底輪人格

　　第一脈輪將人與土元素相連，是生存意志之根源，也是求生的本能。在某種程度上，可以說它是人作為生物與其靈性、生理與心靈之間的橋梁。基底輪提供在這個物質世界生存所需的能量。

　　對於意識主要位於基底輪的人來說，首要價值就是物質安全。這些人很在意他們的所有物，熱中於攢積大量的物質財富。他們同時也是愛國主義者，熱情支持國家體育團隊，並且有保護自然環境的意識，愛護地球與動物。所以通常可以成為成功的農人、景觀師、建築師、城市規劃者，同時他們也可以成為很好的雕刻家、運動家。

　　這些人能表現出堅毅的意志力，雖然是自然生態保育者，卻相當腳踏實地，不會迷失在無謂的烏托邦理論當中，而他們的意志力常常可以推動很多事。

然而第一脈輪主導也常常意味著自私與自我中心，人會盡量取用、攢積，卻不會想到貢獻或回饋所得。若是其他脈輪偏弱或是受阻時，這種情況會更加顯著。改善之法是加強心輪及頂輪，才能開展心胸，生出感激之情、感受愛與跟他人的連結，如此一來，意志力與毅力都可以以一種更和諧、更健康的方式運作。

針葉樹萃取的精油與純露，尤其是加拿大鐵杉、歐洲冷杉、喜馬拉雅冷杉，另外像是大馬士革玫瑰、黃玉蘭、真正薰衣草、乳香、沒藥，都可用來調節與治療基底輪。

第一脈輪 – 基底輪 – 偏弱或受阻

缺乏信任，缺乏確定性，懷疑，恐懼，憂鬱

偏弱的基底輪，對人的根源有負面影響，對於整體的發展都有阻礙。就如同樹根對植物整體生長的影響一樣，第一脈輪的健康關係著其他脈輪的發展，至為重要。

在心理層面上，會在所有方面都表現出基本信任感的缺乏，這種缺乏通常源於幼年時期。小時候不受關愛保護，曾經遭到拒絕、遺棄、無視或虐待的人，常常會無法建立對旁人的信任感以及自信心。這些人的個性中經常有著深沉的懷疑和不信任，他們很容易害怕，同時也可能有些恐懼症，像是害怕蜘蛛、狗、或單純就是害怕周遭環境。

深植內心的缺乏信任感，會讓這些人對其他人產生極端的依賴。在理想狀態下，這種依賴可以幫助他們加強根基，支持他們的人格發展。若非如此的話，情況可能會變得難以收拾：已經很脆弱的信任變得更弱，而第一脈輪的阻礙更深，這種狀況下會讓這些人更感虛弱無力。所有的阻礙和挑戰看起來都無法克服，而這樣的心理狀態則常常導致憂鬱。

基底輪偏弱的人，不容易把注意力集中在當下。他們找不到安全感，也沒有心靈支柱，而且若他們的意識集中在上層脈輪的話，那麼基底輪的衰弱就會更明顯。靈性必須

要定錨於地球上，否則就會有迷失於幻覺中的危險，或是精神混亂，不切實際，無法將計畫付諸實行，自信就會越來越薄弱。

基底輪的衰弱會導致被動、抗拒進化、缺乏活力、欠缺勇氣與承諾。他們被動接受命運，懷抱祕密，喜歡獨處，在衝突或緊張的情況下會封閉自我，在學業及事業上都欠缺毅力，常常以受害者自居。記仇、冷漠、認命、悲觀、挫敗感，都與這種脈輪衰弱有關。

當基底輪受阻的時候，懷疑會加重。這些人完全不會聆聽，只有在壓力過大的時候才會屈服，之後就會懷有怨恨。旁人有可能認為他們固執自滿。這些人常會要求訂定規則和制度，自己卻因為怕無法控制而不願意遵守。

所以讓情緒成熟穩定的基礎條件，就是確實扎根。

治療第一脈輪

有下列情況時建議進行第一脈輪的治療：

- 在一般生活中缺乏信任的情況下。
- 當我們感覺缺乏保護的時候。
- 當對安全的需要造成阻礙，因為害怕未知，即使不舒適也不敢改變狀況時。
- 在恐懼未來的情況下。
- 在害怕匱乏的情況下。
- 在缺乏活力，疲勞，時常感到精疲力竭的情況下。
- 在不想活動，沒有運動動力，也不想嘗試新事物的情況下。
- 手腳經常冰冷時。
- 當新陳代謝系統轉弱時（糖尿病、膽固醇問題、胰腺功能不足等）。
- 時常感到腰痛或坐骨神經痛時。
- 為腿部沉重、淋巴瘀滯、靜脈停滯、靜脈曲張、痔瘡所苦時。

以下表格列出對第一脈輪有益的精油與純露，您可以根據自己的直覺選擇其一。嗅聞香氣，用來調配按摩油，按照《精油伴我成長》（*Grandir avec les huiles essentielles*）書中指示進行儀式，用來泡澡或者製作氣場噴霧等等，這些都有助於改善基底輪的運作。又因為第一脈輪與嗅覺是緊密結合的，所以嗅聞植物的香氣會特別有效。

- 隨身帶著一瓶幫助扎根的精油，並且時常拿來嗅聞。如果您覺得懷疑、不信任或是處於不舒適的狀態，閉上眼睛嗅聞精油香氣、持續 2 分鐘。
- 用 30 毫升的植物油（例如昆士蘭堅果油、黑種草油、杏桃仁油、榛果油），加入一種或數種與基底輪有關的精油 30 滴。每天晚上以繞圈手法來按摩腰部、尾骨、足踝、腳。
- 每週進行 1 到 2 次有利「扎根」的泡澡，混合精油如下：3 滴穗甘松、3 滴岩蘭草、1 滴巴西胡椒、2 滴西洋蓍草，加上 1 湯匙的蜂蜜，以及 1 湯匙上述任一種植物油。將混合液加入泡澡水中，旁邊點燃一支紅蠟燭以便在泡澡時可以注視。如果您有肉紅玉髓或是任何一種有利於扎根的寶石，也可以放在水中。泡澡的時候將意識放在會陰部，並想像每一個細胞、每一個器官、以及身體的每一個部位和您的精神都得到滋養與加強。您也可以說出「信任」（*CONFIANCE*）[譯註 2]，以 7 次為一輪，可以重複幾輪。

[譯註 2] 做香氣儀式時，關鍵詞只要講中文部分即可；括號裡是原本的法文詞彙，提供讀者參考。

- 在 1 杯溫熱水中加入 1 茶匙以下列出的純露，每天喝 2 次，如此持續 40 天。也可以混合幾種不同的純露。

植物名稱	適用情境
西洋蓍草	當您對於異性缺乏信任。 當您不夠有彈性。

岩蘭草	當您佔有慾強。
	當您害怕匱乏。
	當您人生首要目標是賺錢以及累積財富。
歐白芷根	當您不太能下決定。
錫蘭肉桂	當您很被動，總是聽天由命。
	當您冷漠，麻木不仁。
胡蘿蔔籽	安全是您的首要價值。
	當事情不如預期時，您就會很容易動搖。
冬季香薄荷、百里酚百里香	當您冷漠，缺乏活力與勇氣。

日常滋養與啟動第一脈輪

- 鍛鍊身體與運動，但不需要以效能或優秀成績為目標，重點是讓身體動起來，或許每天散散步就足夠了。
- 非洲舞，鼓聲可以敲入心裡，加強肯定。
- 參加過火儀式的課程，可以增加自信，克服懷疑和不信任。
- 按摩、保養、泡腳。
- 赤腳踩在泥土上，或在沙灘上行走。
- 做做園藝。
- 在樹下打坐冥想。
- 穿紅色衣物。
- 戴上有紅色寶石的飾品。
- 用紅色的物件裝飾家裡。
- 吃紅色蔬菜。
- 欣賞夕陽。
- 利用滿月能量進行冥想，並且在月色下散步。

日常滋養與啟動第一脈輪的按摩與冥想

- 用基底輪按摩油，先從肚子開始按摩，接下來是腰、腿、足踝、腳。
- 用舒適的方式仰躺。
- 用幾滴扎根精油按摩手心。
- 將雙手放在臉部前方，一邊吸氣一邊想像生命能量普拉納（Prana）進入身體中，然後一邊吐氣一邊想像能量從會陰部湧出。
- 接下來將手放在下腹部，繼續緩慢呼吸，想像紅色光線隨著每次呼氣從手中湧出。
- 7 次深呼吸之後將手放在地上，專注觀察自己的思緒與情緒。
- 以舒適的坐姿、坐在地板上或椅子上，唱出或吟誦 7 次真言 *LAM*，並且加強 *M* 的發音。
- 接下來 11 分鐘保持靜默。

可能與基底輪相連的問題

對於安全感的過度需求，缺乏信任感

- 從以下純露中選擇，交替或混合使用：歐白芷根、胡蘿蔔籽、甜馬鬱蘭、岩蘭草。
- 每天喝 1 公升水、加入 1 到 2 湯匙純露。
- 混合 8 滴上述植物的精油、與 1 湯匙榛果油，塗抹全身後去泡澡。
- 每天 3 次，閉眼嗅聞胡蘿蔔籽精油，將意識集中在腳底。
- 每天用胡蘿蔔籽精油按摩手腕與腳底。

橘皮組織，腿部沉重，靜脈和淋巴瘀滯

- 每天喝 1 公升水，最好是溫熱水，加入 2 湯匙純露。
- 用純露製作身體噴霧，在使用按摩油或是對抗橘皮組織的天然乳霜之前，先用純露噴霧噴灑在需要處理的部位。

- 在泡澡水中加入 3 湯匙的純露，請選用以下純露：錫蘭肉桂、歐白芷根、絲柏、大西洋雪松、岩蘭草、義大利永久花、杜松、熏陸香、香蜂草。

外用配方　使用注意事項：孕期中請勿使用。		
葡萄柚 *Citrus paradisi*	精油 1.5 毫升／ 30 滴
天竺葵 *Pelargonium asperum*	精油 1.0 毫升／ 20 滴
錫蘭肉桂 *Cinnamomum verum*	精油 0.25 毫升／ 5 滴
廣藿香 *Pogostemon cablin*	精油 0.25 毫升／ 5 滴
龍艾 *Artemisia dracunculus*	精油 1.0 毫升／ 20 滴
杜松 *Juniperus communis*	精油 2.0 毫升／ 40 滴
絲柏 *Cupressus sempervirens*	精油 0.5 毫升／ 10 滴
黑雲杉 *Picea mariana*	精油 1.5 毫升／ 30 滴
東印度檸檬香茅 *Cymbopogon flexuosus*	精油 2.0 毫升／ 40 滴
瓊崖海棠油	10 毫升
聖約翰草浸泡油	10 毫升
榛果油	加至總量為 100 毫升

早晚局部按摩。

膽固醇問題

與對抗療法藥物相關的爭議越來越多，實驗證明若是飲食得當，加上運動與植物療法確實可以控制膽固醇。在心理情緒以及能量方面，針對完美的要求以及調整受害者心態都很重要。

請持續 40 天，若有需要請相隔 7 天再重新開始新療程：

口服配方		
胡蘿蔔籽 *Daucus carota*	純露 100 毫升
歐白芷根 *Angelica archangelica*	純露 200 毫升
香蜂草 *Melissa officinalis*	純露 200 毫升
天竺葵 *Pelargonium asperum*	純露 200 毫升
義大利永久花 *Helichrysum italicum*	純露 100 毫升
紫蘇 *Perilla frutescens*	純露 100 毫升

| 格陵蘭喇叭茶 Ledum groenlandicum | 純露 100 毫升 |
| 佛手柑 Citrus bergamia | 純露 200 毫升 |

在 1 公升水中加入 2 湯匙複方純露，一天內喝完。

早晨空腹口服 1 湯匙冷壓初榨橄欖油，加入下列精油各 1 滴：義大利永久花、格陵蘭喇叭茶、檸檬。

外用配方

胡蘿蔔籽 Daucus carota	精油 0.25 毫升／ 5 滴
海茴香 Crithmum maritimum	精油 0.25 毫升／ 5 滴
薑黃 Curcuma longa	精油 0.25 毫升／ 5 滴
錫蘭肉桂 Cinnamomum verum	精油 0.25 毫升／ 5 滴
天竺葵 Pelargonium asperum	精油 1.0 毫升／ 20 滴
馬鞭草酮迷迭香 Rosmarinus officinalis ct. verbenone	精油 1.0 毫升／ 20 滴
東印度檸檬香茅 Cymbopogon flexuosus	精油 3.0 毫升／ 60 滴
歐洲赤松 Pinus sylvestris	精油 2.0 毫升／ 40 滴
檸檬葉 Citrus limonum (leaves)	精油 2.0 毫升／ 40 滴
摩洛哥堅果油	加至總量為 50 毫升

早晨沐浴前，按摩腹部、腰部、腿部，並加強足踝（脾經／膽經）及腳部。

第二型糖尿病

第二型糖尿病是由於血糖（血液中的葡萄糖含量）調節機制失能，而導致血糖飆升的疾病。這一種類型佔糖尿病患的 90%（以往稱為中老年糖尿病），通常發生在 40 歲以上的成人身上。

古希臘醫師給這種疾病取了個名字 διαβήτης（diabitis），這個字從希臘文的動詞 διαβαίνω（diaveno）而來，意思是通過。他們觀察到病人有煩渴症狀，而且似乎一喝下水就馬上排出尿液來，水就好像直接通過他們的身體，無法保存在身體中的樣子。

　　引發此疾病的生理因素，包括久坐不動，飲食中含糖過高，以及生理代謝功能下降；另外也可以舉出一些引發此病的情緒及心理因素，現今在某些國家甚至將糖尿病形容成流行病。從能量層面上來看，靈魂如果孤立自己，與根源以及群體等等的連結就會變弱，無法感受到生命和自然的甜美，那麼要從這些連結中得到滋養就會變得困難，於是會覺得空虛，無時無刻都缺乏關愛，就算處於人群之中也會感到孤獨。

口服配方		
歐白芷根 *Angelica archangelica*	純露 200 毫升
紫蘇 *Perilla frutescens*	純露 200 毫升
天竺葵 *Pelargonium asperum*	純露 300 毫升
檸檬馬鞭草 *Aloysia citriodora*	純露 300 毫升
義大利永久花 *Helichrysum italicum*	純露 100 毫升
歐洲赤松 *Pinus sylvestris*	純露 100 毫升

將 1 茶匙複方純露加入 1 杯溫熱水中，每天早中晚飯前各 1 杯，持續 2 到 3 個月，接著間斷 1 個月之後再重新開始療程。

外用配方		
錫蘭肉桂 *Cinnamomum verum*	精油 0.5 毫升／ 10 滴
歐白芷根 *Angelica archangelica*	精油 0.5 毫升／ 10 滴
天竺葵 *Pelargonium asperum*	精油 1.0 毫升／ 20 滴
歐洲赤松 *Pinus sylvestris*	精油 3.0 毫升／ 60 滴
綠花白千層 *Melaleuca quinquenervia*	精油 1.0 毫升／ 20 滴
東印度檸檬香茅 *Cymbopogon flexuosus*	精油 4.0 毫升／ 80 滴
摩洛哥堅果油	加至總量為 50 毫升

早上洗澡前，先按摩腹部、腰部、腿部，並加強足踝（脾經／膽經）及腳部。

痔瘡

　　受這個問題困擾的人可以觀察到，在壓力大的時候症狀更明顯。缺乏在時間與空間上的信任感，想要尋求權威的認可，感覺時間不足無法完成目標，還有空間不足的感覺，都是可能引起這個問題的原因。

口服與外用配方		
	西洋蓍草 *Achillea millefolium*	純露 25 毫升
	絲柏 *Cupressus sempervirens*	純露 25 毫升
	德國洋甘菊 *Chamomilla matricaria*	純露 25 毫升
	熏陸香 *Pistacia lentiscus*	純露 25 毫升
	岩玫瑰 *Cistus ladaniferus*	純露 25 毫升
	天竺葵 *Pelargonium asperum*	純露 75 毫升

將 2 湯匙複方純露加入 1 公升水中，一天內喝完，持續至症狀消失。

在直腸肛門區噴灑複方純露，一天數次。

若有出血症狀，請提高岩玫瑰純露劑量。

外用配方		
	絲柏 *Cupressus sempervirens*	精油 3.5 毫升／70 滴
	白千層 *Melaleuca cajuputi*	精油 3.5 毫升／70 滴
	西洋蓍草 *Achillea millefolium*	精油 0.25 毫升／5 滴
	熏陸香 *Pistacia lentiscus*	精油 0.75 毫升／15 滴
	岩玫瑰 *Cistus ladaniferus*	精油 0.5 毫升／10 滴
	天竺葵 *Pelargonium asperum*	精油 1.0 毫升／20 滴
	岩蘭草 *Vetiveria zizanoides*	精油 0.25 毫升／5 滴
	胡椒薄荷 *Mentha piperita*	精油 0.25 毫升／5 滴
	瓊崖海棠油	10 毫升
	聖約翰草浸泡油	加至總量為 30 毫升

將棉球沾濕複方按摩油後，在患處輕拍，每日數次。

腰痛，坐骨神經痛，下背部疼痛

在芳香療法中，經常使用富含醛類與酯類成分為主要消炎精油，例如檸檬尤加利、芳香白珠。這些精油很有效，然而若是要追求長遠且更完整的效果，那麼製作一些更複雜的複方配方，同時能協調第一與第二脈輪的作用，則會更有用。

在飯前喝 1 杯溫熱水加入 1 湯匙純露，連續 40 天不間斷；從以下純露中選擇，交替或是混合使用：歐白芷根、西洋蓍草、山金車（*Arnica montana*）、聖約翰草（*Hypericum perforatum*）、紫蘇、檀香、檸檬馬鞭草。

外用配方		
西洋蓍草 *Achillea millefolium*	精油 0.25 毫升／ 5 滴
卡塔菲 *Cedrelopsis grevei*	精油 0.5 毫升／ 10 滴
丁香花苞 *Syzygium aromaticum*	精油 0.25 毫升／ 5 滴
亞碧拉醒目薰衣草 *Lavandula hybrida var. Reydovan*	精油 2.0 毫升／ 40 滴
芳香白珠 *Gaultheria fragrantissima*	精油 0.5 毫升／ 10 滴
杜松 *Juniperus communis*	精油 1.0 毫升／ 20 滴
黑雲杉 *Picea mariana*	精油 1.0 毫升／ 20 滴
檸檬尤加利 *Eucalyptus citriodora*	精油 2.5 毫升／ 50 滴
山雞椒 *Litsea cubeba*	精油 2.0 毫升／ 40 滴
聖約翰草浸泡油	加至總量為 30 毫升

在疼痛處滴幾滴複方油，並且輕輕按摩。也可以混合黏土與上述純露、再滴 10 滴複方油製成敷泥。

缺乏活力，慢性疲勞

一天中，喝 1 公升的水（最好是溫熱的），加入 2 到 3 湯匙下列純露，可以混用或交替使用：歐白芷根、冬季香薄荷、錫蘭肉桂、歐洲赤松、百里酚百里香、檸檬馬鞭草。

外用配方		
海茴香 *Crithmum maritimum*	精油 0.25 毫升／ 5 滴
中國肉桂 *Cinnamomum cassia*	精油 0.25 毫升／ 5 滴
大西洋雪松 *Cedrus atlantica*	精油 0.5 毫升／ 10 滴
豆蔻 *Elettaria cardamomum*	精油 2.0 毫升／ 40 滴
黑雲杉 *Picea mariana*	精油 4.0 毫升／ 80 滴
東印度檸檬香茅 *Cymbopogon flexuosus*	精油 3.0 毫升／ 60 滴
摩洛哥堅果油或金盞菊浸泡油	加至總量為 50 毫升

早晨沐浴前先按摩腹部、腰部、腿部，並加強足踝（脾經／膽經）及腳部。

聞嗅

在空間中擴香柑橘類、針葉樹精油的複方香氣，或是富含酚類的精油如丁香花苞、肉桂、冬季香薄荷、百里酚百里香等。

雷諾氏症

這種循環系統疾病也可能是由第一脈輪阻礙所引起，尤其在面對死亡、分離或失去時感到全身冰冷無力。它常常伴隨著一種無法援助的罪惡感，自覺無用，而且很難維持理性；這時就需要找回熱情，活化生命能量（血液的象徵）。

每天喝 1 公升的溫熱水，混合以下純露，每種各 1 茶匙：歐白芷根、錫蘭肉桂、絲柏、岩蘭草。使用同樣每種各 1 茶匙的純露，混合熱水後，浸泡手腳。

外用配方

絲柏 *Cupressus sempervirens*	精油 1.0 毫升／ 20 滴
熏陸香 *Pistacia lentiscus*	精油 1.0 毫升／ 20 滴
廣藿香 *Pogostemon cablin*	精油 0.25 毫升／ 5 滴
中國肉桂 *Cinnamomum Cassia*	精油 0.25 毫升／ 5 滴
歐白芷根 *Angelica archangelica*	精油 0.5 毫升／ 10 滴
苦橙 *Citrus aurantium*	精油 3.0 毫升／ 60 滴
苦橙葉 *Citrus aurantium (leaves)*	精油 4.0 毫升／ 80 滴
瓊崖海棠油	10 毫升
山金車浸泡油	10 毫升
芝麻油或小麥胚芽油	加至總量為 50 毫升

有症狀時，每天數次按摩手指與腳趾；平日預防時，則改為每天 1 到 2 次按摩。

靜脈曲張

　　從下列純露中選出 3 到 5 種，仔細研究不同植物相關的心理情緒以及能量特性，來量身訂製您的複方純露。每天喝 1.5 公升的水（最好是溫熱的），混合 1 到 2 湯匙純露，持續數個月。

　　西洋蓍草、檀香、德國洋甘菊、大西洋雪松、絲柏、乳香、天竺葵、薑、露兜、熏陸香、甜馬鬱蘭、科西嘉香桃木、歐洲赤松、大馬士革玫瑰、岩蘭草。

外用配方		
	熏陸香 *Pistacia lentiscus*	精油 0.75 毫升／15 滴
	絲柏 *Cupressus sempervirens*	精油 1.25 毫升／25 滴
	義大利永久花 *Helichrysum italicum*	精油 0.25 毫升／5 滴
	胡椒薄荷 *Mentha piperita*	精油 0.75 毫升／15 滴
	科西嘉香桃木 *Myrtus communis*	精油 0.5 毫升／10 滴
	廣藿香 *Pogostemon cablin*	精油 0.25 毫升／5 滴
	岩蘭草 *Vetiveria zizanoides*	精油 0.25 毫升／5 滴
	東印度檸檬香茅 *Cymbopogon flexuosus*	精油 4.0 毫升／80 滴
	瓊崖海棠油	10 毫升
	山金車浸泡油	加至總量為 30 毫升

每天 2 次，塗抹在患處。

有助扎根的環境及氣場噴霧

外用配方		
	歐白芷根 *Angelica archangelica*	純露 50 毫升
	錫蘭肉桂 *Cinnamomum verum*	純露 50 毫升
	丁香花苞 *Syzygium aromaticum*	精油 2 滴
	白松香 *Ferula galbaniflua*	精油 2 滴
	錫蘭肉桂 *Cinnamomum verum*	精油 2 滴

使用前請先搖勻複方噴霧。當感到不舒服或注意力分散時，在環境中以及您的周圍進行噴灑。

治療基底輪的精油與純露

以下精油與純露也會對基底輪產生作用，可以在本書後面章節找到各自的詳細描述：巨香茅、歐白芷根、巴西胡椒、大西洋雪松（喜馬拉雅雪松，也有幾乎相同的作用）、中國肉桂（錫蘭肉桂，也有類似的作用）、胡蘿蔔籽、海茴香、薑黃、雅麗菊、薑、泰國蓼薑、丁香花苞、卡塔菲、圓葉當歸、廣藿香、黑胡椒、冬季香薄荷、紫蘇、印度肉桂、百里酚百里香。

以下的精油與純露，若無特殊註記的話，則表示沒有特別的使用注意事項：

◢ 西洋蓍草 –*Achillea millefolium*– 精油／純露

注意事項：神經毒性、可能造成流產。

心理情緒和能量適用情境	生理適應症
・與異性衝突，與自身存在改變的衝突。	・腎結石，經痛，少經，前列腺炎。
・拿自己的智力當擋箭牌，不會質疑自己，態度堅決。	・神經炎，神經痛。
・在一個有很多規定與原則的環境中長大。	・肝膽功能不足，消化不良。
・一點點輕微的煩惱就會失衡。	・靜脈曲張潰瘍，傷口，扭傷，挫傷。
	・濕疹，乾癬，發紅，蕁麻疹。

◢ 印度藏茴香 –*Trachyspermum ammi*– 精油

注意事項：皮膚刺激性、肝毒性、促進子宮收縮。

心理情緒和能量適用情境	生理適應症
・無法克服困難或挑戰。 ・缺乏精神與活力。 ・性無力。 ・缺乏勇氣，不敢超越物質限制。 ・無力感。	・呼吸道感染，支氣管炎，咳嗽，鼻竇炎，流感，肺炎。 ・胃潰瘍，腸胃型流感，腸道發炎，寄生蟲病，念珠菌感染，消化緩慢，腹痛，腹瀉，嘔吐。 ・泌尿生殖系統感染，膀胱炎。 ・皮膚感染，真菌感染。 ・關節和肌肉疼痛。

🔹 印度當歸 –*Angelica glauca*– 精油

注意事項：類黃體酮作用，不適用於男性、孕婦、兒童及荷爾蒙相關癌症患者。

心理情緒和能量適用情境	生理適應症
・精神渙散。 ・精神衰弱，神經衰弱。 ・注意力不集中，無焦點。 ・神志不夠清明。 ・無法意識到隱藏的情緒。 ・缺乏耐力與意志力。	・閉經，經痛，經期痙攣，經前症候群，骨盆部位能量受阻。 ・胃潰瘍，腸胃型流感，腸道發炎，寄生蟲病，念珠菌感染，消化緩慢，腹痛，腹瀉，嘔吐，脹氣。 ・泌尿生殖系統感染，膀胱炎。 ・皮膚感染，真菌感染。 ・關節和肌肉疼痛。 ・橘皮組織，超重。

◆ 神聖羅勒 –*Ocimum basilicum sanctum*– 精油

注意事項：皮膚刺激性、肝毒性、促進子宮收縮。

心理情緒和能量適用情境	生理適應症
· 缺乏決心與活力。 · 無法正面對決。 · 無法面對衝突。 · 缺乏主動精神。	· 流感，呼吸道感染和過敏。 · 腸道感染，腸道寄生蟲病。 · 泌尿系統發炎和感染。 · 口腔和牙齒感染。 · 關節炎和一般風濕症。

◆ 夏白菊 –*Tanacetum parthenium*– 精油

心理情緒和能量適用情境	生理適應症
· 憂鬱。 · 缺乏意志與勇氣。 · 抗拒承諾。 · 不願接受挑戰。	· 偏頭痛，慢性頭痛，梅尼爾氏症，耳鳴。 · 皮膚病，皮膚受刺激、發紅，蕁麻疹，紫外線問題，疤痕，口腔感染，瘀傷。 · 肌肉和關節發炎，坐骨神經痛，腰痛，神經痛。 · 經痛與經期痙攣，子宮內膜異位症。 · 神經衰弱。 · 肝功能不足，消化障礙，噁心，嘔吐，腸道寄生蟲病。

◆ 摩洛哥洋甘菊／野洋甘菊 –*Ormenis mixta*– 精油

心理情緒和能量適用情境	生理適應症
· 感覺失去控制，因為衝擊、喪親之痛或分離而失去平衡。 · 因為受打擊或喪親之痛而引起的突發性厭食症。 · 感覺不公義，覺得失去親近之人的愛。 · 缺乏自我肯定與自信。 · 無法承認自己的需求。	· 缺乏性趣。 · 膀胱炎，陰道炎，前列腺炎，淋病雙球菌感染。 · 肝功能不足，消化緩慢，結腸炎。 · 皮膚病。 · 腸道寄生蟲病。

小茴香 –*Cuminum cyminum*– 精油

注意事項：皮膚刺激性、肝毒性、促進子宮收縮。

心理情緒和能量適用情境　　　　**生理適應症**

- 缺乏勇氣。
- 無法感受生理需求。
- 被分析與批判淹沒。
- 完美主義，過度控制需求。

- 消化不良，吞氣症，痙攣性小腸結腸炎，動暈症，結腸炎，腹痛，食慾不振，口臭。
- 哮喘。
- 甲狀腺問題（亢進或低下）。
- 風濕症，骨關節痛，緊繃，偏頭痛。

藏茴香 –*Carum carvi*– 精油

注意事項：神經毒性、可能造成流產。

心理情緒和能量適用情境　　　　**生理適應症**

- 對於事件有無法理解的感覺。
- 感覺無法滿足別人的期待。
- 情感冷漠或不穩。
- 慢性疲勞。
- 生活或環境狀況阻止扎根。

- 肝膽功能不足，消化不良，吞氣症，腹痛，一般性消化問題。
- 水腫，橘皮組織。
- 急性支氣管炎，鼻竇炎，咳嗽。

白松香 –*Ferula galbaniflua*– 精油

心理情緒和能量適用情境　　　　**生理適應症**

- 停滯在過去。
- 受害者心態，被遺棄感，批判別人與自己。
- 無法榮耀美的事物、大地及母親。
- 焦躁不安，恐懼，怨念，仇恨，無法退一步看待事物。

- 淋巴水腫。
- 支氣管炎，咳嗽。
- 消化障礙，胰腺功能不足，腸道感染。
- 婦科疾病：白帶，經痛，經前症候群，經期水腫，更年期，經期痙攣。
- 尿道感染。
- 傷口，靜脈曲張潰瘍，皮膚病。

🔹 白草果 –*Hedychium spicatum*– 精油

心理情緒和能量適用情境	生理適應症
· 精神渙散。 · 缺乏寧靜。 · 存在恐懼。 · 感覺缺乏空間與自由。 · 活在小我（ego）的幻覺中。	· 哮喘，支氣管炎，發燒，咳嗽。 · 肝和胰腺功能不足，消化不良，噁心，嘔吐，腹瀉，胃腸道感染，胃潰瘍，打嗝，腸胃脹氣，口臭。 · 乾癬，蕁麻疹，濕疹，眼睛發炎，傷口，掉髮，頭皮皮膚病。 · 免疫力衰弱，康復期，牙痛。 · 閉經，經痛，經前症候群。 · 靜脈和淋巴瘀滯，水腫，靜脈曲張，痔瘡。 · 虛弱無力狀態。

🔹 松紅梅 –*Leptospermum scoparium*– 精油

心理情緒和能量適用情境	生理適應症
· 缺乏勇氣。 · 一點微小變化便會造成壓力，缺少穩定性，神經脆弱，精神躁動不安，情緒不穩定。 · 基底輪無法滋養其他脈輪。	· 皮膚病，痤瘡，濕疹，皰疹，真菌感染，乾癬，帶狀皰疹。 · 風濕症和關節痛。 · 呼吸道感染。 · 泌尿生殖系統感染。 · 免疫力衰弱。 · 過敏，花粉症。 · 靜脈炎。

聖約翰草 –*Hypericum perforatum*– 精油／純露

注意事項：光敏性。

心理情緒和能量適用情境	生理適應症
· 情緒低落，冬季憂鬱。	· 腎盂腎炎（腎臟發炎）。
· 情緒失衡，缺乏情緒控制。	· 肌肉痛，背痛，關節痛，風濕症。
· 睡眠障礙。	· 前列腺炎。
· 震驚狀態。	· 花粉症、過敏引起的哮喘。
· 神經衰弱，易感。	· 創傷。
	· 痙攣性小腸結腸炎，腹痛，痙攣，潰瘍。
	· 傷口，燒燙傷，瘙癢，膚色暗沉，敏感肌膚，皸裂。
	· 子宮內膜異位症、充血與子宮炎。

穗甘松 –*Nardostachys jatamansi*– 精油／純露

心理情緒和能量適用情境	生理適應症
· 缺乏信任，沒有信念。	· 心律不整，貧血，高血壓。
· 缺乏情感成熟度，缺乏情緒控制。	· 乾癬，濕疹，皮膚病，傷口。
· 失眠，躁動不安與精神渙散，畏怯，恐懼症，感情不穩定。	· 靜脈曲張，痔瘡，玫瑰痤瘡。
· 無法接受現實。	· 卵巢功能不足。
· 基底輪與心輪受阻。	· 真菌感染，葡萄球菌感染。
· 無法接受極端。	
· 無法中立。	

◐ 頭狀百里香 –*Thymus capitatus*– 精油

注意事項：刺激皮膚、肝毒性、促進子宮收縮。

心理情緒和能量適用情境	生理適應症
· 缺乏活力與精力與積極性，顯得虛弱，過勞。 · 缺乏毅力與意願，不會凸顯自我。 · 狀態混亂。 · 無法突破教育框架制訂的限制。 · 性無力。	· 腸道感染，急性腹瀉，腸道念珠菌感染。 · 瘧疾，阿米巴痢疾。 · 呼吸道感染，扁桃腺炎，喉炎。 · 腸胃脹氣，腸道發酵。

◐ 茶樹 –*Melaleuca alternifolia*– 精油／純露

心理情緒和能量適用情境	生理適應症
· 無法感受生理需求。 · 運動後難以恢復。 · 相信自己很弱。 · 心態憂鬱。 · 內心苦澀，罪惡感。 · 缺乏實際感受。	· 呼吸道、肺、支氣管的感染，支氣管炎，流感，感冒。 · 口腔感染：口腔潰瘍，口腔炎，牙齦炎，牙膿腫。 · 泌尿生殖系統感染，腸道感染，念珠菌感染。 · 放射線防護：特別在乳腺癌的情況下。 · 虛弱無力狀態。 · 循環系統疾病：痔瘡，靜脈曲張。 · 皰疹，帶狀皰疹。

纈草 –*Valeriana officinalis*– 精油

心理情緒和能量適用情境	生理適應症
· 僵化。	· 睡眠障礙。
· 無法冷靜，缺乏平常心。	· 心律不整。
· 缺乏信任。	· 發燒。
· 無法接受現實。	· 糖尿病。
· 精神渙散。	

岩蘭草 –*Vetiveria zizanoides*– 精油／純露

心理情緒和能量適用情境	生理適應症
· 被排斥感，感到動盪、失根。	· 血液循環障礙，靜脈曲張，水腫。
· 擔心未來，缺乏自信。	· 經期不順，閉經，少經。
· 無法實現自己的夢想、目標及願景。	· 皮膚感染，蕁麻疹。
· 害怕冒險。	· 真菌感染。

貞節樹 –*Vitex agnus castus*– 精油／純露

注意事項：類黃體酮作用，不適用於男性、孕婦、兒童及荷爾蒙相關癌症患者。

心理情緒和能量適用情境	生理適應症
· 神經衰弱。	· 與月經相關的消化問題及食慾過盛。
· 易受刺激。	· 經前症候群、荷爾蒙相關性偏頭痛。
· 易感。	· 與更年期症狀相關的體重增加。
· 無法接受變化。	

第二脈輪

性輪（Svadhistana）

「沒有多樣性變化，就沒有美。」

伏爾泰（Voltaire）

我們的第二脈輪承載著基因遺傳，支撐生理活動、幸福感與生活的喜悅，是主宰我們感性身體溝通的能量中心；它的梵文名字 Svadhistana 可以翻譯成甜蜜、美妙，也可以指我的屋子或我的座位。這個脈輪是我們性認知的中心，支援生育力及創造力、非語言溝通、身體喜悅的感知能力、生命力以及創業精神。它帶來溫暖、友善、感性、歡樂並且關心社會福祉，需要與他人一起，以及對於節慶的想望，對於強烈情感及誠實的需求。它與水元素和味覺相連，象徵凝聚力。

啟動性輪的真言是 *VAM*，活化它的顏色是橙色；藍色、靛藍色則可以讓它平靜。

第二脈輪位於恥骨之上、肚臍之下，包括了整個生殖器區域。

橙色礦石，例如紅玉髓、黃水晶、橙色琥珀、火蛋白石、橙色方解石、帝王黃玉，都可以啟動並淨化這個神聖的脈輪；藍色或綠松色礦石則可以和緩它。

- 生理上，它控制著生殖能力。
- 心理上，它主宰創造力。
- 情緒上，它控制著喜悅。
- 精神上，它創造熱情與狂喜。

性輪主宰生殖器官、結腸、膀胱、腎臟、舌頭與骨盆；它位於身體之中：大約在第 5 腰椎處，離會陰約 1 個手掌的距離。

性輪是與我們對多樣性和變化的需求相關。人類的意識在大約 6 到 12 歲之間會位於這個脈輪中；在此時期我們會以自身的感官探索這個世界。若是無法獲得這些經驗，也就是說跨越被制定的限制，「不服從」但是沒有引起拒絕或遺棄的後果，那麼意識就可能滯留在性輪上。這些人可能會需要極端的多樣性，很快就會無聊，必須一再刺激其動力，也缺乏創造力。他們不停地尋求刺激，有種追求快樂的強迫性需求，各種成癮症及濫用，都干擾著性輪，讓它運轉失常。一旦抑制創造能量，發生經濟或性衝突，有權力濫用或控制慾時，性輪運轉就會出問題，失去每天的生活樂趣。若覺得伴侶、工作、人際關係都很勉強或無趣、丟臉或被濫用的話，就會讓性輪受阻或偏弱。有時候一些人依賴以身體或物質安全感為基礎的關係，這樣的關係會導致他們的活力、健康狀況與創造力都急劇下降。

因此，激發創造力並且表達出來，對性輪的健康來說真的很重要。性輪平衡的人散發出一種生之喜悅，他們相當感性、富有創造力且充滿靈感。他們不需要外在動力，因為他們能夠翻新每個活動，從中找到新點子。他們被美的事物吸引，藝術與風景同樣能引發讚歎。建築師、雕刻師以及高成就的主廚們，常常都有很發達的性輪。

創作是人類天性的一部分，這種創造力可以由生育形式表現出來，不過第二脈輪的能量並不限於生小孩；例如寫作時、修修補補時、做菜時或在院子裡栽種時，都在創造。當我們找到新辦法來解決老問題時，也是一種創作。每次利用物質上、身體上或心理上的材料，轉換成新事物的時候，就在使用我們的創作能量。

創作的問題在於，我們時常會在努力後感到失望，從教育開始，當我們過了填色、畫畫、剪紙、樂高遊戲這些階段之後，常常會轉變成不太具創造性的形式。我們漸漸變得服從標準與規則，去適應環境並變成能被接受的樣子，而在這些過程中，我們常失去創造性的火花。之後要再創造出新事物，不斷生出靈感，對創新的點子保持開放，或是接受抽象概念，就變得有困難；理性的左腦凌駕了右腦。

性輪的強項是如水一般流通，停滯絕對不是選項。這些充滿熱情、身體本能絕佳的人，常常活力爆表，並且能將自己想像中的圖像或目標具體化完成。有創造力的人不需要動力，他們自己的靈感與創作能力就是讓他們前進的最佳動力。

我們可能會在某些方面覺得有創造力，同時也意識到其他方面卻不一定。讓我寫一本書或不看食譜準備一頓飯，我可以輕鬆做到；但如果要我畫一幅肖像或做雕塑，那麼我的水平就會大大降低；但是，如果告訴我為了活下去得畫一幅畫的時候，那我就一定會冒險嘗試。

我們之所以會停止在某些領域發揮創造力或停止冒險，是因為一直有人對我們說我們不擅長這些，或是說我們做不到。要打開第二個脈輪就必須冒險。

玩耍是開始的好方法，看過小孩嗎？一個孩子會花數小時建樂高塔、沙堡或精美的玩具屋，然後，他會一下子把自己的傑作毀了，再從頭開始。

請開始像孩子一樣玩耍；如果您煮的大餐上不了桌，那又如何呢？如果您種的盆栽在一周內死亡，那就再種一次。沒錯，如果您做的工作項目失敗了，這並不意味著您的職業生涯已經結束，跟孩子的遊戲一樣，再試一次。您擁有無限量的創造力，所以請使用它。

當性輪得到平衡時，第五脈輪也就是喉輪，進展與溝通的匯集中心，就可以表現出來。這種狀況下我們的道路及聲音都會得到開展，幫助我們克服障礙和挑戰，實現夢想。

性輪人格

第二脈輪與水元素相連，水是象徵生育力、創造力與繁殖力的元素。這個神聖的脈輪是人類的創造力，不論在生理上、心理上或精神上繁殖能量的泉源，所以性輪與性慾及創作力直接相關。

對那些意識特別集中在性輪的人來說，感性的、性慾的以及創作性的樂趣都非常重要，生小孩常常是必不可少的人生成就同義詞。許多治療師可能都以性輪為主導脈輪，其他像是畫家、服裝設計師、雕刻家、建築師或者主廚也有可能是性輪人格。這些人「享受人生」，喜好美食，充滿感性、生命喜悅及熱情，這些特質讓他們非常受周遭歡迎，大家都喜歡。

性輪的潛力在這些人身上的表現，是一直探索新領域、新方法，並且不斷發展，毫不停滯。這種創造力結合了脈輪自帶的治療能量，讓他們可以本能地感覺到哪些事物對自己有好處，又有哪些事物必須避免。

然而若這種創造力只體現在性生活上的話，可能會讓人變成對性的偏執或強迫的態度，甚至有點變態，因而導致挫敗感及持續不滿，結果可能會是語言上或身體上的暴力、嫉妒、害怕被拒絕。另一方面，不停追求享樂與變化也會讓人沉迷成癮，像是酒精、甜食、菸草、毒品或性交等等。有許多精神及生理上的疾病都根源於性輪的阻滯。

如果啟動第五及第六脈輪，對於追求變化及享樂的癡迷就能獲得緩解，精油和純露例如欖香脂、大高良薑、月桂、迷迭香、秘魯聖木、紫蘇、豆蔻、芫荽，都可以幫助引導能量流向上層的脈輪，緩解了偏執或強迫的態度。

第二脈輪 – 性輪 – 偏弱或受阻

缺乏樂趣，缺乏感性，缺乏動力，缺乏創造力

性輪受阻時會影響感受度，這些人難以享受生活，因為無法品嘗生命，便不知道如何享受。

第二脈輪受阻的原因常來自童年，在性別意識開始發展的時期。當父母將性的相關議題當成禁忌，缺乏感性表達，當小孩有時超出規範探索世界時受到阻止，便會阻礙性、肉慾以及創作層面的建構。被成人以權威壓制，便會使第二脈輪越來越弱，而至受阻。

性輪受阻的人，永遠將注意力集中在如何享樂上。他們很快便會無聊，容易失去動力，尋求刺激但是並不願意完成任務或追求目標。他們很愛玩，將人生視為遊戲，拒絕負責任，擔心會錯過任何可能得到更多樂趣的機會，需要不斷吸引別人。他們很愛吃，也常常是「美食家」，通常被認為很會「享受生活」。他們也可能上癮，像是毒癮、菸癮、酒癮、糖癮等等。

衰弱的性輪表示缺乏性歡樂感受力，這樣的人常常表現出互相矛盾的態度。他們無法感受到身體的需求，會超量進行一些活動（例如運動），或者根本不動。他們抗拒所有強烈的情感，一察覺到被某種情緒淹沒時，便會自我阻隔。他們會將所有經驗合理化，並且建立了一種「情緒即是負面狀態」的信仰，因此會竭盡所能地掩飾、隱藏、壓抑情感。他們在生活各層面都追求豪華舒適，他們的反應活躍，在人際關係中始終保持一定的距離，不易投入而且無法忍受控制。他們喜歡被視為獨立、有尊嚴及務實的人。

情緒不穩定、害怕創新、害怕改變、成癮、憂鬱、不滿、性無力、失去動力等等，通常是與性輪的衰弱有關。

只有透過我們所有的感官去體驗生活，並接受我們的肉身層面，才能發展喜悅和驚奇。

治療第二脈輪

有下列情況時建議進行第二脈輪的治療：

- 缺乏喜悅與驚奇。
- 性慾不滿足，性沉迷，缺乏性慾，性無力，性冷感，無法控制性慾。
- 無法享受生活，難以體會樂趣。
- 無法欣賞藝術和美感，不能欣賞美麗的花朵與風景。
- 極端的紀律。
- 缺乏創意，缺乏熱情，缺乏動力。
- 嫉妒，眼紅。
- 對於快感和性慾覺得罪惡。
- 腰部和小腹疼痛。
- 經痛，閉經，少經，經期問題。
- 膀胱炎和慢性泌尿生殖器官發炎。

- 前列腺炎。
- 對於糖、酒精、毒品、菸草上癮。
- 悲傷，認命。

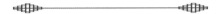

　　以下表格列出對第二脈輪有益的精油與純露，您可以根據自己的直覺選擇其一。嗅聞香氣，用來調配按摩油，按照《精油伴我成長》書中指示進行儀式，用來泡澡或者製作氣場噴霧等等，這些都有助於改善性輪的運作。又因為第二脈輪與味覺是緊密結合的，將精油與純露加入飲品或食物當中，將會對這個神聖的脈輪有正面影響。

- 隨身攜帶可以喚起喜悅的精油，如佛手柑、紅橘、苦橙、苦橙葉、橙花、茉莉、依蘭等，一旦覺得悲傷或認命時便不時嗅聞精油。
- 如果對甜食的需要太超過或者有暴食症傾向的話，在感覺慾望淹沒的時候，閉眼嗅聞香草原精、持續 2 分鐘。
- 如果想要戒菸、減少酒精攝取，或從其他如藥癮、毒癮中解脫，將佛手柑精油、搭配科西嘉香桃木與加拿大鐵杉精油，用來空間擴香。
- 用 30 毫升植物油（榛果油、摩洛哥堅果油、昆士蘭堅果油或甜杏仁油），加入 30 滴一種或數種與性輪相關的精油製作成按摩油，每天晚上用來按摩腰部、恥骨、人中、手腕與食指（大腸經）。
- 每週泡澡 1 或 2 次「放手隨它來去」的澡，混合以下精油：3 滴檀香、3 滴古巴香脂、5 滴苦橙葉、3 滴依蘭，加上 1 湯匙蜂蜜和 1 湯匙植物油。將此混合液加入泡澡水中，旁邊點燃橙色蠟燭以便泡澡時注視。如果有火蛋白石或其他橙色礦石，可以將其放入水中。泡澡時將意識放在生殖器官上，想像一下，這種水會改變並淨化阻礙身體和氣場的喜悅及創造力的每個記憶。然後說 4 次「創造力」（*CRÉATIVITÉ*），再說 9 次「靈感」（*INSPIRATION*），可不時重複此步驟。
- 每天 2 次，飲用 1 杯溫熱水加入 1 茶匙下列純露，療程 40 天，可以替換或混合純露。

植物名稱	適用情境
佛手柑	您有暴食症。 您有酒癮、菸癮等成癮症。 您缺乏生活的喜悅。
檀香	您很難感受性歡愉。 您很難察覺自己身體的需求。 您時常有泌尿生殖器發炎的困擾，例如膀胱炎、尿道炎、前列腺炎等。 您感覺骨盆處能量循環受到阻礙。 您為經痛或經期痙攣所苦。
岩玫瑰	您的經血量很大。 您有纖維瘤或子宮肌瘤。 您不明白為何放不開、缺乏歡樂。
茉莉	您為閉經或少經所苦。 您很難感受性歡愉。 您很難放手開。 您無法品嘗性感。 您缺乏創造力和靈感。 您的新陳代謝衰弱。 您奉行笛卡爾式的理性精神。
橙花	您缺乏冷靜與安寧。 您不斷尋找刺激。 您無法滿足。 您很無聊、且缺乏動力。
依蘭	您很難放手。 對控制的需求讓您無法享受性快感。 您會把一切都「理性化」。 您感覺骨盆處能量循環受到阻礙。 您為經痛及經期痙攣所苦。

日常滋養與啟動第二脈輪

- 與水元素接觸，洗個澡，游泳，享受水在皮膚上的感覺。
- 確保喝足夠的水，脫水會阻塞性輪，每天至少喝 2 至 3 公升水。
- 激發您的創造力，例如無食譜烹飪、雕刻、繪畫、陶藝、自己動手做等等。
- 將橙色融入您的生活中。使用橙色的桌巾、餐具、玻璃杯或茶杯（這麼做也有利於消化）。穿戴橙色的配件、圍巾或衣服，用橙色的物件或花來裝飾家中。
- 在桌上放一些裝有柳橙和橘子的碗。
- 喚醒您的感性，享受植物的香氣，洗土耳其浴，用一些感性的精油為身體增添芳香。
- 跳舞！肚皮舞、騷莎舞、探戈等，都是解鎖性輪的最佳療方。
- 聆聽東方音樂、披頭四、阿巴合唱團、雷鬼音樂。
- 利用新月的能量，在月光下漫步。

日常滋養與啟動第二脈輪的按摩與冥想

- 首先使用性輪按摩油，來按摩腹部、腰部、手腕、食指和人中。
- 舒適地朝天仰躺。
- 用幾滴第二脈輪的精油來按摩手掌。
- 將手放在臉部前方並吸氣，想像被橙色雲彩包圍。
- 將意識集中在生殖器官上。
- 然後將手放在下腹部，並繼續保持平靜的呼吸，想像每次呼氣時橙色的光線從您的手中散發出來。
- 經過 7 次深呼吸，將手放在地板上，觀察自己的想法和情緒。

可能與性輪相連的問題

幫助順產

以下配方是催產劑，能刺激子宮收縮，幫助順利分娩：

口服

在預產期 1 星期前的口服配方：

每天喝 1 公升溫熱水，加入 1 湯匙錫蘭肉桂純露、1 湯匙玫瑰草純露。

外用配方

在預產期 10 天前的外用配方：

玫瑰草 *Cymbopogon martinii*	精油 1.0 毫升／ 20 滴
紅橘 *Citrus reticulata*	精油 3.5 毫升／ 70 滴
丁香花苞 *Syzygium aromaticum*	精油 0.5 毫升／ 10 滴
榛果油	加至總量為 50 毫升

每天 2 至 3 次，按摩腹部和下背部。父親可以在分娩時用相同的複方按摩油按摩母親。

在產房裡以紅橘精油擴香，營造愉快的氛圍。

若在分娩後缺乏信心和確定性，很難接受這個生命新階段；您需要放鬆，獲得更多的信心和確定性；同時，也需要緊實皮膚並刺激母乳分泌：

- 每天喝 1 公升水混合 1 湯匙的胡蘿蔔籽純露、1 湯匙龍艾純露。
- 將5滴胡蘿蔔籽精油、5滴沼澤茶樹精油、1湯匙榛果油以及1湯匙蜂蜜混合均勻後，加入泡澡水中。
- 將紗布沾濕胡蘿蔔籽純露後，敷於乳房上，可以刺激乳汁分泌。
- 每天 3 次，閉眼嗅聞胡蘿蔔籽精油，持續 2 分鐘，並將意識放在腳底。
- 每天用幾滴胡蘿蔔籽精油按摩腳部，並將1湯匙榛果油混合3滴精油用來按摩腹部。

閉經，經痛

　　更年期以外的月經問題，可能表示難以接受其女性特質，還可能顯示有關母親形象的問題，難以找到女性身分認同。問題的根源在性輪，可能在潛意識裡嫉妒男性，因為相信男性有更多的可能性或自由，內在存在陰陽能量衝突，需要完全自由（害怕生育，害怕強加的「規則」，害怕束縛）。

　　每天嗅聞依蘭精油，閉起眼睛，敞開心扉去感受內在的女性之美，放開禁錮，開啟感性與性輪。

口服配方		
	快樂鼠尾草 *Salvia sclarea*	純露 100 毫升
	天竺葵 *Pelargonium asperum*	純露 50 毫升
	西洋蓍草 *Achillea millefolium*	純露 50 毫升
	依蘭 *Cananga odorata*	純露 50 毫升

將 1 茶匙複方純露加入 1 杯溫熱水中，飯前喝，根據情況每天服用。

外用配方	
	若有痙攣情況，請在腹部熱敷複方純露。
	在泡澡水中加入 1 到 3 湯匙複方純露。

外用配方		
	用來做腹部和下背部按摩的外用配方：	
	快樂鼠尾草 *Salvia sclarea*	精油 0.25 毫升／5 滴
	西洋蓍草 *Achillea millefolium*	精油 0.25 毫升／5 滴
	龍艾 *Artemisia dracunculus*	精油 0.5 毫升／10 滴
	天竺葵 *Pelargonium asperum*	精油 0.75 毫升／15 滴
	依蘭 *Cananga odorata*	精油 0.25 毫升／5 滴
	苦橙葉 *Citrus aurantium*（leaves）	精油 2.0 毫升／40 滴
	苦橙 *Citrus aurantium*	精油 1.5 毫升／30 滴

金盞菊浸泡油	20 毫升
琉璃苣或月見草油	加至總量為 50 毫升

每天在腹部及下背部按摩。

食慾不振

食慾不振可能有許多原因，例如壓力、心理情緒失衡、生理上的疾病如癌症或代謝失調、某些藥物、某些治療、酒精、毒品、中毒、生命中的某些階段或情況。從字面上來說，食慾 apetit 這個字來自拉丁文 appetitus，可以翻譯成重要的慾望；從心理與情緒層面來說，失去食慾也可能轉化為欲望的喪失或缺乏。

根據阿育吠陀與中醫理論，若沒有食慾、沒有真正的飢餓感就吃東西，對身體是有害的，這種狀況代表消化之火（Agni）衰弱。以下治療法可以激發消化之火，也可以用在身體康復期的食慾不振。

每天 3 次，飯前喝 1 杯溫熱水加入 1 湯匙以下純露：佛手柑、錫蘭肉桂、薑。

在空間中擴香佛手柑、豆蔻、薑、紅橘的精油，或是以上精油的複方，也可以擇一不時嗅聞。

食慾過度

有食慾通常是健康的表徵。想要吃某些特別口味的東西，鹹的、甜的、酸的等等，都應該是我們身體在那個時間點的需求表現。不幸的是這種機制常常會失衡，而食慾就變得過盛。

這種失衡的原因有很多，不過我們確實可以歸咎於農藥以及食品添加物（甜味劑、防腐劑、合成香料、增味劑、增稠劑等等）。工業加工後的食品，與物質的初始狀態完

全不同；它們無法滿足感官，反而會增加我們的食慾。不斷節食也會擾亂消化之火，常常反而會刺激食慾。

食慾是慾望的同義詞，我們會用食物來填補沒有被滿足的慾望。

- 吃飯時，酒精會提升食慾。
- 進食時如果不專心，也會吃得比需要還多。
- 內分泌的改變，也會增進食慾。
- 缺鐵，會讓人嗜糖。
- 吃太多糖，也會提升食慾。

口服配方

黃玉蘭 *Michelia champaca*	純露 50 毫升
檀香 *Santalum album*	純露 50 毫升
大馬士革玫瑰 *Rosa damascena*	純露 100 毫升
芫荽 *Coriandrum sativum*	純露 100 毫升

將 1 湯匙的複方純露加入 1.5 公升的水中，在一天中喝完，持續 21 天，若有必要可暫停 9 天後再繼續下一輪。

口服配方

如果食慾旺盛是與內分泌失調有關：

鼠尾草 *Salvia officinalis*	純露 50 毫升
快樂鼠尾草 *Salvia sclarea*	純露 50 毫升
貞節樹 *Vitex agnus castus*	純露 50 毫升
天竺葵 *Pelargonium asperum*	純露 100 毫升
大花茉莉 *Jasminum grandiflorum*	純露 100 毫升
檸檬馬鞭草 *Aloysia citriodora*	純露 100 毫升

將 1 湯匙的複方純露加入 1.5 公升的水中，在一天中喝完，持續 21 天，若有必要可暫停 9 天後再繼續下一輪。

當您想要朝食物前進的時候，就閉眼嗅聞香草或安息香原精，持續 2 分鐘。

陰道念珠菌感染，陰道瘙癢（懷孕除外）

口服與外用配方		
茶樹 *Melaleuca alternifolia*	純露 150 毫升
天竺葵 *Pelargonium asperum*	純露 300 毫升
沉香醇百里香 *Thymus vulgaris ct. linalool*	純露 300 毫升
岩蘭草 *Vetiveria zizanoides*	純露 150 毫升
薑 *Zingiber officinale*	純露 150 毫升
佛手柑 *Citrus bergamia*	純露 300 毫升

將純露與水各半混合，用來清洗陰道。

不時用複方純露噴灑私處。

將 1 到 2 湯匙純露加入 1 公升水中，在一天中喝完，連續 40 天。

外用配方		
巨香茅 *Cymbopogon giganteus*	精油 0.25 毫升／5 滴
玫瑰草 *Cymbopogon martinii*	精油 0.25 毫升／5 滴
沼澤茶樹 *Melaleuca ericifolia*	精油 1.0 毫升／20 滴
蘆薈膠	加至總量為 5 毫升

將複方凝膠搖晃均勻，一日數次將此凝膠塗抹於陰部以及陰道內，直到症狀消失。

可以用植物油代替蘆薈膠，例如芝麻油；並在去游泳池之前預防性塗抹。

同時服用益生菌的療程。

早發性宮縮，流產的風險

　　早發性宮縮或是小產風險的原因有很多：壓力、胎盤剝離、陰道感染、高血壓、糖尿病、前次流產、多胎妊娠等等。在阿育吠陀中，下行氣（Apana Vata），這種向下的能量，支持著胚胎發展。所以安撫與瓦塔（Vata）[譯註 3] 相連的風元素很重要，意思是要排除所有壓力及擔憂的根源。除了用精油與純露療法以外，您也可以採取調和瓦塔的生活習慣，這些都可以預防早產危險，過早宮縮時安撫子宮：

在孕期中的每個早上，都冥想20分鐘，並用1滴檀香精油加1滴橙花精油按摩額頭，幫助您放鬆：

· 　請以舒適的坐姿坐下。

· 　將意識集中在第三隻眼部位，這樣可以幫助分泌血清素（這是調節睡眠和覺醒節奏，有助心理健康的荷爾蒙）。

· 　吟誦真言 *GAM*，也可以在心中不斷默唸 *GAM*，*GAM*……（有助清除障礙）。

[譯註 3] 印度傳統醫學阿育吠陀，認為人可以區分為不同的「生物能量／體質」（Dosha），包括：水、土元素組成的「卡法」（Kapha）；水、火元素組成的「皮塔」（Pitta）；風、空間元素組成的「瓦塔」（Vata）。

　　無論何時都可以吃直覺想吃的東西，然而最好是熱的、而非冷的、且要豐盛的食物。吃有機食品，在食物中將初榨植物油及印度酥油（清澄奶油）的份量提升。最好多吃甜水果、米飯、藜麥、粗麵粉、庫斯庫斯（北非小米）、甜菜、胡蘿蔔、甘藷。有機熱牛奶也在建議之列，它就如同回春療法（Rasayana）可以提升胎兒的活力精華（Ojas）。

　　每天用油塗抹全身，可滋潤肌膚並避免妊娠紋。喝溫熱水加入純露，例如露兜、大馬士革玫瑰、黃玉蘭。要戒掉菸、酒、咖啡，當然不用說了。在林中散步，綠色可以安撫瓦塔，而在大自然中行走可以幫助扎根。練習瑜伽調息法（pranayama），可以調整瓦塔和神經系統。

　　一天中，喝 1 公升水加入 3 湯匙露兜純露。將紗布沾濕純露後，敷在肚子上。

外用配方		
	真正薰衣草 *Lavandula angustifolia*	精油 0.5 毫升／ 10 滴
	檀香 *Santalum album*	精油 0.5 毫升／ 10 滴
	苦橙葉 *Citrus aurantium (leaves)*	精油 1.0 毫升／ 20 滴
	露兜 *Pandanus odoratus*	精油 0.25 毫升／ 5 滴
	橙花 *Citrus aurantifolium (flowers)*	精油 0.25 毫升／ 5 滴
	山雞椒 *Litsea cubeba*	精油 2.5 毫升／ 50 滴
	玫瑰果油	10 毫升

榛果油	加至總量為 100 毫升

每天早晨沐浴前，用此按摩油來按摩全身。

便祕

將 1 到 2 滴紅橘精油、1 茶匙蜂蜜、1 湯匙純露（在佛手柑、薑、羅勒之間擇一）加入 1 杯蘋果汁中，飯前喝，直到症狀消失。

用 2 到 3 湯匙上述純露，熱敷腹部。

外用（輔助）配方

薑 *Zingiber officinale*	精油 0.25 毫升／5 滴
豆蔻 *Elettaria cardamomum*	精油 0.25 毫升／5 滴

混合後，按摩腹部。

激發創造力

在空間中擴香或嗅聞佛手柑、苦橙、紅橘、快樂鼠尾草的精油。

膀胱炎

越來越多女性為這種膀胱感染所苦，起因常常是細菌感染。因為生理構造的關係，女性比男性更常發生這種疾病：允許尿液向外流動的尿道長度比較短，而其開口非常靠近肛門和陰道，在此處即使沒有任何感染也仍然有大量細菌停留，症狀（頻尿、灼熱等）會突然出現。

從阿育吠陀的角度來看，這個問題是與下行氣（Apana Vata）有關。除了細菌、便祕、乾燥等生理原因外，心理因素也有影響。您可能容易覺得被別人侵犯、控制，或許感到空間不足，壓力和被抑制的憤怒也會干擾下行氣，從而引發尿路疾病。

所以必須調節下行氣：

- 大量喝溫熱水，加入後面所列純露。
- 吃富含維生素 C 的食物。
- 避免冰飲及氣泡飲料。
- 避免咖啡因、酒精、菸草及辣椒。

外用配方

竹葉花椒 *Zanthoxylum alatum*	精油 1.0 毫升／ 20 滴
古巴香脂 *Copaifera officinalis*	精油 0.75 毫升／ 15 滴
沼澤茶樹 *Melaleuca ericifolia*	精油 1.0 毫升／ 20 滴
中國肉桂 *Cinnamomum cassia*	精油 0.25 毫升／ 5 滴
東印度檸檬香茅 *Cymbopogon flexuosus*	精油 7.0 毫升／ 140 滴
金盞菊浸泡油	10 毫升
聖約翰草浸泡油	加至總量為 100 毫升

每天 1 到 5 次，塗抹於腹部和腰部，持續 20 天。

口服配方

檀香 *Santalum album*	純露 200 毫升
錫蘭肉桂 *Cinnamomum verum*	純露 400 毫升
芫荽 *Coriandrum sativum*	純露 200 毫升
檸檬馬鞭草 *Aloysia citriodora*	純露 400 毫升

在 1.5 公升的水中加入 1 湯匙純露，一天當中喝完，持續 40 天，若有需要可再繼續；當症狀嚴重時，請改為加入 3 湯匙純露。

口服配方

中國肉桂 *Cinnamomum cassia*	精油 0.25 毫升／ 5 滴
茶樹 *Melaleuca alternifolia*	精油 0.5 毫升／ 10 滴
竹葉花椒 *Zanthoxylum alatum*	精油 1.0 毫升／ 20 滴
冬季香薄荷 *Satureja montana*	精油 0.25 毫升／ 5 滴
格陵蘭喇叭茶 *Ledum groenlandicum*	精油 1.0 毫升／ 20 滴
檸檬馬鞭草 *Aloysia citriodora*	精油 1.0 毫升／ 20 滴

東印度檸檬香茅 *Cymbopogon flexuosus*	精油 6.0 毫升／ 120 滴

將 2 滴複方精油加入 1 茶匙的橄欖油、亞麻薺油或菜籽油，三餐吃飯時服用。

子宮內膜異位症（輔助治療）

充滿活力的 35 歲女性「珍」（化名），是一家跨國公司的高階管理人員，單身，獨自生活，患有子宮內膜異位症。她參加了我們的芳香療法課程，想要調整事業方向。她散發出一種相當男性化的戰鬥能量，知道如何在商業世界中站穩腳跟。

在進行了對抗療法治療，也就是吃藥停經之後，她也用了針灸，並向我諮詢了芳香療法的建議。

使用下列的配方，配合針灸之後的效果幾乎可以說是奇蹟，因為她的婦科醫師在治療 6 個月後診斷出子宮內膜異位症完全消失。

與所有生殖器官有關的疾病一樣，子宮內膜異位症是與衰弱的性輪直接相關。也許真的希望未來成為人母，但是這種渴望與過去從未克服的創傷相抵觸（這個創傷可能完全被掩蓋了）。當然，我們不能一概而論，因為每位女性都有自己的故事，然而，在這個疾病中，心理情感與能量方面可以起到關鍵作用。

口服與外用配方		
	岩玫瑰 *Cistus ladaniferus*	純露 400 毫升
	西洋蓍草 *Achillea millefolium*	純露 200 毫升
	歐白芷根 *Angelica archangelica*	純露 200 毫升
	天竺葵 *Pelargonium asperum*	純露 400 毫升
	依蘭 *Cananga odorata*	純露 200 毫升
	大馬士革玫瑰 *Rosa damascena*	純露 300 毫升

將 1 到 2 湯匙純露加入 1 公升溫熱水中，於一天中喝完，至少持續 6 個循環（每個循環是 40 天）。不時用 1 到 3 湯匙的純露混合熱水，浸浴臀部。

外用配方		
	岩玫瑰 *Cistus ladaniferus*	精油 0.25 毫升／ 5 滴
	橙花 *Citrus aurantium (flowers)*	精油 0.5 毫升／ 10 滴

西洋蓍草 *Achillea millefolium*	精油 0.25 毫升／5 滴
歐白芷根 *Angelica archangelica*	精油 0.25 毫升／5 滴
天竺葵 *Pelargonium asperum*	精油 1.5 毫升／30 滴
依蘭 *Cananga odorata*	精油 0.25 毫升／5 滴
檀香 *Santalum album*	精油 0.25 毫升／5 滴
苦橙葉 *Citrus aurantium* (*leaves*)	精油 2.0 毫升／40 滴
山雞椒 *Litsea cubeba*	精油 5.0 毫升／100 滴
瓊崖海棠油	10 毫升
摩洛哥堅果油	10 毫升
聖約翰草浸泡油	加至總量為 50 毫升

每天 2 次，用這個按摩油按摩下腹處、背部與腳部。

　　睡前持續進行以下儀式 40 天，幫助意識到自己的認知記憶、運行機制以及認知事物的方式：

· 將 1 滴岩玫瑰精油抹在人中處，另 1 滴抹在第三隻眼部位，在睡前重複說 7 次「啟示」（*RÉVÉLATION*）。
· 在這段時間觀察自己的思想和情感，及事情如何發展。

子宮肌瘤（輔助治療）

　　現年 58 歲的「克里斯蒂安」（化名），在她 45 歲時為經血過多與經期太長所苦，甚至在經期之外出血。她的婦科醫師診斷出一個相當於橘子大小的肌瘤，並建議她立即進行手術。這就是她接觸替代性療法的起點，她想應用在此領域獲得的知識，用植物來治療。

　　她立即想到用岩蘭草（抗出血，恢復能量），因為剛換了工作，也想到西洋蓍草（調和陰陽，調適過渡期），並用了苦橙來激發創造力及肝功能，另外可以使用馬鞭草酮迷迭香來做肝臟排毒，並且降低卡法（Kapha）。

　　她使用了這些植物的純露和精油，並減少了會增加卡法的食物，尤其是乳製品和糖。最後，她在冥想時特別集中意識在性輪上，一邊用與性輪相關的精油擴香或是直接嗅聞。3 個月後，婦科醫師透過超音波檢查到肌瘤消失了。

在西方國家，20% 到 50% 的女性有子宮肌瘤問題。這些良性腫瘤常常是不孕、腹痛、經痛、背痛、行房時疼痛、經血過多、經期外出血的原因，這也是子宮切除手術最常見的原因。

根據阿育吠陀理論，這些問題的根源是毒素（Ama）、卡法（Kapha，與黏液有關）與皮塔（Pitta，與火 / 血有關）的積累所致。卡法的積聚會阻塞了身體能量通道（srotas），於是引起子宮中的停滯瘀積；而皮塔的升高會誘發過量的血；這兩個因素形成肌瘤。子宮也被當成是女性的第二個肝臟，若是肝臟功能不足的話也會增加子宮內的毒素。

從情緒上來說，與性輪的連接是必然的；挫敗感、憤怒及慾望造成的皮塔過多，加上與依賴、悲傷及壓抑情緒相關的卡法過多，就會在子宮部位產生集結，生出肌瘤。性輪對多樣性的需求沒有被滿足，加上沒有表達出來的創造力，某些生活狀態（感情或職業上）可能已經不能滿足我們，也無法讓我們表現創造力。但因為害怕未知及改變，我們還是緊緊抓住安全感，產生依賴。

所以，一邊激發創造力，一邊在身體上下功夫是很重要的。

口服與外用配方		
岩玫瑰 *Cistus ladaniferus*		純露 200 毫升
絲柏 *Cupressus sempervirens*		純露 100 毫升
西洋蓍草 *Achillea millefolium*		純露 100 毫升
紫蘇 *Perilla frutescens*		純露 100 毫升
歐白芷根 *Angelica archangelica*		純露 100 毫升
天竺葵 *Pelargonium asperum*		純露 200 毫升
依蘭 *Cananga odorata*		純露 100 毫升

將1到2湯匙純露加入1公升溫熱水中，一天內喝完，至少持續6個循環（每個循環是 40 天）。

不時用 3 湯匙的純露混合熱水，浸浴臀部。

若是經血過多，請再提升純露用量。

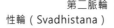
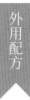

岩玫瑰 *Cistus ladaniferus*	精油 0.5 毫升／ 10 滴
西洋蓍草 *Achillea millefolium*	精油 0.25 毫升／ 5 滴
歐白芷根 *Angelica archangelica*	精油 0.25 毫升／ 5 滴
馬鞭草酮迷迭香 *Rosmarinus officinalis ct. verbenone*	精油 0.5 毫升／ 10 滴
依蘭 *Cananga odorata*	精油 0.25 毫升／ 5 滴
天竺葵 *Pelargonium asperum*	精油 1.5 毫升／ 30 滴
苦橙葉 *Citrus aurantium* (leaves)	精油 1.5 毫升／ 30 滴
檸檬羅勒 *Ocimum basilicum citriodorum*	精油 2.25 毫升／ 45 滴
苦橙 *Citrus aurantium*	精油 3.0 毫升／ 60 滴
摩洛哥堅果油	20 毫升
金盞菊浸泡油	加至總量為 50 毫升

外用配方

每天 2 次，按摩腹部、下背部、腳部含腳踝、大腿內側一直到膝蓋。用正反兩方向圓周手勢在腹股溝處加強，並大力按摩大腳趾處（肝經）。

嗅聞

- 擴香精油例如苦橙、紅橘、佛手柑、苦橙葉、依蘭。
- 隨身攜帶紅橘精油，每天 3 次，閉眼微笑嗅聞，持續 2 分鐘。在這段時間請想像您的生殖器官沐浴在橙色光芒中，當然也可以加長時間，變成打坐冥想。

生殖器皰疹

現年 48 歲的「伊娃」（化名），受生殖器皰疹所苦已有數年。她的一側臀部和陰唇經常冒出皰疹，她一向用對抗療法來治療，但是爆發的間隔越來越短。自從發現阿育吠陀和芳香療法以來，她已經能夠大致克服這個問題；在過去的兩年中，每年只有一次發作，而在這兩次發作當中，她都觀察到自己處於壓力很大、皮塔（Pitta）增加的時期。

現在，她每年秋天和春天都會使用格陵蘭喇叭茶和胡椒薄荷純露做一次為期 40 天的治療，並嘗試採用一種調和生物能量皮塔的生活方式。她總是在飲水中添加大馬士革玫瑰、芫荽、胡椒薄荷等純露，尤其是在夏天。手邊也帶著精油的混合液，在皮膚感到刺痛或灼熱時立即塗抹。

她發現自己的免疫系統更健康，因為比較不容易出現季節性寒冷，並且感覺有更多的精神和活力。

阿育吠陀將生殖器皰疹歸源於在血液組織（Rakta dhatu）中堆積過量的火／皮塔（Pitta）與毒素（Ama），這種狀況下就必須讓生物能量皮塔下降（請參考《日復一日阿育吠陀》（Ayurvéda jour après jour）一書）。在發作的時期請避免以下食物（平時也盡量少吃）：酒精、乳酪、優格、油料作物、海鮮、肉類、咖啡、紅茶、柑橘類水果、氣泡飲料、發酵食品、含有防腐劑的食物、芝麻油、鹽、辣椒、醋。

請多食用：新鮮的甜水果、綠色蔬菜、味苦的食物、淡水魚以及豆類；薄荷、芫荽、羅勒與薑黃則特別有益；油脂最好選用橄欖油、椰子油。

透過肝臟淨化排毒療程、且不增加皮塔，來淨化血液組織（Rakta dhatu）和提振免疫系統是很重要的。以下配方可以幫助肝胰功能再生而不會助長火元素。

口服配方		
胡椒薄荷 Mentha piperita	純露 200 毫升	
大馬士革玫瑰 Rosa damascena	純露 200 毫升	
格陵蘭喇叭茶 Ledum groenlandicum	純露 200 毫升	
芫荽 Coriandrum sativum	純露 200 毫升	
桉油醇樟 Cinnamomum camphora ct. cineole	純露 200 毫升	
天竺葵 Pelargonium asperum	純露 200 毫升	

每天喝 1 公升水加入 1 湯匙複方純露，一年 2 次，一次 40 天。

外用配方		
胡椒薄荷 Mentha piperita	純露 200 毫升	
大馬士革玫瑰 Rosa damascena	純露 200 毫升	

發作期間用複方純露噴灑在患部，一日數次。

外用配方		
胡椒薄荷 Mentha piperita	精油 0.5 毫升／10 滴	
沼澤茶樹 Melaleuca ericifolia	精油 1.0 毫升／20 滴	

綠花白千層 *Melaleuca quinquenervia*	精油 1.0 毫升／20 滴
茶樹 *Melaleuca alternifolia*	精油 1.0 毫升／20 滴
德國洋甘菊 *Chamomilla matricaria*	精油 0.5 毫升／10 滴
瓊崖海棠油	10 毫升
聖約翰草浸泡油	10 毫升
蘆薈膠	加至總量為 50 毫升

使用前充分混合複方凝膠。在患部先用複方純露噴灑後，再用複方凝膠塗抹。

尿失禁，慢性泌尿系統發炎

　　除了性輪衰弱或阻礙以外，泌尿生殖系統的感染也特別與生物能量瓦塔有關，尤其是下行氣（Apana Vata）。

　　肌壁的弱化，組織（dhatu）的萎縮和退化，也與瓦塔（Vata）有關，因此，當出現尿失禁或慢性膀胱炎等問題時，協調風元素是最重要的。

　　阿育吠陀建議在泌尿系統慢性疾病的情況下：

外用配方

每日全身按摩，特別加強腹部和腰部，使用熱油按摩，例如：	
阿米香樹 *Amyris balsamifera*	精油 0.5 毫升／10 滴
天竺葵 *Ferula galbaniflua*	精油 0.5 毫升／10 滴
依蘭 *Cananga odorata*	精油 0.5 毫升／10 滴
玫瑰草 *Cymbopogon martinii*	精油 1.0 毫升／20 滴
苦橙葉 *Citrus aurantium (leaves)*	精油 2.0 毫升／40 滴
龍艾 *Artemisia dracunculus*	精油 1.0 毫升／20 滴
紅橘 *Citrus reticulata*	精油 2.0 毫升／40 滴
山雞椒 *Litsea cubeba*	精油 3.0 毫升／60 滴
芝麻油	30 毫升
聖約翰草浸泡油	20 毫升
昆士蘭堅果油	加至總量為 100 毫升

每周進行灌腸（basti）。阿育吠陀認為灌腸是對於泌尿生殖器疾病的最佳護理法，而胃部必須是空的，所以最好是在早晨空腹時用以下混合液來施行：

灌腸配方

芝麻油	50 毫升
檀香 *Santalum album*	純露 50 毫升
阿米香樹 *Amyris balsamifera*	精油 3 滴
古巴香脂 *Copaïba officinalis*	精油 3 滴
紅橘 *Citrus reticulata*	精油 2 滴

必須將混合液注入肛門進入直腸，且盡量保持在體內（大約 10 分鐘），之後才排出。

避免攝取酒精與咖啡因。經常補充水分，特別是溫熱水，加入檀香純露，有舒緩及淨化泌尿系統的特性。當排尿有特別的灼熱感時，建議可以用芫荽純露治療，並且將芫荽加入食物當中。

將檀香、橙花、西洋蓍草、岩蘭草等純露加入熱水中，進行足浴、臀部浸浴，對於腎功能及泌尿功能不足皆有助益。

腎結石，腎絞痛

口服配方

阿密茴 *Ammi visnaga*	精油 1.0 毫升／ 20 滴
海茴香 *Crithmum maritimum*	精油 1.0 毫升／ 20 滴
山雞椒 *Litsea cubeba*	精油 2.0 毫升／ 40 滴
紅橘 *Citrus reticulata*	精油 3.0 毫升／ 60 滴
檸檬 *Citrus limonum*	精油 3.0 毫升／ 60 滴

將 2 滴複方精油加入 1 茶匙橄欖油、亞麻薺或菜籽油中，每日三餐時口服。

外用配方

芳香白珠 *Gaultheria fragrantissima*	精油 0.5 毫升／ 10 滴
雅麗菊 *Psiadia altissima*	精油 1.0 毫升／ 20 滴

天竺葵 *Pelargonium asperum*	精油 1.0 毫升／20 滴
紅橘 *Citrus reticulata*	精油 2.0 毫升／40 滴
古巴香脂 *Copaifera officinalis*	精油 1.0 毫升／20 滴
阿米香樹 *Amyris balsamifera*	精油 0.5 毫升／10 滴
大西洋雪松 *Cedrus atlantica*	精油 0.5 毫升／10 滴
檸檬香桃木 *Backhousia citriodora*	精油 4.0 毫升／80 滴
瓊崖海棠油	10 毫升
聖約翰草浸泡油	加至總量為 100 毫升

每日數次，用複方按摩油按摩腎臟部位、下背部、下腹部、鼻翼以及腳內側。

同時每日喝 1 公升水加入 2 湯匙純露，請選擇其一或混合數種：佛手柑、檀香、大西洋雪松、橙花、香蜂草、檸檬馬鞭草。

更年期

「我們對更年期發展出的一些信念，掩蓋了這個生命的重要階段所象徵的女性表達力量與智慧，因此，對於這個新生創造力的阻礙與內化將能量導向體內，產生了像是潮熱、憂鬱或是突然情緒波動這類的症狀。」

塔瑪拉·斯萊頓（Tamara Slayton）

將更年期看成是女性生命中一個真正的蛻變過程，這是很重要的。這個時期正是女性得以幸福生活、展現自我潛力、才能、創造能力，也是可以獨立於家庭的發展時期。

在某些傳統裡，我們說女性從更年期開始才進入真實，展現真我。在凱爾特文化中，年輕女孩被當成花朵，母親被視為果實，而年老的女性則像是種籽，也就是所有創作的根源。對於美國原住民來說，已屆更年期的女性更是掌管了全族的教導和治療的任務。

「瑪莉珍」（化名），50 歲，是一位富有名氣的律師，在家中的角色是母親與妻子，她個性積極熱情，卻沒預料到更年期突然而來的強烈症狀。她一向善待自己的身體，經常運動，

並且注意生活起居與健康。在停經 3 個月後，開始為潮熱所苦，體重也增加了 5 公斤。夜間盜汗讓她無法安眠，因為必須起床好幾次更換睡衣。她覺得很容易被同事激怒，並且對家人也很不耐煩。

經由朋友建議，她找了一位使用阿育吠陀理論與芳香療法的治療師。

她開始：

- 每天喝 2 公升水加入胡椒薄荷、快樂鼠尾草、貞節樹、熏陸香純露。
- 減少攝取食鹽、辣椒、肉類、乳酪、酒精、紅茶、咖啡。
- 每天早晨沐浴前按摩全身，使用含有快樂鼠尾草、芫荽、真正薰衣草、熏陸香、白松香精油，以及琉璃苣油、小麥胚芽油、葡萄籽油的按摩油。
- 每天早晨吃 1 湯匙亞麻薺油，加入 3 滴快樂鼠尾草精油與 2 滴絲柏精油。

3 天後症狀開始減輕，7 天後她就可以安睡整夜，2 星期後她重新覺得全身舒爽，燥熱已經完全消失，3 個月後她掉了 5 公斤的體重，而且再也不為那多出來的 3 公斤煩惱了。

瑪莉珍持續在每天沐浴前按摩，避免會增加皮塔（Pitta）的食物。夏天她喜歡用大馬士革玫瑰純露來噴灑臉部與身體，因為喜歡它帶來的舒爽感。她也經常會在用餐時，在飲用水中加入芫荽純露或胡椒薄荷純露。

如果更年期能好好度過，它可以成為女性真正的起步階段。這個自然的新陳代謝變化，帶來了身心的轉變，不應該被負面看待，而應視為生命新階段必經的一種蛻變。

在所謂的文明國家中，這些變化引起的困擾比起那些還保持祖傳知識的國家要多。

建議採取的行動很簡單：重新檢視飲食並減少蛋白質攝入（因為會增加瓦塔），盡可能採行自然飲食，鍛鍊身體，並利用自然之母提供的植物來幫助身體。

菸草會影響雌激素的含量，並引起潮熱。

更年期的顯現是與第七組織（dhatu）、也就是生殖組織（shukradhatu）有關。滋養這組織的最佳方式，就是在飲食上作用。阿育吠陀並不將更年期視為疾病，而是將其視為一個過程，生命的自然階段。

從阿育吠陀的觀點來看，更年期或前更年期會從多方徵兆表現：

- 經期不規則，月經不來潮，經血量變化。
- 情緒多變，易受刺激，睡眠障礙，記憶障礙。
- 性習慣轉變。
- 潮熱，潮冷，夜間出汗。
- 髮質與膚質的變化。
- 體重增加、特別是腰圍，消化功能轉變，新陳代謝遲緩。
- 頻尿、且有灼熱感。
- 陰道乾澀和瘙癢。
- 關節疼痛和僵硬。
- 水腫。

在這個階段中最重要的是將身體中的毒素排出，以及正常消化，所以植物療法與芳香療法要從器官的排毒下手。如此一來，免疫系統獲得改善。攝取自然營養素可以促進新陳代謝，這在停經後的 10 年間非常重要。

阿育吠陀認為服用以植物為主的補充劑、注重飲食以及生活習慣，跟阿育吠陀按摩一樣重要，都可以幫助好好度過更年期，比起可能有有害副作用的荷爾蒙療法更有益。

更年期間可能會有些輕重不一的徵狀，也有可能導致骨質疏鬆症或心血管疾病，症狀根據每個人情況不同，也會在不同時期出現不同症狀，即使在同一個人身上也會有不同的輕重，而且每個人的感受也不一樣。

所以建議可以製作一個 500 毫升的純露，至少使用 3 種不同的純露，根據每個人的狀況及特別需求做選擇（多種純露協同作用會比單一純露有效），然後每天喝 1 公升的水，加入 1 到 2 湯匙純露。

- 如果潮熱症狀嚴重的話，有些食物最好避免：鹹、辣、發酵、油炸、紅肉、糖、酒精、咖啡、紅茶、蘇打水。另外，罐頭食品、加工食品、預煮食品則在禁止之列。

- 可多食用的食物有：綠色蔬菜、海藻類、豆類（特別是珊瑚小扁豆或綠豆）；苦味或澀味食材（例如蘆筍、朝鮮薊）；米飯；芫荽、薄荷、鼠尾草、薑黃、葫蘆巴籽等香料；大豆（若有荷爾蒙相關癌症或甲狀腺問題的話請避免）。
- 優先選擇有機、完整及新鮮的食材。
- 做瑜伽、冥想、在大自然中散步，避免久坐不動。
- 避免抽菸。

每天在淋浴前做身體按摩，用大約 5% 到 10% 的精油混合植物油，例如昆士蘭堅果油、甜杏仁油、摩洛哥堅果油、琉璃苣油、玫瑰果油、小麥胚芽油等等製作出按摩油。在早晨淋浴前按摩是阿育吠陀生活方式的一部分，具有排毒、平衡生物能量、滋養與保濕皮膚、舒緩神經系統等等功能。

潮熱

下列純露與精油可以緩解症狀，請根據個人的生理心理特性來做選擇：

西洋蓍草、絲柏、天竺葵、露兜、快樂鼠尾草、鼠尾草、胡椒薄荷、熏陸香、大馬士革玫瑰、胡蘿蔔籽、貞節樹。

每日喝 1 公升水、混合 1 到 2 湯匙純露（交互或混合使用）。在沐浴後用大馬士革玫瑰、天竺葵或胡椒薄荷純露（或三者混合）噴灑身體。

口服配方		
	絲柏 Cupressus sempervirens	精油 1.5 毫升／ 30 滴
	胡椒薄荷 Mentha piperita	精油 1.5 毫升／ 30 滴
	芫荽 Coriandrum sativum	精油 1.5 毫升／ 30 滴
	義大利永久花 Helichrysum italicum	精油 1.5 毫升／ 30 滴
	熏陸香 Pistacia lentiscus	精油 1.5 毫升／ 30 滴
	岬角白梅 Coleonema album	精油 1.5 毫升／ 30 滴
	東印度檸檬香茅 Cymbopogon flexuosus	精油 12 毫升／ 240 滴
	葡萄柚 Citrus paradisi	精油 9 毫升／ 180 滴

用 1 湯匙富含 *Omega* 不飽和脂肪酸的植物油，例如：亞麻薺油、印加果油、亞麻仁油、胡桃油、琉璃苣油、月見草油等等，加入 3 滴上述複方精油，每天早餐前口服。

外用配方	上述複方精油	10 毫升
	瓊崖海棠油	10 毫升
	琉璃苣或月見草油	10 毫升
	葡萄籽油	加至總量為 100 毫升

每天 2 次，按摩腹部、脊椎底部、大腿內側，直到症狀改善。

這個按摩油也有利於循環，可以每天用來當作消除橘皮組織的按摩油。

陰道乾澀

陰道乾澀指的是陰道自然分泌濕潤機制不足或缺乏的情況，原因有很多，包括：

- 壓力、恐懼、疲勞、自責、以及在性行為當中缺乏愛：這些都是阻礙性興奮過程中自然分泌潤滑陰道的幾個常見的因素。
- 有些藥物，例如：抗憂鬱藥、抗痤瘡藥、抗高血壓藥、血管收縮劑、抗組織胺劑、避孕藥及化學治療藥物，都可能引起陰道乾澀。
- 雌激素不足。
- 懷孕期間的內分泌轉變，有可能引發暫時性的乾澀症狀，一旦骨盆區域再度開始充血以後就會改善。
- 陰道感染。
- 過度清洗陰處，以及使用太過刺激性的清潔用品。
- 抽煙、喝酒。
- 極少或沒有性行為。

口服配方	歐白芷根 *Angelica archangelica*	純露 300 毫升
	快樂鼠尾草 *Salvia sclarea*	純露 300 毫升

貞節樹 Vitex agnus castus	純露 300 毫升
胡椒薄荷 Mentha piperita	純露 300 毫升
天竺葵 Pelargonium asperum	純露 300 毫升

每天喝 1 公升水加入 1 到 2 湯匙純露，持續 40 天，在一年當中治療 2 到 3 次。它可以平衡雌激素和黃體酮，刺激胃和胰腺分泌，因此也可以刺激陰道、眼與口腔的分泌。

若有荷爾蒙相關的癌症，請用熏陸香代替快樂鼠尾草，紫蘇代替貞節樹。

早晨空腹時，服用富含 Omega 不飽和脂肪酸的 2 粒膠囊或 1 湯匙植物油。

定期食用益生菌，也可以改善與陰道乾澀相關的問題，有助於腸道菌群的平衡，間接地也可以幫助陰道菌群的情況。

外用配方

卡塔菲 Cedrelopsis grevei	精油 0.5 毫升／ 10 滴
快樂鼠尾草 Salvia sclarea	精油 0.5 毫升／ 10 滴
天竺葵 Pelargonium asperum	精油 0.5 毫升／ 10 滴
琉璃苣油或月見草油	加至總量為 30 毫升

每天 1 到 2 次，按摩陰道內外部。

腎炎

口服配方

| 紫蘇 Perilla frutescens | 純露 100 毫升 |
| 露兜 Pandanus odoratus | 純露 100 毫升 |

每天喝 1 公升溫熱水加入 2 湯匙純露，直到症狀消失。

外用配方

阿密茴 Ammi visnaga	精油 1.0 毫升／ 20 滴
阿米香樹 Amyris balsamifera	精油 1.0 毫升／ 20 滴
芳香白珠 Gaultheria fragrantissima	精油 1.0 毫升／ 20 滴
岬角白梅 Coleonema album	精油 1.0 毫升／ 20 滴

| 東印度檸檬香茅 Cymbopogon flexuosus | 精油 4.0 毫升／80 滴 |
| 聖約翰草浸泡油 | 加至總量為 30 毫升 |

根據情況，每日 3 次，用數滴複方油，按摩在發炎的腎臟部位。

寡尿

口服配方（激勵腎臟）

杜松 Juniperus communis	純露 200 毫升
歐洲赤松 Pinus sylvestris	純露 200 毫升
馬鞭草酮迷迭香 Rosmarinus officinalis ct. verbenone	純露 50 毫升
沉香醇百里香 Thymus vulgaris ct. linalool	純露 50 毫升

根據情況，將 1 湯匙純露加入 1.5 公升的溫熱水中，當日喝完。

前列腺問題

很多中年男性會遇到前列腺問題，在西方國家，60 歲以上男性每 2 人中有 1 人，70 歲以上男性則每 10 人中有 9 人有良性前列腺肥大現象。前列腺癌是男性死於癌症的第二大主因。

初始症狀是眾所周知的：每晚需要起床排尿好幾次，尿流微弱，排尿時尿流會時斷時續，感覺膀胱永遠排不空，以及難以開始排尿。

阿育吠陀將前列腺問題與下行氣（Apana Vata）以及生殖組織（Shukradhatu）聯繫起來。印度醫學列舉了與此問題相關的多種原因：首先，過度使用生殖組織（性活動過多），年齡增長導致睾丸激素下降，瓦塔（Vata）過多，從而導致神經系統虛弱，使別名「氣之守護者」的下行氣失衡。所有加重瓦塔的因素，都可能對前列腺產生負面影響。

下行氣也被認為是「放手」的守護者，引導我們完全放空，跟祖先的記憶接軌，而這只有在把所有毒素排出體外的情況下才能做到。它教導我們，向土地排出的所有物質都在幫助解放身體，放棄所有多餘的東西。

攝取過多的咖啡因、酒精、氣泡飲料和冷飲、缺水、化學藥物（特別是抗組織胺和消炎藥）、缺乏協調的肢體活動、缺乏鍛鍊、久坐、壓力、恐懼、憂傷、旅行、冷天氣、生冷食物，以及正餐之間吃零食，都是使前列腺問題嚴重化的可能原因。

不適當的飲食以及虛弱的消化，會促成毒素（Ama）累積而引發這個問題。在全身包括生殖器部位抹油，可保持瓦塔的調和運行。

所以重點便是平衡下行氣、這個控制著所有下行運動的瓦塔。請以熱食為優先選項，最好有豐富的蔬菜和香料如薑黃、薑、芫荽、茴香籽、小茴香、葫蘆巴；避免辣椒與胡椒；特別優先選擇瓜類和蘆筍，以及甜味水果如芒果、香瓜、桃子、梨。早晨吃一份調有肉桂粉和薑泥的水果泥，並且使用果乾如李乾、無花果乾、蘋果乾、梨乾。晚餐避免蛋白質。新鮮乳酪、拉昔（lassi，印度優格飲）、原味優格可以在中午食用，但晚上請避免，除此之外的乳製品都請避免。單獨飲用加了香料的熱牛奶則是例外。每天口服冷壓初榨植物油，避免飽和脂肪。零食請吃富含鋅的南瓜籽。

執行阿育吠陀的每日慣例，例如：早睡早起可以平撫下行氣，每日早晨在全身抹油可以排除毒素，每天冥想可以幫助放空、阻止瓦塔上升，喝大量加了合適純露的溫熱水，避免著涼。

外用配方	發炎的情況下塗抹肌膚（前列腺炎）的外用配方：	
	竹葉花椒 *Zanthoxylum alatum*	精油 2.0 毫升／40 滴
	檸檬薄荷 *Mentha citrate*	精油 1.0 毫升／20 滴
	熏陸香 *Pistacia lentiscus*	精油 0.5 毫升／10 滴
	秘魯聖木 *Bursera graveolens*	精油 0.5 毫升／10 滴
	昆士亞 *Kunzea ambigua*	精油 2.0 毫升／40 滴
	暹羅木 *Fokienia hodginsii*	精油 1.0 毫升／20 滴

瓊崖海棠油	加至總量為 20 毫升

每日 1 到 5 次，塗抹於下腹處與腰部，持續 20 日。

　　每日喝 1.5 公升的溫熱水，混合 1 到 2 湯匙以下純露，選擇其一交互使用或混合：歐白芷根、檀香、大西洋雪松、熏陸香、歐洲赤松、芫荽、杜松、肉桂、絲柏。

口服配方

絲柏 Cupressus sempervirens	精油 1.0 毫升／20 滴
古巴香脂 Copaifera officinalis	精油 1.0 毫升／20 滴
胡椒薄荷 Mentha piperita	精油 1.5 毫升／30 滴
檸檬薄荷 Mentha citrata	精油 1.0 毫升／20 滴
佛手柑 Citrus bergamia	精油 1.5 毫升／30 滴
昆士亞 Kunzea ambigua	精油 1.0 毫升／20 滴
格陵蘭喇叭茶 Ledum groenlandicum	精油 0.5 毫升／10 滴
葡萄柚 Citrus paradisi	精油 2.5 毫升／50 滴

每日 3 次，用餐時用 2 滴精油配 1 茶匙橄欖油、亞麻薺油或菜籽油服用。

風濕症，關節炎，痛風

口服配方

橙花 Citrus aurantium (flower)	純露 300 毫升
檀香 Santalum album	純露 200 毫升
大花茉莉 Jasminum grandiflorum	純露 100 毫升
佛手柑 Citrus bergamia	純露 200 毫升
紫蘇 Perilla frutescens	純露 100 毫升
杜松 Juniperus communis	純露 300 毫升
檸檬馬鞭草 Aloysia citriodora	純露 300 毫升

將 2 湯匙純露加入 1 公升水中（最好是溫熱水），當日喝完，療程為 40 天，若有需要再重複療程。

外用配方

薑 *Zingiber officinale*	精油 1.0 毫升／20 滴
古巴香脂 *Copaifera officinalis*	精油 1.0 毫升／20 滴
芳香白珠 *Gaultheria fragrantissima*	精油 1.0 毫升／20 滴
岬角白梅 *Coleonema album*	精油 2.0 毫升／40 滴
胡椒薄荷 *Mentha piperita*	精油 2.0 毫升／40 滴
檸檬尤加利 *Eucalyptus citriodora*	精油 5.0 毫升／100 滴
高地杜松 *Juniperus communis nana*	精油 4.0 毫升／80 滴
檸檬香桃木 *Backhousia citriodorum*	精油 5.0 毫升／100 滴
瓊崖海棠油	10 毫升
聖約翰草浸泡油	加至總量為 50 毫升

每日用熱油按摩（將裝油的瓶子放在溫熱水中，隔水加熱），以畫圓的手勢按摩疼痛部位。

將 1 湯匙按摩油、少許海鹽以及小蘇打粉混合在一起，按摩疼痛的關節，之後進行熱水浴。

喚醒男性情慾

外用配方

暹羅木 *Fokienia hodginsii*	精油 0.5 毫升／10 滴
薑 *Zingiber officinale*	精油 0.25 毫升／5 滴
丁香花苞 *Syzygium aromaticum*	精油 0.25 毫升／5 滴
昆士亞 *Kunzea ambigua*	精油 1.0 毫升／20 滴
東印度檸檬香茅 *Cymbopogon flexuosus*	精油 2.0 毫升／40 滴
大馬士革玫瑰 *Rosa damascena*	精油 0.25 毫升／5 滴
竹葉花椒 *Zanthoxylum alatum*	精油 1.0 毫升／20 滴
歐洲赤松 *Pinus sylvestris*	精油 2.0 毫升／40 滴
檸檬薄荷 *Mentha citrata*	精油 3.0 毫升／60 滴
榛果油或昆士蘭堅果油	加至總量為 200 毫升

早晨沐浴前及行房前，按摩全身。

配方	身體噴霧及催情飲料的配方	
	檀香 *Santalum album*	純露 100 毫升
	歐洲赤松 *Pinus sylvestris*	純露 100 毫升
	錫蘭肉桂 *Cinnamomom verum*	純露 50 毫升
	大馬士革玫瑰 *Rosa damascena*	純露 100 毫升
	香蜂草 *Melissa officinalis*	純露 100 毫升
	熏陸香 *Pistacia lentiscus*	純露 50 毫升

疲勞或倦怠時，噴灑全身。每日三餐前，喝 1 杯溫熱水加入 1 茶匙純露，或者將 1 湯匙純露加入 1 公升水中，一日內喝完。

喚醒女性情慾

外用配方		
	天竺葵 *Pelargonium asperum*	精油 1.0 毫升／ 20 滴
	西洋蓍草 *Achillea millefolium*	精油 0.25 毫升／ 5 滴
	白松香 *Ferula galbaniflua*	精油 0.25 毫升／ 5 滴
	苦橙葉 *Citrus aurantium* (*leaves*)	精油 3.0 毫升／ 60 滴
	黑胡椒 *Piper nigrum*	精油 0.5 毫升／ 10 滴
	依蘭 *Cananga odorata*	精油 0.5 毫升／ 10 滴
	快樂鼠尾草 *Salvia sclarea*	精油 0.5 毫升／ 10 滴
	苦橙 *Citrus aurantium*	精油 2.0 毫升／ 40 滴
	檸檬薄荷 *Mentha citrata*	精油 2.0 毫升／ 40 滴
	榛果油或昆士蘭堅果油	加至總量為 200 毫升

早晨沐浴前及行房前，按摩全身。

配方	身體噴霧及催情飲料的配方	
	快樂鼠尾草 *Salvia sclarea*	純露 50 毫升
	依蘭 *Cananga odorata*	純露 100 毫升

橙花 Citrus aurantium (flower)	純露 100 毫升
錫蘭肉桂 Cinnamomom verum	純露 50 毫升
檸檬馬鞭草 Aloysia citriodora	純露 100 毫升
黃玉蘭 Michelia champaca	純露 100 毫升

疲勞、壓力或倦怠時，噴灑全身。每日三餐前，喝 1 杯溫熱水加入 1 茶匙純露，或者將 1 湯匙純露加入 1 公升水中，一日內喝完。

有助喚醒感性和創造力的環境及身體噴霧

配方	橙花 Citrus aurantium (flowers)	純露 50 毫升
	大花茉莉 Jasminum grandiflorum	純露 50 毫升
	依蘭 Cananga odorata	純露 50 毫升
	佛手柑 Citrus bergamia	純露 50 毫升
	檀香 Santalum album	純露 50 毫升

在環境及全身噴灑此複方純露。

治療性輪的精油與純露

以下純露與精油也能對性輪產生作用，您可以在本書後面章節找到有關的詳細說明：阿米香樹、佛手柑、檀香、岩玫瑰、古巴香脂、薑黃、薑、茉莉、圓葉當歸、紅橘、橙花、苦橙、佛手柑葉、苦橙葉、橘葉、依蘭。

請參考基底輪篇章：印度當歸、白松香、貞節樹。

以下的精油與純露，若無特殊註記的話，則表示沒有特別的使用注意事項：

🜕 安息香 –*Styrax tonkinensis*– 原精

心理情緒和能量適用情境　　　　　生理適應症

- 壓力，神經質。
- 缺乏性慾。
- 孤單，悲傷，恐懼，憂鬱。
- 心因性呼吸困難。
- 對金錢的自我設限。

- 皮膚病，濕疹，靜脈曲張潰瘍，傷口。
- 肌肉和關節疼痛。

🜕 暹羅木 –*Fokienia hodginsii*– 精油

注意事項：僅供成年男性使用。

心理情緒和能量適用情境　　　　　生理適應症

- 性沉迷，對性的偏執或強迫的態度。
- 想要全面控制（尤其是在性方面）。
- 男性性功能衰弱。
- 對性行為感到罪惡。
- 性交後感到精疲力竭和疲勞。

- 全身乏力及男性性無力。
- 前列腺充血。

🜕 香草 –*Vanilla planifolia*– 原精

心理情緒和能量適用情境　　　　　生理適應症

- 在壓力或無法滿足的情況下，
  就急於去吃東西。
- 與飲食有關的心理障礙。
- 以食物替代情感關懷。
- 缺乏情慾。

- 暴食症，對糖成癮症。

第三脈輪

本我輪／太陽神經叢 (Manipura)

「求仁而得仁，又何怨？」

孔子

第三脈輪是我們的自我以及心智的所在處，也就是自我意識（Ahamkara）的中心。Ahamkara 這個梵語的翻譯是「我是」（JE SUIS），自我和智力都會用這個詞彙來稱呼。這個脈輪在青少年初期甦醒，這個時期人開始以個人的方式認識自己，也開始追尋自我認知。第三脈輪的梵文名字 Manipura 可以翻譯成「發光的寶石」或「寶石之城」，它與火元素和視覺連結，這個脈輪如同陽光的熱力與光芒，給所有器官組織輸入能量。它是我們的消化中樞，包括生理上以及心理情緒上的，而且是我們吸收整合外部訊息的能力中心。

啟動第三脈輪的真言是 *RAM*。黃色可以啟動它，而紫色和洋紅色則能舒緩它。

第三脈輪本我輪，亦即太陽神經叢，是位於橫隔膜往胸骨端的方向，在胸椎第 9 與第 12 節之間。

黃色的礦石，例如黃水晶、黃碧玉、虎眼石、琥珀、帝王黃玉……等，都可以活化、調和並且淨化太陽神經叢。

- 在生理上，它控制消化。
- 在心理上，它主宰個人能力。
- 在情緒上，它主導自我拓展。

- 在精神上，它創造進步。

在生理上，本我輪主導消化、胃、胰腺、脾臟、肝臟、小腸、新陳代謝以及神經系統。

本我輪關係著我們對「認可」的需求，感覺自己在社群中是個重要的角色。人類意識從青春期開始到 21 歲左右，是集中在這個脈輪上；照理來說在這之後應該轉向心輪，然而根據觀察，我們的集體意識大部分時間都還是聚焦在本我輪上，而更上層的脈輪則只是有時會「受訪」而已。第三脈輪將是完成了能量系統的物質三部分；第一部分代表部落的力量，第二部分代表我和你之間的擺盪，第三部分則代表「自我」的力量。此脈輪的發育與成熟，對應著從孩童的啟發成長到成人的過程。在本我輪的覺醒當中，人會進入一個自戀階段，而此脈輪也有種質疑「自我」的先天傾向。

本我輪的力量在於轉變和代謝所有資訊，不管是智力上的、還是物質上的，也就是「消化之火」（Agni）的能量。當青少年經歷到只能因為在學校的表現而受到重視時，當他感覺到智力低落成為了被拒絕的因子，而父母則因為對他失望而放棄他時，這個脈輪的發展便會產生困難、造成脈輪衰弱，害怕被評價的恐懼於是無所不在。相反地，如果青少年只因其出色的學術才能受到重視，而其他諸如共情、助人、創造力或愛的能力等特質卻沒有得到認可的話，那麼他就可能發展出一種優越感，憤世嫉俗及厭世的態度，並且缺乏開放性的心靈。

阿育吠陀千年以來的教導，在現今得到當代科學家的印證，幾年前他們發現了第二個腦的存在。事實上我們的腹腔裡存在著兩億個神經元，監督消化系統的運作，並且與我們的「頭腦」交換訊息。科學家們才剛開始解讀這些祕密訊息，他們發現腹中的腦會製造 95% 的血清素，這是一種參與情緒管理的神經傳導物質。我們以前就知道心裡的感受會影響到消化系統，而後來發現，反過來也一樣：第二個腦會影響我們的情緒，而且它還養著數百萬億的細菌群落，這些細菌的活動影響著我們的性格和選擇，使我們靦腆害羞，或者相反地變得勇敢。俗話說「人如其食」是有道理的，由此我們更能理解祖傳醫療系統對食物的重視，以及把消化能力與智力相連結的理由。「人如其食！」通過學習本我輪的所有象徵意義，可以理解這些詞句背後的真相。根據阿育吠陀，只有我們能消化的物質才是健康的，未能消化的物質便會轉化為毒素，這種轉化則取決於本我輪

的健康狀況，無論是在食物上、情緒上或是思想上的影響都是同等重要的。

所以今天要解釋本我輪，比較簡單的說法是精神的中心，所有我們看到的事物都會經過這個濾鏡，被解釋、被評價、之後被轉化成內在的一部分。所以可以確認視覺是刺激智力與心理最重要的感官，這個特性可以解釋為何冥想與沉思時都是要閉起眼睛：我們想要讓意識轉移到頭腦層面之外。

我觀察到，競爭性常常與憤怒的態度齊頭並進：當事情沒有按計畫進行時，一點小事就很煩人。隨著時間的流逝，一種僵化的形式逐漸建立，我們開始遵守標準、規定和原則。在我們舉辦的過火儀式課程上，我經常看到這個脈輪的淨化，在經歷了這些之後，參與者對事物有了更清晰的認識，挫敗感和動力缺乏被更多的喜悅、渴望和尋找解決方案的能力所取代，意志得到加強，火元素及它轉化的光明力量都得到內化。

人們意識到，智力無法解釋一切，超出心理理解範圍的維度的確存在，而這些存在則可以幫助自己更開放，更謙虛。

當本我輪得到平衡時，精神就能連接心輪以及更上層的脈輪，我們可以獲得更大的滿足，感受到更多愛而顯得更有魅力。

本我輪人格

第三脈輪由火元素控制，這個元素象徵光和轉化。本我輪是自我和個人認知的所在，辨別能力與理智就位於這個能量中心。

對於意識主要集中在本我輪的人來說，最重要的就是控制人生及實現自己的野心，核心價值觀是成功、認可與成就。

所以許多政治家、企業家、成功人士都有本我輪主導人格，這一點也不奇怪，這些人通常以強烈的意志及出色的成功能力而著稱。

然而，若是本我輪主導、而上層脈輪衰弱的話，就可能雄心勃勃而不擇手段，對他人缺乏同理心和寬容，充滿競爭精神，不計代價都要贏。對於權力以及支配他人的需求無處不在，最大的恐懼就是失去控制和丟面子。

啟動上層脈輪，特別是心輪和眉心輪的話，就能調和太陽神經叢，發展出更多同理心、感恩之心以及愛。人生目標便沒那麼自我中心，會有更多的貢獻，心中競爭的執念會消失，內心趨於寧靜平和。於是天生的領導者便可以為眾人的福祉做出貢獻，也在這些人道行動中獲得更多滿足。

檀香、穗甘松、卡塔菲、紫蘇、大馬士革玫瑰、乳香的精油和純露，都可以幫您獲得更多柔軟度與寧靜；天竺葵能吸引正向的人與事，秘魯聖木、銀艾則能排除負面能量，豆蔻可以轉化不計代價想要成功的執念。

第三脈輪 – 本我輪 – 偏弱或受阻

缺乏自尊心，害怕權威，無法滿足自身需求

第三脈輪是人體能量儲存庫的同義詞，它將生命能量普拉納分配到全身。衰弱的本我輪會妨礙其他所有脈輪的運作。本我輪偏弱或受阻的原因，是沒辦法「消化」拒絕或失望，以及只有在自己表現「出色」的時候才能贏得認可。

本我輪偏弱的人，缺乏面對別人時的確定感，而無法表現自己。這方面也常常伴隨著對權威的恐懼。我們盲目地將自己交給所謂科學、知識或政府等等的權威來裁判，即使感覺到這些權威可能對自己沒有好處。這些人的矛盾在於他們同時也發展出對這些權威的衝突態度，無時無刻不在害怕受到操縱，怕有人替他們做決定。

本我輪偏弱或受阻，也常常是缺乏自尊和自愛的原因。所以，厭食症是可以與第二和第三脈輪受阻相連結的現象。

由於自我表現的困難，第三脈輪受阻的人會採取一種受害者的心態，抱怨沒有被認真對待，沒有被尊重。他們也會感嘆說沒有人信任他們、甚至會迫害他們。一種被害妄想的態度，也常常伴隨著此脈輪衰弱。

其他可能的表癥，還有睡眠障礙、作惡夢、沒有得到足以恢復的睡眠，或者半夜帶著被迫害的感覺醒來。

解決此脈輪的阻塞，通常會帶來一種能量的推動力，有益於其他能量中心。

治療第三脈輪

有下列情況時建議進行第三脈輪的治療：

- 難以表達情緒。
- 難以設定目標、目的或對未來描繪藍圖。
- 難以表現自我。
- 易感，無法忍受批評。
- 無法控制衝動，事後後悔。
- 害怕被評判，害怕出醜，害怕被拒絕、不被認可。
- 極端的控制慾。
- 競爭心。
- 消化和新陳代謝問題。
- 記憶和注意力衰弱。
- 睡眠障礙，半夜醒來，作惡夢。
- 食物不耐症，食物過敏。
- 胃酸問題，十二指腸潰瘍。

以下表格列出對第三脈輪有益的精油與純露，您可以根據直覺選擇任何一種。嗅聞香氣，用來調製按摩油，按照《精油伴我成長》書中的指示進行儀式，用來泡澡或者製作氣場噴霧等等，這些都有助於改善本我輪的運作。又因為第三脈輪與視覺是緊密結合的，故可將調製的精油與純露裝入有色彩的瓶子裡，或是裝在有色彩的玻璃杯中飲用。藍色、松綠色、紫色，可以舒緩太陽神經叢，化解阻礙；黃色則會加強並活化它的功能。

· 隨身帶著助消化的精油，例如豆蔻、熱帶羅勒、胡椒薄荷、龍艾。飯後用 1 滴精油按摩舌頭，並且不時嗅聞精油，把意識放在太陽神經叢部位。

· 如果想要集中精神、加強記憶力，可在空間擴香檸檬、樟腦迷迭香、天竺葵精油。

· 學生可以隨身攜帶檸檬精油，當精神無法集中時就不時嗅聞精油。

· 考試及密集學習期間，用馬鞭草酮迷迭香精油按摩肝臟部位，以及每天 3 次喝 1 杯溫熱水加了 1 茶匙馬鞭草酮迷迭香純露，都是很好的方法。

· 如果睡得不好，睡前用幾滴真正薰衣草精油按摩太陽神經叢和心臟部位。

· 如果無法接受某些狀況，心中一直有批評的聲音時，就不時嗅聞檸檬羅勒精油，並且按摩太陽神經叢部位。

· 每天 2 次，喝 1 杯溫熱水加了 1 茶匙以下純露（可以用單一或好幾種純露，持續 40 天療程）。

植物名稱	適用情境
歐白芷根	您害怕做決定。 您很難消化食物以及經歷。
沉香醇羅勒	您因為壓力而消化不良。 您神經脆弱。
羅馬洋甘菊	您壓力很大，很容易被惹怒。 您心中有很多批評。 您很難控制自己的憤怒。

天竺葵	您很悲觀。
	您缺乏開放的眼界。
	您缺乏信心及信念。
格陵蘭喇叭茶	您很難控制情緒。
	您心中有諸多批評。
	您很易怒。
	您的記憶力不佳。
胡椒薄荷	您很容易脾氣火爆。
	您很極端。
檸檬馬鞭草	您心中常有黑暗念頭。
	您心中有過不去的坎。
	您心中很折磨。

日常滋養與啟動第三脈輪

- 注意保暖，尤其是在寒冷的季節。
- 留意自己的呼吸，吸氣時記得要把腹部漲滿，並把呼氣時間控制得比吸氣時間長。
- 做日光浴（但請勿過度），陽光對於本我輪的健康有絕對重要性。
- 在生活中置入黃色（衣服、配件、室內裝潢），特別是在廚房中使用，像是桌巾、碗盤、餐巾等等。
- 與火元素建立聯繫，例如：壁爐火、蠟燭。
- 參加過火儀式的課程。
- 學習表達自己的情緒，並且觀察是否能在身體中感知它們。
- 做一些可以增加腰部柔軟度的練習或瑜伽體位。
- 在料理中大量使用芳香藥草和辛香料。

日常滋養與啟動第三脈輪的按摩與冥想

- 用第三脈輪按摩油，首先按摩腹部、背部（在盡可能的範圍內），然後是拇指與大腳趾，並在足弓處加強。
- 點燃一支蠟燭（最好是黃色的）。
- 然後以舒適的姿勢仰躺。
- 用幾滴第三脈輪精油按摩手心。
- 將手放在臉部前方，一邊吸氣一邊想像一個金色的光球停在太陽神經叢處，沉入體內並且把光芒散發到橫膈膜，然後擴散到全身。
- 接下來將手放到太陽神經叢部位，想像光亮的火焰從手中發出，滲入腹部。
- 在深呼吸 7 次之後，將手放在地上，觀察自己的想法與情緒。
- 接著轉換成冥想的坐姿，坐在點燃的蠟燭前方。盯著燭焰看，然後閉上眼睛，想像火焰在體內持續照亮。
- 閉上眼睛，在心中重複默唸真言 *RAM*，若有想法生出就記下來，再繼續重複默唸真言，至少持續 11 分鐘。

可能與本我輪相連的問題

胃酸問題

口服配方		
	芫荽 *Coriandrum sativum*	純露 50 毫升
	羅馬洋甘菊 *Chamaemelum nobile*	純露 25 毫升
	胡椒薄荷 *Mentha piperita*	純露 50 毫升
	羅勒 *Ocimum basilicum*	純露 25 毫升
	歐白芷根 *Angelica archangelica*	純露 25 毫升

將 1 茶匙的複方純露加入 1 杯溫熱水中，根據情況，每天喝 2 到 5 次。

同時在飲食中減少會引起酸化的食物，如糖、酒精、肉類、乳酪、咖啡等等。

若胃酸情況持續，肝臟和胰腺排毒也可能有效。若只是特定單次發作，在腹部熱敷複方純露，以及喝 1 杯溫熱水加了 1 茶匙一種到三種上述純露，可能就足以緩解了。

吞氣症

喝 1 杯溫熱水加了 1 茶匙羅勒或肉桂純露。

也可以偶爾口服 1 茶匙橄欖油加上 1 滴胡椒薄荷精油、1 滴龍艾精油，可以馬上緩解症狀。

酒精成癮

酒精對脈輪的影響非常多，然而最大的耗弱點是在前三個脈輪。過量飲酒對整體能量場都有影響，會傷害到所有脈輪的健康，所以從根本開始治療是非常重要的。

酒精一開始給人一種能量在身體裡更流暢運轉的幻覺，並且會讓理性鬆解；事實上，人的振動頻率會大大降低。當思想和行為變得更加混亂時，您會注意到身體上的變化，脈輪也會受到相同的影響。其實能量更容易停滯，讓負面和破壞性的思想增長，此後的振動場域會越來越弱。

根據阿育吠陀理論，精神會轉成惰性（Tamas）、陰暗並且吸引負面能量，以至於一些低頻率的實體（惡魔、鬼怪等等）能簡單地滲透到星光體中。一旦被這些負面能量操控，就會很難解脫，成癮是必然的，因為這些黑暗力量都是由成癮症滋養的。

整體來說，成癮會將智識與直覺分離，在意識暗淡時幾乎不可能與光明層接軌。這就是為什麼有酒癮的人會做一些與他們性格不符的事，因為他們常常被這些闇靈所控制。使用精油與純露來淨化氣場，提升振動場域，可以幫助加速排毒治療的過程。然而大多數情況下，需要尋求專業人士的支援與幫助。

如前所述，酒精可以吸引黑暗能量，也會對周圍的人發生影響，所以周圍的人也需要利用精油與純露做淨化治療。身體的生理與心理越快得到淨化，就能越快擺脫成癮症。

每日喝 1 到 2 公升水加入 3 湯匙純露，請選擇以下純露（單方或複方）：歐白芷根、佛手柑、露兜、紫蘇、格陵蘭喇叭茶、秘魯聖木、杜松、月桂。

配方

「淨化能量」複方精油的配方：

秘魯聖木 *Bursera graveolens*	精油 1.0 毫升／ 20 滴
紫蘇 *Perilla frutescens*	精油 1.0 毫升／ 20 滴
歐白芷根 *Angelica archangelica*	精油 1.0 毫升／ 20 滴
天竺葵 *Pelargonium asperum*	精油 3.0 毫升／ 60 滴
真正薰衣草 *Lavandula angustifolia*	精油 3.0 毫升／ 60 滴
乳香 *Boswellia carterii*	精油 1.0 毫升／ 20 滴
加拿大鐵杉 *Tsuga canadensis*	精油 8.0 毫升／ 160 滴
摩洛哥香桃木 *Myrtus communis ct. cineole*	精油 7.0 毫升／ 140 滴
佛手柑 *Citrus bergamia*	精油 3.0 毫升／ 60 滴
佛手柑葉 *Citrus bergamia* (leaves)	精油 2.0 毫升／ 40 滴

使用此複方精油擴香，用以淨化空氣。

配方

芳香噴霧的配方：

將 60 滴上述複方精油與以下純露混合

秘魯聖木 *Bursera graveolens*	純露 20 毫升
天竺葵 *Pelargonium asperum*	純露 30 毫升
乳香 *Boswellia carterii*	純露 50 毫升

需要天天使用這個噴霧，每日數次，噴在需要治療的人身上及環境中；噴在雙手上然後做氣場按摩，並且用在環境當中，還要不時噴在前臂。使用前請充分搖晃瓶子，讓精油和純露暫時均勻。

配方

按摩油的配方：

- 混合 10 滴複方精油與 2 湯匙植物油，按摩手臂內側、太陽神經叢以及心臟部位。

- 閉眼嗅聞複方精油的瓶子、持續 2 分鐘，將意識集中在心臟部位。

口服配方

紫蘇 *Perilla frutescens*	純露 200 毫升
馬鞭草酮迷迭香 *Rosmarinus officinalis ct. verbenone*	純露 200 毫升
科西嘉香桃木 *Myrtus communis*	純露 200 毫升
大馬士革玫瑰 *Rosa damascena*	純露 200 毫升
佛手柑 *Citrus bergamia*	純露 200 毫升

每天喝 1 公升水加入 2 湯匙複方純露，持續 3 個月。

食物過敏，食物不耐症

過敏是身體免疫系統對於環境中無危險的刺激物的過度反應。免疫系統超出了目標，最常見的是反應在呼吸道、皮膚以及腸胃道。食物過敏以及食物不耐症，在西方國家中越來越常見。然而根據美國與歐洲的資料，在中國或是印度，這些國家的大城市中空氣污染非常嚴重，過敏狀況似乎遠不及西方國家嚴重。答案就在於這兩個亞洲國家的傳統醫學體系，都對消化之火非常重視，而且將其視為健康的主要能量。

不規則的飲食、生冷食物、油炸食物，以及大量的冷飲和碳酸飲料，都會影響消化之火，弱化它，帶來食物的消化與代謝的不良。除了腸胃脹氣、排氣、飯後疲勞以外，這個影響長時間下來還會帶來對某些食物的不耐受，甚至是過敏。而當食物無法被正確消化時，便會堆積毒素（Ama）。

所以身體排毒是很重要的（請見肝臟問題的排毒療程），避免冰冷氣泡飲料，要食用熱食。如果吃生冷食物，請在飯後喝 1 杯溫熱水加了 1 茶匙的龍艾、薑、迷迭香、羅勒、羅馬洋甘菊或紫蘇的純露。優先選擇有機新鮮食材。益生菌治療可以幫助建立腸道菌群。

使用以下複方純露進行 40 天療程，可以啟動消化之火，提升消化和代謝功能，並且舒緩對於某些食物的不耐受和過敏症狀。

口服配方		
	錫蘭肉桂 *Cinnamomum verum*	純露 300 毫升
	龍艾 *Artemisia dracunculus*	純露 300 毫升
	羅馬洋甘菊 *Chamaemelum nobile*	純露 200 毫升
	歐白芷根 *Angelica archangelica*	純露 200 毫升
	薑 *Zingiber officinale*	純露 200 毫升

每日 3 次，飯前喝 1 杯溫熱水加入 1 湯匙複方純露。

口服配方		
	格陵蘭喇叭茶 *Ledum groenlandicum*	精油 1.0 毫升／ 20 滴
	豆蔻 *Elettaria cardamomum*	精油 1.0 毫升／ 20 滴
	山雞椒 *Litsea cubeba*	精油 5.0 毫升／ 100 滴
	圓葉當歸 *Levisticum officinale*	精油 1.0 毫升／ 20 滴
	歐白芷根 *Angelica archangelica*	精油 1.0 毫升／ 20 滴
	德國洋甘菊 *Chamomilla matricaria*	精油 0.5 毫升／ 10 滴
	薑黃 *Curcuma longa*	精油 0.5 毫升／ 10 滴
	黑種草油	加至總量為 30 毫升

每日 3 次，每次 6 滴，飯後滴在舌下。

在這個階段之後，從極少量開始慢慢嘗試不耐受的食物，並且觀察身體的反應。

憤怒、自負和過度理性的態度

口服配方		
	大馬士革玫瑰 *Rosa damascena*	純露 50 毫升
	黃玉蘭 *Michelia champaca*	純露 50 毫升
	芫荽 *Coriandrum sativum*	純露 50 毫升
	格陵蘭喇叭茶 *Ledum groenlandicum*	純露 50 毫升

將 1 湯匙複方純露加入 1 公升水中，當天喝完。

<table>
<tr><td rowspan="6">配方</td></tr>
<tr><td colspan="2">環境及身體噴霧的配方：</td></tr>
<tr><td>檀香 Santalum album</td><td>純露 50 毫升</td></tr>
<tr><td>大馬士革玫瑰 Rosa damascena</td><td>純露 50 毫升</td></tr>
<tr><td>胡椒薄荷 Mentha piperita</td><td>純露 50 毫升</td></tr>
<tr><td>西洋蓍草 Achillea millefolium</td><td>純露 20 毫升</td></tr>
<tr><td>天竺葵 Pelargonium asperum</td><td>純露 80 毫升</td></tr>
</table>

每日數次，在空氣中、手肘內側及前臂噴灑此複方噴霧。

<table>
<tr><td rowspan="10">外用配方</td></tr>
<tr><td>山雞椒 Litsea cubeba</td><td>精油 3.0 毫升／ 60 滴</td></tr>
<tr><td>檸檬羅勒 Ocimum basilicum citriodorum</td><td>精油 2.0 毫升／ 40 滴</td></tr>
<tr><td>薑 Zingiber officinale</td><td>精油 1.0 毫升／ 20 滴</td></tr>
<tr><td>真正薰衣草 Lavandula angustifolia</td><td>精油 0.5 毫升／ 10 滴</td></tr>
<tr><td>羅馬洋甘菊 Chamaemelum nobile</td><td>精油 0.5 毫升／ 10 滴</td></tr>
<tr><td>史泰格尤加利 Eucalyptus staigeriana</td><td>精油 1.5 毫升／ 30 滴</td></tr>
<tr><td>天竺葵 Pelargonium asperum</td><td>精油 1.0 毫升／ 20 滴</td></tr>
<tr><td>聖約翰草浸泡油</td><td>30 毫升</td></tr>
<tr><td>昆士蘭堅果油</td><td>加至總量為 100 毫升</td></tr>
</table>

每天早晨入浴前，按摩全身，並用順時針方向畫圓手勢、按摩肚臍周邊以及橫膈膜，並用力按摩大腳趾與拇指。

過度嗜糖

今天我們越來越常講到對糖的成癮症，並且認為這種成癮是與毒癮、酒癮、菸癮等等同樣嚴重。過度嗜糖可能有很多不同的原因：心理情緒障礙、新陳代謝問題、甲狀腺功能亢進、糖尿病或單純暴食症，也有可能是經前症候群等等。所以釐清這種過度需求的原因很重要，也才能用適當的方式治療。

有些純露例如黃玉蘭、芫荽、露兜、天竺葵、玫瑰草、大馬士革玫瑰，可以舒緩生物能量皮塔（Pitta），降低對糖的過度需求。將一種或兩種上述純露 1 湯匙加入 1 公升水中，在一天內喝完；也可以當成喝花草茶般，在 1 杯溫熱水中加入 1 茶匙來喝。

嗅聞香草原精，對克服嗜糖的慾望有幫助，特別是可以在戒斷的時候支持您。

腸道念珠菌感染

<table>
<tr><td rowspan="6">口服與灌腸配方</td><td>茶樹 Melaleuca alternifolia</td><td>純露 300 毫升</td></tr>
<tr><td>天竺葵 Pelargonium asperum</td><td>純露 300 毫升</td></tr>
<tr><td>玫瑰草 Cymbopogon martini</td><td>純露 300 毫升</td></tr>
<tr><td>芫荽 Coriandrum sativum</td><td>純露 200 毫升</td></tr>
<tr><td>檀香 Santalum album</td><td>純露 200 毫升</td></tr>
<tr><td>錫蘭肉桂 Cinnamomum verum</td><td>純露 200 毫升</td></tr>
</table>

每天三餐前，喝 1 杯溫熱水加入 1 茶匙的複方純露，持續 40 天。

持續 3 天進行灌腸，用 3 湯匙的複方純露加入 1 公升水，或用 3 到 4 湯匙的複方純露加在灌腸的水中，做結腸灌洗。

肝絞痛，腎絞痛，腸絞痛

從羅勒、格陵蘭喇叭茶、紫蘇、佛手柑、甜馬鬱蘭、真正薰衣草、檸檬馬鞭草等純露中選擇 1 到 3 種，根據情況，每半小時喝 1 杯溫熱水加入 1 湯匙純露（交互替換或混合使用），並在疼痛部位熱敷純露。

根據情況，每 30 分鐘在患處局部塗抹以下精油：格陵蘭喇叭茶、檸檬葉、紫蘇、阿密茴。

口服配方

阿密茴 *Ammi visnaga*	精油 1.0 毫升／20 滴
檸檬羅勒 *Ocimum basilicum citriodorum*	精油 2.0 毫升／40 滴
檸檬馬鞭草 *Aloysia citriodora*	精油 1.0 毫升／20 滴
紫蘇 *Perilla frutescens*	精油 0.5 毫升／10 滴
格陵蘭喇叭茶 *Ledum groenlandicum*	精油 0.5 毫升／10 滴
羅馬洋甘菊 *Chamaemelum nobile*	精油 2.0 毫升／40 滴
檸檬 *Citrus limonum*	精油 2.0 毫升／40 滴
東印度檸檬香茅 *Cymbopogon flexuosus*	精油 2.0 毫升／40 滴
橄欖油	加至總量為 30 毫升

根據情況，每日 3 到 8 次，服用 5 滴複方油。

克隆氏症

口服配方

檸檬馬鞭草 *Aloysia citriodora*	純露 100 毫升
岩玫瑰 *Cistus ladaniferus*	純露 50 毫升
紫蘇 *Perilla frutescens*	純露 50 毫升
羅馬洋甘菊 *Chamaemelum nobile*	純露 100 毫升
乳香 *Boswellia carterii*	純露 50 毫升
橙花 *Citrus aurantium* (*flowers*)	純露 50 毫升

將 1 茶匙複方純露加入 1 杯溫熱水中，餐前服用。

口服與外用配方

檸檬馬鞭草 *Aloysia citriodora*	精油 1.0 毫升／20 滴
橙花 *Citrus aurantium* (*flowers*)	精油 1.0 毫升／20 滴
岩玫瑰 *Cistus ladaniferus*	精油 3.0 毫升／60 滴
羅馬洋甘菊 *Chamaemelum nobile*	精油 3.0 毫升／60 滴

用 5 滴瓊崖海棠油與 5 滴複方精油混合，塗抹於下腹處、下背部，根據情況，每日 2 次。

發作的時候，則將 3 滴複方精油混入 1 茶匙橄欖油服用，每日 5 至 8 次。

感染性腹瀉（腸胃炎）

口服配方

錫蘭肉桂 *Cinnamomum verum*	純露 50 毫升
冬季香薄荷 *Satureja montana*	純露 25 毫升
甜馬鬱蘭 *Origanum majorana*	純露 25 毫升
茶樹 *Melaleuca alternifolia*	純露 25 毫升
天竺葵 *Pelargonium asperum*	純露 50 毫升

在 1 杯溫熱水中加入 1 茶匙複方純露，每個小時飲用，直到症狀消失；之後繼續療程 3 到 4 天。

用茶樹和甜馬鬱蘭精油按摩腹部。

難以找到自己定位安身於世，難以拒絕，缺乏毅力及鬥志，逃避衝突

口服配方

歐白芷根 *Angelica archangelica*	純露 400 毫升
檸檬馬鞭草 *Aloysia citriodora*	純露 400 毫升
杜松 *Juniperus communis*	純露 400 毫升
馬鞭草酮迷迭香 *Rosmarinus officinalis ct. verbenone*	純露 300 毫升

將 1 湯匙複方純露加入 1 公升水中，當天喝完，持續 40 天，若有需要可再重複療程。

隨身帶一瓶檸檬精油，當您覺得無力或是遇到停滯不前的情況時，一邊走一邊嗅聞精油，同時重複說「持續」（*CONTINUER*）。

外用配方

東印度檸檬香茅 *Cymbopogon flexuosus*	精油 2.5 毫升／ 50 滴
檸檬薄荷 *Mentha citrata*	精油 2.5 毫升／ 50 滴

檸檬葉 *Citrus limonum (leaves)*	精油 1.5 毫升／30 滴
天竺葵 *Pelargonium asperum*	精油 1.5 毫升／30 滴
檸檬百里香 *Thymus citriodorus*	精油 1.5 毫升／30 滴
薑黃 *Curcuma longa*	精油 0.5 毫升／10 滴
白松香 *Ferula galbaniflua*	精油 0.5 毫升／10 滴
金盞菊浸泡油	30 毫升
昆士蘭堅果油	加至總量為 100 毫升

每天早晨入浴前，按摩全身，並用順時針方向畫圓手勢、按摩肚臍周邊以及橫膈膜，並用力按摩大腳趾與拇指。

記憶力和專注力衰退

這個問題常常伴隨肝功能衰弱，所以肝臟排毒非常重要（請參照肝臟問題）。以檸檬、天竺葵、熱帶羅勒、樟腦迷迭香、葡萄柚的精油為空間擴香，可在工作時加強精神集中。

打嗝

用 1 滴熱帶羅勒或紅橘精油按摩舌頭。

消化不良

喝 1 杯溫熱水加了 2 茶匙羅勒、胡椒薄荷或肉桂純露，每半小時喝一次，直到症狀消失。在腹部熱敷純露。

肝功能不足

肝臟是非常活躍的器官，負責調節能量和淨化血液。根據東方醫學，它與肌腱、眼睛、指甲都有聯繫，還會對夢產生影響。肝臟可以確保「氣」（Qi）的自由流動，從而

為人體的各個部位提供營養。當肝臟的正常功能受損時，情緒、消化、胃酸、新陳代謝等等都會受到波及。

肝臟能量是升發的能量：想像一位生氣的人，而與肝臟有關的情緒：他會比較激動，而不是被動。面對壓力時會臉紅，也是同樣的道理。在這種情況下，能量不再和諧地流動，肝臟會阻塞，並將多餘的能量排除、流向頭部，所以皮塔（Pitta）會突然升高，人會感覺燥熱。換句話說，肝臟健康會影響情緒平衡，反之亦然，情緒和諧可以保護肝臟健康。罪惡感、挫敗感、不滿、煩惱，都是由憤怒引起的感覺，讓肌肉緊張、引發頭痛及睡眠障礙等。

肝臟儲存血液並引流分配到全身，調節體內的血液量。它因此可以確保肌肉和肌腱的健康。如果肝臟功能受到干擾，可能引起血液不足，那麼養分補給功能會失調，既不能往正確的地方，也不能在正確的時間補給。這種情況的後果是疲勞，尤其是在身體勞動的時候，也會產生痙攣、持續性肌肉痠痛、經前症候群、更年期疾病、鐵缺乏、子宮肌瘤、代謝症候群……等。生命組織（dhatu）因營養不足而變得虛弱、中毒，防禦外部攻擊的抵抗力會降低。皮膚變脆弱，積累的毒素可以透過多樣化的皮膚病表現出來。

定期進行肝臟淨化與再生是健康的關鍵。肝臟健康有益於美膚、視力、更年期平順、指甲和頭髮結實、良好的代謝功能和生命活力。

任何減肥計畫都必須和肝臟淨化排毒一同進行，以重新平衡新陳代謝。

損害肝臟健康的主要因素是：營養不良、化學藥物等等，以及酒精、糖和動物脂肪的過量攝入。

保持肝臟健康的幾個原則：

- 飢餓時才進食，如果已經吃飽了就不要勉強把盤中的食物吃完。
- 飲用溫熱水、加入淨化肝臟與腎臟的純露。
- 減少精製糖的攝取，如果想吃甜點，請吃水果（富含維生素與微量元素）或是 1 茶匙的蜂蜜。

- 飲用 1 杯溫熱水加入 1 茶匙純露，例如羅勒、芫荽、迷迭香或肉桂的純露，可以幫助消化。避免在用餐時喝飲料。
- 若是感到擔心或壓力的話，請避免進食。閉上眼睛，將意識集中於太陽神經叢部位，持續 2 分鐘、嗅聞有助放鬆與消化的精油，例如沉香醇羅勒、紅橘、苦橙。
- 優先選用有機食品，選擇無防腐劑、無人工色素、無糖的食品。
- 瓦塔（Vata）會隨著年齡增長而增加。晚餐最好不要食用蛋白質，因為瓦塔高的人較難消化。進食要定時。
- 純素或蛋奶素都對肝臟有益，特別是如果瓦塔上升的時候。
- 在排毒療程當中，喝蔬菜汁，喝湯，並且喝大量溫熱水。
- 使用不飽和脂肪酸含量高的優質好油。

春天是進行肝臟排毒的理想季節，大量食用蒲公英沙拉（不包括培根和蛋），用橄欖油、檸檬汁調味，可加入核桃、橄欖、酪梨、朝鮮薊等等。

您也可以加入一些幫助再生與淨化肝臟的植物、純露與精油，例如水飛薊、黑蘿蔔、朝鮮薊、樺樹等等。

口服配方		
格陵蘭喇叭茶 *Ledum groenlandicum*		純露 200 毫升
紫蘇 *Perilla frutescens*		純露 200 毫升
胡蘿蔔籽 *Daucus carota*		純露 100 毫升
義大利永久花 *Helichrysum italicum*		純露 100 毫升
胡椒薄荷 *Mentha piperita*		純露 400 毫升
大馬士革玫瑰 *Rosa damascena*		純露 400 毫升
秘魯聖木 *Bursera graveolens*		純露 100 毫升

1.5 公升水中加了 1 湯匙複方純露，於白天飲用，持續 40 天。若有需要，一年當中可重複數次，視情況演變而定。

口服與外用配方		
圓葉當歸 *Levisticum officinale*	精油 1.0 毫升／20 滴
格陵蘭喇叭茶 *Ledum groenlandicum*	精油 1.0 毫升／20 滴
胡蘿蔔籽 *Daucus carota*	精油 0.5 毫升／10 滴
紫蘇 *Perilla frutescens*	精油 0.5 毫升／10 滴
葡萄柚 *Citrus paradisi*	精油 5.0 毫升／100 滴
側柏醇百里香 *Thymus vulgaris ct. thuyanol*	精油 2.0 毫升／40 滴
橄欖油	加至總量為 30 毫升

早晨空腹時，口服 8 滴複方油，之後喝 1 杯溫熱水加了 1 湯匙複方純露，療程 40 天。

將 8 滴複方油混合 8 滴瓊崖海棠油，每天晚上按摩肝臟部位，然後用複方純露熱敷。

胰腺功能不足

57 歲的「珍妮」（化名）是一名能量治療師，在失去一位親密的人之後，血糖急劇上升。她所具備的知識使她能夠將情緒事件與生理問題聯繫起來。於是服用歐白芷根、檸檬馬鞭草、義大利永久花、紫蘇、天竺葵的純露，即每天 1 公升溫熱水中加 2 湯匙的複方純露。她也製作了複方精油如下：

複方精油	
歐白芷根 *Angelica archangelica*	精油 1.0 毫升
天竺葵 *Pelargonium asperum*	精油 1.0 毫升
紫蘇 *Perilla frutescens*	精油 0.5 毫升
義大利永久花 *Helichrysum italicum*	精油 0.5 毫升
豆蔻 *Elettaria cardamomum*	精油 0.5 毫升
咖哩葉 *Murraya koenigii*	精油 0.5 毫升
山雞椒 *Litsea cubeba*	精油 14 毫升
瓊崖海棠油	10 毫升
金盞菊浸泡油	20 毫升
榛果油	加至總量為 100 毫升

　　她每天早上在淋浴前使用複方按摩油，並每天在手肘內側和腳踝內側、用純淨的按摩油進行按摩；手肘內側＝活化胰腺和肝臟的瑪爾瑪點（Marma），腳踝內側＝肝經。

　　她每天進行冥想，想像一個金色的球體在太陽神經叢部位。3 個月後，她的血液檢查就恢復正常了。

　　胰腺可以被認為是太陽神經叢的管控器官。中醫認為脾和胰是思想產生的中心。我們的分析意識、洞察力、綜合判斷力都由胰腺控制，而恐懼、憂慮、精神躁動不安，以及無法整合的智能訊息也都源於胰腺當中。

　　在能量層面，接受及消化「生命中的甜美」這個能力，也從胰腺產生。從這個角度來看，突然上升的血糖、與喪失接受當前現實的能力有直接相關。我們感到生活缺乏甜蜜，為當下困擾，可能會感到失望，並無法「消化」事件。

　　已明確診斷的糖尿病，對第一脈輪的影響更大，在此情況下請參考治療基底輪的章節。否則，可以採用以下配方：

口服配方		
歐白芷根 *Angelica archangelica*	純露 200 毫升
沉香醇羅勒 *Ocimum basilicum ct. linalool*	純露 100 毫升
錫蘭肉桂 *Cinnamomum verum*	純露 200 毫升
天竺葵 *Pelargonium asperum*	純露 200 毫升
露兜 *Pandanus odoratus*	純露 100 毫升
格陵蘭喇叭茶 *Ledum groenlandicum*	純露 200 毫升
快樂鼠尾草 *Salvia sclarea*	純露 100 毫升
檸檬馬鞭草 *Aloysia citriodora*	純露 400 毫升

在 1.5 公升的水中加入 2 湯匙複方純露，於白天喝完，持續 40 天。若有需要，休息 10 天之後再重新開始療程。

外用配方		
檸檬羅勒 *Ocimum basilicum citriodorum*	精油 1.25 毫升／ 25 滴
山雞椒 *Litsea cubeba*	精油 1.5 毫升／ 30 滴

天竺葵 *Pelargonium asperum*	精油 0.75 毫升／ 15 滴
薑 *Zingiber officinale*	精油 0.5 毫升／ 10 滴
沒藥 *Commiphora myrrha*	精油 0.25 毫升／ 5 滴
絲柏 *Cupressus sempervirens*	精油 1.25 毫升／ 25 滴
真正薰衣草 *Lavandula angustifolia*	精油 0.75 毫升／ 15 滴
杜松 *Juniperus communis*	精油 1.25 毫升／ 25 滴
瓊崖海棠油	10 毫升
聖約翰草浸泡油	加至總量為 50 毫升

在療程期間，每日用這個複方按摩油來按摩胰腺部位、腳底以及腳踝；每日數次按摩手肘內側。

膽結石

口服配方

紫蘇 *Perilla frutescens*	純露 50 毫升
歐洲赤松 *Pinus sylvestris*	純露 50 毫升
檸檬馬鞭草 *Aloysia citriodora*	純露 100 毫升
杜松 *Juniperus communis*	純露 100 毫升

在 1 公升水中加入 2 湯匙複方純露，於白天喝完，持續 40 天，若有需要可再重新開始療程。

口服配方

阿密茴 *Ammi visnaga*	精油 1.25 毫升／ 25 滴
檸檬羅勒 *Ocimum basilicum citriodorum*	精油 1.25 毫升／ 25 滴
東印度檸檬香茅 *Cymbopogon flexuosus*	精油 1.25 毫升／ 25 滴
羅馬洋甘菊 *Chamaemelum nobile*	精油 1.25 毫升／ 25 滴

在 1 茶匙橄欖油中加入 2 滴複方精油，每日三餐、飯前口服，療程持續 21 天。

外用配方		
檸檬羅勒 Ocimum basilicum citriodorum	精油 2.5 毫升／50 滴
東印度檸檬香茅 Cymbopogon flexuosus	精油 2.5 毫升／50 滴
檸檬 Citrus limonum	精油 2.5 毫升／50 滴
薑 Zingiber officinale	精油 1.0 毫升／20 滴
薑黃 Curcuma longa	精油 1.0 毫升／20 滴
羅馬洋甘菊 Chamaemelum nobile	精油 1.5 毫升／30 滴
瓊崖海棠油	10 毫升
聖約翰草浸泡油	加至總量為 50 毫升

每日用此複方按摩油來按摩肝臟和膽囊部位，以及腳底，並在腳底的膽囊相關穴位加強。用拇指以圓圈動作按摩手肘內側，活化庫帕拉瑪爾瑪點（marma Kurpara），作用為淨化血液和肝膽排毒。

口臭

- 用大馬士革玫瑰、芫荽、胡椒薄荷或羅勒純露來漱口。
- 滴 1 滴胡椒薄荷到一小塊麵包上吃下去，常常有立即效果。

自戀，受害者心態，感到不被認可，易感，難以接受批評

- 每天早晨，用 1 滴白松香精油塗抹於太陽神經叢部位，另 1 滴塗抹於腳底。
- 嗅聞精油瓶，並且大聲說 11 次「榮耀」（HONORER）。
- 睡前將 1 滴白松香精油塗抹於太陽神經叢部位，另 1 滴塗抹於眉心輪／第三隻眼，並且重複說 11 次「榮耀」（HONORER）。
- 早晨用幾滴古巴香脂精油塗抹額頭與手腕。

配方	氣場與環境噴霧的配方	
秘魯聖木 Bursera graveolens	純露 100 毫升
乳香 Boswellia carterii	純露 100 毫升
古巴香脂 Copaifera officinalis	精油 50 滴

白松香 *Ferula galbaniflua*　　　　　　　　　　精油 20 滴

每天使用這個噴霧（使用前請搖勻）。

噁心，嘔吐（非病毒或細菌感染，亦非孕期）

用胡椒薄荷純露當作口腔噴霧；嗅聞檸檬精油；喝 1 杯溫熱水加了 1 茶匙的羅馬洋甘菊、香蜂草或檸檬馬鞭草純露。

用幾滴沉香醇羅勒、薑或豆蔻精油，按摩太陽神經叢部位與手腕。

淨化並轉化記憶

要淨化及轉化儲存在心智體與星光體的記憶，就要做以下練習 40 天，這個練習可以讓您體驗到充滿能量、似乎一切皆可能的春天，讓啟動新目標、體驗新事物的渴望出現在內心深處：

外用配方		
	薑黃 *Curcuma longa*	精油 0.5 毫升／10 滴
	薑 *Zingiber officinale*	精油 0.25 毫升／5 滴
	祕魯聖木 *Bursera graveolens*	精油 3 滴
	芫荽 *Coriandrum sativum*	精油 0.75 毫升／30 滴
	真正薰衣草 *Lavandula angustifolia*	精油 1.25 毫升／30 滴
	豆蔻 *Elettaria cardamomum*	精油 0.75 毫升／15 滴
	乳香 *Boswellia carterii*	精油 0.50 毫升／10 滴
	檸檬香桃木 *Backhousia citriodora*	精油 1.25 毫升／30 滴
	葡萄柚 *Citrus paradisi*	精油 1.25 毫升／30 滴

製作氣場噴霧：將一半的複方精油與 100 毫升酒精混合，並加入 40 滴葡萄柚精油、30 滴綠橘精油、20 滴乳香精油。每天早上做氣場按摩。

製作按摩油：另一半複方精油加入 50 毫升摩洛哥堅果油。每天早上用來按摩肝胰部位。

每天喝 1 公升水加入芫荽、檸檬馬鞭草、露兜、乳香的純露，可交替或是混合純露使用。

肥胖症

肥胖症的流行，關聯著全球性的代謝失調與心血管疾病的上升。在歐洲，各國的肥胖比例從 11% 到 25% 不等，北部國家的比例比南部國家高；在美國，32% 的成人都過胖，而這個比例在兒童族群則相當危險地升高當中。然而，健康均衡的飲食以及運動，並不能完全保證不發胖。在阿育吠陀和中醫裡，要克服肥胖症，最重要的是讓新陳代謝機制運轉順暢，也就是刺激消化之火（Agni）。純露與精油都是這方面的良伴，因為它們能刺激肝、胰、腎功能，由此有利於整體健康。然而，有幾個生活規則必須遵守。

我們花在用餐的時間越來越少，沒有規律的用餐時間，以及因忙碌而帶著食物隨手就吃的習慣，都會弱化新陳代謝，因而體重增加。另外，緊張和壓力也常常會用食物或零食來舒緩。甲狀腺功能亢進、某些內分泌失調、使用類固醇以及抗憂鬱藥物，也可能讓體重增加。

第三脈輪的任務是消化，也就是說轉化食物、思想及情緒，同化它們，用以滋養身體與心靈。也可以說是新陳代謝系統無法跟上進度，結果就沒辦法將現今流通的大量資訊轉化。這種「能量消化不良」便造成身體新陳代謝的遲緩，成為 21 世紀初的指標特性。根據中醫理論，胰與脾系統是創造思想、然後衍生情緒的所在。這個系統的功用之一是轉化食物，如果系統偏弱的話，食物的轉化沒那麼完善，會積存在胃裡，然後常常會代謝成為黏液或者脂肪。在這種情況下，即使我們吃得很正確，體重也會上升；這就解釋了某些人之所以吃得很少、卻一直發胖的原因；減少食量會更削弱消化之火，就此進入一個惡性循環。

消化之火的弱化，會讓身體保溫發生困難，這又會造成體液停滯積存，腎功能不良。老化、使用某些藥物、性生活過度、重症或慢性疾病，都會影響腎臟以及生物能量。在這種情況下，也可能在飲食無可挑剔之下還變胖。腎的衰弱常常是女性或男性更年期時體重增加的原因，所以在生命的這個階段，更需要每天用黑雲杉、歐洲赤松以及其他針

葉樹精油塗在腎臟部位摩擦，其他如阿米香樹、檀香、依蘭以及一點點丁香花苞與非常稀釋的肉桂精油，都可以強化腎臟。

　　肝臟的功能是讓血液及情緒在身體內和諧循環。挫敗感、屈辱感、苦澀、不公、憤怒，都會影響肝功能。在這種情況下，肝臟就無法讓體液正常循環，造成體液堆積凝結轉變成黏液；此外，這種功能障礙幾乎總是會引起胰腺和脾臟系統的衰弱，而這也會促進黏液的產生。這樣引起的體重增加是由於心理情感的因素，必須透過自己努力來達到情緒的平衡與成熟。（請同時參考肝功能不足段落）

　　睡眠障礙也會造成體重增加，所以睡眠充足相當重要，如此才能具備良好的代謝功能。精神與心情的平靜，有利於睡眠品質，睡得好也能讓生命能量普拉納／氣（Prana/Qi）有效運轉，讓腎、心、肝、胰、脾都在夜間獲得充分的修復。當然，體重增加可能是好幾種不同因素一起造成的結果，這就讓治療更為複雜。

　　幾項建議：

- 停止吃零食，只有在正餐時才進食，身體才有時間可以消化。
- 優先選擇澀味、苦味及辣味的食物。
- 每一餐都吃大量綠色蔬菜。
- 大量降低甜食、乳製品及酒精攝取量。
- 吃熱食、熟食，避免生冷食物。
- 用餐時不要喝水，只有在用餐完時喝 1 杯溫熱水，加入 1 茶匙可以幫助消化和促進代謝的純露（例如茉莉、檸檬馬鞭草、胡椒薄荷、迷迭香）。
- 減少麵包、麵條、馬鈴薯、穀物以及米飯的攝取量，這些食物會增加卡法（Kapha）。
- 每天早晨喝 1 杯溫熱水加入一些檸檬汁與 1 茶匙蜂蜜，並且再加入 1 茶匙上述純露。
- 避免喝太多水，以為可以減肥。然而，太多水會讓身體疲勞，增加卡法，降低消化之火。
- 請每天活動身體（不需要每天運動 1 小時，每天 20 分鐘勝過每週 2 次的 1 小時）。
- 請定時用餐，早餐吃熱食（可以的話有些辛辣味更好），有利於消化，並且刺激新陳代謝。

- 每天做瑜伽、練習氣功、冥想，能讓心靈平靜。
- 大量使用芳香藥草和香料，例如薑黃、小茴香、肉桂、豆蔻、迷迭香、頭狀百里香、百里香等等，用以刺激並淨化新陳代謝系統，並支持消化。
- 飯後滴 1 滴龍艾或豆蔻精油在舌頭上，可以避免脹氣並有利於消化。
- 出門在外或旅行時，飯前飯後各口服 1 滴葡萄柚精油，可以避免肝臟和胰腺產生停滯瘀積。

用純露療程來刺激新陳代謝，得到淨化、利尿和排毒的功效，並幫助您戒掉糖分、麩質或乳糖。最後，純露可以幫助您感到更自在。

請由下列選擇 3 到 5 種純露，替換使用或混合使用，每天喝 1.5 公升的溫熱水，加入 2 湯匙的純露。

黃玉蘭、檀香、杜松、茉莉、冬季香薄荷、錫蘭肉桂、馬鞭草酮迷迭香、歐洲赤松、鼠尾草、義大利永久花、格陵蘭喇叭茶、絲柏。

瘦身按摩油

消脂、熱身、抗發炎、收斂、緊緻肌膚，並且活化淋巴和血管：

注意事項：懷孕期間請勿使用。

外用配方

大西洋雪松 Cedrus atlantica	精油 0.25 毫升／ 5 滴
天竺葵 Pelargonium asperum	精油 1.25 毫升／ 25 滴
龍艾 Artemisia dracunculus	精油 1.25 毫升／ 25 滴
海茴香 Crithmum maritimum	精油 0.25 毫升／ 5 滴
東印度檸檬香茅 Cymbopogon flexuosus	精油 2.5 毫升／ 50 滴
葡萄柚 Citrus paradisi	精油 2.5 毫升／ 50 滴
義大利永久花 Helichrysum italicum	精油 0.25 毫升／ 5 滴
杜松 Juniperus communis	精油 1.25 毫升／ 25 滴
絲柏 Cupressus sempervirens	精油 2.5 毫升／ 50 滴

樟腦迷迭香 Rosmarinus officinalis ct. camphor	精油 0.5 毫升／10 滴
中國肉桂 Cinnamomum cassia	精油 0.25 毫升／5 滴
瓊崖海棠油	20 毫升
玫瑰果油	20 毫升
昆士蘭堅油或甜杏仁油	加至總量為 100 毫升

每天早晨沐浴前，由下往上用力按摩全身，可以促進血液和淋巴循環，並且啟動新陳代謝機制。

肝臟問題

現年 35 歲的「尚・馬克」（化名）是一家銀行的年輕主管，是一個典型的皮塔（Pitta）型案例。他充滿活力，雄心勃勃，熱情滿滿；但是，他的脾氣經常讓他吃虧，任何小事都可以惹惱他，他對生活中的挑戰經常情感用事，而且完全沒辦法忍受別人的意見。

發現阿育吠陀和植物療法對他而言是個天啟，從此可以好好控制自己的壓力和情緒，並且知道如何退後一步看事情。他每年兩次使用純露對肝臟進行排毒治療，並由阿育吠陀治療師定期按摩，且減少了肉類、咖啡和酒精的攝取。他的上司在評核報告上也認可：「你已經學會如何疏導自己的能量」。

阿育吠陀將肝臟和膽囊疾病歸咎於皮塔、也就是火元素過於旺盛，由隱性的憤怒所引起。皮塔型人物喜歡掌控一切，對於職業上及家庭中的改變難以適應（除非是他們自己決定的改變），有種周圍的人對他缺乏尊重及認可的感覺，這就助長了肝臟的問題。除了精油與純露的配方以外，同時也建議要降低皮塔，減少攝取辣、酸及過鹹的食物，吃更多的綠色蔬菜、甜味水果，特別是蘋果與葡萄；另外也建議吃苦味食物例如菊苣、朝鮮薊、蒲公英、芝麻菜等等，沙拉中的醋改用檸檬汁來替代。在冷水中游泳，在月色下或者在清新的森林中散步，都可以舒緩皮塔。從膳食中剔除紅肉與肉類製品，不然就偶爾只在中午食用。冥想或瑜伽都可以降低壓力。薑黃、芫荽、胡椒薄荷、甜馬鬱蘭、迷迭香、葫蘆巴，都是對肝臟和膽囊特別有助益的芳香藥草與香料。

口服配方

春秋兩季進行 40 天肝臟排毒療程

馬鞭草酮迷迭香 *Rosmarinus officinalis ct. verbenone* 純露 200 毫升	
紫蘇 *Perilla frutescens*	純露 100 毫升
格陵蘭喇叭茶 *Ledum groenlandicum*	純露 200 毫升
胡椒薄荷 *Mentha piperita*	純露 400 毫升
大馬士革玫瑰 *Rosa damascena*	純露 200 毫升
檸檬馬鞭草 *Aloysia citriodora*	純露 400 毫升

將 2 湯匙複方純露加入 1 公升溫熱水中，一天內喝完。在餐前用 1 滴葡萄柚或檸檬精油滴在麵包上食用。

外用配方

馬鞭草酮迷迭香 *Rosmarinus officinalis ct. verbenone* 精油 0.25 毫升／ 5 滴	
檸檬羅勒 *Ocimum basilicum citriodorum*	精油 1.5 毫升／ 30 滴
東印度檸檬香茅 *Cymbopogon flexuosus*	精油 2.0 毫升／ 40 滴
芫荽 *Coriandrum sativum*	精油 0.25 毫升／ 5 滴
胡椒薄荷 *Mentha piperita*	精油 0.25 毫升／ 5 滴
真正薰衣草 *Lavandula angustifolia*	精油 0.25 毫升／ 5 滴
胡蘿蔔籽 *Daucus carota*	精油 0.5 毫升／ 10 滴
摩洛哥堅果油	加至總量為 30 毫升

在排毒療程期間，每天用數滴複方按摩油塗抹太陽神經叢、肝臟、大腳趾與第二腳趾之間部位，以及大腿內側一直到膝蓋部位。

消化道痙攣

· 每隔 30 分鐘喝 1 杯溫熱水加了 1 到 3 茶匙下列純露，可以擇一或混合：甜馬鬱蘭、沉香醇羅勒、羅馬洋甘菊。

· 在腹部熱敷純露。

· 用 3 湯匙純露加入溫熱水中泡澡。

治療本我輪的精油與純露

　　以下的純露與精油也會對本我輪產生作用，您可以在本書後面章節找到詳細的特性描述：沉香醇羅勒、羅馬洋甘菊、檸檬、龍艾、檸檬尤加利、天竺葵、薑、格陵蘭喇叭茶、東印度檸檬香茅、山雞椒、圓葉當歸、檸檬薄荷、玫瑰草、葡萄柚、檸檬葉、印度肉桂、檸檬馬鞭草、竹葉花椒。

　　請參考基底輪篇章：摩洛哥洋甘菊/野洋甘菊、夏白菊、薑黃、白松香、聖約翰草、貞節樹。

　　以下的精油與純露，若無特殊註記的話，則表示沒有特別的使用注意事項：

🌢 檸檬羅勒 –*Ocimum basilicum citriodorum*– 精油

　　　　注意事項：皮膚刺激性。

心理情緒和能量適用情境	生理適應症
· 內在衝突，無法接受現實，僵化，緊繃。	· 風濕症，關節炎。
· 危機，壓力，自我中心，偏執的態度。	· 消化道發炎。
· 第三脈輪過度活躍，缺乏與第三和第七脈輪之間的聯繫，因此無法將信仰與心智聯繫起來。	· 胰和膽功能不足。

🌢 熱帶羅勒 –*Ocimum basilicum ct．methylchavicol*– 精油

　　　　注意事項：可能有類荷爾蒙作用、皮膚刺激性。

心理情緒和能量適用情境	生理適應症
· 不穩定，憂鬱，沮喪，精神虛弱，僵化。	· 花粉症及其他過敏性鼻炎。
· 注意力不集中。	· 經痛，胸部緊繃，前列腺炎。
· 言語不一致。	· 打嗝，脹氣，胃炎，胰腺和肝功能不足，腹痛，動暈症，噁心。
· 恐懼，歇斯底里，神經質，太陽神經叢部位的緊繃。	· 類風濕關節炎。

🔹 爪哇香茅 –*Cymbopogon winterianus*– 精油

注意事項：皮膚刺激性。

心理情緒和能量適用情境	生理適應症
· 心智僵化，缺乏洞察力，缺乏開放性。	· 風濕症，關節炎，肌腱炎，神經痛，偏頭痛。
· 破壞性的態度，總是遇到同樣的障礙。	· 殺蟲。
· 因為挫敗感而吃。	· 出汗過多。
	· 真菌感染。

🔹 史泰格尤加利 –*Eucalyptus staigeriana*– 精油

心理情緒和能量適用情境	生理適應症
· 神智不清醒、不清晰，壓力，神經緊張。	· 起因不明的瀰漫性疼痛。
· 消極、被動的態度，聽天由命。	· 發炎，背痛，腰痛，坐骨神經痛，風濕症。
· 不斷重複相同的模式。	· 流感，免疫力衰弱。
	· 消化困難。

🔹 香櫞 –*Citrus medica*– 精油

注意事項：光敏性、皮膚刺激性。

心理情緒和能量適用情境	生理適應症
· 精神不集中。	· 身體緊繃，與憂鬱的精神狀態相關的瀰漫性疼痛。
· 無法感受生之喜悅，缺乏幽默感與寬容。	· 靜脈和淋巴瘀滯。
· 憂鬱，神經質，悲觀，精神疲勞，過勞，麻木遲鈍。	· 肝和胰腺功能不足，膽固醇問題，糖尿病。
· 僵化，缺乏輕盈感。	· 貧血。

🔹 檸檬香桃木 –*Backhousa citriodora*– 精油

注意事項：皮膚刺激性。

心理情緒和能量適用情境	生理適應症
· 因為期望落空的挫敗感，野心過大。 · 堅持己見和固執。 · 悲觀。	· 風濕症，骨關節炎，關節炎，坐骨神經痛，腰痛，肌肉痠痛，背痛。 · 口腔發炎。 · 高血壓，心包膜炎，心律不整，壓力，焦躁不安。 · 神經痛。

🔹 檸檬百里香 –*Thymus citriodorus*– 精油

注意事項：皮膚刺激性。

心理情緒和能量適用情境	生理適應症
· 無法集中精神與注意力。 · 神經衰弱，精神衰弱。	· 一般性感染。 · 風濕症，骨關節炎，肌肉痠痛。 · 皮膚病。 · 神經性呼吸道感染。

第四脈輪

心輪（Anahata）

「您的心代表您的價值。」

若望保祿二世 (Jean–Paul II)

我們的第四脈輪是心輪，它的梵文名字 Anahata 可以翻譯成「好狀態」。它決定我們接受和給予愛的能力，處於身體與心靈的十字路口，對於情緒成熟、生命能量普拉納 / 氣（Prana/Qi）以及心靈的智慧中心至關緊要。無論發生什麼事，只要能與心聯繫，就是與愛的能量聯繫，就永遠可以找到力量與安慰。第四脈輪體現了服從神聖意志，去接納它、放手讓它主宰的能力。而情感上的挑戰，被視為我們個人進化的神聖計畫；這是對人類正義「放手」、迎來原諒、與一切和解的邀請。與心輪相聯繫的是風元素以及觸覺。

開啟心輪的真言為 *YAM*。促進再生與滋養它的顏色是綠色；紅色會活化它；洋紅色、粉紅色則將它與頂輪連結起來，並使它擴散。

心輪位於胸部正中央，胸骨與肩胛骨之間。

綠色礦石例如祖母綠、玉、東陵石、橄欖石、綠碧璽、綠螢石等，以及粉紅色礦石例如粉紅色石英，皆有助於心輪。

- 生理上，它控制循環。
- 心理上，它主宰熱情與奉獻的能力。
- 情緒上，它控制著對自己與對旁人的愛。

- 精神上，它創造無條件及超然的愛。

在生理方面，心輪控制心律、呼吸節奏、淋巴和血液的流動，並且掌控心臟、肺與支氣管的功能。

心輪代表我們愛與被愛的需求。象徵第四脈輪的行為就是婚姻，兩顆心與兩個靈魂之間最重要的聯繫。它也代表著身體與心靈、光與影、小我與神聖本質的結合。如果第三脈輪的重點集中在外界決定的需求，那麼第四脈輪就意識到內心世界的需求。心輪可以幫助我們順應大自然的法則，也將我們與更高層次的智能相連；智能可以轉變成智慧，與自然規律相呼應，我們會意識到宇宙的所有面向，開始了解神聖的意志。心輪同時也是友誼、憐憫、感恩、共情、分享的意願，這些美好情感的出生之地。

原則上，心輪大約從 21 歲，或是學業結束時開始建立。不用說它的健康與前三個脈輪息息相關，並且與 21 到 28 歲的人生經歷有關。這個階段對於展開一些重要的關係，像是友誼、伴侶生活或是加強與家人的關係等等，都有決定性的影響。

- 如果由第一脈輪主導，那麼愛的對象便會侷限在一個近親、配偶與小孩的小圈圈裡。對於安全感的需求會阻止擴大這個範圍，並且發展出對於匱乏、被遺棄、被背叛的恐懼。這種愛是有條件的。
- 如果由第二脈輪主導，對於多樣性的需求會導致情感方面的不穩定，造成對承諾的恐懼。我們可能會夢想著白馬王子，尋找絕對又非凡的愛，卻無法欣賞簡單而深刻的關係。
- 如果由第三脈輪主導，那麼對於愛的期待便會很重要，需要不斷地被認同，在這種情況下，就會造成挫敗感、嫉妒、憤怒。

懷疑、不信任、懷抱祕密，會阻礙心輪，造成苦澀感、孤獨感、無法愛人、隔離以及孤立。如此一來，我們會繼續生活在小我的「幻相」（maya，又稱為摩耶）當中，而無法體驗宇宙中存在的複雜關係。

若要心輪綻放，信任與感激必須完全內化，也就是說，這兩個價值觀必須不再取決

於外部環境，而是與生俱來的，形成人心理結構的組成要件。只要我們停滯在過去，就不會為自己所經歷的事情覺得「感激」；只要我們懷恨在心，罪惡感和擔心同樣的事會再次發生，就無法看到周遭的美。如果信任與感激能完全內化，那麼內心將不可能破碎。

心輪不但將我們與愛連結，同樣也連結了痛苦與悲傷。作為人類，我們都經歷著各種極端對立的情感。如果有能力評量愛、激情、喜悅、快樂的深度，那麼同時也會接觸到悲傷、挫敗感、不確定性；就是這些感情幫助我們長大，發展成熟，讓我們蛻變。

一個有辦法與自己的心真正連結的人，能夠表現出情感，然而並不會被一些「原始」情緒淹沒。他能感受情緒，同時也意識到感知這些情緒的真正源頭，如此一來這些情緒便能得到疏導，而轉化為創造的能量。

心輪就是風元素，輕拂過皮膚卻見不著，能夠聞到，卻無法看到聽到。心輪是與觸覺以及感知的能力相連。它是身體與心理之間，物質與能量之間，三個下層脈輪與三個上層脈輪之間，可見與不可見之間，精神與靈魂之間，微觀世界與宏觀世界之間的協調者。它是各種交流的場所，也是向世界開放的窗。

所有關係在此建立，我們生活的品質取決於所有關係的品質，而關係的品質則取決於心輪的療癒。這個脈輪決定了我們跟家人、朋友、工作、大自然、宇宙與神之間建立什麼樣的關係。

當我們在學校任教時，學員時常會對教師提問：「我要如何自我保護，免得被病人累壞？」事實上，若意識集中於心輪，在愛之中，幾乎不可能會精疲力竭。請回想當您談戀愛的時候，是否會疲累？不會，即使睡得很少；而當您在做一件讓您充滿愛與熱情的事情時呢？也不會。您只會對不喜歡的活動覺得累。

當我兒子還是學生時，他會抱怨一些沒有興趣的科目，我當時跟他說：「做你愛做的事，要不然就是學習愛上你在做的事，這樣生活會變得更美好更簡單。」

不言而喻，我們喜愛的老師所教授的知識，一定會比那些我們學習起來沒興趣的、缺乏熱情的，或是感到倦怠的東西（即使科目本身可能很有意思）更容易吸收。結論就是我們吸收知識的程度也取決於喜愛的能力。若覺得去學校是件苦差事，那麼學習就會

很痛苦。如果喜歡學校和教師的話，學習就會更容易。

當心輪健康時，一個有著無限可能的場域便會展開，而我們則會有足夠的能量去實現夢想以及目標，不會太執著於成果。

心輪人格

對於意識放在心輪的人來說，首要價值是愛與同理心。

這些人可以在世界上看到許多苦難，但這些苦難並不會令他們絕望，因為他們在潛意識裡清楚，愛可以治癒一切。

心輪的另一個強大的力量是接受現實，以及接受別人的能力，但並不想要改變他們。心輪健康的人，因他們總有辦法帶來正面和建設性能量，而令人印象深刻。他們會散播和諧與寧靜，以開放寬容的態度與世界接觸。除此之外，心輪的人格忠於自己；他們可能接觸不幸的、生病的、沮喪的或具破壞性的人們，但並不會被這些人干擾自身的平衡。不管在生理上或心理上，他們都有強大的再生能力，以及完整的免疫系統。

意識主要集中在心輪的人們，可以從事各種職業。他們有喜愛所有活動的能力，可以在所有職場中伸展長才，獲得自我實現。的確，他們在需要同理心和同情心的社會職業中具有特殊的天賦。

神聖的真理：愛是神的能量。即使整體看來，我們認為智力以及精神力量最強大；然而事實上，終極的能量位於心中的感情力量，存在於原諒、同情以及同理他人的能力中。而意識位於心輪的人，就擁有這種能力。

然而，縱然散發出的強大同理心與寬容心，心輪人格的人也存在對於自身的危險，就是沒有成長與向上精進的動力。這些人常常很滿足自己所擁有的，這種平和的寧靜可能最後會導致停滯。如果上層脈輪衰弱的話，就可能會迷失在自我以及周圍的愛裡，而

不知進步，他們一天過一天，不會尋找更清楚的目標。若第二脈輪衰弱的話，就會缺乏創造力，可能導致常常疲倦，無動力，卻不會自我反省。愛的力量絕對不是負面的，但是這種停滯則會阻撓進化和貢獻。

可以啟動第一脈輪、刺激火元素的純露與精油，例如丁香花苞、頭狀百里香、冬季香薄荷、神聖羅勒，也可以喚醒熱情與行動的慾望；在這裡並不是要協調或者舒緩心輪，而是為了與其他脈輪之間建立平衡。

· 檸檬與葡萄柚的精油，可以持續並加強集中精神，讓思路更清晰，更有辨別能力。
· 大高良薑精油，可以幫助成長和進化。
· 歐白芷根的純露與精油，幫助決斷，並且往前進。
· 高地杜松精油，幫助開拓眼界，化解停滯。

第四脈輪 – 心輪 – 偏弱或受阻

冷漠且沒有人味的善意，無法給予及接受

第四脈輪是愛的能量之泉源，當它受阻時，內心很難感受到愛和感恩。第四脈輪受阻的原因常常是因為愛與危險聯繫在一起；受到遺棄，或是父母分離的難過經歷，以及背叛，都是阻斷或弱化心輪的原因。

可能會出現被孤立的感覺，以及孤獨感，干擾了「施與受」之間的平衡。第四脈輪受阻或偏弱的人，很難向他人敞開心胸，表達自己，與他人發展及保持住幸福的關係。這些人常常被認為冷漠、有距離感、靦腆害羞或是神祕，因為他們很難感受到情緒波動和感情。

心輪衰弱、但尚未完全受阻的人，會努力表現出親切、樂於助人及寬容的樣子。然而在這些美德之外，與他人的連結還是相當困難，而且他們的親切給人的感覺就很沒誠意。他們也可能有過度依靠別人的傾向，用來補足欠缺的愛以及內心感情的空虛。

這些人也沒有團隊精神，會停留在個人主義，重視個人自由，沒辦法感受到團體的力量，所以對於跟別人「一起」採取行動有相當的困難。

承認這脈輪的阻礙與衰弱，即代表承認自己無法感受到愛和感恩。雖然我們受愛與感恩這種價值吸引，然而我們真的能感受到毫無條件、不求回報的愛嗎？

心輪的衰弱會導致孤獨感，無時不在的不滿情緒，以及身體、心理與能量三方面的免疫脆弱。

我們生活的品質有很大程度取決於我們的人際關係，而心輪衰弱就阻止了情感上的滿足與綻放。

治療第四脈輪

有下列情況時建議進行第四脈輪的治療：

- 難以對他人的遭遇感同身受。
- 隔離感，孤獨感。
- 人際關係障礙，人際關係品質不佳。
- 執著於想了解他人，卻缺乏同理心。
- 無法感受到信任。
- 無法感受到感謝。
- 一接觸到人就很容易疲倦。
- 覺得社交活動很累人。
- 皮膚問題。
- 經常性的呼吸道障礙，哮喘。
- 心血管疾病（心律不整、瓣膜功能障礙、心跳過速、高血壓……等）。
- 老是因為工作而筋疲力盡。
- 害怕遭到拒絕。
- 害怕獨自一人。

- 乳癌，皮膚癌，肺癌。
- 皮膚疾病。
- 背部脊椎處疼痛。
- 情感冷漠。

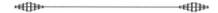

　　以下表格列出對第四脈輪有益的純露與精油，您可以根據自己的直覺選擇其一。嗅聞香氣，用來調配按摩油，按照《精油伴我成長》書中指示進行儀式，用來泡澡或者製作氣場噴霧等等，這些都有助於改善心輪的運作。因為第四脈輪是與觸覺聯繫，所以按摩會特別有益。

- 隨身帶著可以提升心輪的針葉樹精油，例如黑雲杉、歐洲赤松、加拿大鐵杉。嗅聞精油瓶，並且不時用幾滴精油按摩手臂內側（肺經）。
- 如果想要感受到與別人有更多的連結，請大量使用各種型態的玫瑰；室內用紅玫瑰花裝飾並嗅聞其香氣，在庭院中種植玫瑰，喝水加了大馬士革玫瑰純露，嗅聞大馬士革玫瑰精油。在接觸到這個象徵愛情的精油之後，心不可能還是緊閉的。
- 用針葉樹精油為空間擴香，可以淨化空氣，並且提升生命能量。
- 用幾滴甜馬鬱蘭精油按摩心臟部位，可以幫您與「現在」連結，穩定內心的衝突，尤其是當您不知道是否跟隨心中的聲音、還是理性的聲音的時候。
- 每日 2 次，喝 1 杯溫熱水加了 1 茶匙下列純露，療程 40 天，可以選用單一或混合好幾種純露。

植物名稱	適用情境
黃玉蘭	您的情感冷漠。 您缺乏性趣。 您有挫敗感、不滿、憤怒。

露兜	您無法感知到與他人的聯繫。
	您有心律不整、高血壓。
	感覺別人讓您精疲力竭。
甜馬鬱蘭	您無法與「現在」連接。
	您有胸口悶痛、胸口壓迫感。
	您有擔憂、壓力。
香蜂草	您感覺到被別人操控。
	您保護自我的需求很強烈。
香桃木	您有創傷及打擊。
	您有被玷污的感覺。
玫瑰草	您有罪惡感。
	您感到被孤立，或有孤獨感。
大馬士革玫瑰	您無法感受到愛。
	您有憤怒。
	您無法對旁人敞開心胸。

日常滋養與啟動第四脈輪

· 照顧好自己，對自己好一點，每天至少做一件使自己開心的事。

· 經常散步於大自然、森林、綠色草地，躺在開滿花的草地上。

· 以仁慈與愛心照顧別人，樂於助人。

· 照顧動物，對牠們說話時，感受內心的愛。

· 使用綠色的配件、衣服等；室內用綠色植物裝飾。

· 聆聽觸動內心的音樂，唱自己喜歡的歌。

· 皮膚與心輪有特殊的連結，不只是輕撫、按摩，連身體上的暴力都會在第一時間影響此脈輪，這應該也是阿育吠陀認為按摩是治療的主要方法的重要原因。盡可能觸摸與親吻其他人，定時找合意的、讓您感到信任的治療師，去享受其按摩服務。

- 不時使用能啟動心輪的精油按摩手心。
- 定期按摩您的孩子、父母、配偶。當您的手觸摸到別人時，就可以啟動心輪。
- 時常大聲吟唱真言 *YAM*。
- 跟一群人一起唱歌，跟朋友或在合唱團中，一起唱歌可以讓人敞開心胸。

日常滋養與啟動第四脈輪的按摩與冥想

- 請仰躺，用幾滴沉香醇百里香精油按摩手心、手腕以及心臟部位。
- 雙手摩擦，放在臉部前方，嗅聞香氣。
- 接著將左手放在胸口、手指朝向右方，注意力集中在呼吸上，並將意識放在心臟部位。
- 吸氣時，想像綠色完全滲透到身體裡，沿著手臂流動；呼氣時，想像綠色從左手臂流向心中。
- 用這種方式呼吸 7 次，然後把手放到地上，想像自己躺在一片綠色草地上。
- 現在想像一位與您關係比較困難的人，然後大聲說 7 次「一起」（*ENSEMBLE*）。
- 想像大自然、動物、植物以及風景，再大聲說 7 次「一起」（*ENSEMBLE*）。
- 想像自己跟家人及配偶在一圈子裡，並且大聲說 7 次「一起」（*ENSEMBLE*）。
- 想像在您工作的場所，跟同事以及朋友在一起，再大聲說 7 次「一起」（*ENSEMBLE*）。
- 繼續躺一下子，感受心周圍的感覺，是不是更輕盈、更平靜、更自由了呢？

可能與心輪相連的問題

皮膚過敏

就像之前所說的，皮膚是與心輪與肺部相連，啟動過敏的事件有可能是喪親之痛，

也就是關係的中斷。不過症狀往往在我們開始一個新的關係時才顯現，因為在這個時候我們內心才開始哀悼。新的人際關係讓我們突然從先前的關係中脫離，而先前的關係還帶有分離傷痕的殘餘。突然的打擊與傷痛，會同時影響心輪、肺臟與皮膚。很有意思的是，皮膚科醫師常常會提到皮膚疾病的心理因素，況且他們也確認，創傷性打擊之後經常會發生濕疹或乾癬。在皮膚過敏的情況下要問的問題是：

- 您是否太容易受影響？特別是您想要給他好印象的人？
- 當感覺遭受攻擊時，您是否有防衛過度的傾向？
- 您是否真正不喜歡某些人，對他們很難寬容？
- 您是否曾接受過某些藥物治療，雖然在內心您非常不喜歡對抗療法？
- 您是否曾因為害怕被拒絕、被孤立及害怕分離，而違背了自己的價值觀？

　　心輪越脆弱，情緒上和身體上的過敏反應就會越增加，並伴隨著某些恐懼。我們害怕被拋棄、被拒絕，同時又過度需要被愛。我們就培養出內在衝突，例如：想分開又害怕孤獨；想要成為重要人物又怕站在人前；覺得自己的價值觀被犧牲卻又不肯清楚表達自己的感覺與想法。因為害怕被討厭所以犧牲自己的生活方式或飲食習慣，而食物過敏引發濕疹的情況非常多。我們感到內疚、有罪惡感，因為感覺好像背叛了所受的教育、價值觀、以及宗教等。

　　法文「Être à fleur de peau」，原意是「處於肌膚之華」，引伸為「極其敏感、容易衝動、一觸即發」；這段法文可以說是真實描述了心身狀況。心輪的衰弱也會造成適應困難，若應用到孩子身上，單只是換個班級都會引發問題。也有其他的心身醫學研究指出，沒有從母親獲得足夠肌膚接觸（擁抱、按摩等）的孩子，更容易有皮膚感染的問題，觸覺再一次與心輪相結合。

幾個建議：
- 避免溫差過大，不要用太冷或太熱的水沐浴，避免將皮膚暴露在冷風中，也不要直接對著風扇或冷氣吹。
- 減少壓力：瑜伽、太極、氣功、冥想、在大自然中散步都是絕佳的療方。
- 每晚至少睡 8 小時，請在夜間 10 點左右就寢，在早上 6 點左右起床，這樣身體可以產生更多的氣和血來淨化皮膚。

- 放棄化學美容用品，包括洗髮精與沐浴乳。
- 用綠茶或花草茶代替咖啡。
- 只穿用天然纖維做成的衣服。
- 在季節交替時期做為期 2 天的蔬菜湯節食法，用來平衡生物能量（Doshas）和器官排毒。
- 戒菸。吸菸會弱化肺，干擾了氣或普拉納的循環，所以也會影響皮膚。
- 每天早上沐浴前，用個人化的按摩油按摩全身。
- 幫身體補充水分，優先選擇熱飲：加了純露的溫熱水或花草茶，主要在下午 3 點到 7 點間喝（膀胱經與腎經的高峰）。
- 清晨、傍晚或月下的散步，對健康有特別的益處。
- 情感衝突會造成皮塔（Pitta）升高，影響到呼吸道與皮膚健康。因此，若衝突是難免的，請試著將其安排在早上 9 點到 11 點之間，當精神更清明的時候。
- 清洗與裝飾屋子，對心輪有益，也對皮膚之火（Bhrajaka Pitta）有益。
- 聆聽與吟誦真言。
- 早晨做日光浴可以幫助維生素 D 的生成，也可降低皮膚對外界侵擾的過度敏感。
- 食用對脾臟有益的食物，例如燕麥、米飯、胡蘿蔔、甜菜、甘藷、南瓜，尤其是「粥」。用歡樂的心情愉快進食，脾臟很愛您與喜歡的人們分享食物的時候。定時用餐；規律的日常對皮膚修復至關重要。

然後必須和緩皮塔與皮膚的過度敏感，降低組織胺，平衡極端的情緒。每天在飯前，以及睡前 1 小時，喝 1 杯溫熱水加入 1 到 2 茶匙的下列純露，可以交替或混合使用。

德國洋甘菊、龍艾、橙花、秘魯聖木、玫瑰草、格陵蘭喇叭茶、天竺葵、香蜂草、大馬士革玫瑰。

用複方純露冷敷（但不要太冷）在患部 10 分鐘。用純露噴灑該部位。

每天 3 到 5 次，嗅聞香蜂草精油瓶，將意識放在心臟部位，閉眼想像自己躺在綠色草地上。這樣可以讓您感到深刻的寧靜，和緩過度反應並保護心輪。

呼吸道過敏，花粉症

呼吸道過敏常常與感情脆弱以及某種程度的易感並存，因為認為外界是危險或侵略性的，所以面對他人時採取防禦及反應模式。使用純露與精油，影響身體狀況的同時也對神經系統有振奮的效果。

在像是花粉症這種可以預知的過敏症狀的情形下，建議在症狀開始前就預先準備（4個星期前）。特別推薦純露治療，常常被證明有效，而且我們觀察到精油與純露治療都能一年比一年弱化症狀，直到完全消失。

純露當中最有效的有：聖約翰草、德國洋甘菊。

每天喝 1.5 公升的水（最好是溫熱水），加入每種純露各 1 湯匙，在症狀出現的 4 週前開始療程，並持續整季。

龍艾、高地牛膝草、露兜、科西嘉香桃木、歐洲赤松、羅勒的純露，都可以用來緩解症狀。

紫蘇、秘魯聖木的純露有淨化功能，並且可以平衡因為過敏而被弱化的肝、胰功能。

用科西嘉香桃木純露噴灑發癢刺痛的眼睛。

配方｜鼻腔噴霧的配方

聖約翰草 *Hypericum perforatum*	純露 30 毫升
德國洋甘菊 *Chamomilla matricaria*	純露 30 毫升
科西嘉香桃木 *Myrtus communis*	純露 60 毫升

需要時每日數次噴灑在鼻腔中。

外用配方

龍艾 *Artemisia dracunculus*	精油 1.0 毫升／ 20 滴
德國洋甘菊 *Chamomilla matricaria*	精油 1.0 毫升／ 20 滴
羅馬洋甘菊 *Chamaemelum nobile*	精油 1.0 毫升／ 20 滴
山雞椒 *Litsea cubeba*	精油 7.0 毫升／ 140 滴
瓊崖海棠油	10 毫升

| 黑種草油 | 10 毫升 |
| 聖約翰草浸泡油 | 加至總量為 100 毫升 |

每日 2 到 3 次,將此複方油塗抹於鼻竇、胸腔與脊椎部位。

輕輕按摩堵塞住的部位,但避開眼睛周圍。

配方

空間擴香的配方

甜醒目薰衣草 *Lavandula hybrida*	精油 1.0 毫升／20 滴
龍艾 *Artemisia dracunculus*	精油 1.0 毫升／20 滴
摩洛哥香桃木 *Myrtuscommunis ct. cineole*	精油 3.5 毫升／70 滴
史泰格尤加利 *Eucalyptus staigeriana*	精油 3.5 毫升／70 滴
白松香 *Ferula galbaniflua*	精油 1.0 毫升／20 滴

配方

鼻滴劑的配方

龍艾 *Artemisia dracunculus*	精油 0.5 毫升／10 滴
德國洋甘菊 *Chamomilla matricaria*	精油 0.5 毫升／10 滴
羅馬洋甘菊 *Chamaemelum nobile*	精油 0.5 毫升／10 滴
高地牛膝草 *Hyssopus officinalis decumbens*	精油 1.0 毫升／20 滴
聖約翰草浸泡油	加至總量為 30 毫升

每日 4 次,每次在鼻孔各滴 2 滴。

異位性皮膚炎

口服與外用配方

格陵蘭喇叭茶 *Ledum groenlandicum*	純露 50 毫升
德國洋甘菊 *Chamomilla matricaria*	純露 100 毫升
聖約翰草 *Hypericum perforatum*	純露 50 毫升
義大利永久花 *Helichrysum italicum*	純露 50 毫升
胡椒薄荷 *Mentha piperita*	純露 100 毫升

天竺葵 *Pelargonium asperum*	純露 50 毫升
大馬士革玫瑰 *Rosa damascena*	純露 100 毫升
秘魯聖木 *Bursera graveolens*	純露 200 毫升
熏陸香 *Pistacia lentiscus*	純露 50 毫升

將 2 湯匙複方純露加入 1.5 公升的水中，當天喝完。

將一半的複方純露與等量的蘆薈膠混合，每日數次噴灑在患部。

外用配方

松紅梅 *Leptospermum scoparium*	精油 0.25 毫升／ 5 滴
義大利永久花 *Helichrysum italicum*	精油 0.25 毫升／ 5 滴
德國洋甘菊 *Chamomilla matricaria*	精油 0.5 毫升／ 10 滴
泰國蓼薑 *Zingiber cassumunar*	精油 0.5 毫升／ 10 滴
胡椒薄荷 *Mentha piperita*	精油 0.5 毫升／ 10 滴
真正薰衣草 *Lavandula angustifolia*	精油 0.5 毫升／ 10 滴
綠花白千層 *Melaleuca quinquenervia*	精油 0.5 毫升／ 10 滴
大馬士革玫瑰 *Rosa damascena*	精油 0.25 毫升／ 5 滴
印加果油	10 毫升
印度楝樹油	20 毫升
金盞菊浸泡油	加至總量為 50 毫升

每日 3 到 5 次，先用前述的純露與蘆薈混合液噴灑過後，將複方油塗抹於患部。可在泡澡水中加入 10 到 15 滴複方油。

預防陽光過敏

每天喝 1 到 2 公升水加入 2 湯匙純露，在以下純露當中選擇，交替或混合使用：德國洋甘菊、芫荽、胡椒薄荷、格陵蘭喇叭茶、大馬士革玫瑰。

如果曝曬在陽光下，每日數次用穗花薰衣草純露噴灑全身，並在傍晚及淋浴後也噴灑。

心律不整

心律不整是心臟跳動不規律，也就是說您的心跳會不規則地加快或減慢速度，跟平常和諧的節奏不同。心律不整背後可能會有嚴重的疾病，所以一定要諮詢專科醫師的意見。可能引發心悸的原因有很多：心血管疾病、消化問題、壓力、焦慮、心肌梗塞之後的康復期、血糖或膽固醇過高、體重過重、睡眠障礙、菸草、過度飲用咖啡、缺乏運動、缺乏鉀和鎂。

中醫與阿育吠陀都認為，酸味有益心臟。所以請在料理中大量使用檸檬，但是請避免與糖一同使用，因為這種組合被認為是有毒害的。當然也要優先選擇富含 Omega-3 脂肪酸的食材，來加強神經系統以及心臟健康。紅色水果如櫻桃、藍莓、石榴與覆盆子，都可以強化心臟。

瑜伽調息法（Pranayama），特別是喉式呼吸法（Ujjayi），可幫助控制緩慢呼吸：將舌頭放在上排牙齒後面，吸氣時將喉嚨稍稍緊縮使氣流慢慢通過，越慢越好，然後從鼻子呼氣，您應該可以漸漸聽到有如海浪拍打的摩擦聲。

每天三餐飯後，可以選擇以下純露：香蜂草、橙花、甜馬鬱蘭、依蘭、露兜，倒 1 杯溫熱水加了 2 茶匙純露來喝，睡前再喝 1 杯。

外用配方		
甜馬鬱蘭 Origanum majorana	精油 0.5 毫升／ 10 滴
真正薰衣草 Lavandula angustifolia	精油 1.0 毫升／ 20 滴
卡塔菲 Cedrelopsis grevei	精油 0.5 毫升／ 10 滴
橘葉 Citrus reticulata (leaves)	精油 3.0 毫升／ 60 滴

定時用這個複方精油塗抹手腕、手肘內側、太陽神經叢以及心臟部位。

哮喘

哮喘是一種常與衰弱或阻塞的心輪及喉輪相關的疾病；從中醫的原理來說，肺部問題引起的情緒是悲傷；在哮喘的情況，外界被認為是種侵略。所以目標是同時治療身體與心理情緒的能量平衡。

引發哮喘的原因很多：空氣污染、清潔劑及洗衣精、塵蟎過敏、動物毛、花粉、壓力、悲傷、焦慮等等。今天這類的疾病越來越常見，哮喘可能因為感染性支氣管充血、某種過敏原或是心理情緒原因而發病。

一般來說，對抗療法用支氣管擴張劑來停止發病，療程很長而且病人的呼吸道依然脆弱，生命能量普拉納 / 氣（Prana/Qi）的循環、身體及精神都因此而缺氧。

氣功、冥想、修身養性、瑜伽調息法（Pranayama），都是可以治療哮喘的技巧。而芳香療法則需要多加小心，因為某些含有桉油醇的精油像是桉油醇樟、桉油醇迷迭香、藍膠尤加利、澳洲尤加利，有時會讓問題更加嚴重。

有些含有單萜醇的精油可以抗菌並調節免疫，例如沉香醇百里香、玫瑰草、側柏醇百里香、沼澤茶樹、蘇剛達，可以避免繼發感染，並且平衡神經系統。

抗哮喘精油像是龍艾、橘葉，可舒緩、解除緊張並避免窒息發作。純露與精油治療可以輔助對抗療法。

預防用的口服配方		
露兜 *Pandanus odoratum*		純露 250 毫升
德國洋甘菊 *Chamomilla matricaria*		純露 500 毫升
紫蘇 *Perilla frutescens*		純露 250 毫升

有些危機的情況下，可在喉嚨中連續多次噴灑純露。

將 1 茶匙複方純露加入 1 杯溫熱水中，每日飲用 2 到 3 次。

隨身常備大高良薑、蘇剛達與阿密茴精油，不時嗅聞。

阿密茴 *Ammi visnaga*	精油 1.0 毫升／ 20 滴
大高良薑 *Alpinia galanga*	精油 0.5 毫升／ 10 滴
龍艾 *Artemisia dracunculus*	精油 0.5 毫升／ 10 滴
羅馬洋甘菊 *Chamaemelum nobile*	精油 0.5 毫升／ 10 滴
橘葉 *Citrus reticulata (leaves)*	精油 1.0 毫升／ 20 滴
蘇剛達 *Cinnamomum glaucescens*	精油 1.5 毫升／ 30 滴
檸檬羅勒 *Ocimum basilicum citriodorum*	精油 2.0 毫升／ 40 滴
高地牛膝草 *Hyssopus officinalis decumbens*	精油 3.0 毫升／ 60 滴

3 個月到 2.5 歲的嬰兒：將 4 滴複方精油混合 1 湯匙昆士蘭堅果油或甜杏仁油，用來塗抹嬰兒胸腔部位，每日 2 次作為預防，發作時每 15 分鐘塗抹（每日最多 4 次）。

2.5 到 5 歲的兒童：將 8 滴複方精油混合 1 湯匙昆士蘭堅果油或甜杏仁油，用來塗抹胸腔部位，每日 2 次作為預防，發作時每 15 分鐘塗抹（每日最多 4 次）。

6 到 12 歲的兒童：將 12 滴複方精油混合 1 湯匙昆士蘭堅果油或甜杏仁油，用來塗抹胸腔部位，每日 2 次作為預防，發作時每 15 分鐘塗抹（每日最多 4 次）。

13 歲以上及成人：將 10 滴複方精油混合 10 滴昆士蘭堅果油或甜杏仁油，用來塗抹胸腔部位，每日 2 次作為預防，發作時每 15 分鐘塗抹。不時嗅聞這個複方精油，塗抹手腕。發作時每 15 分鐘滴 1 滴在舌頭上（每天最多 8 次）。

支氣管炎，咳嗽

支氣管炎可能有好幾種引發的原因，像是飲食、毒素的累積、壓力、心理打擊、悲傷、氣候、污染、免疫力衰弱以及病毒等等。阿育吠陀醫學中，若支氣管炎有出現痰咳症狀，稱為卡法（Kapha）增加；若是乾咳和慢性咳嗽的話則是瓦塔（Vata）增加。

氣候的變化、尤其是春季與秋季，寒冷與風都會影響肺臟與支氣管，弱化它們。肺

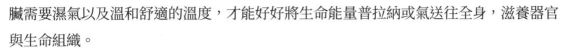

臟需要濕氣以及溫和舒適的溫度，才能好好將生命能量普拉納或氣送往全身，滋養器官與生命組織。

　　肝和胰腺功能不足，也可能產生呼吸道阻塞。所以最好避免會增加卡法與瓦塔的食物，亦即生食、冷食，例如乳製品，或是小麥、燕麥及米飯等穀物。秋天的水果像是梨（潤肺）、蘋果（收斂降低卡法）、李子（富含抗氧化劑、鉀、鎂和鋅）都有利於肝功能及腸道功能順暢，因此也幫助排毒。

　　在心理層面，悲傷、憂鬱、怨恨、分離的恐懼或是情感打擊，都是弱化肺臟及支氣管的心理狀態。所以在加強身體的同時，也要注意心理狀態。

口服配方		
科西嘉香桃木 *Myrtus communis*	純露 50 毫升
藍膠尤加利 *Eucalyptus globulus*	純露 25 毫升
桉油醇樟 *Cinnamomum camphora ct. cineole*	純露 50 毫升
絲柏 *Cupressus sempervirens*	純露 50 毫升
歐洲赤松 *Pinus sylvestris*	純露 75 毫升
百里酚百里香 *Thymus vulgaris ct. thymol*	純露 50 毫升

將 1 茶匙複方純露加入 1 杯溫熱水中，視情況於飯前服用；症狀消失後仍繼續療程 3 到 4 天。

將 3 湯匙複方純露及一把海鹽加入浴水中泡澡。

若是預防，則每日 2 次，1 杯水加入 1 茶匙複方純露。

外用配方		
卡塔菲 *Cedrelopsis grevei*	精油 1.0 毫升／ 20 滴
摩洛哥香桃木 *Myrtus communis ct. cineole*	精油 1.5 毫升／ 30 滴
莎羅白樟 *Cinnamosma fragrans*	精油 1.5 毫升／ 30 滴
絲柏 *Cupressus sempervirens*	精油 1.0 毫升／ 20 滴
巴西胡椒 *Schinus terebinthifolius*	精油 0.5 毫升／ 10 滴
龍艾 *Artemisia dracunculus*	精油 0.5 毫升／ 10 滴
白玉蘭葉 *Michelia alba (leaves)*	精油 0.5 毫升／ 10 滴

| 沼澤茶樹 *Melaleuca ericifolia* | 精油 0.5 毫升／10 滴 |
| 歐洲赤松 *Pinus sylvestris* | 精油 3.0 毫升／60 滴 |

塗抹胸腔、脊椎、腳底，視情況每日 4 次；症狀消失後繼續 3 到 4 天。

在泡澡水中加入 8 滴複方精油及海鹽。若有連續咳嗽的情況，將 1 滴複方精油加入一些蜂蜜當中服用（每日最多 8 次）。

高血壓

口服配方

格陵蘭喇叭茶 *Ledumgroenlandicum*	純露 200 毫升
露兜 *Pandanus odoratum*	純露 100 毫升
真正薰衣草 *Lavandula angustifolia*	純露 200 毫升
甜馬鬱蘭 *Origanum majorana*	純露 300 毫升
依蘭 *Cananga odorata*	純露 200 毫升
香蜂草 *Melissa officinalis*	純露 300 毫升
橙花 *Citrus aurantium* (flower)	純露 200 毫升

每日飲用水中加入 2 湯匙複方純露，持續 40 天；若有需要，先暫停 1 週後再開始療程。

睡前喝加有羅馬洋甘菊及橙花純露的水亦有幫助，因為可以改善睡眠品質。

口服與外用配方

甜馬鬱蘭 *Origanum majorana*	精油 1.0 毫升／20 滴
熏陸香 *Pistacia lentiscus*	精油 1.0 毫升／20 滴
真正薰衣草 *Lavandula angustifolia*	精油 2.0 毫升／40 滴
依蘭 *Cananga odorata*	精油 1.0 毫升／20 滴
紅橘 *Citrus reticulata*	精油 3.0 毫升／60 滴
山雞椒 *Litsea cubeba*	精油 2.0 毫升／40 滴

| 橄欖油 | 10 毫升 |
| 摩洛哥堅果油 | 加至總量為 30 毫升 |

每日 2 到 3 次，用複方油塗抹心臟部位、太陽神經叢部位、手腕以及手指間。不時嗅聞精油瓶。早晨空腹時口服 3 滴，之後喝 1 杯溫熱水。

無法感受到愛、同理心和同情心

請參照前面〈日常滋養與啟動第四脈輪的按摩與冥想〉章節中的冥想法，經常使用大馬士革玫瑰、黃玉蘭、露兜或者三者混合的純露來噴灑心臟部位、臉部及前臂。

外用配方

大馬士革玫瑰 *Rosa damascena*	精油 0.25 毫升／ 5 滴
玫瑰草 *Cymbopogon martini*	精油 0.5 毫升／ 10 滴
岩蘭草 *Vetiveria zizanoides*	精油 0.5 毫升／ 10 滴
甜馬鬱蘭 *Origanum majorana*	精油 0.5 毫升／ 10 滴
加拿大鐵杉 *Tsuga canadensis*	精油 3.5 毫升／ 70 滴
歐洲冷杉 *Abies pectinata*	精油 3.5 毫升／ 70 滴
沼澤茶樹 *Melaleuca ericifolia*	精油 0.75 毫升／ 15 滴
白玉蘭葉 *Michelia alba (leaves)*	精油 0.5 毫升／ 10 滴
金盞菊浸泡油	30 毫升
昆士蘭堅果油	加至總量為 100 毫升

早晨沐浴前做全身按摩，在心臟部位用順時針方向畫圓，用力摩擦手心、小指及腋窩之間的路徑，在腋窩用畫圈的手勢按摩，或是請人用這個按摩油為您按摩。

無法感受到與周遭的連結

壓力常常會造成孤立，阻斷與他人連結的感應，每日數次用數滴白玉蘭葉精油按摩手心及手腕。

「抗壓抗皺」臉部精華油的配方

配方		
乳香 *Boswellia carterii*	精油 0.25 毫升／5 滴
大馬士革玫瑰 *Rosa damascena*	精油 3 滴
歐洲冷杉 *Abies pectinata*	精油 1.5 毫升／30 滴
白玉蘭葉 *Michelia alba (leaves)*	精油 0.5 毫升／10 滴
竹葉花椒 *Zanthoxylum alatum*	精油 0.25 毫升／5 滴
秘魯聖木 *Bursera graveolens*	精油 3 滴
雷公根浸泡油	10 毫升
玫瑰果油	加至總量為 30 毫升

在塗上面霜之前先用精華油按摩臉部，特別強調額頭、鼻翼以及眼睛周圍。

生命能量普拉納 / 氣（Prana/Qi）

以下複方純露可以促進普拉納或氣的循環（包括生命能量、呼吸），可以用來做氣場噴霧，當花草茶飲用（在 1 杯溫熱水中加入 1 茶匙），加入泡澡水中（3 到 4 湯匙），呼吸困難或阻礙的時候用來敷胸部。

口服與外用配方		
紫蘇 *Perilla frutescens*	純露 20 毫升
歐白芷根 *Angelica archangelica*	純露 20 毫升
德國洋甘菊 *Chamomilla matricaria*	純露 50 毫升
歐洲赤松 *Pinus sylvestris*	純露 100 毫升
熏陸香 *Pistacia lentiscus*	純露 100 毫升
露兜 *Pandanus odoratissimus*	純露 50 毫升
聖約翰草 *Hypericum perforatum*	純露 50 毫升
沉香醇百里香 *Thymus vulgaris ct. linalool*	純露 50 毫升
佛手柑 *Citrus bergamia*	純露 60 毫升

以下的複方精油可以拿來作空間擴香；疲勞、壓力、胸間有壓迫感的時候不時拿來嗅聞；在流感流行期間作為預防，可以塗抹手腕以及胸口，保護免疫系統，在 30 毫升的植物油中加入 30 滴到 40 滴複方精油調成按摩油。

大西洋雪松 *Cedrus atlantica*	精油 1.0 毫升／ 20 滴	
摩洛哥香桃木 *Myrtus communis ct. cineole*	精油 1.5 毫升／ 30 滴	
莎羅白樟 *Cinnamosma fragrans*	精油 1.5 毫升／ 30 滴	
沼澤茶樹 *Melaleuca ericifolia*	精油 0.5 毫升／ 10 滴	
竹葉花椒 *Zanthoxylum alatum*	精油 0.5 毫升／ 10 滴	
澳洲尤加利 *Eucalyptus radiata*	精油 1.0 毫升／ 20 滴	
加拿大鐵杉 *Tsuga canadensis*	精油 1.5 毫升／ 30 滴	
黑雲杉 *Picea mariana*	精油 1.5 毫升／ 30 滴	
黑胡椒 *Piper nigrum*	精油 0.5 毫升／ 10 滴	
巴西胡椒 *Schinus terebinthifolius*	精油 0.5 毫升／ 10 滴	

（外用配方）

當人們令您疲憊時

　　每天早上用幾滴精油塗抹腎上腺部位（用手背摩擦）、手臂內側以及心臟部位，在加拿大鐵杉、黑雲杉、歐洲冷杉、膠冷杉或歐洲赤松這幾樣精油當中選擇；隨身攜帶一瓶上述精油，當您覺得疲倦時就聞一下精油的香味，用幾滴精油塗抹手臂內側。

　　在 1 公升水中加入 1 湯匙歐洲赤松純露飲用。

感到身體與心靈受到玷污（暴力、性侵、亂倫……等）

　　這個議題常屬於禁忌範圍，若沒有大力的治療幫助，幾乎不太可能克服這種創傷。

　　這類創傷對身體健康長期造成的影響是很嚴重的，科學研究發現童年受到的創傷越累積，在成年期造成的傷害就越大。由於亂倫是不斷出現的行為，造成的影響既是生理上的也是心理上的，讓染上菸癮的可能性加倍，意圖自殺的數量以 15 倍增加，其他如造成憂鬱、過量飲酒、吸毒的可能性也急劇增加，而肥胖症、癌症、性傳染疾病的比例明顯增高。

　　受害者為了生存常常會掩蓋創傷，停留在否認階段。當他們在追求靈性及個人發展

時，在一開始浮出表面的常常是極端的情緒及可怕的痛楚，有時難以明瞭這些傷痛的源頭；而最大最頑強的困難之一，就是無法對周圍的人訴說，因為就如同上述，這個話題仍然是禁忌，而加害者常常以此為要脅。當記憶浮上表面，會讓人感到世界崩塌，常常就會造成了成長、性靈發展以及治療的中止。不只加害者有罪，對警訊及哭喊都視而不見的周圍人們也都全體有罪。

亂倫、性侵及暴力等等都是可能毒害人一生的毒藥，這些毒素會侵害到所有脈輪，特別是性輪與心輪，從生理上說，免疫健全度以及感受歡樂喜悅的能力都受到嚴重殘害。

的確，僅僅塗抹或嗅聞幾種精油是不能克服這種創傷的，不過植物也確實可以在治療的過程中幫忙，改善身體與心理的健康。使用純露與精油就自動提升能量振動閾值，加速治癒的速度。以下措施有益身心，是伴隨治療及復健的理想援助。

每日芳香按摩：

想像得到簡單而最有效的措施，就是每日的按摩。每天在身體上塗抹植物油及精油，可以幫助排出積存在體內各個組織中的毒素，包括結締組織，它似乎是個真正的資料庫，儲存了所有記憶。理想情況是早上沐浴前按摩全身，可以排除最多毒素，提升身體與能量的免疫能力。

按摩油建議配方

配方

紫蘇 *Perilla frutescens*	精油 0.25 毫升／5 滴
白松香 *Ferula galbaniflua*	精油 0.25 毫升／5 滴
岩玫瑰 *Cistus ladaniferus*	精油 0.25 毫升／5 滴
義大利永久花 *Helichrysum italicum*	精油 0.25 毫升／5 滴
科西嘉香桃木 *Myrtus communis*	精油 1.0 毫升／20 滴
加拿大鐵杉 *Tsuga canadensis*	精油 2.0 毫升／40 滴
莎羅白樟 *Cinnamosma fragrans*	精油 1.0 毫升／20 滴
乳香 *Boswellia carterii*	精油 1.0 毫升／20 滴

玫瑰草 Cymbopogon martinii	精油 1.0 毫升／20 滴
真正薰衣草 Lavandula angustifolia	精油 1.0 毫升／20 滴
佛手柑葉 Citrus bergamia (leaves)	精油 1.0 毫升／20 滴
金盞菊浸泡油	30 毫升
昆士蘭堅果油（或其他植物油）	加至總量為 200 毫升

每天早上沐浴前按摩全身。

在泡澡水中加入 1 到 2 匙複方油。

身體磨砂：

將 3 湯匙小蘇打混合 3 湯匙複方按摩油，每週 1 次進行身體磨砂／去角質。

在下列純露中根據自己的需求選擇：西洋蓍草、歐白芷根、山金車、佛手柑、橙花、黃玉蘭、芫荽、露兜、科西嘉香桃木、大馬士革玫瑰、依蘭、岩蘭草。每天將 1 公升的飲水中加入 2 湯匙純露；使用純露噴霧，噴在身上或環境中。

· 第二及第四脈輪相關的精油，用來擴香。
· 用岩玫瑰精油做 40 天的練習（請參照岩玫瑰篇）。
· 每日 3 次，閉起眼睛嗅聞科西嘉香桃木精油，首先 2 分鐘將意識放在性器官上，之後 2 分鐘將意識轉移到心臟部位。

皮膚保養

如前所述，皮膚與心輪直接相關，而以「有毒」的產品做皮膚保養，也就是說大部分市面上的美容用品，含化學防腐劑、矽靈、化學奈米粒子、礦物油、對羥基苯甲酸酯等等，不但對皮膚有害，同時也危害到人體健康，而在能量層面，尤其會影響到心輪。然而現今市面上也有一些有機美容產品富含植物精華，這種情況下，您可以很容易在產品中加入精油，並且使用純露作為化妝水。

- 針葉樹精油，例如歐洲冷杉、歐洲赤松、膠冷杉、加拿大鐵杉等，都可以提升微循環，加強皮膚活力，並刺激生命能量普拉納。
- 卡塔菲、乳香、廣藿香、岩蘭草精油，有抗老功能，保濕並且緊緻肌膚。
- 玫瑰草、天竺葵精油，可以淨化肌膚，舒緩受刺激、乾燥或敏感性皮膚。
- 沼澤茶樹、白玉蘭葉精油，則適合混合性皮膚，解決痤瘡問題，也開啟心輪。
- 請記住臉部有許多能量的瑪爾瑪點（Marma），在美容用品中利用精油，可以直接對脈輪及潛意識起作用。

痤瘡

根據阿育吠陀理論，卡法（Kapha）和皮塔（Pitta）混合尤其會引起痤瘡。在印度醫學中，童年由卡法控制，當青春期到來時皮塔便甦醒了，這就解釋為何大多是青少年才會有痤瘡問題。荷爾蒙的轉變（皮塔）造成並且惡化症狀，然而其他的因素像是飲食、情感狀態、壓力也會造成這個問題，極端的情緒例如悲傷、擔憂以及憤怒則會使狀況惡化。

在西方國家，痤瘡很常見於青少年，80% 到 90% 的年輕人在某個階段都會有這個問題。有此困擾的男孩子則比女孩子更多。大多數時候，痤瘡會在 20 到 30 歲之間消失。年輕女性的痤瘡常常與內分泌相關，也就是說症狀會在經期前 3 到 7 天惡化。

有時病灶相當深而留下疤痕，若把痘子擠破、留下疤痕的可能性就更大。即使在青春期過後大部分痤瘡會自然消失，但是臉上和身體上的痘子與病灶都會造成自尊心傷害，影響人際與社會關係的和諧。所以治療皮膚有其重要性，而精油與純露都是最理想的工具。

- 每日在 1 公升飲用水中、加入 1 湯匙馬鞭草酮迷迭香純露、1 湯匙格陵蘭喇叭茶純露。
- 用溫和天然的卸妝乳清潔皮膚，並加入 3 滴摩洛哥香桃木或是真正薰衣草精油。
- 早晚用純露當作化妝水，例如：岩玫瑰、芫荽、橙花、天竺葵、義大利永久花、月桂、薰衣草、科西嘉香桃木、玫瑰草、大馬士革玫瑰、沉香醇百里香等等。
- 每日 1 次，用抗痤瘡精華油按摩皮膚。

抗痤瘡的精華油配方	摩洛哥香桃木 *Myrtus communis ct. cineole*	精油 0.75 毫升／15 滴
	白玉蘭葉 *Michelia alba (leaves)*	精油 0.25 毫升／5 滴
	穗花薰衣草 *Lavandula latifolia*	精油 0.50 毫升／5 滴
	沒藥 *Commiphora myrrha*	精油 0.25 毫升／5 滴
	加拿大鐵杉 *Tsuga canadensis*	精油 0.75 毫升／15 滴
	大馬士革玫瑰 *Rosa damascena*	精油 1 滴
	荷荷芭油	加至總量為 30 毫升

- 用棉花棒沾以下精油一點一點塗抹於痤瘡部位，可以擇一或混合使用：穗花薰衣草、茶樹、白玉蘭葉、沼澤茶樹、沉香醇百里香。
- 用蒸氣蒸臉來做深層清洗：燒開 1 公升水，加入 5 滴沉香醇百里香或沼澤茶樹精油。
- 在平常使用的天然成分面霜中加入 1 到 2 滴下列精油：天竺葵、穗花薰衣草、沼澤茶樹、沉香醇百里香、玫瑰草、白玉蘭葉。
- 用高嶺土加入以下純露與精油製作面膜：岩玫瑰、芫荽、天竺葵、義大利永久花、月桂、薰衣草、科西嘉香桃木、玫瑰草、大馬士革玫瑰、沉香醇百里香。

玫瑰痤瘡，酒糟鼻

　　玫瑰痤瘡，又稱酒糟鼻，是一種臉部皮膚發炎性感染，特點是血管擴張、發紅、小紅色丘疹和膿突。它發生在 40 歲以上的成年人身上，尤其是更年期前後的女性，在大多數情況下，有著反應過度和非常敏感的皮膚。所有症狀都明確表明是皮塔（Pitta）過量，必須採取各種措施來平衡它，最重要的是：避免飲酒、咖啡、醋、辣椒、紅肉、鹹乳酪、劇烈的溫度變化、暴露在陽光下，請使用溫和的、完全天然的清潔劑。

　　在清洗臉部後、用複方純露噴灑臉部，或者出現潮熱時也可以使用。每天喝 1 公升水加入 1 湯匙純露，請選擇以下純露，可以交替使用或混合使用：德國洋甘菊、胡椒薄荷、檀香、芫荽、大馬士革玫瑰、義大利永久花、格陵蘭喇叭茶。

廣藿香 *Pogostemon cablin*	精油 0.1 毫升／ 2 滴
義大利永久花 *Helichrysum italicum*	精油 0.1 毫升／ 2 滴
摩洛哥藍艾菊 *Tanacetum annuum*	精油 0.1 毫升／ 2 滴
熏陸香 *Pistacia lentiscus*	精油 0.25 毫升／ 5 滴
胡椒薄荷 *Mentha piperita*	精油 0.25 毫升／ 5 滴
岬角白梅 *Coleonema album*	精油 1.0 毫升／ 20 滴
科西嘉香桃木 *Myrtus communis*	精油 1.0 毫升／ 20 滴
雷公根浸泡油	10 毫升
瓊崖海棠油	10 毫升
荷荷芭油	加至總量為 50 毫升

根據情況，每天塗抹 2 次。

打擊受創引起的皮膚病、蕁麻疹、濕疹

皮膚病常常是在心理打擊或受創之後發生，不過在肺炎之後也有可能出現（肺炎也可能是由心理打擊所引發）。

格陵蘭喇叭茶 *Ledum groenlandicum*	純露 50 毫升
芫荽 *Coriandrum sativum*	純露 100 毫升
玫瑰草 *Cymbopogon martinii*	純露 50 毫升
天竺葵 *Pelargonium asperum*	純露 50 毫升
大馬士革玫瑰 *Rosa damascena*	純露 100 毫升
西洋蓍草 *Achillea millefolium*	純露 50 毫升
胡椒薄荷 *Mentha piperita*	純露 100 毫升

將 2 湯匙純露加入 1.5 公升的飲水中，當天喝完。

不時在患部噴霧。

外用配方		
松紅梅 *Leptospermum scoparium*	精油 0.50 毫升／ 10 滴
卡塔菲 *Cedrelopsis grevei*	精油 0.50 毫升／ 10 滴
白玉蘭葉 *Michelia alba* (leaves)	精油 0.50 毫升／ 10 滴
科西嘉香桃木 *Myrtus communis*	精油 0.50 毫升／ 10 滴
玫瑰草 *Cymbopogon martinii*	精油 0.50 毫升／ 10 滴
大馬士革玫瑰 *Rosa damascena*	精油 0.25 毫升／ 5 滴
苦橙葉 *Citrus aurantium* (leaves)	精油 0.50 毫升／ 10 滴
加拿大鐵杉 *Tsuga canadensis*	精油 7.0 毫升／ 140 滴
瓊崖海棠油	8 毫升
荷荷芭油	8 毫升
金盞菊浸泡油	加至總量為 30 毫升

每日 3 到 5 次，塗抹於患部。在泡澡水中加入 10 到 15 滴複方油。

皮膚或指甲的真菌感染

外用配方		
巨香茅 *Cymbopogon giganteus*	精油 1.0 毫升／ 20 滴
銀艾 *Artemisia ludoviciana*	精油 1.0 毫升／ 20 滴
玫瑰草 *Cymbopogon martinii*	精油 1.0 毫升／ 20 滴
月桂 *Laurus nobilis*	精油 3.5 毫升／ 70 滴
東印度檸檬香茅 *Cymbopogon flexuosus*	精油 3.5 毫升／ 70 滴

每日 3 到 5 次，將幾滴複方精油塗於患部，直到症狀消失。

妊娠紋（預防性）

外用配方		
真正薰衣草 *Lavandula angustifolia*	精油 0.50 毫升／ 10 滴
白玉蘭葉 *Michelia alba* (leaves)	精油 0.50 毫升／ 10 滴
卡塔菲 *Cedrelopsis grevei*	精油 0.50 毫升／ 10 滴

橙花 Citrus aurantium (flowers)	精油 0.25 毫升／5 滴
苦橙葉 Citrus aurantium (leaves)	精油 3.0 毫升／60 滴
玫瑰果油	30 毫升
酪梨油	30 毫升
榛果油	100 毫升
摩洛哥堅果油	加至總量為 200 毫升

每天沐浴前用此複方油按摩全身。

孕期和哺乳期以外的妊娠紋（治療性）

外用配方		
	穗花薰衣草 Lavandula latifolia	精油 1.0 毫升／20 滴
	樟腦迷迭香 Rosmarinus officinalis ct. camphor	精油 1.0 毫升／20 滴
	卡塔菲 Cedrelopsis grevei	精油 1.0 毫升／20 滴
	加拿大鐵杉 Tsuga canadensis	精油 3.5 毫升／70 滴
	藍膠尤加利 Eucalyptus globulus	精油 3.5 毫升／70 滴
	玫瑰果油	加至總量為 30 毫升

根據情況，每日 3 次，將 3 到 5 滴複方油塗抹於妊娠紋上，並且一邊按摩一邊揉捏。

治癒心輪的精油與純露

以下純露與精油也對心輪產生作用，您可以在本書後面章節找到詳細的說明：阿密茴、沉香醇羅勒、巴西胡椒、岬角白梅、莎草、黑雲杉、澳洲尤加利、泰國蔘薑、雅麗菊、卡塔菲、露兜、熏陸香、白玉蘭葉、甜馬鬱蘭、香蜂草、檸檬薄荷、科西嘉香桃木、摩洛哥香桃木、玫瑰草、佛手柑葉、歐洲赤松、加拿大鐵杉、沼澤茶樹、大馬士革玫瑰、膠冷杉、歐洲冷杉、莎羅白樟、蘇剛達、沉香醇百里香、檸檬馬鞭草。

- 請參考基底輪篇章：歐白芷根、白草果。
- 請參考性輪篇章：香草。
- 請參考喉輪篇章：綠花白千層。
- 請參考眉心輪篇章：印蒿。

以下的精油與純露，若無特殊註記的話，則表示沒有特別的使用注意事項：

🜄 黃玉蘭 –*Michelia champaca*– 原精／純露

心理情緒和能量適用情境	生理適應症
· 陽痿，性冷感，缺乏性趣。 · 無法接收感情及溫柔，對愛緊閉心靈。 · 在人際關係上總是抱著懷疑和不信任的態度。	· 肺臟疾病，心因性呼吸道疾病。 · 心血管功能不足（心理因素）。

🜄 咖哩葉 –*Murraya koenigii*– 精油

心理情緒和能量適用情境	生理適應症
· 負能量，停滯，缺乏同情及同理心。 · 無法感覺到與他人的連結。 · 淨化精微能量管道與經絡。	· 糖尿病，肝胰功能不足，噁心，嘔吐，腹痛，寄生蟲病，腸道念珠菌感染，膽固醇問題，消化道感染。 · 慢性支氣管炎，流感。 · 皮膚病，瘙癢，蕁麻疹。 · 尿道炎，前列腺炎。

巴西乳香 –*Protium heptaphyllum*– 精油

心理情緒和能量適用情境	生理適應症
· 生理及心理上的消沉。 · 精神錯亂，缺乏動力，停滯，麻木遲鈍，缺乏興趣，缺乏專注力與注意力不集中。 · 感覺命運失去控制。	· 胃潰瘍，糖尿病，代謝失調，膽固醇問題，三酸甘油酯增加，肝和胰腺充血，胃炎，腸道寄生蟲病，肥胖症。 · 風濕症，骨關節炎，關節炎，腰痛，坐骨神經痛。 · 橘皮組織，靜脈曲張，痔瘡，充血，皺紋，皮膚缺氧，皮膚鬆弛和老化，淋巴和靜脈充血，水腫，傷口，靜脈曲張潰瘍。 · 甲狀腺功能低下。

白雲杉 –*Picea glauca*– 精油

心理情緒和能量適用情境	生理適應症
· 無法看到表象背後的東西。 · 缺乏整體的視野。 · 笛卡爾式的理性精神。 · 精疲力竭，僵化。	· 其生理性質和適應症是與黑雲杉非常相似，不同之處在於這個品種更適合用在能量修正上，也對應眉心輪作用。另一方面，它被證明有時也對治療哮喘有效。

藍雲杉 –*Picea pungens*– 精油

心理情緒和能量適用情境	生理適應症
· 對尋找自己的志向有困難。 · 恐懼，擔憂，猶豫。 · 缺乏歡樂，一切看來都很沉重。 · 悲傷，自己太當真了。	· 其生理性質和適應症是與黑雲杉非常相似，然而若在能量或心因性的支氣管或肺部問題的治療中，則首選藍雲杉。

紅雲杉 –*Picea rubens*– 精油

心理情緒和能量適用情境	生理適應症
· 能量停滯，沉重。 · 易感，缺乏情緒上的負荷能力。 · 處於受打擊狀況，恐慌，歇斯底里。	· 其生理性質和適應症是與黑雲杉非常相似，不過對於高度敏感，以及身體與能量免疫系統偏弱的人來說，紅雲杉是首選。

藍膠尤加利 –*Eucalyptus globulus*– 精油／純露

心理情緒和能量適用情境	生理適應症
· 心理及精神上的軟弱，精疲力竭，缺乏動力。 · 無法專心，缺乏清晰思路。 · 缺乏毅力。 · 釋放心輪的能量，並與喉輪及眉心輪建立連結。	· 鼻炎，支氣管炎，咳嗽，流感，鼻竇炎。 · 痤瘡，濕疹，乾癬。 · 腸道寄生蟲病。 · 泌尿生殖器感染。

芳枸葉 –*Agonis fragrans*– 精油

心理情緒和能量適用情境	生理適應症
· 心靈與精神上缺乏開放性。 · 乏力狀態，精神錯亂，怨恨，內在衝突。 · 無法生出感激之心。 · 淨化和保護心輪。	· 皰疹，真菌感染，痤瘡，皮膚病，口腔潰瘍，口腔感染。 · 肌肉痠痛，背痛、尤其是在肩胛骨部位。 · 流感，鼻炎，咳嗽，支氣管炎，鼻竇炎，喉炎。 · 靜脈曲張，痔瘡。 · 風濕症。

🔹 昆士亞 –*Kunzea ambigua*– **精油**

心理情緒和能量適用情境	生理適應症
· 對周遭人事物很冷漠，被孤立的感覺。 · 觸覺與聽覺不太發達。 · 神經衰弱，焦慮，壓力。 · 缺乏整體視野。 · 性功能衰弱。	· 痤瘡，濕疹，真菌感染，皰疹，帶狀皰疹，皮膚潰瘍，傷口。 · 肌肉和關節疼痛。 · 呼吸系統疾病。 · 克隆氏症，便祕，吞氣症，代謝失調，肝和胰腺充血。 · 泌尿生殖系統感染。 · 靜脈曲張，痔瘡，橘皮組織。

🔹 落葉松 –*Larix laricina*– **精油**

心理情緒和能量適用情境	生理適應症
· 缺乏客觀性，無法看清現實。 · 對未來及改變感到恐懼。 · 缺乏信任，自卑感。 · 精神及情感的停滯，沮喪，虛弱，過勞。	· 坐骨神經痛，腰痛，關節炎，痙攣，風濕症，痛風。 · 流感，鼻炎，支氣管炎，咳嗽，鼻咽炎。 · 骨盆腔充血，前列腺充血，水腫，泌尿系統發炎。

🔹 石松 –*Pinus cembra* – **精油**

心理情緒和能量適用情境	生理適應症
· 缺乏情感成熟度，對小事發怒，神經衰弱。 · 洩氣，缺乏信任。 · 能量衰弱，康復期，虛弱無力狀態，缺乏動力，易感。 · 自卑感。	· 肌肉和關節疼痛，關節炎，風濕症，偏頭痛。 · 支氣管炎，鼻炎，鼻竇炎，流感，吸煙者的咳嗽，肺炎。 · 痤瘡，乾癬，濕疹，皺紋，皮膚缺氧。 · 前列腺炎，膀胱炎。 · 靜脈和淋巴瘀滯，水腫，體液積存，腿部沉重。 · 心跳過速，胸口壓迫感。

⬤ 歐洲冷杉 –*Abies pectinata* / *A.alba*– 精油

心理情緒和能量適用情境	生理適應症
・缺乏自信。 ・壓力，感到被責任淹沒。 ・缺乏耐力及紀律。 ・精疲力竭，慢性疲勞，過勞。	・支氣管炎，感冒，鼻竇炎，卡他性炎症，流感。 ・肌肉痠痛或痙攣。 ・風濕症，骨關節炎。 ・身體與能量的免疫衰弱。 ・肝和胰腺充血。

⬤ 巨冷杉 –*Abies grandis*– 精油

心理情緒和能量適用情境	生理適應症
・缺乏自信與勇氣，難以主張自我。 ・悲觀，沮喪，無力感。 ・淨化精微體並活化心輪。	・呼吸道感染，感冒，鼻炎，支氣管炎，鼻竇炎。 ・痙攣，風濕症。 ・疲勞，精疲力竭。 ・橘皮組織。

⬤ 喜馬拉雅冷杉 –*Abies spectabilis*– 精油

心理情緒和能量適用情境	生理適應症
・神志不夠清明，頭腦不清，沒有動力，缺乏勇氣，情感不成熟。 ・猶豫，靦腆害羞。 ・主觀性，看不到重點。 ・負面氛圍。	・橘皮組織，痤瘡，皮膚暗沉。 ・關節疼痛，背痛，肩胛骨及頸部疼痛，風濕症。 ・呼吸道感染，流感，支氣管炎，咳嗽。 ・消化緩慢，飯後疲倦，腹瀉，食慾不振，腸道寄生蟲病。 ・尿道感染。 ・神經痛，偏頭痛，靜脈和淋巴瘀滯。

🌢 龍腦百里香 –*Thymus satureioides*– 精油

注意事項：促進子宮收縮。

心理情緒和能量適用情境	生理適應症
· 神經、心理及性無力。 · 缺乏勇氣與生命活力。 · 無力感。 · 心理脆弱。 · 啟動心輪並將它與基底輪建立連結。	· 呼吸道感染，支氣管炎，鼻竇炎，咳嗽，流感。 · 泌尿生殖系統感染，念珠菌病。 · 腸道感染，腸道寄生蟲病。 · 皮膚感染與寄生蟲病，油性皮膚，痤瘡。

🌢 側柏醇百里香 –*Thymus vulgaris ct．thuyanol*– 精油

心理情緒和能量適用情境	生理適應症
· 虛弱，神經疲勞，神經衰弱。 · 憂鬱。 · 精神與情緒不平衡。 · 壓力。	· 膀胱炎，陰道炎，尿道炎，前列腺炎，生殖器真菌感染，生殖器皰疹，濕疣。 · 肝功能不足，病毒性肝炎，肝硬化。 · 唇皰疹，口腔潰瘍，口腔及牙齒感染。 · 皮膚或指甲的真菌感染。 · 關節炎，肌腱炎，骨關節炎。 · 支氣管炎，鼻竇炎，鼻咽炎，扁桃腺炎，流感。

第五脈輪

喉輪（Vishuddhi）

「若不嘗試超越已有的成就，您就無法成長。」

愛默生（Ralph Waldo Emerson）

喉輪的梵文名字 Vishuddhi，意謂「淨化」，也可以理解為「極性的轉換」。第五脈輪的象徵圖案是 16 瓣的紫色蓮花，花中有一輪月，月中有 1 滴甘露（Amrit），這是神話中的永生之蜜。如果喉輪中的能量可以順暢運轉的話，人就能超越自我，靈感就能昇華。喉輪創造了聲音，也創造了道路。它是直覺的中心，並且喚醒心靈中的平靜、傾聽及與宇宙間各層次意識溝通的能力。它是與空間／乙太元素以及聽覺相連結。

喉輪的真言是 *HAM*。松綠色、寶藍色、淺藍色、白色，可以淨化並調和喉輪；橙色則活化並激發它的創造力。喉輪位於喉嚨底、頸椎的部位。

藍色的礦石，例如海水藍寶、藍玉髓、藍寶石、拉長石、藍色螢石等等，可以淨化與調和喉輪。

- 生理上，它主導溝通。
- 心理上，它控制心智的準確性。
- 情緒上，它控制著疏離感與獨立性。
- 精神上，它創造寧靜。

在生理上它控制著甲狀腺、口腔健康、上頜骨、頸椎、嗓音、喉部、耳朵、頸部和斜方肌。

　　第五脈輪象徵著演進、成長、超越的能力，在淨化和平穩情緒上，以及在性靈意識的發展上都扮演很重要的角色。從喉輪開始，善惡對立的概念被鈍化，各種極端趨向和諧；喉輪提供的敏感度，將這些概念都當成是文化與宗教包裝下的產品，現有的標準則當成相對觀念；生命中的經歷，不管是歡愉還是痛苦，都被當成是成長的教材，將開拓我們理解的範圍。如果面對事故，下層脈輪會常常用一些具有破壞性的情緒反應的話，喉輪則會尋找良好的理解以及洞察力，障礙可以用退一步的智慧態度對待，意識變得更為微妙澄澈，我們可以看到事物的整體，痛苦則可以被當成一種學習成長的經驗。

　　直覺與感覺都受到「因果印記」（samskara）的影響，這是由生活經驗發展出來的內在運行模式。它可能是身體上的（例如經過學習、我們知道如何使用單車），可能是情緒上的（在面對類似情況時、我們的反應總是相同模式），也可以是心理上的（再度經歷已經有經驗的狀況、讓我們焦慮）。而因果印記決定我們身體上、心理上以及精神上的習慣和反應模式；有些模式有用而且具有建設性，有些則不然，可能會導致持續的痛苦。若是喉輪獲得甦醒，我們可以學習認知到這些模式，清楚地看到，然後漸漸地改變它們，如果必要的話則化解它們。

　　喉輪為溝通的中心，也是解開及淨化過去包袱的十字路口。它是與神聖自我相連之地，也是認識真相之地，包括我們自身的真相、關於周遭環境的真相、群體與整個宇宙的真相。它搭建出心輪之能量、與更高維度的智識、即眉心輪之間的溝通。

　　喉論可以連結頂輪，讓它與所有存在之間產生終極交流經驗；在這個空間中，聲音可以顯現出來，由聲音與宇宙中每個表現產生關聯，這就是音樂的基本原理，也是聲音的根本；在這裡人類能意識到宇宙的遊戲（在梵文中稱為里拉 Leela），無限可能的意識甦醒。我們所維持的人際關係，特別是那些與當權者之間的關係，很大一部分是取決於喉輪的健康。

　　喚醒喉輪需要靈性修持，冥想及祈禱……等。真實並不是馬上可以達到的狀態，一般而言，我們更容易說出對方想聽的話，因為想要保持禮貌，對於拒絕與評價的恐懼會阻礙我們的語言表達。然而當意識集中在喉輪的時候，即使完全真實表達，也從來不會傷人。而對下層脈輪的功課也幫助準備這種層級的溝通：

- 第一與第二脈輪的校準對齊，可以幫助克服恐懼。
- 打開第三脈輪，可以幫助感覺自身的能力，也產生信心。
- 打開第四脈輪，可以喚醒同理心以及與他人的連結。

之後我們就具備更好的語言能力，用來表達想望和看法，並界定自己與他人的真實。

冥想與真言，仍然是喚醒這個能量中心的最佳方法之一。我們可以在最深的層次了解到內在的真實，幫助我們看到自己，也看出身旁人們的內在模式與潛藏的循環周期。

當我們順著這種更高感知力的振動時，自然就會將每個人都視為一種精神存在，是整體的組成部分，其中每個人都是神聖的，任何人都一樣，應受到與任何一個家人同等的尊重和對待。我們會帶著同情心和祝福，發展出一種自發性，喚醒他人的真實，並幫助提升人類，令其減輕痛苦的能力。

許多治療師具有很高的內在品質，並且也有多種出色的技術，儘管如此，他們仍無法讓自己廣為人知，也無法實現自己的目標，達到目的。他們靦腆害羞，害怕完全展現自己，無法聆聽，害怕真實等等，這些都阻止他們成功。

只要喉輪偏弱或受阻，就很難讓人聽到你的聲音。我們可以由太陽神經叢來表現自己的觀點，但無法靈魂對靈魂地溝通；兩個小我之間的討論可以得出結論，但不一定是進化性的，兩個人之間也不能自動產生聯繫。

有些人能很自豪地說出對他人的看法，然而，傷害性的交流永遠不會來自第五脈輪，而來自下層脈輪。喉輪掌握了溝通的藝術，不會造成痛苦。

只要我們繼續學習、研究、傾聽，便可以幫助我們成長進化，讓意識往上層脈輪靠近。真實自我，真實生活與真實表達，對於知識的熱情，對於探索智力不可觸知的境界的好奇心，這些都是治療與喚醒喉輪的基本因素。

喉輪人格

喉輪活躍的人，能將生活中有害的面向昇華，因為他可以越過世俗情況看到本質的真理，具有辨別力，能做不同的解釋、投射與直覺。他們擅於傾聽，並且能接收他人的話語，有時這些人能感知其他人的心靈振動，而發展出一種心靈感應的能力。

這些人有很好的自控能力，可以控制衝動，並且對依賴免疫。他們記得以往的經驗，將之應用到現時，並且以寧靜之心展望未來。這些人常常懷有遠見卓識，然而他們並不會拘泥於成果，也不會對實踐抱負帶有執念，而是在過程中品嘗每一個階段。他們已經學會超越小我，並能真實地表達自己。

喉輪就是乙太元素，一種寬廣、客觀且公正的性質，可以將所有極端相抗的傾向容納其中，提供一個廣泛的個人自由選擇，並加強個人意志。這個能量中心開放的人，有著和諧共鳴的聲音，讓人會自然而然注意傾聽，他們也很擅於傾聽，並能感受到微細的振動。持續對真理的追尋，讓他們得以接觸深層潛意識，解讀來自內心深處的訊息。

喉輪人格有出色的溝通能力，能夠清楚真實地傳達自己的想法，相當有說服力，並且善於專心聆聽，也能勇敢堅決地捍衛自己的意見。

喉輪佔主導地位的教師與教授們，都有辦法完全抓住學生的注意力，而且特別擅長用簡單清楚的方式讓人理解複雜的過程。

擁有喉輪人格的人，天生好奇，對於進化成長的需求讓他們對各種事物都感興趣。他們修行內在，在這個世界上以穩健寧靜的姿態前進。他們有很好的綜合意識，並且能夠在每個學習到的東西中抽出精髓充分利用，有時候他們會利用隱喻或是象徵來讓事物更容易理解。

喉輪的主要目的就是真理，因此它總會深掘到底，然而這個絕對真相的看法也會讓喉輪人格有時候太主觀，因為真相本身就是相對的。在不同人及不同情況下，喉輪都可能有不同的表現。喉輪主導的人，有時會難以接受，或是難以別的視角來看事情，而他們出色的言語能力則讓這個情況更惡化，因為他們可以很容易操控語言而不自覺。

加強心輪、本我輪與性輪，可以讓喉輪人格發展更多同理心與創造力，更能感覺到自己的情緒與感情。

- 快樂鼠尾草的精油與純露，可以激發創造力、並幫助表達。
- 苦橙、紅橘、佛手柑及它們的葉片精油，都能帶來更多快樂與創造力。
- 依蘭的精油與純露，可以幫助思想變得相對化、並也更有彈性。
- 大馬士革玫瑰精油與純露，可以打開心靈，幫助感受更多的愛。
- 芳枸葉精油，可以幫助感受到更多感謝之心。
- 昆士亞精油，可以幫助看穿表象。

第五脈輪 – 喉輪 - 偏弱或受阻

溝通笨拙，無法傾聽，表達意見時靦腆害羞或笨拙，停滯

　　第五脈輪偏弱或受阻，會導致靦腆害羞，無法順暢表現自己，會從某種保留的態度突然翻轉成話太多並打斷他人談話。因為對於希望被傾聽的想法太過執著，而無法理解可能唐突別人了，或是因為周遭的人不能了解他要說的事而感到困惑。

　　這些人會無法做決定及選擇，可能缺乏清醒的頭腦，容易受到影響，或是受到團體意見的操控。永遠以同樣的方式對待障礙與問題，難以改變視角。想要成長但是不知道方法，想要進步卻不肯聽從善意的建議。

　　喉輪受阻也表示遇到了此類事件：謊言、惡意訊息、言語暴力、持續尖叫、過度批評（阻礙創造力）、祕密、獨裁或權威態度、家庭中有成癮問題或是隱藏的祕密。

　　第五脈輪是溝通以及與他人互動的基礎，這個脈輪的健康就是進步、傾聽能力與內化知識的同義詞。

　　喉輪的治療與傾聽能力及個人發展是一體的；知道如何更好地說話，並不只是第五脈輪平衡的同義詞。

　　因為這個脈輪是與聲音息息相關，冥想結合真言和音樂，會對喉輪特別有益。

治療第五脈輪

有下列情況時建議進行第五脈輪的治療：

· 表達困難，難以找到適當用語。

· 靦腆害羞。

· 害怕暴露自己，懷抱祕密。

· 侵略性的溝通，用言語唐突別人。

· 只講到自己。

· 缺乏靈感。

· 操控，有用語言操弄他人的傾向。

· 歪曲事實，誇大其詞，有「謊語癖」傾向。

· 執著於想要了解別人，卻缺乏同理心。

· 在人際關係中無法感受信任。

· 甲狀腺問題。

· 頸椎、斜方肌及肩膀疼痛。

· 常常用「我知道」來回答，自以為把所有方法都研究透了。

· 對別人的話聽不入耳，常常打斷別人說話。

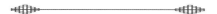

以下表格列出對第五脈輪有益的精油與純露，您可以根據自己的直覺選擇其一。嗅聞香氣，用來調配按摩油，按照《精油伴我成長》書中的指示進行儀式，用來泡澡或者製作氣場噴霧等等，這些都有助於改善喉輪的運作。第五脈輪是與聽覺相連，所以冥想時唱誦真言或伴以冥想音樂，會特別有助益。

· 以下精油擇一：德國洋甘菊、豆蔻、芫荽、欖香脂、大高良薑、快樂鼠尾草、昆士亞、月桂。隨身攜帶，每日3次，閉眼嗅聞精油、持續2分鐘，將意識集中在喉嚨，用以淨化喉輪。

· 每日用上述精油幾滴，用畫圓的手勢、輕輕按摩喉嚨下方。

· 用喉輪精油或純露來泡芳香浴，同時聽冥想音樂。

· 每日 2 次，喝 1 杯溫熱水，加入 1 茶匙下列純露，療程 40 天，可以混合數種純露使用。

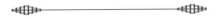

植物名稱	適用情境
檀香	您易受刺激、憤怒。 您與人溝通時具侵略性、緊張或笨拙。 您有背痛（特別是腰部以及頸部）。 您有循環問題。
德國洋甘菊	您缺乏洞悉能力，缺乏距離。 您有防衛性態度。 您無法聆聽，馬上就會反應。 您有挫敗感、憤怒、易受刺激。
芫荽	您缺乏洞悉能力，缺乏距離。 您有防衛性態度。 您無法聆聽，馬上就會反應。 您有挫敗感、憤怒、易受刺激。
乳香	您有心理與身體的僵化。 您有溝通困難，無法冷靜表達自己。 您有對話障礙。
月桂	您缺乏信任。 您缺乏情感的成熟度。 您缺乏勇氣。
胡椒薄荷	您的神志不夠清明。 您無法接受新的思想或概念。 您的脾氣火爆、易受刺激、憤怒。

		您缺乏創造力與靈感。
快樂鼠尾草		您害怕冒險。
		您對於自身能力的信任有限。

日常滋養與啟動第五脈輪

- 每日冥想。
- 即使自認五音不全，也要多唱歌（在蓮蓬頭下或在車子裡就沒人聽得到）。
- 以下瑜伽體位對喉輪特別有益：魚式（Matsyasana）、駱駝式（Ustrasana）、橋式（Setu Bandha Sarvangasana）、肩立式（Salamba Sarvangasana）、犁式（Halasana）。這些體位可以調和甲狀腺，並為喉輪帶來能量。
- 應用藍色的配件、穿著等；室內也用藍色裝潢。
- 定期按摩喉部、肩部、頸部以及頸椎。
- 加強下層脈輪，為這個層級的溝通做好準備。若活化第一與第二脈輪，可以克服大部分的恐懼，獲得自信；活化第三脈輪，能意識到內在的力量；活化第四脈輪，可喚醒心靈智慧，更能感受到與其他人的聯繫。如此一來，可以更靈活地將需求、欲望以及想法轉化成語言，表達自己的真理，而不會造成傷害或唐突他人。
- 學習如何無遲疑無恐懼地說話。例如您想要加薪卻沒有勇氣向主管要求，可在一張紙上寫下要說的句子，然後在鏡子前大聲唸出來，感受其共鳴或回音。
- 喉輪的一個很重要面向是聆聽，請自問是否用心聆聽旁人說話不會打斷，而且這之間沒有分心做其他的事。
- 練習調息法（Pranayama），特別是喉式呼吸法（Ujjayi Pranayama）。
- 活化這個脈輪的真言是 *HAM*，請高聲吟誦出來。
- 配戴藍色的寶石或半寶石，例如：藍寶石、藍色托帕石、海水藍寶、藍玉髓、松綠石、青金石等等。
- 練習在與人溝通前帶入以下概念：
  1. 請自問「我現在說的是不是事實？」
  2. 如果是的話，「我現在說的話是必要的嗎？」
  3. 如果是的話，「我說的話友善嗎？」

表達自己的終極真相，並不表示我們可以評論、批評或衝撞其他人；發自我們內心本質的事實，必定具有共情與愛的色彩。

日常滋養與啟動第五脈輪的按摩與冥想

· 使用含有與第五脈輪相關精油的按摩油，按摩頸部、肩部、頸椎。
· 採取冥想坐姿。
· 輕輕轉動幾次頭部。
· 閉眼嗅聞一種喉輪精油，或是混合精油，持續 2 分鐘。
· 將意識放在頸部，觀察自己的深呼吸。採用喉式呼吸法：用鼻子深深吸氣，然後用嘴巴慢慢吐氣，一邊放鬆所有緊繃的神經，然後閉上嘴巴再重新用鼻子吸氣，最後將舌頭放在口腔後方，好像把舌頭往後拉，這樣可以在喉嚨部位堵住聲門。繼續用同樣的節奏呼吸，收縮會陰部和胃部以增加能量，這樣循環呼吸 5 次。
· 恢復正常呼吸，吸氣時想像藍色穿透全身，在身體周遭散發出藍色的雲。

可能與喉輪相連的問題

耳鳴或聽力障礙

聽力障礙的問題進展十分嚴重，而且比例令人擔憂，越來越多人為耳鳴以及聽力衰退直到失聰所苦。已知的原因包括老化、聽覺創傷、潛水事故、服用某些藥物、接觸噪音、長時間聽 MP3、過度使用智慧型手機、維生素 B12 缺乏等等。當噪音音量超過 115 分貝時，就會不可逆地破壞聽覺神經纖維。

根據阿育吠陀，聽覺障礙與瓦塔（Vata）失衡相關；這種生物能量會隨著年紀增長而自然升高，因此與瓦塔有關的病症大多在 50 歲之後表現更明顯。

熱油是對抗瓦塔最好的解藥，也適用於耳朵。當然預防總勝於治療，所以建議將耳朵的油療加入阿育吠陀的每日慣例當中（請參考《日復一日阿育吠陀》一書）。這個方法特別適用於瓦塔型的人、常常暴露在噪音中的人以及旅行之後。

配方

每日的耳朵油療的配方

橙花 Citrus aurantium (flowers)	精油 0.25 毫升／ 5 滴
欖香脂 Canarium luzonicum	精油 1.25 毫升／ 20 滴
真正薰衣草 Lavandula angustifolia	精油 0.25 毫升／ 5 滴
卡塔菲 Cedrelopsis grevei	精油 0.25 毫升／ 5 滴
金盞菊浸泡油	10 毫升
芝麻油	加至總量為 30 毫升

將複方油放入有滴管的 30 毫升瓶子裡。每天早上，以及經過吵雜及壓力的一天後，晚上按摩耳朵。

- 使用前請將油溫熱。
- 在兩個耳道中注滿溫熱過的油。
- 用兩手摀住耳朵並且以畫圓的方式按摩耳朵。
- 從上到下按摩耳朵軟骨，再從下到上按摩。
- 然後按摩耳朵周圍。

口腔潰瘍

每日數次，在患部噴灑月桂純露。用 1 滴月桂精油塗抹於膿皰處，也可以先用橄欖油或玫瑰果油稀釋精油使用。

倉促決定，無法客觀

將 4 滴白千層精油與 4 滴卡塔菲精油與 1 湯匙蜂蜜混合，加入泡澡水中。

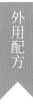

外用配方

白千層 *Melaleuca cajuputi*	精油 1.5 毫升／30 滴
德國洋甘菊 *Chamomilla matricaria*	精油 0.25 毫升／5 滴
芫荽 *Coriandrum sativum*	精油 0.5 毫升／10 滴
榛果油	加至總量為 10 毫升

每晚用混合油按摩腳底以及腳踝。

下顎疼痛或緊繃，夜間磨牙

我們用嘴吃飯、說話、表達自己，感覺下顎應該要能經久耐用的。當我們有壓力時會收緊下巴肌肉並咬緊牙齒，要釋放壓力時我們會更咬緊牙關和下巴，不幸的是，這個無意識的機制之後會造成頸部的疼痛、頭痛以及全身緊繃。特別是那些不會讓情緒外顯的人，尤其是憤怒的情緒，還有不肯將自己的慾望及看法訴諸語言的人，更容易會有這種問題。

以下措施有助於解決此問題：

在以下精油當中擇一：欖香脂、芫荽、豆蔻、大高良薑、蘇剛達。閉眼，將舌頭頂在口腔頂，嗅聞精油、持續 2 分鐘，如此一來下顎會往下，自然鬆弛。每次當您意識到自己咬緊牙關時就想想這麼做，之後可以動動下顎，由右到左，往前往後。

配方

臉部及頸部按摩油的配方

欖香脂 *Canarium luzonicum*	精油 0.25 毫升／5 滴
乳香 *Boswellia carterii*	精油 0.25 毫升／5 滴
芫荽 *Coriandrum sativum*	精油 0.5 毫升／10 滴
月桂 *Laurus nobilis*	精油 0.5 毫升／10 滴
加拿大鐵杉 *Tsuga canadensis*	精油 1.75 毫升／35 滴
山雞椒 *Litsea cubeba*	精油 1.75 毫升／35 滴
摩洛哥堅果油	10 毫升

昆士蘭堅果油	10 毫升
玫瑰果油	加至總量為 50 毫升

每日 1 到 2 次，按摩臉、喉及頸部，在下顎處加強。然後張開嘴盡可能伸出舌頭，往左右擺動，在鏡子前做鬼臉。

要軟化下顎及釋放出喉輪裡的能量，可以吟唱真言或是發出母音。

牙痛，牙膿腫

外用配方

丁香花苞 Syzygium aromaticum	精油 2 滴
沒藥 Commiphora myrrha	精油 2 滴
月桂 Laurus nobilis	精油 4 滴
胡椒薄荷 Mentha piperita	精油 4 滴
東印度檸檬香茅 Cymbopogon flexuosus	精油 14 滴
金盞菊浸泡油	加至總量為 10 毫升

每日 3 次，或視情況而定，局部塗抹 1 到 2 滴。

頸部痠痛，斜方肌僵硬疼痛，落枕

每日 3 到 5 次，喝 1 杯溫熱水加入 1 茶匙月桂純露。用純露熱敷在疼痛的部位。

外用配方

月桂 Laurus nobilis	精油 0.5 毫升／10 滴
德國洋甘菊 Chamomilla matricaria	精油 0.25 毫升／5 滴
欖香脂 Canarium luzonicum	精油 0.25 毫升／5 滴
胡椒薄荷 Mentha piperita	精油 0.25 毫升／5 滴
亞碧拉醒目薰衣草 Lavandula hybrida var. Reydovan	精油 0.25 毫升／5 滴
檸檬尤加利 Eucalyptus citriodora	精油 1.5 毫升／30 滴
藍雲杉 Picea pungens	精油 1.5 毫升／30 滴
芳香白珠 Gaultheria fragrantissima	精油 0.25 毫升／5 滴

| 聖約翰草浸泡油 | 加至總量為 30 毫升 |

每日 2 次，按摩頸部、頸椎以及斜方肌，直到症狀消失。用 15 滴按摩油及 1 把海鹽或喜馬拉雅岩鹽，加入泡澡水中。

失聲

每日數次用以下純露（一種或數種）在喉嚨深處噴霧，或是抬頭咕嚕咕嚕地漱口：冬季香薄荷、錫蘭肉桂、佛手柑。

唇皰疹

根據阿育吠陀，皰疹也是皮塔（Pitta）的外顯徵狀；中醫也確認，皰疹和肝火及膽火太旺有關；皰疹通常在強烈的情緒及高壓力時期爆發。的確皰疹也可能因為跟病毒的帶原者接觸感染所引起，不過通常火型能量較旺盛的人，比較常有這種困擾。與皰疹連結在一起的情緒有憤怒、罪惡感、挫敗感、憂傷、認命、難以表達主張與意見。

如果在出現刺癢感的第一時間就用精油塗抹、並飲用純露的話，可以在相當快的時間得到控制，痘子可以在一開始就被處理掉，不會有囊泡滲出或感染的問題；若不是這樣，就要有一點耐心。芳香療法相當有效，而再出現的機會也會變低，特別是如果能意識到心理層面的機制，並執行一些「抗皮塔」的措施的話。

每年在夏季末開始一個為期 40 天的純露療程，每天喝 1 公升水加了 1 茶匙以下純露，並且在皰疹開始長的時候也喝，在水中加入一種純露，特別是在情感波動強烈或壓力大的時期：芫荽、大馬士革玫瑰、胡椒薄荷。

也可以替換以下幾種純露：檀香、黃玉蘭、薰衣草、玫瑰草、格陵蘭喇叭茶、沉香醇百里香。

外用配方	白玉蘭葉 Michelia alba (leaves)	精油 0.5 毫升／ 10 滴
	胡椒薄荷 Mentha piperita	精油 0.5 毫升／ 10 滴
	真正薰衣草 Lavandula angustifolia	精油 1.0 毫升／ 20 滴
	檸檬羅勒 Ocimum basilicum citriodorum	精油 1.0 毫升／ 20 滴
	桉油醇樟 Cinnamomum camphora ct. cineole	精油 2.0 毫升／ 40 滴
	聖約翰草浸泡油	加至總量為 10 毫升

一旦有刺癢感或出現囊泡時，每日數次塗抹於嘴唇患部上，直到症狀消失。

口腔衛生

每天早上用芝麻油漱口，這是阿育吠陀千年來每天的衛生習慣。這個動作非常有效，可以強化免疫系統、組織排毒、預防齲齒、真菌感染或牙齦發炎、保護牙齒琺瑯質、預防牙齦萎縮，並支援 Bodhaka Kapha[譯註 4] 功能，也就是說將夜間堆積在舌頭上的毒素排出去。

[譯註 4] Bodhaka kapha 是印度阿育吠陀三大體質中的水土元素 Kapha 的其中一種，負責潤滑口腔和喉嚨，並幫助接收味覺的一種滋養功能。

- 用 1 湯匙油漱口，讓油在口腔中四處轉動，在牙齒間流轉，如此含在口腔中漱口 5 分鐘後才吐出。然後刷牙，用刷子刮舌頭以淨化味覺。
- 與精油結合能夠加強消炎、抗菌、抗真菌的效果。在 95 毫升的芝麻油中加入 5 毫升、即 100 滴的下列精油：月桂、胡椒薄荷、茶樹、丁香花苞、沒藥、柑橘類。

反覆性喉炎

經常發生喉炎的話可能是由喉輪阻塞引起，也會有溝通困難、傾聽困難、空間壓迫感、或是需要不斷訴說自己的事。以下複方純露除了幫助生理上的症狀，也可以幫助心理情緒上以及能量上的和諧。

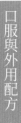
口服與外用配方

月桂 *Laurus nobilis*	純露 50 毫升
藍膠尤加利 *Eucalyptus globulus*	純露 25 毫升
芫荽 *Coriandrum sativum*	純露 50 毫升
檀香 *Santalum album*	純露 50 毫升
胡椒薄荷 *Mentha piperita*	純露 75 毫升
冬季香薄荷 *Satureja montana*	純露 50 毫升

在 1 杯溫熱水中加入 1 茶匙純露混合，每日喝 3 到 5 次，根據情況而定。

每日數次用複方純露在喉嚨深處噴霧，或者是抬頭咕嚕咕嚕漱口，症狀消失後仍要持續 3 到 4 天。

將 3 湯匙複方純露及 1 把海鹽，加入泡澡水中。

外用配方

月桂 *Laurus nobilis*	精油 0.5 毫升／ 10 滴
德國洋甘菊 *Chamomilla matricaria*	精油 1.0 毫升／ 20 滴
白千層 *Melaleuca cajuputi*	精油 0.25 毫升／ 5 滴
豆蔻 *Elettaria cardamomum*	精油 0.5 毫升／ 10 滴
芫荽 *Coriandrum sativum*	精油 0.5 毫升／ 10 滴
欖香脂 *Canarium luzonicum*	精油 0.25 毫升／ 5 滴
山雞椒 *Litsea cubeba*	精油 3.0 毫升／ 60 滴
苦橙 *Citrus aurantium*	精油 2.0 毫升／ 40 滴
黑雲杉 *Picea mariana*	精油 2.0 毫升／ 40 滴

用 60 滴複方精油加上 25 毫升月桂純露以及 25 毫升酒精混合，製作噴霧。

每日數次用幾滴複方精油按摩喉部及頸椎，特別加強喉嚨底部，將喉輪的氣或普拉納釋放出來。

如果喝了純露之後喉嚨還是持續疼痛，每日 3 到 5 次服用 2 滴複方精油與一點蜂蜜。

耳炎

同時也請見聽力障礙的段落。

　　根據中醫說法，成人外耳炎可能是因為腎或肝功能不足引起的，所以要加強這兩個器官的功能，尤其是使用跟這兩個器官有關的精油與純露，像是迷迭香、杜松、格陵蘭喇叭茶、圓葉當歸、岬角白梅、海茴香等等。阿育吠陀將耳朵與第五脈輪以及空間元素結合，也就是我們接收聲音，也允許我們感知聲音環境的器官，它幫助我們藉由傾聽而得以溝通。

　　如果耳朵經常發炎，就必須審視能量和精神層面的問題：
· 有沒有可能我不想聽到環境的聲音（衝突、口角、批評等等）？
· 我是不是想要自我阻隔在世界之外，而不是表達自我？
· 我有沒有可能在逃避與人對抗？
· 我是不是聽不到自己內在的聲音？

　　對兒童而言，耳炎可能由父母經常的爭吵所引起，或是因為常常受到處罰。

· 每日 4 到 6 次，用以下按摩油按摩耳朵周圍以及軟骨（按摩油必須先溫熱）。
· 將 1 滴精油滴在棉花球上，放在耳道入口。

外用配方

12 歲及以下兒童急性中耳炎

橙花 Citrus aurantium (flowers)	精油 1.0 毫升／ 20 滴
史泰格尤加利 Eucalyptus staigeriana	精油 1.0 毫升／ 20 滴
白千層 Melaleuca cajuputi	精油 1.0 毫升／ 20 滴
欖香脂 Canarium luzonicum	精油 0.5 毫升／ 10 滴
沉香醇百里香 Thymus vulgaris ct. linalool	精油 1.0 毫升／ 20 滴
聖約翰草浸泡油	加至總量為 10 毫升

12 歲及以下兒童漿液性中耳炎

外用配方

德國洋甘菊 *Chamomilla matricaria*	精油 1.0 毫升／ 20 滴
橙花 *Citrus aurantium (flowers)*	精油 1.0 毫升／ 20 滴
綠花白千層 *Melaleuca quinquenervia*	精油 1.0 毫升／ 20 滴
沉香醇百里香 *Thymus vulgaris ct. linalool*	精油 1.0 毫升／ 20 滴
聖約翰草浸泡油	加至總量為 10 毫升

同時每日數次使用鼻噴霧劑：

外用配方

科西嘉香桃木 *Myrtus communis*	純露 50 毫升
橙花 *Citrus aurantium (flowers)*	純露 50 毫升

每日 3 次，將 1 茶匙橙花純露加在飲水或奶瓶中。

成人急性中耳炎

外用配方

沉香醇百里香 *Thymus vulgaris ct. linalool*	精油 1.0 毫升／ 20 滴
欖香脂 *Canarium luzonicum*	精油 0.5 毫升／ 10 滴
莎羅白樟 *Cinnamosma fragrans*	精油 1.0 毫升／ 20 滴
茶樹 *Melaleuca alternifolia*	精油 1.0 毫升／ 20 滴
芫荽 *Coriandrum sativum*	精油 1.0 毫升／ 20 滴
真正薰衣草 *Lavandula angustifolia*	精油 1.0 毫升／ 20 滴
瓊崖海棠油	2 毫升
聖約翰草浸泡油	加至總量為 10 毫升

成人漿液性中耳炎

外用配方

沉香醇百里香 *Thymus vulgaris ct. linalool*	精油 1.0 毫升／ 20 滴
卡塔菲 *Cedrelopsis grevei*	精油 1.0 毫升／ 20 滴
德國洋甘菊 *Chamomilla matricaria*	精油 1.0 毫升／ 20 滴

茶樹 *Melaleuca alternifolia*	精油 1.0 毫升／20 滴
莎羅白樟 *Cinnamosma fragrans*	精油 1.0 毫升／20 滴
瓊崖海棠油	2 毫升
聖約翰草浸泡油	加至總量為 10 毫升

外用配方

同時每日數次使用鼻噴霧劑：

科西嘉香桃木 *Myrtus communis*	純露 50 毫升
橙花 *Citrus aurantium (flowers)*	純露 25 毫升
沉香醇百里香 *Thymus vulgaris ct. linalool*	純露 25 毫升

每天喝完 1 公升溫熱水，加入 1 湯匙冬季香薄荷純露、1 湯匙馬鞭草酮迷迭香純露。

打鼾

用幾滴高地牛膝草精油，或是甜馬鬱蘭精油，或兩者混合，在睡前按摩鼻竇以及前額。

甲狀腺問題

很多人都有甲狀腺功能失調的問題，在西方國家，似乎三分之一的人有甲狀腺失調情形。除了外部原因像是污染、農藥、缺碘或是放射線等等，科學界現在承認某些內在衝突與甲狀腺疾病有關。大部分有此疾病的人都呈現與時間及空間的衝突，這兩個元素剛好就與喉輪相關。

· 有種一切都發生得太快的感覺，沒有時間做想做的事（甲狀腺功能低下）。
· 感覺一切都過得太慢，缺乏耐心，有過動傾向（甲狀腺功能亢進）。

甲狀腺分泌的荷爾蒙可以調節好幾種生理機能，像是新陳代謝、體溫、睡眠品質、心情以及活力。阿育吠陀認為甲狀腺是與骨髓組織（Majjadhatu）之間的橋梁，骨髓組

織則是與卡法（Kapha）相連結，並由皮塔（Pitta）來控制，也就是說皮塔負責了所有甲狀腺執行的代謝功能。

根據印度醫學，很難光用飲食與藥草來治療骨髓組織，因為它是位於身體深處的「深層組織」，只能讓前層的組織正確運作才能影響到它。所以療程會持續很久，而且需要相當的紀律。如果能夠從問題一開始就治療的話，療程就可以縮短。

甲狀腺功能亢進是瓦塔（Vata）－皮塔（Pitta）的問題，這種狀況下要促進前層組織再生，特別是使瓦塔和皮塔下降。甲狀腺功能低下是瓦塔（Vata）－卡法（Kapha）的問題，這種狀況下就需要進行組織排毒，降低瓦塔與卡法。

甲狀腺在我們的新陳代謝以及荷爾蒙平衡中占了最重要的角色，中醫的說法是陰陽失調，也就是陽性能量與陰性能量之間失衡，這種複雜的原因也不是簡單地靠芳香療法，或是任何對抗療法的藥品就可以解決的問題。如果想要效果長遠的措施，內心的省視是必要的。即使以下精油與純露可以在很多狀況下起到作用，但真的要仔細地觀察患者的心理狀況，才能根據情況量身訂製配方。純露療程至少要持續 40 天，用精油按摩脖子、頸椎、頸窩以及手背的拇指與食指之間的部位；製作氣場噴霧，並且將意識集中在喉嚨部位進行冥想。

甲狀腺功能亢進

身體以加速方式運作，症狀為：焦慮、臉部潮紅、月經不順、高血壓、流產、出汗、體重減輕、發抖、失眠、慢性腹瀉、易受刺激、躁動不安、脈搏加速、心跳過速，有時還會有潮熱。

需要自問的問題：
1. 我不耐煩的根源是什麼？
2. 為什麼我什麼都想要，而且馬上就要？
3. 為什麼我輸不起？
4. 生活的哪些方面我沒有好好照顧到，或是完全忽略了？
5. 控制我的野心是什麼？
6. 什麼會讓我一觸即發？

7.　我與權威有什麼樣的關係？

8.　為什麼我會需要那麼多幫助？

9.　讓我感到無力的真正原因是什麼？

10.　我是否意識到自己的使命，或者只是為了獲得認可或滿足我的物質需要才工作？

下列精油或純露可以平衡並緩和甲狀腺功能：

甜馬鬱蘭精油與純露、沒藥精油、格陵蘭喇叭茶精油與純露、欖香脂精油、橘葉精油、岩蘭草精油與純露、依蘭精油與純露。

配方　建議治療的配方

沒藥 *Commiphora myrrha*	精油 1.0 毫升／ 20 滴
甜馬鬱蘭 *Origanum majorana*	精油 3.0 毫升／ 60 滴
橘葉 *Citrus reticulata* (*leaves*)	精油 2.0 毫升／ 40 滴
岩蘭草 *Vetiveria zizanoides*	精油 0.5 毫升／ 10 滴
格陵蘭喇叭茶 *Ledum groenlandicum*	精油 1.0 毫升／ 20 滴
史泰格尤加利 *Eucalyptus staigeriana*	精油 7.5 毫升／ 150 滴

將 5 毫升（即 100 滴）複方精油與 25 毫升的雷公根浸泡油或玫瑰果油混合，每天 2 次，按摩脖子、後頸及臉部，用順時針畫圓手勢按摩頸窩。

將 3 滴複方精油與 1 湯匙橄欖油混合，每天早餐空腹以及晚上睡覺前口服，每週進行 5 天，根據情況持續數月。

每天喝 1 公升水加入 1 湯匙上述純露（替換使用或混合）。

每週 1 次，進行身體磨砂／去角質：將 10 滴複方精油加入 2 湯匙橄欖油、2 到 4 湯匙小蘇打粉以及一把海鹽，沐浴前按摩全身。

每天做瑜伽並運用調息法（*Pranayama*），且在冥想時吟誦真言 *HAUM*。

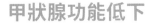

甲狀腺功能低下

　　身體運作機能變慢，症狀包括：即使睡得很多卻還是疲倦、體重增加、精神不集中、記憶力衰退、便祕、倦怠、被動、失去興趣、怕冷、早晨難以起床、掉髮、指甲易裂、免疫力衰弱、憂鬱、經期不規則。導致甲狀腺功能低下的原因可能是缺碘、精神打擊，也常常與更年期的變化有關。

　　需要自問的問題：

1. 為什麼我不能更投入？
2. 為什麼要隱藏我的活力？
3. 要如何轉變我認命的態度？
4. 有什麼事要放棄才能重新生活？
5. 為什麼我要在四周建一道防衛高牆？
6. 生活中我的位置在哪裡？
7. 為什麼我會被事件淹沒，為什麼我覺得所有事都發生得太快？
8. 為什麼我要掩藏自己的想法、情緒、信念……？
9. 為什麼我總是會逃避所有衝突？
10. 我拒絕離開的舒適圈在哪裡？

　　下列精油或純露可以激勵甲狀腺功能：

　　歐白芷根純露與精油、錫蘭肉桂精油與純露、藍膠尤加利精油與純露、大高良薑精油、丁香花苞精油、檸檬馬鞭草精油、黑雲杉精油、摩洛哥香桃木精油與純露、歐洲赤松精油與純露、馬鞭草酮迷迭香精油與純露。

建議治療的配方

配方

摩洛哥香桃木 *Myrtus communis ct. cineole*	精油 1.5 毫升／ 30 滴
丁香花苞 *Syzygium aromaticum*	精油 0.75 毫升／ 15 滴
歐白芷根 *Angelica archangelica*	精油 0.75 毫升／ 15 滴
歐洲赤松 *Pinus sylvestris*	精油 5.5 毫升／ 110 滴

樟腦迷迭香 *Rosmarinus officinalis ct. camphor*	精油 1.5 毫升／30 滴
山雞椒 *Litsea cubeba*	精油 5.0 毫升／100 滴

將 5 毫升複方精油（即 100 滴）與 25 毫升雷公根浸泡油或玫瑰果油混合，每天 2 次，用來按摩脖子、後頸及臉部，用畫圈的手勢、順時針及逆時針兩個方向按摩頸窩。

將 1 滴複方精油與 1 湯匙摩洛哥堅果油混合，每天早晨空腹及晚上睡覺前口服，每週進行 5 天，根據情況持續數月。

每天喝 1 公升水加入 1 湯匙上述純露（請交替使用）。

每週 1 次，進行身體磨砂／去角質：將 10 滴複方精油加入 2 湯匙橄欖油、2 到 3 湯匙小蘇打粉以及一把海鹽，沐浴前按摩全身。

每天做瑜伽並運用調息法（*Pranayama*），且在冥想時吟誦真言 *GLAUM*。

靦腆害羞，害怕發言

您是否一想到要在人前講話，甚至只要接近人群就會害怕？如果是的話，那麼您絕對不孤單，為數眾多的人為靦腆害羞所苦，而且無法克服。要打破這層殼爬出來絕對不是一天兩天的事，需要時間、努力，當然還必須要有改變的慾望。如果在西方國家我們覺得靦腆害羞是種魅力的話，從阿育吠陀的角度來看，這是一種疾病。事實上，靦腆害羞可能隱藏了很多不同的恐懼，像是被評判、被拒絕、面對衝突、相信人或者揭露自我等等的恐懼。

· 過度的自我意識＝將精神不斷集中在自己身上。
· 自我認知負面及完美主義＝有負面自我評價的傾向。
· 將自己覺得做不好的事看得太重要。

這三項元素阻礙了喉輪而助長靦腆害羞，所以改變這種習慣性的心理狀態並且克服障礙是很重要的。

1. 意識到自己的反應機制才能改變它。閉眼嗅聞芫荽精油、持續2分鐘，一邊說10次「看見」（VOIR），每天3回，持續7天，這樣可以幫助您看得更清楚。

2. 找到自己的長處。每個人都有獨特的、與眾不同的表達方式，找出這個相當重要。如果每個人都一樣，世界就會很無聊。請找出自己擅長的領域，並且集中精力去發展這個能力。做一些自己擅長的事，可以提升自我評價。雖然這不是克服靦腆害羞的最有效方式，但是能夠給自己足夠的自信，打破一些藩籬。

3. 學習愛自己。不時嗅聞大馬士革玫瑰精油或黃玉蘭精油，並用這兩樣植物的純露噴霧或飲用它們。給自己寫一封情書，做自己喜歡的事，感謝自己，並且為了身體每天做的事感謝自己的身體。

4. 勇於走出既定道路，學會冒險，激發自己的創造力。每天3回，閉眼嗅聞快樂鼠尾草精油，一邊說4次「創造」（CRÉATIVITÉ）及9次「靈感」（INSPIRATION）。用其純露噴霧或者飲用（但荷爾蒙相關癌症患者禁用）。跟其他人一樣做事真的沒什麼意思，也很累人，敢於嘗試用不同的方式，既可以激發創造力又能增加樂趣。

5. 創造與他人的連結。混合3毫升的蘇剛達精油與7毫升植物油，每天早上用來按摩太陽神經叢、心臟部位、脖子及頸椎。在與人講話之前，不時閉眼嗅聞此精油、持續2分鐘。與其關注自己，不如專心聆聽別人對您說的話。

6. 用呼吸來改善表達。喉輪位於普拉納（Prana，吸氣）與烏達納（Udana，吐氣）的交叉點。當您對說話猶豫的時候，開始在呼吸的時候數數（吸氣時數到5，吐氣時也數到5），一直做到思想清明、感覺好多了為止。

7. 誦唸著真言冥想或是唱出真言。這個方法對於解放喉輪特別有效，聆聽或唱出真言，例如：Miten & Deva Premal 或者 Krishna Das 的唱誦真言的音樂專輯，每天冥想時都用真言伴隨。

治癒喉輪的精油與純露

以下精油與純露也可以對喉輪產生作用，您可以在本書後面章節找到詳細的描述：阿米香樹、檀香、太平洋檀香、白千層、德國洋甘菊、豆蔻、芫荽、欖香脂、澳洲尤加利、乳香、月桂、胡椒薄荷、科西嘉香桃木、摩洛哥香桃木、歐洲冷杉、莎羅白樟、快樂鼠尾草、竹葉花椒。

- 請參考性輪篇章：香草。
- 請參考心輪篇章：藍膠尤加利、喜馬拉雅冷杉。
- 請參考眉心輪篇章：高地牛膝草。

以下的精油與純露，若無特殊註記的話，則表示沒有特別的使用注意事項：

大高良薑 –*Alpinia galanga*– 精油

心理情緒和能量適用情境	生理適應症
· 神經質。 · 缺氧的感覺。 · 渴望能成長與發展。 · 想要擺脫對於安全感的需求。	· 慢性支氣管炎，哮喘。 · 消化問題，痙攣性結腸炎，腸痙攣，嘔吐，腸胃脹氣。 · 壓力，失眠，恐懼。 · 心律不整，心跳過速，心肌梗塞，冠狀動脈炎。 · 加速心臟病發作後的康復過程。

綠花白千層 –*Melaleuca quinquenervia*– 精油

心理情緒和能量適用情境	生理適應症
· 情緒多變，不穩定，精神渙散，壓力，焦躁不安，焦慮。 · 神經衰弱，精神衰弱，注意力不集中。 · 讓能量循環於心輪與喉輪之間。	· 心血管疾病：靜脈曲張，痔瘡，動脈炎，動脈粥狀硬化。 · 呼吸道感染：支氣管炎，感冒，鼻竇炎，鼻咽炎。 · 免疫力衰弱。 · 膀胱炎，前列腺炎，尿道炎。 · 乾癬，皮膚炎，皮膚真菌感染，傷口重複感染，放射線治療前的皮膚保護，痤瘡，玫瑰痤瘡，皮膚缺水。

● 桉油醇迷迭香 –*Rosmarinus officinalis ct．cineole*– 精油

心理情緒和能量適用情境	生理適應症
・過勞，疲勞，缺乏毅力。 ・記憶力和專注力衰退。 ・靦腆害羞，猶豫不決。 ・提升太陽神經叢的活力，並將其連結到喉輪。	・呼吸道疾病：支氣管炎，感冒，鼻竇炎，耳炎。 ・油性皮膚，膚質無光澤、不純淨，痤瘡，頭髮無光澤，頭皮屑，掉髮。 ・泌尿生殖系統感染，消化道感染。 ・消化困難。

第六脈輪

眉心輪 / 第三隻眼（Ajna）

「活著若是沒有直覺，就好像開著一輛沒有後照鏡的車，唯一能看到的就是眼前的景象。」

哈比揚．辛格．哈爾薩（Yogi Bhajan）

　　第六脈輪是與我們的智慧，以及看到自己的才能、心理素質與精神潛力的能力相關。這個脈輪名為眉心輪或第三隻眼，是智能、心理與精神的交會點。直覺在這裡與精神相遇，而形成智慧。第六脈輪的挑戰稱為開啟，它的梵文名字 Ajna 可以翻譯成「感知中心」或是「指揮中心」。與第六脈輪相連的元素，是比在喉輪中形式更微妙的空間 / 乙太元素，含有更多光，所以擁有能夠看透物理表象的能力。

　　人類透過五感經驗外在的世界，即使在母親的子宮中，也能聽到譬如母親的聲音以及她的心跳；我們透過觸覺、味覺甚至感知不同光線的經驗，很快就學會相信自己的感官，這些都是學習生命的重要方式，然而這些感官對於拓展意識方面卻沒什麼用。這個脈輪除了與所有感官相連結以外，也與超感官的知覺能力相連，是我們的中央指揮所，在接收能量、經由我們的身體自由流通時，就能澄澈明亮起來。

　　啟動第三隻眼的真言是 KSRAUM，同時 OM 也可以。靛藍色，夜的顏色，可以紓解第六脈輪；金色能滋養並幫忙開啟它；橙色幫它重新與身體連結。眉心輪 / 第三隻眼是位於雙眉之間，腦下垂體的位置。

　　石青、鑽石、月光石、藍色托帕石、藍寶石、青金石、拉長石、電氣石、紫水晶、白水晶，都是調和第三隻眼的礦石。配戴銀飾也可以讓眉心輪和諧；這種金屬可以提升感知的敏感度，也有調和荷爾蒙的功能。

- 生理上：它控制著新陳代謝。
- 心理上：它主宰著神智清明。
- 情緒上：它主導著整合內化。
- 精神上：它創造智慧與直覺。

在身體方面，第六脈輪控制著所有內分泌系統與荷爾蒙，眼睛、腦下垂體，並且與第七脈輪共同控制松果體與神經系統。

眉心輪是與貢獻的需求、完成使命以及自覺有用的需求有關。有遠見精神以及對於貢獻的需要，都直接與第六脈輪相連，雖然對愛的需求是由第四脈輪生出，眉心輪則創造出我們對群體做出感恩回報的需求，從自我中心和滿足個人利益的需求當中獲得解放。如果我們能夠成功地認識到宇宙中存在的一體性（合一），並且擺脫評判的話，那麼就可能可以連接到全球公民意識。

眉心輪教導我們如何解碼世界的祕密，傾聽到自己內心的聲音。當我們不斷在同樣情況下遇到困難時，它能喚醒看到自身阻礙的能力。它也能幫助我們發展對無形世界以及神聖層次的理解能力，看到天與地、人與神之間的聯繫，在笛卡爾式的理性精神之外獲得新的領悟。強大的眉心輪能夠明確客觀地分辨情況，讓我們看得更遠，把對於安全感的需求放下，擁抱生命中的無常，而不會被長期影響。它是直覺的中心，引導我們完成使命，讓我們神智清明透澈，甚至有心靈感應，在夢中保持意識以及將想像視覺化等等能力。

眉心輪賦予的心理與直覺能力，讓人可以透過本能感知，在無法證明的情況下知悉一件事。第三隻眼和諧的人，能看透事物在五感表面下的情況。第六脈輪是與腦功能、神經系統、以及感官之間的能量聯繫。我們認知、解析經由感官傳達的資訊的能力，以及將生命中的功課轉化為智慧的能力，第三隻眼的運轉都扮演了決定性的角色。

如果眉心輪健康的話，我們凡事都能退一步來看，淡定接受生命中的起起落落。這個距離感讓我們能送舊迎新，意識到生命就是永恆的更迭，無時無刻，一切都在變化。這個事實，人類常常很難接受，因為人都會尋求穩定感與安全感，而只有透過眉心輪的

甦醒，我們才能以平靜的姿態接受人生的起伏。

　　因此，疏離、寧靜與智慧是喚醒第三隻眼的關鍵，要做到這點，需要屬靈的紀律，例如每日冥想。冥想的狀態使心靈脫離外在世界，向內移動，使心靈平靜下來並且開放。第三隻眼是事件的客觀見證者及沉默的指揮官，智慧和直覺在第三隻眼中扎根。

　　短暫的小我若沒有與永恆的靈魂產生連結，只要它無法獲得想要的東西時，就會痛苦，會在外部尋找解決方案，而不是在內心尋找答案。在冥想中，精神可以暫時擺脫思想、慾望、人、地方、生活中事物等等的束縛，並從精神角度看待生命，就好像照亮過去的經歷，讓我們能夠更好地將它們融合在一起，使我們對各種層次的衝突、痛楚和苦難有深刻的了解。然而大多數時候，當我們脫離冥想時，會傾向於回到通常的模式，只有當冥想變成每日慣例時，才能將這種意識狀態固定在日常生活中。

　　心理活動並不是創造性的而是反應性的事件，意識是在一長串的生化程序發生之後才產生的，這些程序發生在我們什麼都還不知道時，多虧了腦下垂體，我們的身體生活狀況才得以更新。例如，身體可以檢查我們吸收了多少水分，看到水分吸收不足然後決定需要補水，這時我們會想：「我渴了，想要喝一杯水」。實際上，我們什麼都沒有決定，只是被告知必須喝水，這個決定是在我們甚至不知道自己口渴之前就做出的。因此，人類並不是有創造力，這些都是反應性的。不是說我們不能創造美妙的事物，應該說，創造是我們對事物的反應。

　　了解眉心輪的確切角色是啟蒙的關鍵。腦下垂體給人一種一切在控制中的幻覺，因為它傳遞了身體與世界互動得來的強烈感覺。眉心輪傳遞訊息的速度如此之快，以至於我們認為是自己做的決策，但是，綜合訊息的能力並不意味著控制事件。認為我們控制著一切，這是一種幻覺。

　　直覺，或者洞察力，所有訊息都位於眉心輪。不過訊息可能隨時更改，意識到每個想法都會與其他人的想法互動，我們才成為世界的共同創造者。

　　要喚醒眉心輪，重要的是要意識到我們的所有機制，變得透明，清楚地看到自己的光明面與陰暗面，客觀而不帶批判色彩。

　　對於擁有強大眉心輪的人，我們可以觀察到的事實是，沒有生活事件可以對他們造

成負面影響。 無論是什麼經驗，悲傷、憤怒、挫敗感、失望還是其他，他們都不會停滯不前，這些經歷似乎穿透他們，一點也不留痕跡。這些人可以參與所有事務，充實生活，但像是證人和獨立觀察員一樣保持距離；另一方面，他們非常清醒，可以清楚地看到內在機制，這使他們具有極大的情感成熟度。

好像過去的所有經歷都被完全克服了，沒有留下任何信仰，沒有任何烙印。小我的二重性不再可見。

貢獻的需求以及超越小我的限制，存在於眉心輪中。執著於過往的經驗、信仰、對外界的感官知覺等等，都會限制住這個脈輪。想要讓眉心輪甦醒必須要有紀律、修行靈性以及自我奉獻。對這個脈輪冥想所帶來的好處，無法用文字形容。

眉心輪人格

第三隻眼平衡的人，有很好的想像力以及很強的視覺化能力。他們的點子從心中世界的影像產出，能從集體計劃中脫離出來，並服從於普世及宇宙的智慧原則。

這些人可以清楚地看到一切事物之間的互動，並辨識出生活中的共時性。他們能夠感知自己，並且以精神存在的方式感知他人。他們的意識清醒，對內心世界的觀察是不斷地。當他們說話時，可以意識到自己在說話；當他們做夢時，也知道自己正在做夢；當他們走路時，也意識到自己在走路。他們也知道如何從夢境中和視像中感知分辨微妙訊息。

覺醒的眉心輪，也是良好的自我意識、洞察力、直覺和看見整體的能力的代名詞。

信仰是自發的，他們每天冥想並虔誠地祈禱。他們的意識立足於「現在」，放棄了過去種種，並為創新、發展和變化創造了空間。

眉心輪開放的人，直覺很犀利，他們的心靈感應交流能力也很發達，可以感知未說之事與振動性質，並且辨識氛圍密度。他們的敏銳度常常可以預見即將發生的事情。

若再加強第一、第二與第四脈輪，眉心輪人格更可以發展慈善層面，在行動中

感覺到更多喜悅及確定感。這些人會大力支持拯救地球，奉獻自己身心來改善眾人生活條件。

- 秘魯聖木、銀艾精油，可以淨化精微體，驅散負能量並且有益於昇華。
- 苦橙、紅橘、佛手柑及它們的葉片精油，能增加喜樂與創造力。
- 大馬士革玫瑰精油與純露，可以打開心靈並且感受到更多愛。
- 歐白芷根精油與純露，能加強神經系統並幫助扎根。
- 岩蘭草精油與純露，能加強心理，看到更多物質現實並且傳達確定性。

第六脈輪 – 眉心輪 - 偏弱或受阻

精神狂妄，笛卡爾式的理性精神，無法踏出既定路線

若是眉心輪開啟、但心輪受阻時，會導致精神狂妄、神祕主義、非理性並排斥現實、排斥物質和歡樂。在這個類別中，我們可能會遇到一些以聰慧吸引旁人，卻時常表現蔑視及傲慢自大的人。

若是眉心輪開啟、但基底輪和心輪受阻時，可能表現出精神容易陷入幻覺、作惡夢、宗教狂熱，以及無法實現想法與願景的問題。

眉心輪受阻，可能表現出對於無法理解的事全盤否定，所有與靈性有關，與抽象概念有關，與智能無法感知的世界有關的都一概拒絕。思想限縮於集體智能承認的，堅持現有的想法、偏見和現成的規範，無法超出既定的路線，表現得像不問問題就跟著群體走的綿羊。結果是自私和自我中心，記憶力和專注力衰退，缺乏創造力和啟發性，無法退一步看待事物與經驗。這種缺乏自我反省的態度，使人將自己的不幸怪罪於他人，採取受害者的心態。

治療眉心輪與靈性覺醒和自我犧牲有密切相關。然而，實際透過智力去感知到一些難以察覺的現象，並不等同於覺醒的第六脈輪。精神實踐、冥想、祈禱、閱讀神聖經典，對於眉心輪特別有益。

治療第六脈輪

有下列情況時建議進行第六脈輪的治療：

- 失眠。
- 意識混亂。
- 害怕不知情，害怕無法理解。
- 固執。
- 笛卡爾式的理性精神。
- 缺乏創造力與靈感。
- 失去動力，倦怠。
- 沒有自省能力。
- 神經系統疾病。
- 慢性疲勞，虛弱無力狀態。
- 不寬容。
- 唯物主義精神。

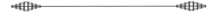

　　以下表格列出對第六脈輪有益的精油與純露，您可以根據自己的直覺選擇其一。嗅聞香氣，用來調配按摩油，按照《精油伴我成長》書中指示進行儀式，用來泡澡或者製作氣場噴霧等等，這些都有助於改善眉心輪的運作。因為第六脈輪是與視覺連結，在冥想時將眼睛閉上可以強迫精神轉向內在，觀看內心世界發生的變化，並讓潛意識甦醒。有些精油能舒緩太過焦躁的心智，並在閉上眼睛時，有助人們感知到更多的潛意識與直覺的訊息。

- 在以下精油中擇一：銀艾、莎草、昆士亞、秘魯聖木。隨身攜帶，每天 3 次，閉上眼睛嗅聞、持續 2 分鐘，將意識集中在第三隻眼部位。
- 練習使用第六感來給自己提建議或做決定。考慮到自然進化，在智力和小我之後，該是傾聽靈魂的時候了。如果您陷入內在衝突，請讓靈魂引導您，在夜間發送訊

息，早晨起床時請注意您的第一個念頭。觀察您的看法，並問自己是否只是過去的記憶，是否包含微妙的訊息。但是，請注意不要落入臆測和小我投射中。

- 眉心輪主要透過每日冥想來甦醒。開始冥想的人有時第三隻眼會感到刺痛甚至頭痛，這表示那裡有能量在流動，脈輪正在活化。

- 每天 2 次，用 1 茶匙以下所列的純露，加入 1 杯溫熱水中飲用，療程 40 天，可以用一種或多種純露合併使用。

植物名稱	適用情境
檀香	您易受刺激、憤怒。 您有笛卡爾式的理性精神，思想僵化。
胡椒薄荷	您的神志不夠清明，有喋喋不休的內心私語。 您無法接受新的想法與概念。 您脾氣火爆、易受刺激、憤怒。
迷迭香	您的記憶力和專注力衰退。 您難以集中精神。 您有精神錯亂。
紫蘇	您無法轉換笛卡爾式的理性精神，無法敞開心靈。 您疲勞、倦怠。
聖約翰草	您有冬季憂鬱。 您看不到隧道盡頭。 您缺乏整體觀。
桉油醇樟	您缺乏全面觀點。

日常滋養與啟動第六脈輪

- 冥想時聽著真言或一起吟唱：*KSHRAUM*、*SHAM* 或 *AUM*，將意識擺在第三隻

眼部位。

- 所有將頭部向下、或朝向地面的瑜伽體位，都有益於眉心輪。

- 開啟第三隻眼非常有效的調息法（Pranayama），是蜂鳴式（Brahmari）呼吸法。中指放在眼睛上方，將眉毛往上推，並將食指放在眉毛上、拇指放在耳朵，然後深深吸氣，在呼氣時吟誦真言 *AUM*，加強 *M* 的音。這個呼吸法可以釋放頭部的緊張，並且擴展眉心輪。

- 定期用檀香、祕魯聖木、銀艾、胡椒薄荷、真正薰衣草、芳香白珠精油來按摩額頭。

- 鍛鍊第二與第四脈輪，讓眉心輪甦醒的同時包含了更多喜悅與同情、愛與感恩，與他人連結並做出貢獻。

- 學習接受智力無法理解的事物。

- 促進集體福祉並且有意識地做貢獻。

- 在月光下凝視星空。

- 配戴黃金質地的耳環。

- 採行素食。

- 無論做什麼都要用心、有意識。有意識地吃飯，有意識地說話，有意識地散步等等。

- 每天保留靜默和內省的時刻。

日常滋養與啟動第六脈輪的按摩與冥想

- 使用含有與第六脈輪相關精油的按摩油，按摩額頭、太陽穴、耳朵。

- 用坐姿冥想。

- 以下冥想方法，如果每天進行，可以幫助眉心輪甦醒：

  1. 採取坐姿，閉上雙眼。

  2. 做幾次深呼吸，觀察自己的呼氣與吸氣。

  3. 微笑，將閉著的雙眼轉向天空。

  4. 觀察內心狀態，是否見到影像或顏色，注意心中閃現的想法，不需要分析，也不用評論，觀察出現的情緒。

  5. 如此持續 7 分鐘。

6. 接下來將意識放在第三隻眼部位，在心中不斷默唸真言 *KSHRAUM* 或 *SHAM*，持續 15 分鐘。

7. 仰躺下來並觀察。

可能與眉心輪相連的問題

神志不夠清明

缺乏精神修養，無法自我質疑，欠缺靜默，對個人主義的依戀等等，長此以往，遲早明智及清晰度會受到損害。壓力、焦慮和沮喪會加劇精神錯亂。每天進行上述冥想，至少要 40 天以上，才能恢復清明。

每天早晨，用幾滴樟腦迷迭香精油塗抹額頭、手腕和拇指。每天 3 次，閉眼嗅聞此精油，將意識放在眉心輪。

偏頭痛，頭痛，眼睛疲勞

我們都有頭痛的經驗，然而當頭疼變頻繁，或變成偏頭痛的時候，生活質量便會受到損害，所以必須加以補救。阿育吠陀將頭痛分成三種，瓦塔（Vata）、皮塔（Pitta）與卡法（Kapha）。

（一）瓦塔（Vata）型頭痛：當瓦塔過多時，頭痛可能經由緊張、噪音、疲勞、過勞、焦慮或者無法達到預定目標的恐懼，感覺到壓力、壓迫感、過度飲用咖啡、吸菸等所引起。瓦塔偏頭痛有時候也會出現心悸或肩頸緊繃的症狀。

· 阿育吠陀療法中，像是額頭滴油療法（shirodhara）、鼻腔療法（nasyam）、灌腸以及熱油按摩頭部等等，可以緩解疼痛。

· 每天早上按摩全身，並且定期泡熱水澡。

- 每日三餐定時並且熱食，避免冷飲與氣泡飲料。飲用加入純露的溫熱水，像是檀香、胡椒薄荷、龍艾、薰衣草、橙花、露兜等。
- 用純露熱敷額頭及頸部。
- 發作的時候，用純露噴霧在臉部、頸部及前臂。
- 用 1 公升溫水加入 3 湯匙純露，進行灌腸。

外用配方

真正薰衣草 *Lavandula angustifolia*	精油 1.0 毫升／20 滴
卡塔菲 *Cedrelopsis grevei*	精油 0.5 毫升／10 滴
胡椒薄荷 *Mentha piperita*	精油 1.0 毫升／20 滴
芳香白珠 *Gaultheria fragrantissima*	精油 0.5 毫升／10 滴
檸檬尤加利 *Eucalyptus citriodora*	精油 2.0 毫升／40 滴
羅馬洋甘菊 *Chamaemelum nobile*	精油 0.5 毫升／10 滴
月桂 *Laurus nobilis*	精油 2.0 毫升／40 滴
加拿大鐵杉 *Tsuga canadensi*	精油 2.5 毫升／50 滴
聖約翰草浸泡油	20 毫升
芝麻油	加至總量為 50 毫升

疼痛時，每日數次按摩額頭、太陽穴、頸部及肩部，加強頭骨下方的頸椎處。

將 10 到 15 滴複方按摩油混合 1 湯匙蜂蜜，加入泡澡水中。

將 20 滴複方按摩油混合 10 毫升芝麻油，放到有滴管的瓶子中，每天早上在每個鼻腔中滴 2 滴。

（二）皮塔（Pitta）型頭痛：常常從太陽穴開始，之後蔓延到整個頭部，同時可能的症狀有胃酸過多、噁心、眼睛部位的灼熱感、隱藏的憤怒情緒以及失控的感覺。這些症狀隨著酒精與咖啡攝取、不合適的眼鏡或是視力缺乏矯正、食物過於辛辣或太酸或太鹹、食物防腐劑不耐，以及曝曬在陽光下或高溫中等等因素而加劇。

- 阿育吠陀療法中，像是額頭滴油療法（shirodhara）、鼻腔療法（Nasyam）、頭部按摩與淨化等等都特別有效。

- 多攝取綠色蔬菜、苦味或澀味的食物，像是四季豆、菠菜、朝鮮薊、綠色沙拉、芝麻菜、蒲公英、黃瓜、芫荽等。避免油炸食物、酸味或鹹味的食物、紅肉、酒精、醋及咖啡。
- 使用胡椒薄荷、芫荽或大馬士革玫瑰純露，在額頭及頸部冷敷。
- 發作時，用大馬士革玫瑰純露噴霧在臉部、眼部、頸部及前臂。
- 在熱浪的情況下，傍晚時分用大馬士革玫瑰、薰衣草或依蘭純露噴霧於全身。
- 每 2 小時喝 1 杯溫水，加入 1 茶匙上述純露，可混合兩三種或是交替使用。

外用配方		
真正薰衣草 *Lavandula angustifolia*	精油 2.0 毫升／ 20 滴	
檀香 *Santalum album*	精油 0.5 毫升／ 10 滴	
大馬士革玫瑰 *Rosa damascena*	精油 3 滴	
芳香白珠 *Gaultheria fragrantissima*	精油 0.75 毫升／ 15 滴	
德國洋甘菊 *Chamomilla matricaria*	精油 0.25 毫升／ 5 滴	
格陵蘭喇叭茶 *Ledum groenlandicum*	精油 0.5 毫升／ 10 滴	
胡椒薄荷 *Mentha piperita*	精油 1.5 毫升／ 30 滴	
檸檬薄荷 *Mentha citrata*	精油 3.5 毫升／ 70 滴	
聖約翰草浸泡油	20 毫升	
椰子油或葡萄籽油	加至總量為 50 毫升	

疼痛的情況下，每天數次按摩額頭、太陽穴、頸部及肩部。

做身體磨砂／去角質，可以鹼化組織。用 1 湯匙複方按摩油混合 2 湯匙椰子油、3 湯匙純露與 3 湯匙小蘇打粉，混合均勻成膏狀物，如有需要的話可以加入一點水，在洗澡前全身磨砂／去角質。

（三）卡法（Kapha）型頭痛：當鼻竇充血，糖分或乳製品攝取過多時，卡法會反應成頭疼症狀，特別會在天氣濕冷的時候發作。在這種情況下，必須以鼻竇炎的方式來處理。

鼻竇炎

鼻腔噴霧的配方	
摩洛哥香桃木 *Myrtus communis ct. cineole*	純露 25 毫升
馬鞭草酮迷迭香 *Rosmarinus officinalis ct. verbenone*	純露 25 毫升
桉油醇樟 *Cinnamomum camphora ct. cineole*	純露 50 毫升
歐洲赤松 *Pinus sylvestris*	純露 50 毫升
義大利永久花 *Helichrysum italicum*	純露 25 毫升

每日數次用複方噴霧噴鼻腔。

每日喝 3 到 4 杯溫熱水各加入 1 茶匙純露，可以在以下純露中擇一：冬季香薄荷、百里酚百里香、錫蘭肉桂、馬鞭草酮迷迭香。

吸入治療：在 1 公升熱水中，加入 2 湯匙上述複方純露，以及 3 滴精油，可以是藍膠尤加利、澳洲尤加利、桉油醇迷迭香或樟腦迷迭香的精油。

外用：將馬鞭草酮迷迭香（或樟腦迷迭香）精油、羅馬洋甘菊精油或義大利永久花精油，塗抹在鼻竇上，根據情況每天數次。

睡眠障礙，半夜醒來，作惡夢

48 歲的記者「路易絲」（化名），數年來都有睡眠障礙，更年期時情況更為惡化。她定期服用安眠藥，然後停下來，試圖閱讀以助入眠，但徒勞無功。這種情況使她很疲累，於是轉向替代醫學。最後，以下列方法改變了情況，並幫助路易絲找回深沉睡眠得以好好休息：

· 晚上放棄食用蛋白質，改為促進血清素生成的碳水化合物。

· 下午 6 點後停止在電腦前工作。

· 睡前 1 小時喝 1 杯溫熱牛奶（1/3 全脂牛奶加上 2/3 溫熱水），再加入 2 茶匙純露，如橙花、薰衣草、甜馬鬱蘭或穗甘松純露。

- 睡覺前用幾滴真正薰衣草精油按摩心臟部位和手臂內側。
- 睡前在臥室內擴香真正薰衣草、苦橙、依蘭等精油。

　　具有「修復性」作用的睡眠，其重要性已經不需要再討論了，它重要到無法以任何其他治療來替代。睡眠中最重要的兩個階段是慢波睡眠期，也是體力恢復期，以及快速動眼期，也是大腦情緒恢復期。然而安眠藥與鎮靜劑會大幅縮短快速動眼期，這些藥品並不是無害的，一旦被身體吸收以後可能會導致上癮，並加重肝臟排毒的負荷。

　　於是建議另一種方式，用天然的方法來舒緩這個問題變得很重要，因為服用藥品只會使全球性藥品消耗量增加，並且導致內在生理節奏混亂。失眠常常是由焦慮、情緒過度緊張、久坐不動、過量攝取刺激性食品（咖啡、酒精、毒品）以及不均衡的飲食所引起。

　　失眠可以分成幾種不同的類型：

- 短期性失眠，有特定暫時性導因，例如：環境、海拔、咳嗽、身體上的疼痛、暫時性心理或財務問題、活動的改變、敏感或受到月亮週期的影響。
- 入睡障礙性失眠，可能是與晚餐過量、腦力工作過量、使用 3C 螢幕過量、太多憂慮、壓力、內心小劇場、對於夜晚或者孤單的恐懼等等相關。
- 與生物時鐘混亂相關的夜間驟醒（三班制工作或飛航人員），因為時差關係，或是身體問題例如肝充血可能導致夜間 3 點醒來，或是生理因素像是慢性低血糖或是手腳冰冷，也可能使人在夜間醒來。
- 循環系統問題、打鼾、呼吸暫停、肝和胰腺充血也會影響睡眠品質。

　　創造有利深眠的條件相當重要。

臥室：必須安靜無光。
　　　　睡眠的理想溫度不能超過攝氏 20 度。
　　　　床墊的品質也與良好的睡眠品質相關。
飲食：避免刺激性食品：咖啡、茶、蘇打水與酒精。

晚餐避免生食及蛋白質攝取。

進食時間至少離睡前 3 小時以上。

晚餐後散步可以促進良好睡眠。

睡前 1 小時喝 1 杯溫熱的有機全脂牛奶（可以加水），加入肉桂粉與 1 茶匙橙花純露（牛奶含有色氨酸，是製造血清素的物質）。

心理：躁動不安、不斷地變化和焦慮是睡眠的敵人。睡前給自己一些時間放鬆身心，閱讀、冥想、芳香浴、聆聽輕柔的音樂、凝視蠟燭的火焰。如果您被憂慮折磨，將困擾您的事物寫出來，將有助於減輕焦慮。

光線：缺乏日光會影響睡眠，因為您需要日光才能分泌褪黑激素。在 3C 螢幕前不間斷地工作會減少這種睡眠激素的分泌。所以在白天充分吸收光線是很必要的；午休時或者工作結束後的傍晚、在清新的空氣中散步，有益於深度及修復性的睡眠。

週期：根據阿育吠陀理論，理想的就寢時間是晚上10點左右，早晨在6點左右起床。在午夜附近，生物能量皮塔（Pitta）正旺，而這種火型能量會阻礙入眠，所以至少要在午夜前 1 小時入睡，並在早上 6 點左右起床。規律的作息時間可以尊重生物時鐘，保證睡眠和諧。

生理：循環系統問題、肝和胰腺充血、打鼾及呼吸暫停都會影響睡眠，所以經由純露進行肝臟與胰腺排毒，來改善這些症狀是很重要的。打鼾是卡法（Kapha）的問題，因為呼吸道阻塞；有時在飲食當中排除麩質及乳糖的攝取就足以改善這個問題。

嗅覺環境：在臥室裡擴香幫助睡眠的精油或複方精油，可以從以下精油中選擇：佛手柑、羅馬洋甘菊、真正薰衣草、甜馬鬱蘭、紅橘、苦橙、依蘭、橙花、苦橙葉、橘葉。

全方位安眠油的配方

真正薰衣草 *Lavandula angustifolia*	精油 1.0 毫升／ 20 滴
橘葉 *Citrus reticulata (leaves)*	精油 1.0 毫升／ 20 滴
甜馬鬱蘭 *Origanum majorana*	精油 0.5 毫升／ 10 滴
岩蘭草 *Vetiveria zizanoides*	精油 0.5 毫升／ 10 滴

羅馬洋甘菊 *Chamaemelum nobile*	精油 1.0 毫升／20 滴
紅橘 *Citrus reticulata*	精油 2.0 毫升／40 滴
檸檬羅勒 *Ocimum basilicum citriodorum*	精油 4.0 毫升／80 滴
榛果油	加至總量為 50 毫升

就寢前按摩太陽神經叢、心臟部位以及脊椎，可以培養睡意。

將 20 滴複方油、1 茶匙蜂蜜及 1 湯匙榛果油混合後，加入泡澡水中。

口服配方

真正薰衣草 *Lavandula angustifolia*	純露 50 毫升
橙花 *Citrus aurantium* (*flowers*)	純露 150 毫升
甜馬鬱蘭 *Origanum majorana*	純露 50 毫升
歐白芷根 *Angelica archangelica*	純露 50 毫升
檸檬馬鞭草 *Aloysia citriodora*	純露 100 毫升

晚餐後，在 1 杯溫熱水中加入 1 茶匙複方純露混合飲用。

就寢前，將 1 杯溫熱牛奶（熱水與牛奶各半）加入 1 湯匙複方純露混合飲用。

　　吟誦真言可以幫助睡眠更平和，不作惡夢。入睡時一邊重複真言 *Sa Ta Na Ma*，此真言可以淨化潛意識、調和腦下垂體和松果體的功能、並協調腦部功能，似乎是預防阿茲海默症的好方法。*Sa* = 無限、宇宙；*Ta* = 生命、化身；*Na* = 死亡、轉變、狀態改變；*Ma* = 重生、轉世。在吠陀傳統中，這一真言用於改變心理習慣並擺脫成癮症。

· 睡前用 1 滴檀香精油或真正薰衣草精油，塗抹在第三隻眼的位置，另外 1 滴則塗抹在人中位置（上唇與鼻子之間）。

· 閉上眼睛，心中唸誦真言直到入睡。

治癒眉心輪的精油與純露

以下純露與精油亦對眉心輪產生作用，您可以在本書後面章節找到詳細記載：巨香茅、阿米香樹、銀艾、檀香、太平洋檀香、德國洋甘菊、岬角白梅、絲柏、莎草、乳香、芳香白珠、義大利永久花、穗花薰衣草、胡椒薄荷、秘魯聖木、桉油醇樟、樟腦迷迭香、馬鞭草酮迷迭香、紫蘇、蘇剛達。

- 請參考基底輪篇章：藏茴香。
- 請參考性輪篇章：茉莉。
- 請參考心輪篇章：白雲杉、紅雲杉、藍膠尤加利。
- 請參考頂輪篇章：粉紅蓮花。

下列的精油與純露：若無特殊註記的話，則表示沒有特別的使用注意事項：

◗ 青蒿 –*Artemisia annua*– 精油

注意事項：神經毒性、可能造成流產。

心理情緒和能量適用情境	生理適應症
· 保護人們免受星光體層面與黑魔法的攻擊。 · 極端情況。 · 感到被寄生，缺乏保護。 · 缺乏直覺。 · 極度躁動不安，歇斯底里。	· 萊姆病，瘧疾，皮膚病，念珠菌感染，血液寄生蟲病，有效抵抗鏈球菌、葡萄球菌、李斯特菌、假單胞菌等感染。 · 腸道寄生蟲病。 · 腸胃脹氣，結腸炎，胃痙攣，胃酸問題，肝炎，代謝症候群。 · 閉經，經痛，經期痙攣，經期間腰痛。 · 鼻竇炎，哮喘，發燒，流感。 · 與傷口有關的疼痛，神經痛，偏頭痛。

💧 刺檜 / 刺柏 –*Juniperus oxycedrus*– 精油

心理情緒和能量適用情境	生理適應症
· 罪惡感或無力感。 · 主觀性。 · 缺乏信念，容易陷入對未來的負面投射，抗拒心智無法理解的一切，匱乏和空虛的感覺。 · 將基底輪與眉心輪連線校準對齊，幫助建立信心。	· 皮膚病，痤瘡，乾癬，疥瘡，頭皮發炎，頭皮屑，蕁麻疹，橘皮組織。 · 肌肉痙攣，肌肉和關節疼痛。 · 靜脈和淋巴瘀滯。

💧 印蒿 –*Artemisia pallens*– 精油

注意事項：神經毒性、可能造成流產，不適用於孕婦、哺乳期婦女、兒童、癲癇患者。

心理情緒和能量適用情境	生理適應症
· 懷疑和不信任，恐懼，抗拒改變，停滯。 · 自我中心，主觀性，無法在感情上投入。 · 看不到隧道盡頭，神志不夠清明，缺乏集中力。 · 神經衰弱，性無力。	· 經痛，閉經，少經。 · 吞氣症，消化痙攣，腹痛。 · 皮膚病，乾癬，傷口，疤痕。 · 肌肉痙攣，肌肉痠痛，關節僵硬。 · 靜脈和淋巴瘀滯。 · 鼻炎，痰咳，痙攣性咳嗽，慢性支氣管炎。

💧 高地牛膝草 –*Hyssopus officinalis decumbens*– 精油

心理情緒和能量適用情境	生理適應症
· 缺乏直覺，對於智力「無法感知」的事物有察覺困難。 · 內在衝突，無法接受自我。 · 無法從生活經驗中學習。 · 神經衰弱，焦躁不安，壓迫感，神經質。 · 使能量在經脈與身體通道間循環流通。	· 呼吸道疾病：鼻咽炎，鼻竇炎，急性支氣管炎，嬰兒細支氣管炎，分泌性或發炎性哮喘（過敏性除外）。 · 疲勞。 · 虛弱。

第七脈輪

頂輪（Sahasrara）

「人性既不善也不惡，但是向著不斷變革與超越展開；人們唯一的任務，就是發現自我。」

瑪莉琳‧弗古森（Marilyn Ferguson）

　　頂輪並不被視為一個真正的脈輪，而更像是一種宇宙能量的泉源，既沒有定義也沒有形狀，代表神無形而全知的居所，也代表著意識：我們的神聖天性。頂輪的梵文名字 Sahasrara，又稱為千瓣蓮花脈輪，是啟蒙與靈性聯繫之所在，也是與我們的超我、與星球上每個生物、以及最終與造物根源的連結。它與宇宙之光以及靈性的感知相結合。

　　啟動頂輪的真言為 *OM*，不過 *MO GUM SAT YAM OM* 也是。紫色、洋紅色有助於開啟第七脈輪，黃色則能保持現實理性的精神。

　　第七脈輪位於頭骨頂部，並與松果體作用相連。

　　紫水晶、紫螢石、白水晶、玫瑰石英、電氣石、鑽石，都是調和頂輪的礦石。配戴黃金飾品有助於打開第七脈輪的智慧，並保護佩戴者，尤其是鑲嵌靈性象徵的飾品。

- 生理上：它控制著生物節奏。
- 心理上：它主宰著信仰。
- 情緒上：它控制著超然或疏離感。
- 精神上：它創造統一性。

在身體上，頂輪與眉心輪共同控制著松果體與神經系統的所有功能。

頂輪是與我們對所有存在事物的一體性（合一）感知的需求有關。第七脈輪的象徵是臨終傅油禮，也就是通向上帝之路的聖禮，物質幻象的終點及通往神聖之門。根據路加福音 23 章 46 節：「耶穌大聲喊著說：『父啊！我將我的靈魂交在你手裡。』說了這話，氣就斷了。」這是塵世生活的終結，回歸靈性和不朽身分。第七聖禮的隱喻是提醒我們，生命由許多小死亡組成，我們讓生命的某個階段死亡，讓新的階段誕生，我們越是脫離物質幻想，就越能與靈魂的永生聯繫在一起。

頂輪的真正開啟，意味著我們認識到自身是純粹的意識，就像海洋中的一滴水一樣，我們是海洋的一部分，包含並涵蓋了海洋的各個方面。

蓮花生於污水，是佛教和印度教純潔的象徵，它在泥濘的水域中滋養、成長，在沒有光照的地方仍然能開花，蓮花之美是其環境所獨有的。當第七脈輪甦醒時，我們掙脫身體、小我、思想和智力的束縛，甚至超越了將我們束縛在「因果印記」（Samskara）——生與死的無盡循環——上的個人靈魂。

所以頂輪是與靈性本質的聯繫，將靈性整合到肉身生活之中的能力，以及超越的能力，都以此為中心。生命能量普拉納從這裡進入生理及能量系統，也是我們儲存禱告、冥想的地點，是存在中一個神祕的地方，可以開通意識與創造源頭的連結。

有辦法創造這個連結的人，能夠感知到超越感官的、無法用五感來觸及的層次。頂輪將我們與信念、與治療能力、以及與一種與生俱來不變的信心連結起來。

在基督教的肖像畫中，許多聖徒的頭上都有光環，這象徵著頂輪開啟，與更高層次現實的接觸通道。只有與信任相關聯的基底輪，以及與愛相關聯的心輪，得到治癒和開啟時，頂輪才有可能覺醒。

當頂輪開始進化並開放時，我們會被神祕的和性靈的教導所吸引，可以感到內心深處的寧靜與極大的靈性理解。心靈尋找宇宙真理。頂輪是與眉心輪密切聯繫，但是兩者間有著細緻的差別；在感知和功能方面，眉心輪或稱第三隻眼，總是與小我聯繫在一起，而第七脈輪則超越小我，在沒有智能限制的情況下體驗神聖。基本上，這兩個脈輪都控制整個身心系統的功能，眉心輪通過腦下垂體和下視丘，頂輪通過松果體及其與神經系統的直接聯繫。

神聖事實：活在當下，與神保持親密關係。大部分宗教都以第一脈輪為基礎，基於人對於圍繞著相同精神或哲學思想組成一個小組的需要而來，第七脈輪則超越了這類宗教教條，推動與創造根源的聯繫，並使它普遍化，這個聯繫是直接的，不用經過宗教或是其他性靈活動當媒介。

描述性靈追尋之旅的作品非常多，而對於神祕經驗的描寫大概跟這個世界上的人一樣多。長期以來，這些信仰一直保持著一種觀念，好像神祕的經驗只有在受保護的地方，像是修道院或修行道場的圍牆內才能進行，而且還保留給某些精神上的菁英，必須經由嚴格的紀律來「贏得」。

靈修世界在某種程度上得以普及，並且與正式宗教保持距離，可以幫助意識的甦醒，頂輪的體驗就會變得更普遍而沒那麼神祕了。對於靈性比較普世的追求，以及將各式各樣知識與哲學內化，將幫助上層脈輪更容易開展。

頂輪的開啟，實際上與統治我們這個群體之外的宇宙相連結，重新將天與地連接，從基底輪到頂輪聯繫起來。

我觀察到那些開始將性靈修行，像是冥想，引入生活中的人，會突然開始有些超越感官知覺，而且理性無法解釋的體驗。譬如說，在冥想當中突然聞到已過世的人的香水味，感到有某些看不見的存在，又或者明明沒有吃東西，卻在口中嘗到甜味。

當靈性發展之後，第六感就會甦醒，而與物質世界之外的其他世界的聯繫就會變成真實。

與靈性層次或與神溝通的需求，是人類天性的一部分。如果這種需求沒有獲得滿足，我們就會因孤單隔離而受苦，常常會覺得不幸卻無法說出明確的原因，於是會將自己的不幸感怪罪到其他人身上、或是環境的作弄。

的確，頂輪甦醒的人很少，不過為了我們自己身體心理及性靈的健康，無可避免地一定要對它認真看待。

頂輪人格

頂輪啟動的人，心中非常寧靜，對於所有存在都能有深切的理解。他們能意識到身體內外所有機制的運行而不會受到干擾，譬如說，他們可以感到憤怒、挫敗感、怨恨，但是這些情緒只會穿越過他們，並不會滯留。因為身體中的能量運行無阻，所以不管是生理的還是能量上的免疫系統都很完整。

他們隨時能夠感覺主導的能量、訊息以及智能的流動，並且洞悉每個情況的潛能。平常的事件已經不能影響他們了，他們輕盈而平靜，欣賞巧合及其象徵的意義。他們與無窮可能的場域聯繫，常常可以自發地達成所有想要的目標。這些人已經成為自己人生與夢的觀察者，能夠將影像、巧合、夢與經驗做連結。

頂輪完全甦醒是非常罕見的，不過以此意識狀態為追求目標的人們，在一段時間後能發展出對周圍人們強大的同理心和慈悲心，接受旁人而無意改變他們，常常用最大的體諒來行事。

然而，若下層的脈輪衰弱，而第七脈輪特別發達的話，則有發展出一個特別強大的性靈的小我（ego）的危險，可能會表現出驕傲、對達到甦醒的過度野心，傲慢自大，自覺擁有真理並且有狂躁症傾向。這些人以為自己握有性靈的鑰匙，有種優越感，別人會覺得他們有距離感、冷漠並且迷信。他們會想要對他人傳教，而且有狂熱的傾向。

- 大馬士革玫瑰精油與純露，可以幫助人體會到同理心、同情與愛，並且化解「我」與「我們」之間的衝突。
- 沒藥精油，可以幫助人與現實接軌，促進內省，以及對於驕傲、自我本位以及極端教義的自覺。
- 岩玫瑰精油，能幫助認識到自己的小我，並感知到其機制以及心智僵化。
- 乳香精油與純露，能促進與他人的溝通和連結。
- 岩蘭草精油與純露，可以連結身體與心靈之間的真實。
- 薰衣草精油與純露，能促進靈活度，並對抗憤怒。
- 檸檬羅勒精油，有助於接受。
- 依蘭精油與純露，可以喚醒感性，並有助於放手。
- 茉莉原精與純露，有助於熱愛自己的身體，以及存在的所有物質面向。

第七脈輪 – 頂輪 – 偏弱或受阻

自我中心，孤獨感，匱乏感

第七脈輪是光的源泉，當它受阻時，人們會覺得生活空虛黯淡，感到匱乏並且會緊緊抓住物質世界。頂輪衰弱的人比較被動，生命中沒有性靈追求。他們常常很懶惰，在認知中毫無脈絡。他們只能看到現實的碎片，拘泥於過去，而且無法認同進化發展。他們說話的時候，與對話者並無連結。

這些人在認知方面受阻，無法超越失望、哀悼、感情上的打擊或是創傷。他們對自由的依戀太過執著，以致與當權者發生衝突，因為這樣，他們的個人主義需求也會被推到極致。

這些人害怕被打亂、被控制、被發現，會抗拒改變。承認第七脈輪受阻或衰弱，表示承認小我無法認輸。放手或是開放心靈這種詞彙很討人們喜歡，但是卻無法真正內化這些概念。

第七脈輪持續受阻的主要原因，可以整理如下：

1. 懷疑和不信任，缺乏信仰。
2. 太過笛卡爾式的理性精神。
3. 憤世嫉俗。

結果是，大部分頂輪缺乏校準對齊的人，都是不可知論者與無神論者。

治療第七脈輪

頂輪衰弱、受阻或不平衡，會導致嚴重的問題，例如大部分的神經性與自體免疫性疾病。有下列情況時建議進行第七脈輪的治療：

- 中風。

- 冷漠。

- 慢性疼痛。

- 失智症，阿茲海默症。

- 癲癇。

- 纖維肌痛症。

- 偏頭痛。

- 免疫力衰弱。

- 神經病變。

- 癱瘓。

- 多發性硬化症。

- 癌症。

- 精神錯亂。

- 記憶力和專注力衰退。

- 憂鬱。

- 睡眠障礙。

- 感到與眾不同、被邊緣化。

- 執著於個人主義。

- 無法感受到與他人團結在一起的連結。

- 「邊緣型」態度。

- 心理僵化。

- 無法實現承諾。

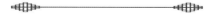

　　以下表格列出對第七脈輪有益的精油與純露，您可以根據自己的直覺選擇其一。嗅聞香氣，用來調配按摩油，按照《精油伴我成長》書中指示進行儀式，用來泡澡或者製作氣場噴霧等等，這些都有助於改善頂輪的運作。因為第七脈輪與生活的精神層面相連結，所以特別建議進行冥想及儀式。

- 在以下精油中擇一：乳香、沒藥、高地杜松、真正薰衣草、穗花薰衣草、黃玉蘭、檀香。將它隨身攜帶，每日3次，閉上眼睛嗅聞精油、持續2分鐘，將意識放在頭頂。
- 每日冥想與祈禱，都特別能啟動並擴展頂輪。在冥想或祈禱前，用1滴上述精油塗抹在頭頂。
- 每日2次，喝1杯溫熱水加入1茶匙下列純露，用一種純露或混合多種皆可，持續40天。

植物名稱	適用情境
黃玉蘭	您情感冷漠、缺乏同理心。
	您有挫敗感、不滿。
	您精神狂妄。
乳香	您有身體與心智的僵化。
	您有笛卡爾式的理性精神。
	您有溝通困難。
杜松	您心理停滯。
	您心智僵化。
	您昏昏欲睡或委靡狀態。
真正薰衣草	您有躁動不安、僵化、壓力。
	您無法退一步看事情。
	您有厭煩和憤世嫉俗的態度。
穗花薰衣草	它可將負面能量轉化成正面能量。
	它能化解被阻塞與破壞性的情緒。
	它帶來清晰度。
秘魯聖木	它喚醒整體智慧。
	它驅散壞能量。
	它連結到無限。

日常滋養與啟動第七脈輪

- 冥想時吟誦或在心中默唸真言 *OM GUM SAT YAM OM*，或只是 *AUM*，將意識放在頭頂。
- 保持靜默。若冥想不在您的每日慣例當中，那就每天 2 次，坐在地上或椅子上，閉上眼睛 10 分鐘，觀察內心各種來來去去的念頭，既不要分析也不要評價。
- 可以啟動第七脈輪的調息法（Pranayama），是交替鼻孔呼吸法（Nadi Shodhana）
  1. 先用兩邊鼻孔吸氣。
  2. 將右邊鼻孔塞住，只用左邊鼻孔呼氣。
  3. 繼續塞住右邊鼻孔，只用左邊鼻孔吸氣，默數到 4。
  4. 將左邊鼻孔塞住，只用右邊鼻孔呼氣，默數到 8。
  5. 繼續塞住左邊鼻孔，只用右邊鼻孔吸氣，默數到 4。
  6. 如此持續下去。

  如果 4 與 8 的節奏對您不適合，那就改一下，也可以默數到 5 與 10，或者默數到 3 與 6，呼氣時間要是吸氣時間的兩倍。
- 先加強第一、第三、第四與第五脈輪，頂輪甦醒才能帶來更多清明、同理心、愛、聆聽、以及信念的基礎，亦即信任。
- 學習接受智力無法理解的事。
- 穿著紫色、粉紅色、白色、洋紅色的衣服。
- 配戴有紫色、粉紅色、洋紅色或透明寶石的飾品，以及金飾。
- 用紫色、粉紅色、白色的花裝飾家裡。
- 優先選擇素食，斷食。

日常滋養與啟動第七脈輪的按摩與冥想

用適合的精油按摩頭部，冥想以及祈禱都對此非常有益。

以下的冥想有益於頂輪健康：

1. 採取坐姿，閉上雙眼，將意識放在第七脈輪上。

2. 默唸 11 分鐘適合您的真言，或是 *OM GUM SAT YAM OM*，又或是 *AUM*。

3. 現在將意識放在第一脈輪上，並且觀想紅色的土地。試著感受這個元素的基礎力量、穩定、毅力等；您與土元素有什麼樣的共鳴，是否有信心呢？然後將意識放在鼻腔，土地對您來說有什麼氣味？您能夠想像出雨、海、松樹等等的氣味嗎？

4. 將意識放在生殖器官上，並且觀想橙色。想像生殖器沐浴在橙色的光線中。然後將意識放在嘴巴，意識到您的唾液，讓口腔保持濕潤的液體。您與水元素、與味道有什麼樣的關係。想像不同味道的體驗：甜味、鹹味、辣味、酸味、苦味以及澀味。

5. 將意識放在太陽神經叢部位，並且觀想黃色。想像太陽神經叢與眼睛之間的連結。閉眼想像各種出現在意識中的顏色，嘗試觀察是否有哪個顏色引發您特別的情緒。

6. 將意識放在心上，並且觀想自己躺在綠色的原野上。去感知皮膚，想像風吹拂過皮膚，觸摸到溫熱的沙子，想像泡熱水澡的感覺，想像擁抱、輕撫皮膚上的感覺。當皮膚與其他元素接觸時，在心中引發什麼樣的情緒？

7. 將意識放在頸窩，並且觀想藍色。想像您漂浮在藍色的空間裡，傾聽此時所有聲音，外頭的噪音以及您內心的聲音。傾聽紛亂冒出來的想頭，或者單純地傾聽時不時出現的沉默。

8. 將意識放在第三隻眼部位，觀察所有發生的事，也許您會看到影像或顏色等，就是觀察它們。

9. 最後將意識集中於頭頂，微笑著，讓意識停留在頂輪安靜一會兒。

可能與頂輪相連的問題

阿茲海默症，失智症

「若要健康長壽，最重要的是滋養心靈。若心靈能在一個健康的世界，維持純淨、清明、健康的話，那麼疾病就不會上身。」

中國諺語

失智症的法文 Démence，是從拉丁語 Demens 而來，拆開來說，De ＝缺乏，Mens ＝心智。

現代醫學認為，失智症是一種認知能力喪失，開始的症狀之一就是失憶，然後是協調行動與思想的能力下降。失智症並不是指單一個別的疾病，而是好幾種與喪失心智能力有關的疾病所累積的結果。在一般言語表達中，我們也稱為與年紀增長有關的衰退。導致失智症的主要疾病為：

· 阿茲海默症：在腦細胞周圍形成影響大腦功能的蛋白質斑塊沉積，是全世界失智症的第一大病因。
· 血管性失智症：腦血管中的血液循環不良，以至於腦中有些部分供血不足，引起缺氧，而影響到腦功能。
· 路易氏體失智症：大腦中產生的不健康的蛋白質結構，因此會影響其功能。
· 額顳葉型失智症：腦部額葉與顳葉開始萎縮所引起的失智症。

這四個主要原因以外，所有對腦功能有影響的疾病，特別是心血管疾病，長期下來都可能會造成失智症（動脈粥狀硬化、高血壓等）。

失智症早期的症狀為：認知功能障礙，記憶力逐漸喪失，口語交流困難，精神錯亂，對日常功能的理解逐漸喪失。

失智症病人常常難以控制情緒，難以維持人際關係，個性漸漸轉變，認知也隨著他們對旁人越來越依賴而變化。

從阿育吠陀的角度來說，這是對智性（Buddhi）的區分能力有了問題，也就是說感覺功能沒辦法與腦功能協調。對印度醫學來說，所有頭部的疾病（慢性鼻竇炎、偏頭痛、掉髮、頭髮早白）都可以是腦部衰退的早期徵兆，必須及早治療。

嗅覺是維持腦功能最重要的感官。阿育吠陀自古以來就用嗅聞植物的香氣來提神醒腦，提振腦功能。所以可以說精油與純露加強神經系統，而植物的香氣是預防及舒緩病痛的最佳方法。

在心智層面上的轉化、調適及內化過程一直是持續的，當生物能量健康時，一切都能正確運行。瑜伽之父帕坦伽利（Patanjali）將心智活動分成五類：

· 對於感知到的訊息有著清明的認知。
· 不解：心智無法將訊息轉化並內化。
· 幻想：與現實無關的想像之力。
· 睡眠。
· 記憶。

這五類心智活動可能舒適，也可能不舒服。記憶常常是附著於過去的，而對於過往的記憶常常會將現時的腦部活動進程格式化。所有事件都會被記憶，然而有部分記憶會被掩蓋，像是烙印一樣存在於潛意識當中，卻不存在於活動意識層面。心智會一直被過往印記佔據，這種心智活動常常會導致重複的想法。

為了強化心智，有必要為創造一個寧靜的空間而努力，讓心靈能夠再生，重新找回活力。

思想的過程與「心質」（Chitta）相連，可以把它當成像是潛意識一樣的東西，為了將過往記憶的烙印淨化以得到清明，冥想特別重要。

「身體像是一輛馬車，靈魂是它的主宰，菩提智慧(buddhi)是駕駛人，心智則是韁繩，五感為馬匹，而世界則為它的跑馬場。」

奧義書

對所有感官的過度需求，以及精神的過度活躍，意味著智力不再能夠再生，心智品質就會以激性（rajas）與惰性（tamas）為主導了。

我們能預估，瓦塔（Vata）若長期失衡最終會導致失智症。神經活動、血液循環與大腦活動都是由空間與風元素產生的。長此以往，過量的風、即瓦塔特性，將會損害心理健康。過量的瓦塔首先會導致精神不穩定、注意力不集中和記憶力衰退，然後可能導致心智能力下降，終至失智症。

危險因子有：

1. 過度使用各種感官：太多噪音、光線太強、使用 3C 螢幕過度、動作太多、活動過多、飲食過量或不足……等，都會使瓦塔上升，菩提智慧無法降臨，在這種狀況下，最大的表徵以及注意力都集中在智能層面，以及太陽神經叢，辨別能力會漸漸變差。而瓦塔最敏感的感官則是聽覺，若沒有寧靜的時刻將會使神經系統疲勞而變脆弱，所以在一天當中保留完全寧靜的時刻是非常重要的，沒有廣播或是電視的聲音，沒有人講話，沒有交通噪音等等。

2. 頸部與肩部姿勢不良：也會妨礙血液循環及腦部供氧，而瑜伽與氣功都能改善姿勢，每天練習可以預防此類煩惱。

3. 呼吸不良：可能導致腦部衰退；我們不只吸入氧氣，也會吸入生命能量普拉納（Prana）。每天 5 到 10 分鐘的調息法（Pranayama）是對大腦最好的保護措施，同時在空間中擴香針葉樹精油，或是柑橘類果皮精油，來活化生命能量普拉納。

4. 鼻竇阻塞，鼻子息肉或慢性鼻炎：會阻礙吸收足夠的生命能量普拉納，大腦缺氧，首先會影響記憶，然後導致衰退。

5. 長期瓦塔過量：是引起失智症的最大危險因子，因為這個生物能量的失衡會引起神經系統以及腦細胞功能衰退。精神躁動不安、虛弱無力狀態、壓力、精疲力竭、過勞、失眠、神經質、無法專心、專注力不足，記憶力減退等等都是必須嚴肅看待的警訊。所有能夠舒緩這個生物能量的方法（請參考《日復一日阿育吠陀》這本書）都很重要，特別是用印度酥油（澄清奶油）及有機初榨植物油烹調，對於預防甚至改善問題都很有幫助。

6. 高血壓：是瓦塔（Vata）與皮塔（Pitta）升高導致的結果（請參見第四脈輪章節有關高血壓的建議）。

7. 情感打擊與心理創傷：也會使瓦塔突然大量增加，在這種情況下，加強第一與第四脈輪，能夠幫助緩解痛苦，使心靈與情緒恢復平衡（請參見第四脈輪章節中的建議）。

8. 拘泥於過往：會產生很多的情緒負擔，阻礙菩提智慧發展清晰洞見的神智。若長久與過去分不開可能引發譫妄症，又是失智症的溫床。我們命運的種籽必須撒在當下。

除了上述的預防與緩解措施以外：

清除呼吸道與鼻竇的障礙，每天早晚用手指沾 2 滴以下複方油抹於鼻腔內：

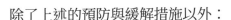

外用配方		
胡椒薄荷 *Mentha piperita*	精油 1 滴
澳洲尤加利 *Eucalyptus radiata*	精油 3 滴
豆蔻 *Elettaria cardamomum*	精油 3 滴
白玉蘭葉 *Michelia alba* (leaves)	精油 2 滴
芝麻油	加至總量為 10 毫升

- 空間中擴香或時常嗅聞有助祛痰增氧的精油（含有 1,8- 桉油醇、α- 松油萜、β- 松油萜的成分），例如澳洲尤加利、歐洲赤松、膠冷杉、桉油醇樟、摩洛哥香桃木等等。
- 可以用摩洛哥香桃木或是桉油醇樟的純露清洗鼻腔。
- 利用精油吸入法來暢通鼻腔。
- 不時用消解黏液的精油（穗花薰衣草、馬鞭草酮迷迭香、羅馬洋甘菊），按摩鼻竇部位。
- 每週 1 到 2 次泡熱水澡，在水中加入精油，像是依蘭、甜馬鬱蘭、真正薰衣草、岩蘭草等等，在一天結束時有安神作用。
- 隨身攜帶具有安定神經作用的精油，例如真正薰衣草、依蘭、甜馬鬱蘭、羅馬洋甘菊、橙花；將精油塗抹在手腕，並且不時閉眼嗅聞香氣。
- 用聖約翰草純露做治療，可以提升身體中的光，幫助神經再生以及瓦塔的平衡。
- 深度睡眠與冥想是保持腦部健康不可缺少的條件（請參考第六脈輪）。

幫助臨終者的過渡

外用配方		
乳香 *Boswellia carterii*	精油 2.5 毫升／ 50 滴
祕魯聖木 *Boswellia graveolens*	精油 0.5 毫升／ 10 滴
大馬士革玫瑰 *Rosa damascena*	精油 1.0 毫升／ 20 滴
真正薰衣草 *Lavandula angustifolia*	精油 1.0 毫升／ 20 滴

使用複方精油在房間中擴香。

用 1 湯匙植物油混合幾滴複方精油，按摩手掌。

噴灑純露進行氣場按摩。

免疫力衰弱

　　根據阿育吠陀，免疫力有兩個決定因素，毒素（Ama）與活力精華（Ojas）。毒素的累積會破壞身體通道，致使活力精華降低，削弱免疫系統，這樣就造成感染與自由基生成的溫床。缺乏活力精華會有助於很多疾病的發展。

　　所以若要保持健康，創造並增加活力精華便是必須的，而靈性修養也不能例外，因為若想要維持活力精華，是不能沒有心智鍛鍊的。心輪被認為是免疫系統的所在地，然而若沒有靈性修行來打開與頂輪的通道的話，活力精華就不能順利產生。

　　近年來一些研究像是表觀遺傳學，以及一些神經心理學的研究，都說明了思想對免疫力的影響。每日慣例的靈修課程，就像是能量的洗滌劑一樣，對於精微體、脈輪，以及相應之下的思想與情緒都有淨化作用。因此，冥想、瑜伽、祈禱、慈善、同情、感恩、貢獻、尊重長者和老師等行為，對免疫力的影響與無可挑剔的生活方式一樣重要。在相反的情況下，壓力、憂傷、憤怒、痛苦、懷疑和不信任則會削弱免疫系統並使活力精華下降。

　　強化活力精華（Ojas）的建議：

- 定期從事性靈活動：冥想、祈禱、吟誦真言、調息法（Pranayama）。
- 選擇悅性（Sattva）飲食，也就是以新鮮、有機食物為主，而肉類與魚類不超過全部的 10%；在祥和協調的心情下用愛準備食物；辛香料可以刺激消化之火（Agni）；以愉悅放鬆的心情、無壓力下、專心進食。
- 採取正向心態、愛、同理心、誠實、勇氣、尊重、自尊、耐心、尊重長者與老師、毅力。
- 聆聽神聖音樂、唱誦真言、格雷果聖歌、輕音樂及放鬆的音樂。

- 體驗五感的樂趣、快樂、與兒童接觸、優美協調的環境。
- 定期做排毒療程。

讓瓦塔（Vata）失調的生活方式會大幅度削弱免疫系統並且破壞活力精華，所以制訂每天規律的生活非常重要，像是早晨用油塗抹全身，每日三餐要定時且吃熱食，在寧靜的環境中坐著用餐，才能恢復生命活力。阿育吠陀也提及出血（包括經血過多）、嫉妒、過度鍛鍊身體、精神與心理壓力、抵抗自然衝動等，都是免疫力衰弱的因素。

季節也是重要的層面，寒冷多風的季節往往會提升瓦塔，這是任何身心受損的主要原因。重要的是要採取措施，調整飲食和生活方式。

- 減少飲用咖啡，因為它會給腎上腺帶來壓力，使您更衰弱。
- 做一些打開胸腔的瑜伽體位，例如眼鏡蛇式、魚式、橋式。
- 吃一些菇類，例如香菇，對免疫系統及抗自由基很有效。
- 每天清洗鼻竇（也是阿育吠陀的每日慣例），可以用海洋離子礦物水（marine plasma）或純露來噴灑鼻腔。
- 每天冥想 20 分鐘。
- 每天必須鍛鍊身體 20 分鐘，讓心血管活動稍稍提升有利生命能量普拉納的循環。
- 在烹調中大量使用薑、薑黃，以及像是百里香、迷迭香、香薄荷之類的芳香藥草。
- 每天在空間中擴香精油，尤其在寒冷缺乏日照的冬天。
- 飲用加了純露的溫熱水。
- 與旁人保持聯繫。孤單與隔離是削弱免疫系統的元素。努力去認識人，維繫友誼，當您感覺到遠距離時就寫電子郵件給他們。與人們保持聯繫對保護活力精華是非常重要的。
- 經常開懷大笑。笑可以震動心輪，也就是免疫系統所在，所以觀看喜劇也是有益的治療。

建議每年用純露進行 2 次各為期 40 天的療程，在春季進行肝臟排毒並增強免疫系統，在夏季結束時讓脾臟和胰腺再生並消除夏天多餘的皮塔（Pitta），夏季通常會養成不良的飲食習慣，例如容易積糖。

配方	加強免疫系統的按摩油配方	
	歐白芷根 *Angelica archangelica*	精油 0.5 毫升／10 滴
	丁香花苞 *Syzygium aromaticum*	精油 0.5 毫升／10 滴
	乳香 *Boswellia carterii*	精油 1.0 毫升／20 滴
	莎羅白樟 *Cinnamosma fragrans*	精油 2.0 毫升／40 滴
	白玉蘭葉 *Michelia alba* (leaves)	精油 0.5 毫升／10 滴
	玫瑰草 *Cymbopogon martinii*	精油 0.5 毫升／10 滴
	亞碧拉醒目薰衣草 *Lavandula hybrida var. Reydovan*	精油 0.5 毫升／10 滴
	膠冷杉 *Abies balsamea*	精油 2.5 毫升／50 滴
	葡萄柚 *Citrus paradisi*	精油 2.0 毫升／40 滴
	聖約翰草浸泡油	20 毫升
	玫瑰果油	10 毫升
	甜杏仁油	加至總量為 100 毫升

　　為空間擴香，淨化空氣。選擇含有單萜醇並具有抗菌、抗病毒和抗真菌作用的精油，例如：天竺葵、玫瑰草、沼澤茶樹、白玉蘭葉、檸檬薄荷、沉香醇羅勒、苦橙葉、薰衣草、芫荽、甜馬鬱蘭等，再與含有 1,8- 桉油醇的精油，例如：摩洛哥香桃木、桉油醇樟、澳洲尤加利等，以及針葉樹精油，調和成具有協同作用的複方精油。

　　在笛卡爾式理性精神的僵化情況下，將很難發展信任感與信仰，可以使用乳香精油及純露做為環境與氣場的能量噴霧。而在感到孤單並且與周遭切斷連結的時候，則不時飲用加了乳香純露的水。

纖維肌痛症

　　這是一種引發很多痛苦的慢性疾病，通常要經過很長的時間才能診斷出來。患者在身體的不同部位長期忍受慢性疼痛，除了持續的疼痛外，還經常患有便祕、新陳代謝緩慢、疲勞、睡眠障礙和憂鬱。這看起來像是瓦塔（Vata）與卡法（Kapha）的問題，毒

素無法排除乾淨，會阻礙能量及循環（屬於卡法）；生物節奏受到干擾，儘管非常疲倦，但仍會睡不好覺，食物和思想的傳輸受到干擾（屬於瓦塔）。

我們能夠觀察到一些常見的心理感情因素，是第七脈輪受阻或衰弱時的特有表徵。

- 面對現實，我們感到自己被貶低，被操縱並且無能為力。
- 感到動彈不得、無助。
- 逝者往往比生者更被愛戴；生者無法克服喪親之痛、憂傷等情緒。
- 感到孤獨、被孤立、與世隔絕。
- 內心有很多衝突，我們假裝一切都很好，但是感覺自己內部已經被毀壞了。

為這種疾病找到一種治療方式會很漫長，很複雜而且需要很多耐心，然而很重要的是要從不同層面來著手：

早餐以前：

- 口服 1 湯匙亞麻薺油與 1 滴以下精油：格陵蘭喇叭茶、胡蘿蔔籽、馬鞭草酮迷迭香。
- 喝 1 杯溫熱水加入 1 茶匙以下純露：格陵蘭喇叭茶、紫蘇（可與馬鞭草酮迷迭香、胡蘿蔔、天竺葵、摩洛哥香桃木、杜松、檸檬馬鞭草替換使用）。

複方精油的配方		
歐白芷根 *Angelica archangelica*	精油 0.5 毫升／ 10 滴	
丁香花苞 *Syzygium aromaticum*	精油 0.5 毫升／ 10 滴	
乳香 *Boswellia carterii*	精油 0.5 毫升／ 10 滴	
（或印度乳香 *Boswellia serrata*）		
阿米香樹 *Amyris balsamifera*	精油 0.5 毫升／ 10 滴	
真正薰衣草 *Lavandula angustifolia*	精油 1.5 毫升／ 30 滴	
芳香白珠 *Gaultheria fragrantissima*	精油 0.5 毫升／ 10 滴	
高地杜松 *Juniperus communis nana*	精油 5.0 毫升／ 100 滴	
依蘭 *Cananga odorata*	精油 1.0 毫升／ 20 滴	
羅馬洋甘菊 *Chamaemelum nobile*	精油 1.0 毫升／ 20 滴	
歐洲赤松 *Pinus sylvestris*	精油 3.0 毫升／ 60 滴	
摩洛哥香桃木 *Myrtus communis ct. cineole*	精油 3.0 毫升／ 60 滴	
山雞椒 *Litsea cubeba*	精油 3.0 毫升／ 60 滴	

按摩油的配方	用上述複方精油 10 毫升與以下複方植物油混合	
	聖約翰草浸泡油	30 毫升
	摩洛哥堅果油	30 毫升
	瓊崖海棠油	20 毫升
	小麥胚芽油	20 毫升

每天早上沐浴前使用複方按摩油，您也可以在泡澡水中加 1 湯匙的海鹽（有助排毒與鹼化）。

複方精油可用於疼痛部位。

每天 3 次，閉上眼睛嗅聞複方精油、持續 2 分鐘，將意識放在頭的頂部。

阿育吠陀飲食建議：

- 每日三餐定時，優先選擇熱食及當季食材。
- 主餐應在中午吃，晚間避免攝取蛋白質。
- 使用如薑、薑黃、芫荽等香料，以及庭院中的新鮮芳香藥草。
- 停止飲用冷飲與碳酸飲料，盡量減少咖啡與紅茶的攝取量，飲用加入純露的溫熱水。
- 請停止食用鹹乳酪、卡門貝爾（camembert）乳酪、優格。
- 避免生食蔬菜（特別是晚間），也不要從冰箱中拿取食物直接進食。
- 請停止吃豬肉及所有豬肉製品，並減少紅肉攝取量。
- 請不要將魚、肉與奶製品一起烹調。
- 用超級綠粉（supergreens）與礦物質使身體轉成鹼性。

運動及健康生活習慣：

- 當我們有病痛時很難維持運動習慣，然而，每天動動身體是非常重要的。
- 每天練一些適合自己等級的瑜伽或氣功。
- 在溫水中做健身操，對身體非常有益。
- 在海水中游泳或行走，可以幫助身體排毒，鹼化身體。
- 土耳其浴或芬蘭浴，都可以使身體通道暢通，幫助排毒。
- 每天做 20 分鐘冥想，將意識集中在頂輪上，吟誦真言 *OM GUM SAT YAM OM*，促

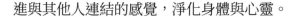
頂輪（Sahasrara）

進與其他人連結的感覺，淨化身體與心靈。

· 保持身體溫暖，泡熱水澡，特別是在低氣溫或有冷風的時候。

· 不要讓身體維持同一個姿勢太久，如果您的工作需要坐著，每半小時就起來走一走。

· 避免睡午覺，定時就寢及起床。

眩暈症

眩暈是平衡的問題，我們感到環境在轉動或是覺得好像快要跌倒了。這個問題有時會伴隨其他症狀，像是流汗、噁心、頭痛以及內耳功能失常；在情緒上可能感到焦慮，血壓也可能會突然下降。呼吸道疾病以及某些偏頭痛也可能引發眩暈症。

從能量層面來說，這是第一與第三脈輪衰弱、結合第七脈輪受阻以及瓦塔（Vata）過量，所以需要以能影響神經系統的精油來治療。

胡椒薄荷，大概是其中最為人熟知的；它有調和、清爽功能，又同時可以緩解噁心與頭痛，在太陽穴、頸部及頂輪塗抹 1 滴，閉眼嗅聞一陣子。

若同時有神經緊張、焦躁不安、壓力等狀況，很重要的是降低瓦塔：

外用配方		
真正薰衣草 *Lavandula angustifolia*	精油 1.0 毫升／ 20 滴	
歐白芷根 *Angélica archangelica*	精油 1.0 毫升／ 20 滴	
熱帶羅勒 *Ocimum basilicum*	精油 1.0 毫升／ 20 滴	
苦橙葉 *Citrus aurantium (leaves)*	精油 3.5 毫升／ 70 滴	
摩洛哥香桃木 *Myrtus communis ct. cineole*	精油 3.5 毫升／ 70 滴	

不時或是在發作時嗅聞此複方精油，閉上眼睛，將意識放在頭頂上。

將 10 滴複方精油與 1 湯匙昆士蘭堅果油或榛果油混合，每天 1 次，按摩腹部。

當然所有降低瓦塔的措施都是有益的。

治癒頂輪的精油與純露

以下精油與純露也能對頂輪產生作用，您可以在本書最後章節找到詳細描述：阿密茴、檀香、太平洋檀香、德國洋甘菊、大西洋雪松、岩玫瑰、絲柏、乳香、杜松、高地杜松、天竺葵、茉莉、卡塔菲、露兜、穗花薰衣草、真正薰衣草、沒藥、橙花、秘魯聖木、玫瑰草、大馬士革玫瑰。

- 請參考基底輪篇章：西洋蓍草、松紅梅、穗甘松、白草果。
- 請參考性輪篇章：安息香、茉莉。
- 請參考心輪篇章：黃玉蘭、咖哩葉、巴西乳香、藍雲杉。
- 請參考喉輪篇章：大高良薑。
- 請參考眉心輪篇章：刺檜 / 刺柏、印蒿。

以下的精油與純露，若無特殊註記的話，則表示沒有特別的使用注意事項：

⬤ 印度乳香 –*Boswellia serrata*– 精油

心理情緒和能量適用情境	生理適應症
· 無法改變習慣。 · 看不見自己的才能。 · 洩氣，感覺總是面對相同的障礙。 · 無法退一步、以不同的角度看事情。	· 支氣管炎，鼻咽炎，鼻竇炎，哮喘，流感。 · 風濕症，骨關節炎，關節炎，坐骨神經痛，肌腱炎，關節和肌肉疼痛。 · 泌尿生殖道感染和發炎。 · 甲狀腺功能低下，代謝遲緩，糖尿病，慢性腸道發炎，克隆氏症。

◊ 神聖乳香 –*Boswellia sacra*– 精油

心理情緒和能量適用情境　　生理適應症

- 時間感動盪混亂。
- 無法體會超驗狀態。
- 無法感受精微層次以及非物質性存在。
- 看不見自己缺乏忠誠及正直。
- 精神上的小我，缺乏一致性。
- 無法處理緊張與壓力。

- 糖尿病，甲狀腺功能低下，卵巢功能不足，前更年期問題，肌瘤，卵巢囊腫，代謝功能遲緩，克隆氏症。
- 呼吸道感染（特別是慢性疾病的情況），支氣管炎，鼻咽炎，鼻竇炎，哮喘。
- 水腫，腹部下垂。
- 免疫力不足，康復期，癌症。

◊ 亞碧拉醒目薰衣草 –*Lavandula hybrida var*．*Reydovan*– 精油

注意事項：神經毒性、可能造成流產。

心理情緒和能量適用情境　　生理適應症

- 精神躁動不安，神志不夠清明，精神虛弱。
- 憤怒，易受刺激，過度情緒化，恐懼。
- 無法退一步看待事物。
- 幫助改變並淨化思想，促進頂輪的開放。

- 流感，鼻炎，支氣管炎，發燒。
- 心臟無力，低血壓。
- 傷口，昆蟲叮咬，痤瘡，皮膚病。
- 肌肉痠痛，疼痛。
- 免疫力衰弱。

甜醒目薰衣草 –*Lavandula hybrida*– **精油**

心理情緒和能量適用情境	生理適應症
· 缺乏信任與平靜。	· 昆蟲叮咬，傷口，扭傷，皮膚敏感反應。
· 躁動不安，憤怒，易受刺激，怨念，過度情緒化。	· 關節和肌肉疼痛。
· 神經質，睡眠障礙，壓力。	· 流感，鼻炎，發燒。
· 不斷逃避問題。	· 神經性腹部痙攣或腹痛。
· 淨化能量，將脈輪校準對齊，支援轉化過程。	

粉紅蓮花 –*Nelumbo nucifera*– **原精**

心理情緒和能量適用情境

· 負面和破壞性的思想。
· 停滯，缺乏遠見，缺乏目標，無法專注和專心。
· 缺乏直覺。
· 缺乏魅力。
· 過度情緒化，易受刺激。
· 將所有脈輪與心輪相連，以獲得淨化及再生的力量。
· 幫助實現靈魂的無限及永生。

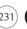

第 3 部

精油與純露的作用機制

精油與純露的作用機制

精油與純露的芳香療法並不只是治療症狀，而是從疾病的根源下功夫，因為它們可以同時在精神與身體上起作用。大約 90% 的生理作用都由神經系統控制，而精油與純露則可以有效影響神經系統。

有些成分像是倍半萜烯能降低組織胺分泌，穩定肥大細胞的細胞膜；有些成分則可以阻止前列腺素合成而有止痛、消炎、退燒的效果；其他的成分則在荷爾蒙及內臟機制裡作用。

精油及純露在生理層面、情緒層面以及能量層面上豐富的治療特質，使它們成為當代最強有力的治療工具。

使用方式

經由嗅聞途徑

經由嗅聞，精油的香氣對我們心理層面的作用，被證明非常有效。想要了解這個原由，必須考慮到氣味分子與嗅覺神經元受體之間的化學作用，嗅覺系統與控制情緒、感情與記憶的邊緣系統之間的聯繫，以及這些交互作用產生的心理影響。

溶解在鼻黏液層中的芳香成分會與嗅覺神經纖毛受體中的 G 蛋白結合，沿著嗅覺神經產生電脈衝，這個脈衝會分布到大腦的各個區域，包括邊緣系統、下視丘和腦下垂體前葉。之後會轉傳到達視丘，視丘以延遲的方式將該訊息發送到新皮質的認知上層區域。這時候我們才會意識到某種氣味，然而它已經在大腦較古老和無意識的區域產生了作用。由於這些古老的大腦（邊緣腦和爬蟲腦）的反應速度分別快 10 到 30 倍，這意味著氣味甚至在我們意識到之前就引起了反應及情緒，並喚醒了強大的記憶。

　　從嗅聞途徑使用精油，可以探索由過往經驗支配的無意識區域，解放常常是我們痛苦根源的、遭到隱蔽的情緒。

　　關於人們在接觸不同氣味後的反應，以及引起的行為變化已經有深入研究，並且廣為人知。氣味分子對於神經生理學和腦生物化學有著很明確的影響，雖然目前面對如此龐雜的題目，研究手段相當不足。但在全世界的科學家中，越來越多人密集研究人類的嗅覺，而最新發現證明這個常常被視為次要的感官，比以前我們認知的還要重要許多。

　　在嗅覺環境下，精油能夠刺激、影響並且改變人的動力、創造力、性慾、感情、注意力、以及自主神經系統（心臟活動、血壓、呼吸、體溫、消化等等）。也可以直接影響荷爾蒙分泌並刺激腦內啡、血清素、腎上腺素、雌激素、雄性激素等等。氣味可以影響呼吸頻率、心跳頻率、血壓與呼吸深度。

　　有關精油對嗅覺產生影響的實驗證據非常多，然而對於這個議題仍然有許多懷疑與公開質疑，因為經由嗅覺所產生的效果因人而異。

- 對一個曾在薰衣草田遭到暴力攻擊的人，薰衣草的氣味仍然有鎮靜效果嗎？
- 如果缺乏睡眠或者非常疲倦的話，香氣仍然能提神醒腦嗎？
- 某種氣味真的能加強注意力與記憶力嗎？
- 一種簡單的氣味就能緩解害怕及恐懼症嗎？
- 香氣真的能讓人快樂起來，緩解憂鬱症狀嗎？
- 香氣真的能幫助人神智更清晰嗎？

　　眾所周知，比起其他的感官刺激，氣味對心理情緒狀態的影響比較大。比起其他的刺激，氣味更能夠幫助回想起久遠的記憶。某些人能被香水取悅，而有些人則會反感，嗅覺記憶絕對是原因之一。

　　如果我們的潛意識將某種氣味與一個久遠以前的幸福感連接在一起，那就有比較大的機會會喜歡這個氣味；相反地，如果我們將它與悲傷、恐懼、壓力連結在一起的話，那麼我們就比較傾向拒絕這個氣味。

是不是只要選擇那些讓我們覺得舒服的氣味，放棄讓我們感到不適的氣味，這個問題常常被提出來，可惜的是，事情沒有那麼簡單。有時候我們在閱讀某些精油特性時會被它吸引，但是一聞到氣味就拒絕了；有時候我們不喜歡某些氣味，卻在使用精油以後習慣了，覺得沒有那麼討厭，甚至開始喜歡了。

嗅聞並吸入精油及純露，通常可以幫助我們處理人際關係、改善健康狀態以及整體的幸福感。疾病常常是心情低落、心理問題、或是挫敗感及恐懼等情緒的後果。植物的嗅覺訊息直接作用在大腦的邊緣系統，亦即我們的情緒中心所在。

將精油使用在嗅覺層面上，可以探索由過去經驗掌管的無意識領域。精油的香氣釋放出隱藏的情緒，這些情緒常常是我們痛苦的根源。因此，它們有利於精神、心智、心理和身體的進化。

嗅覺是我們五感之一，在阿育吠陀醫學當中，它與土元素以及基底輪相連，而基底輪則是生成其他四個元素的基礎。所以嗅覺創造出一個必要的空間，讓我們意識到自身隱藏的作用機制以及阻止康復的程序，精油則可以幫忙化解這些妨礙進步的障礙。

即使人類的嗅覺比起很多其他動物來算是不怎麼發達的，但仍然能夠分辨一些氣味中細微的差別。嗅覺與味覺讓我們可以識別溶液中的各種物質。因此，嗅覺系統向我們提供有關所謂的「化學」環境訊息。

擴香、散發在空氣中

在室溫中揮發（冷擴香），對於保持精油特性來說是必不可少的方式之一。使用帶有風扇的擴香器或是擴香儀，可以讓精油得以微妙的方式散發。我們很快就會聞不到精油中的香氣，然而這只是個印象，精油仍然持續在作用。

嗅聞精油瓶

在特定的個人化芳療用法中，可以根據指示直接嗅聞精油瓶。閉上眼睛連續嗅聞精油、持續 2 分鐘，可以讓精油更好吸收，讓它的訊息在潛意識中循環。閉眼可以將注意力從太陽神經叢或智力層面轉移出去。

在枕頭上滴幾滴

　　大部分的精油都無色，所以在枕頭上滴幾滴依蘭或快樂鼠尾草精油可以安定神經，睡得更沉，做個好夢，而月桂精油則能幫助作預知夢。

吸入

　　在呼吸道感染的狀況下，可以在一碗滾水中加入幾滴袪痰精油，然後在頭上罩毛巾吸入水氣。

氣場及環境噴霧

　　可以用香水用酒精（或是用伏特加酒代替）、純露以及精油來製作噴霧。酒精及純露各半，再加入 5% 到 10% 的精油。

經由皮膚途徑

　　皮膚是主要途徑，因為可以有局部性的直接效果，況且還有全身性及嗅覺的作用。

　　結締組織是構成皮膚真皮的一個要素，而皮膚覆蓋身體的所有部分，有著絕對重要性，也許我們都還沒能完全了解它的全面影響。事實上，皮膚與我們調節體內平衡的三個系統相連，這三個系統是神經系統、內分泌系統以及免疫系統。它們不僅維持身體內部的穩定，並且面對周圍環境的波動，對於適應和進化也至關重要，不管在身體及心理情感層面皆是如此。因此，在皮膚層的作用將產生深遠的影響，並會觸及身體裡最精細、最複雜的調節系統。

　　塗抹在皮膚上可以讓香氣分子馬上進入組織裡，芳香按摩後幾分鐘就會進入血液裡，45 分鐘以後會出現在尿液中，而 1 小時之後就會出現在呼出的空氣中。精油是脂溶性的，可以很快穿透皮膚各層，在身體裡起作用。

　　精油可以加入植物油、雪亞脂（乳油木果脂）、黏土、乳液、乳霜或是凝膠……等等稀釋。通常以植物油為首選，因為它們有非凡的優勢，含有對外部與局部功效著名的多元不飽和脂肪酸，這對於皮膚的良好狀況至關重要。此外，植物油也可以製作精油濃度更高的製劑（例如高達 30%），而其他的賦形劑僅為 1% 到 5% 的濃度。植物油能延

緩精油的揮發，於是讓進入皮膚的滲透度更佳。植物油的種類選擇，根據油本身的內在特性以及需要的作用：想要越深層的精油滲透，植物油的流動性就必須越高。

像是酪梨油、橄欖油、小麥胚芽油、琉璃苣油、月見草油、玫瑰果油、摩洛哥堅果油等等，滲透到深層的速度都比較慢，有把精油留在表層的傾向，所以如果想要效果停在表皮層的話就非常合適。而像芝麻油、荷荷芭油、榛果油、昆士蘭堅果油、杏桃仁油、葡萄籽油、瓊崖海棠油等，似乎就更快滲透入表皮深層及皮下組織，所以如果想要有更全面性效果的話會很合適。

精油在植物油中的稀釋程度，與想要得到的效果有關。以下數值僅作為參考，並不是絕對準則。

- 1% 的濃度，適合皮膚美容效果。
- 3% 的濃度，對外皮區有修復效果。
- 5% 的濃度，可以對神經系統起作用。
- 7% 的濃度，對於循環、血液、淋巴起作用。
- 10% 的濃度，能夠起到對肌肉、肌腱與關節的效果。
- 15% 的濃度，適合用在運動與賽事上發揮作用。
- 30% 的濃度，則能在局部起到強力作用。

在某些情況下，沒有稀釋的精油複方可以用來塗抹或局部使用（例如用在腳底），讓香氣分子能以最快的速度滲透進入血管層。

對兒童的稀釋比例為

- 0 到 2 歲：2% 到 3%，亦即 1 茶匙植物油中加入 4 滴精油。
- 2 到 6 歲：3% 到 6%，亦即 1 茶匙植物油中加入 4 到 8 滴精油。
- 6 到 12 歲：6% 到 9%，亦即 1 茶匙植物油中加入 8 到 12 滴精油。

觸覺以及皮膚聯繫到心輪，我們對於愛與被愛的需要所在的脈輪。

按摩

　　按摩將精油的特性與觸覺的好處結合起來。經常性的按摩可以增加幸福感，平衡身心、加強免疫力以及神經系統，並且幫助減緩老化機制。

塗抹或摩擦

　　在受感染或急性發炎的情況下，塗抹純精油可能是必要的。這種情況下用純精油每日塗抹數次，在背部、胸部、腹部以及腳部。這麼做可以讓大量香氣分子進入體內，快速阻止或排除細菌與病毒。在扭傷的狀況下也是如此。

　　腳底是塗抹純精油的理想部位，因為可以快速滲入血管中。不過也有幾點注意事項：

· 　避免使用對皮膚有刺激性的精油。
· 　避免使用具有光敏性的精油。
· 　避免使用具有神經毒性及可能導致流產特性的精油。

泡澡

　　將精油加在泡澡水中可以傳遞幸福感，芳香浴是緩解壓力的絕佳方式。因為精油不會溶於水中，因此必須先在天然乳化劑中稀釋，例如 Fludol、Solubol [譯註 5] 、蜂蜜或植物油。一缸水最多只需要 10 滴精油（不可使用皮膚刺激性或光敏性的精油）。同時也請避免使用柑橘果皮類精油及胡椒薄荷精油。

[譯註 5] 二者都是天然乳化劑、分散劑的名稱。

冷熱敷／敷布包紮

　　冷敷或熱敷及敷布包紮、並搭配純露及精油的效果，在急性疼痛、發炎或挫傷的時候特別建議使用。將一塊乾淨的敷布浸泡在用純露、精油、鹽、植物油、黏土等等所製作的液體製劑中，然後將此布敷上或包裹在要治療的部位。

· 　在小腿上溫敷或敷布包裹，可以退燒。
· 　在小腿上熱敷或敷布包裹，可誘導睡眠。
· 　在太陽神經叢熱敷或敷布包裹，可以刺激新陳代謝功能。

- 在器官例如肝臟部位熱敷，可以幫助排毒。
- 在運動後肌肉痠痛的情況下，可以用熱敷或熱毛巾包裹。
- 若出現經期痙攣或消化問題時，可在腹部熱敷。
- 泌尿系統發炎時，可在下腹部熱敷。
- 在支氣管炎的情況下，可在胸腔熱敷。
- 偏頭痛時，可在額頭上冰敷。

敷泥

與前述的冷熱敷或敷布包紮來做比較，敷泥會使用約 1 到 2 公分厚度的敷料，並且通常是以黏土為基本材料，加上精油與純露協作。敷泥常被用來治療來源不明確的疼痛，在疼痛部位敷上敷泥。

敷泥可以直接敷在皮膚上，或是用乾淨的布料、紗布或是清潔用紙先包起來。敷泥至少要敷 1 小時，平均 2 小時，有些情況會敷一整晚。

如果要治療發炎或是發燒的情形，敷泥必須是冷的。而如果是治療或是活化器官（肝、胃、胰、心），就用溫熱的敷泥。通常由水的溫度來決定敷泥的溫度。

經由口服途徑

在這個層次，活性成分的生物利用度取決於它們的物理化學性質、支持物的劑型、消化液（份量、酸鹼度、酵素等）、食物團形成、吸收程度與機制、在腸道與肝初次通過時的效應等等。

活性成分從任何給藥部位進入體內普遍循環的過程，稱為再吸收。在口服途徑中，物質可以透過口腔吸收而不被再吸收。

口服精油是最具危險性的使用法，尤其是孕婦與兒童必須特別遵守安全使用原則。有危險性的精油若無專業的指示絕對不要自行服用。而純露，當然危險性比較小。最佳用法是口服純露，配合皮膚途徑或嗅聞精油的協同作用，被證明最有效而最少危險性。

有些精油對於整個消化道有強力的排毒作用，包括肝臟、胰腺與腎臟。在這種情況下，口服是最有效的方式。不過精油必須經過稀釋才能服用，理想情況是事先在乳化劑中稀釋（例如 Fludo 或是 Solubol），因為用了乳化劑、腸道才不會被刺激。冷壓初榨的植物油或是蜂蜜也可以用來稀釋精油，而蜂蜜對呼吸道疾病則更有用。不過請避免將精油滴在方糖上食用。

經由口服途徑：精油＋乳化劑

先將 20% 的精油與 80% 的乳化劑充分調和後，每次取 10 滴到 15 滴，於餐前使用，一天 3 次；也就是一天共約 6 到 9 滴純精油。若是長期使用，每三週後請稍做間斷。

兒童至少要 4、5 歲以上，每天最大可使用量的計算方式是每 10 公斤體重 1 滴精油。

經由直腸肛門途徑

經由直腸肛門途徑給藥的再吸收影響因子，與口服途徑類似，都取決於物理化學性質與支持物的劑型。

與口服途徑相比，經由直腸肛門的優點是某些活性成分的吸收會更迅速，對於兒童、臥床患者、嘔吐或咳痰多的人來說，也會比較容易。這個途徑不會與胃黏膜接觸，所以活性成分不會被消化液降解，效果也不會被食物影響，不過卻可能與糞便有化學交互作用。

直腸肛門途徑是一種非侵入性的給藥途徑，當口服途徑不可能的時候，是一種替代方法。

這個途徑最大的優點，是可以部分避免第一次通過肝臟的影響，也就避免一部分活性成分的立即代謝和轉化。因為直腸下靜脈與中靜脈匯入髂靜脈，然後進入靜脈腔，並不會經過肝臟，而直腸上靜脈會進入門靜脈然後穿過肝臟。這條途徑是所有支氣管肺部疾病的「皇家通道」。

專門的藥房會生產治療各種傳染病的精油栓劑，對呼吸道疾病特別有效，無論是兒童或成人，精油含量則根據年齡而變化。

另外，將精油稀釋於植物油、乳化劑、純露與溫水中來做灌腸，可以達到深度排毒的效果。

灌腸液的製作例子

- 1 公升溫水。
- 2 湯匙與疾病相關的純露。
- 2 湯匙乳化劑。
- 20 滴治療疾病的精油。

經由陰道途徑

當生殖器區域受到感染時，精油也可以用栓劑形式從陰道導入。

感染或是瘙癢的情況下，純露（例如茶樹、大馬士革玫瑰）都可以用來做噴霧或者直接清洗陰道。

選擇哪一種方式

雖然口服方式非常有效，但是對業餘人士來說，最主要的兩種使用方式還是經由皮膚途徑與嗅聞途徑，不管一般人如何想，這兩種途徑其實也相當有效。而這兩種方法可以對區域性皮膚細胞膜及呼吸系統釋出精油的訊息，而且精油的成分可以根據每個途徑以不同的份量及速度被吸收到血液循環當中。

肺臟的吸收面積很廣，上皮有非常薄的黏液層，親脂性的吸收表面，並且血液流量也相當高。根據這些機能，經由吸入的途徑可能比皮膚途徑更快將某個份量的精油送入血液中。

比起經由肺部的迅速吸收方式，在皮膚上精油與植物油的混合液可以停留數小時，吸收則持續而緩慢。

其他與精油和純露有協同效應的產品

鹽

鹽對於身體來說是不可或缺的，沒有鹽就沒有生命！它有非常豐富的礦物質，但我們也把各式各樣的問題歸咎給它，例如：水腫、高血壓、心血管疾病、骨質疏鬆症……。的確，鹽的攝取如果過量會很不健康。

然而，鹽在沐浴、皮膚護理相關、以及磨砂膏中，都有著不可否認的好處。自古以來就被人們所知，無論是岩鹽還是海鹽，每種鹽都有其特性，而且非常豐富。請優先選用富含微量元素的粗鹽。

黏土

黏土是由許多不同的礦物質組成，具有非常多治療效果，也可以用來製作敷泥、敷布包紮、面膜，或是加在芳香泡澡水中。幾乎所有感染問題都可以使用黏土，不管是與器官功能不足有關，或是發生感染和潰瘍。

蜂蜜

具癒合效果、抗氧化、富含多酚、可提升活力、開胃且營養，可以用在傷口治療，也可以作為精油在沐浴或口服時的乳化劑。

精油的活性成分

「我敢斷言，對宇宙所產生的宗教情感，是科學研究時最有力且最崇高的動機。」

愛因斯坦（Albert Einstein）

　　每種精油是由許多不同的化學分子所組成，而這些化學分子間有很大的差異。認識這些分子可以幫助我們分類精油，認識它們的適用症狀，並且也更能了解有什麼使用禁忌或注意事項。這是有關精油的理性知識，掌握這些活性分子可以加強笛卡爾式的理性精神（邏輯性思維）方面的信心。認識精油中所含的多樣活性分子的特性，可以說很有趣，甚至是不可或缺的，但這並不是全部。精油畢竟是植物的靈魂，比單純根據官方醫學和科學標準訂定特性的活性成分還要複雜得多。因為這個原因，只根據現代科學標準來分析是不足以理解精油的。

　　事實上，芳療師們不時觀察到，即使是同一種精油，在面對同樣的病菌時並不見得會一直表現出相同的特性。這種情況時常出現在「芳香抗菌學」（aromatogrammes）的分析上，意思是說在體外進行精油的抗菌效果分析。「芳香抗菌學」在芳香療法當中就像是對抗性療法中的抗生素感受性試驗一樣，只是在芳香療法中，抗生素由精油代替。這種試驗非常清楚地顯示出精油的整體效應，影響比單項生理層面要廣泛得多。在最終選擇精油時，必須將這個面向列入考慮，同時讓我們的直覺參與選擇。

化學類屬

　　對同一種植物種類（百里香、羅勒、迷迭香等等）而言，組成精油其中的化學成分可能會有很大的差異。根據各種不同的因素，像是日照、土壤、氣候、採收季節、地理位置的不同，同樣的物種會分泌出相當不同的成分。為了區分這些精油，必須使用「氣相色譜層析法」（GC-MS），或者在極少數情況下使用「高效液相色譜層析法」（HPLC），來確認組成精油的生化成分，將它們以不同的化學類屬進行分類。又因為不同的化學類屬在治療表現上也會非常不同，治療師絕對需要清楚某精油是哪一種化學類屬。而化學類屬也會因為不同的生產者而產生差異。

有機化合物的主要生化族群

　　精油中的活性成分可以分成 14 種化學類屬：酸、醛、酮、香豆素、酯、醚、內酯、單萜烯、單萜醇、氧化物、酚、苯酞、倍半萜烯、倍半萜醇。認識這些化合物可以解釋、了解並且預知精油在生理或情緒層面的藥理表現。另外，提高對精油生化特性的認識可以更安全地使用它們，因為並非所有分子都有使用禁忌，而有危險性的分子則可以在必要的預防措施下來使用。

　　然而，精油的治療特性並不侷限在化學類屬的層面，香氣分子也不見得反應出所有精油具備的整體治療特性。不過，某些分子的確可以帶來能量與精神層面的結論。

酸類

　　酸類化合物在精油中相當稀少，而且含量也非常低。酸是水溶性，常常可以在純露中發現，這就解釋了有些時候純露在消炎的層面那麼有用的原因。我們已經提過純露最適合口服，而精油則比較適合外用。

　　精油中若含有酸類的話，會被建議用來治療急性或慢性疼痛。酸類被認為是最佳消炎藥：消炎 ++++，另外也可當成抗痙攣藥及止痛藥。

　　最主要的酸包括：甲酸（formic acid）、乙酸／醋酸（acetic acid）、異戊酸（isovaleric acid）、庚酸（enanthic acid）、正辛酸（n-caprylic acid）、壬酸（pelargonic acid）、月桂酸（lauric acid）、棕櫚酸（palmitic acid）、硬脂酸（stearic acid）、白芷酸（angelic acid）、油酸（oleic acid）、香茅酸（citronellic acid）、牻牛兒酸（geranic acid）、苯甲酸／安息香酸（benzoic acid）、肉桂酸（cinnamic acid）、水楊酸（salicylic acid）。

　　含有酸類的精油有助於放手及接受，時常扮演校準對齊脈輪的角色，並喚醒心智理解。

　　使用注意事項：對皮膚耐受性佳。

含有酸類的精油：安息香（4% 到 10% 的苯甲酸）、檀香（2.5%）、岩玫瑰（1.8%）、絲柏、高地杜松、卡塔菲（1%）、穗甘松、廣藿香、黑胡椒、岩蘭草（3%）。

醛類

在這個類別中必須區分出兩群：芳香醛、萜烯醛。

芳香醛類

芳香醛包括肉桂中的肉桂醛（cinnamaldehyde）；以及小茴香中的小茴香醛（cuminaldehyde）。

肉桂醛，重要的抗菌 ++++，抗病毒 +++，抗真菌 +++，抗寄生蟲 +++，一般性滋補，提振免疫，喚醒情感及與他人建立關係的慾望（破冰），刺激性慾，發熱，啟動基底輪。它被證明對單純皰疹病毒及腺病毒有效。肉桂醛主要存在於錫蘭肉桂精油（45% 到 60%）以及中國肉桂精油（75% 到 90%）。

小茴香醛，可以通經，抗菌，鎮定與平衡中樞神經系統，麻醉，滋補並刺激消化，啟動基底輪。它存在於小茴香精油（20% 到 30%）。

使用注意事項：對皮膚與黏膜非常刺激，有促進子宮收縮作用，對肝臟具有毒性。避免使用於孕婦、哺乳期婦女以及兒童。口服時必須與保護肝臟的精油一起使用。

萜烯醛類

萜烯醛中最廣為人知的成分是，檸檬尤加利中的香茅醛（citronellal），以及檸檬醛（citral）包括橙花醛（neral）、牻牛兒醛（geranial）。因為具有消炎、鎮定及安撫神經系統的功用，建議用於風濕性疾病、關節和肌肉發炎、神經系統疾病。

消炎效果 ++++，止痛效果 ++++，安定神經系統 +++，安眠，輕微抗痙攣，輕微抗菌，降血壓，健胃，助消化，平衡太陽神經叢。檸檬醛（橙花醛與牻牛兒醛）也可溶解結石，抗焦慮，抗真菌。有時候對幽門螺旋桿菌及皰疹也有效。

使用注意事項：除了香茅醛（檸檬尤加利精油含 80%）對皮膚的耐受性很好以外，其他的醛、芳香醛在純精油使用時，對皮膚來說都很刺激，所以一定要加入植物油稀釋。

檸檬醛含量豐富的精油有：檸檬羅勒、爪哇香茅、史泰格尤加利、東印度檸檬香茅、山雞椒、香蜂草、檸檬香桃木、檸檬葉、檸檬馬鞭草。

另外有些比較罕見的醛類像是洋茴香醛（anisic aldehyde），少量存在洋茴香（*Pimpinella anisum*）以及甜茴香（*Foeniculum vulgaris*）中；苯甲醛（benzaldehyde）可以緩解瘙癢，存在依蘭及茉莉當中；戊醛（valeric aldehyde）則有特別的鎮靜效果，微量存在銀艾及穗甘松中。其他還有莎草中的桃金孃烯醛（myrtenal）以及檀香中的檀香醛（santalal）等。

特別要注意的是紫蘇中含有 44% 的紫蘇醛（perilla aldehyde）：消炎 +++，抗過敏 +++，抗氧化並且抗憂鬱，這種醛似乎可以預防腫瘤細胞的發育。

酮類

單萜酮類

單萜酮大概是芳香療法當中最危險的成分，因為它們有神經毒性以及可能導致流產。在長時間使用或是大量（累積效應）使用時會表現出來神經毒性。若是經由嗅聞途徑且少量使用的話，它們可以「指引方向」，帶來心智的澄澈，幫助意識到自己的天命並且客觀審視人際關係。它們可以帶來更多的洞察力，啟動第三隻眼並打開通往潛意識的道路。也可刺激神經系統，並且抗病毒，具有直接殺病毒、同時保護細胞的雙重作用（它們會在細胞周圍形成屏障）。

消解黏液 ++++ 及抗卡他性炎症，消脂 ++++，軟化；促進傷口癒合與再生：防止瘢痕疙瘩或蟹足腫的形成，治療傷痕，燒燙傷，焦痂，潰瘍；抗病毒 ++++，抗寄生蟲 ++++（驅蟲藥），抗真菌，抗菌；有時可以利膽、促進膽汁分泌及促消化，有時可以平衡荷爾蒙。

最重要的單萜酮有：龍腦酮 / 樟腦（camphor）、**茴香酮（fenchone）**、隱酮（cryp-tone）、異薄荷酮（isomenthone）、松香芹酮（pinocarvone）、胡椒酮（piperitone）、***α-側柏酮（α-thujone）***、***β- 側柏酮（β-thujone）***、左旋香芹酮 / 左旋藏茴香酮（l-carvone）、右旋香芹酮 / 右旋藏茴香酮（d-carvone）、素馨酮（jasmone）[譯注6]、薄荷酮（menthone）、**松樟酮（pinocamphone）**、**胡薄荷酮（pulegone）**、萬壽菊酮（tagetone）、馬鞭草酮（verbenone）***（以斜黑體表示是芳香療法中毒性最烈的幾種化合物）***。

[譯註 6] 素馨酮含有 11 個碳，超過單萜酮的 10 個碳，故也可歸在倍半萜酮類。

單萜酮的毒性會根據使用途徑而有差異，最危險的還是口服途徑，然後是陰道及直腸肛門途徑。最後是皮膚途徑，毒性相對較小，必須使用非常長時間才會出問題。然而還是要避免用於孕婦、哺乳期婦女、兒童、癲癇患者。

如果避免使用毒性最強的分子，並在調和配方中不占太大比例的話，擴香或噴霧使用不會有太大危險；不過這種方式在所有因神經疾病史而脆弱的族群身上必須避免或謹慎考量。

單萜酮中毒的症狀為：眩暈、感覺噁心、失去平衡、神智不清、肢體動作不協調、抽搐症狀、視覺障礙。

含 10% 到 20% 單萜酮的精油有：西洋蓍草、摩洛哥藍艾菊（*Tanacetum annuum*）、白雲杉、紅雲杉、甜茴香、穗花薰衣草、秘魯聖木、加拿大鐵杉、樟腦迷迭香、桉油醇迷迭香、馬鞭草酮迷迭香。

含 21% 以上單萜酮的精油有：蒔蘿（*Anethum graveolens*）、側柏酮白葉蒿（*Artemisia herba alba*）、圓葉布枯（*Agathosma betulina* 或 *Barosma buchulina*）、樟樹、藏茴香、夏白菊、高地牛膝草、頭狀薰衣草、胡椒薄荷、綠薄荷（*Mentha spicata*）、鼠尾草、側柏（*Thuya occidentalis*）。

側柏酮，是酮類中最危險的成分之一，極可能引起抽搐，並且引發幻覺。

樟腦，可以放鬆肌肉，消炎，癒合傷口，促進皮膚再生。富含樟腦的精油有：摩洛哥藍艾菊、樟樹、白雲杉、紅雲杉、夏白菊、穗花薰衣草、頭狀薰衣草、亞碧拉醒目薰衣草、加拿大鐵杉、樟腦迷迭香、桉油醇迷迭香、鼠尾草。

香芹酮／藏茴香酮，可以利膽＋＋，促進膽汁分泌＋＋，助消化，驅脹氣，也可使用於肝膽功能不足時。富含香芹酮／藏茴香酮的精油有：蒔蘿、藏茴香、綠薄荷、秘魯聖木。

茴香酮，在抗綠膿桿菌時相當有效，可以在甜茴香以及頭狀薰衣草中找到。

薄荷酮，可以消解黏液，助消化，驅脹氣，利膽，促進膽汁分泌；主要存在於胡椒薄荷。

馬鞭草酮被視為類黃體酮作用，在馬鞭草酮迷迭香與檸檬百里香中可以找到。

二酮或雙萜酮類

二酮或雙萜酮，存在於義大利永久花中，可以消血腫，並在心理層面表現驚人，似乎可以將心理創傷引發的包袱及過往的傷痛都消解掉。

雙萜酮比起單萜酮對皮膚耐受性更佳，最有名的是義大利永久花中的義大利雙酮（italidione），可以抗凝血，抗靜脈血栓，消血腫＋＋＋＋，降低膽固醇，激勵肝細胞，消解黏液，癒合傷口，抗痙攣。

倍半萜酮類

倍半萜酮及三萜酮比上述幾種酮類都更溫和，對皮膚耐受性更好，相對比較少的神經毒性或流產方面的注意事項。最重要的成分有：α- 及 β- 大西洋酮（α-& β-atlantone）、印蒿酮（davanone）、鳶尾酮（irone）、諾卡酮（nootcatone）、α- 及 β- 岩蘭草酮（α-& β-vetivone）、大根老鸛草酮（germacrone）、紫羅蘭酮（ionone）、薑黃酮（turmerone）、纈草烷酮（valeranone）。

這些倍半萜酮及三萜酮可以幫助建立自信與直覺。它們為潛意識開了一扇門，幫助克服精神創傷，並修復精微能量層面。它們可以抗真菌，促進皮膚再生，癒合傷口，消解黏液。

岩玫瑰精油中的三甲基環己酮（Tri-methyl-cyclo-hexanone）是一種烷酮，特別效用還未知，可以猜測與岩玫瑰的止血功能有關。庚酮（Heptanone）、辛酮（octanone）、壬酮（nonanone）也都是烷酮，這一類的酮沒有特別標示使用注意事項，但是研究不多；不過含有這些化合物的精油不管在生理上或心理情緒上，常常有很好的創傷癒療效果，也有鎮靜效果，通過有針對性的作用來平衡神經。

松紅梅中含的三萜酮可以加強信心與生命活力，帶來情緒和心理上的穩定，可以抗真菌，抗病毒，抗菌，並且對皮膚再生非常有效。

倍半萜酮與雙萜酮都有很強的皮膚再生功能 ++++，抗真菌 ++++，癒合效果 ++++，並且消解黏液。

含有倍半萜酮的精油有：大西洋雪松、喜馬拉雅雪松、印蒿、格陵蘭喇叭茶、松紅梅、沒藥、穗甘松、纈草、岩蘭草。

香豆素類

精油中的香豆素含量極少，不過即使濃度極低，對於神經系統與心血管的作用卻相當驚人。它們出現在蒸餾萃取精油的後期，真正薰衣草至少在萃取 40 分鐘後才會出現，而歐白芷根必須萃取好幾個小時後。香豆素具有鎮靜效果 ++++，助眠效果 ++++，舒緩效果，稀釋血液，降低血液黏度，降血壓，降低體溫，抗抽搐，消腫和緩解充血。

但是眾所周知，呋喃香豆素（furanocoumarins）具有光敏性，所以用在皮膚上比較麻煩，會加強紫外線的效果。香豆素對心臟及神經系統作用，可以幫助放鬆、鎮靜、刺激歡愉及帶來好心情。它們開啟心輪，喚起身體中的光，對生理或心理上的創傷皆有效。

可以在精油中找到的香豆素成分有：白芷素（angelicin）、佛手柑素（bergamottin）、

香柑油內酯（bergaptene）、補骨脂素（psoralen）、繖形酮（umbelliferone）、阿米素（visnagine）、7-甲氧基香豆素（herniarin）、香豆素（coumarin）、萊姆素（limetin）、東莨菪內酯（scopoletin）、繖形戊烯內酯（umbelliprenin）。

含有香豆素的精油有：阿密茴、歐白芷根、佛手柑、萊姆（*Citrus aurantifolia*）、錫蘭肉桂、龍艾、真正薰衣草、檸檬、香蜂草、檸檬馬鞭草。

阿密茴中含有的阿米素，被認為是具有強力的稀釋血液、抗痙攣的作用，同時也抗哮喘，建議使用在冠狀動脈疾病及哮喘。

酯類

酯類即使濃度很低，在嗅覺上常常會被認為很愉悅。它們的香氣通常帶有花香及果香。含有酯類的精油通常有高振動閾值，在嗅覺環境當中使用，可以帶動興奮、愉悅的情緒，並且舒緩壓力；酯類有鎮靜作用，可以平衡心理狀態，幫助克服喪親之痛，化解恐懼及焦躁不安。含有酯類的精油常常也能舒緩太陽神經叢，開啟心輪，並連接第三隻眼與頂輪。

酯類對神經系統有強烈作用，舒緩所有器官，在保持心智警覺澄澈的狀況下維持冷靜。它們會刺激血清素分泌，血清素是掌管放手與鬆弛的荷爾蒙。在面臨壓力與躁動不安的時期，因為神經緊張引起的疼痛的情況下（偏頭痛、關節痛、頸部、背部疼痛……等等），酯類是最理想的分子。

酯類既能補強又能舒緩，抗痙攣 +++，抗焦慮 +++，消炎止痛 +++，鎮靜，安眠，平衡心跳，降血壓，有時抗真菌，並且平衡中樞神經系統。通常有很好的皮膚耐受性，在皮膚發炎的情況下也可能有消腫和緩解充血的效果。

與倍半萜烯結合就成為強力的鎮靜劑，作用與乙型阻斷劑相同。酯類也可以緩和其他可能比較刺激的化學分子。最重要的酯類有：乙酸龍腦酯（bornyl acetate）、乙酸牻牛兒酯（geranyl acetate）、乙酸薰衣草酯（lavandulyl acetate）、乙酸沉香酯（linalyl acetate）、乙酸薄荷酯（menthyl acetate）、乙酸橙花酯（neryl acetate）、乙酸萜品烯酯（terpenyl acetate）、乙酸異丁酯（isobutyl acetate）、苯甲酸苄酯（benzyl benzoate）、甲酸香茅酯（citronellyl formate）、甲酸牻牛兒酯（geranyl formate）、水楊酸甲酯（methyl salicylate）。（水楊酸甲酯為芳香白珠的主要成分［約 90％］：美國的芳療師認為它具有高毒性；然而法語區的芳療師卻經常在肌肉及關節疼痛的情況下使用。美國的資訊來源可能是一些以高劑量對動物的實驗。為了安全起見，孕婦及幼兒請避免使用芳香白珠。）

含有酯類的精油有：阿密茴、銀艾、佛手柑、豆蔻、岩玫瑰、黑雲杉、芳香白珠、高地杜松、天竺葵、義大利永久花、真正薰衣草、甜醒目薰衣草、圓葉當歸、檸檬薄荷、摩洛哥香桃木、橙花、苦橙葉、佛手柑葉、檸檬葉、橘葉、加拿大鐵杉、西伯利亞冷杉、膠冷杉、快樂鼠尾草、蘇剛達、依蘭、竹葉花椒。

使用注意事項：對皮膚耐受性很高。

醚類

醚類中最有名的代表就是甲基醚蔞葉酚（舊名：龍艾腦），可以從茴香氣味中辨認出來。大多數的醚類具有平衡生物能量瓦塔（Vata）的強效，也就是說可以舒緩恐懼和緊繃、抗痙攣、抗過敏。醚類對於神經系統的調節性，常常比酯類更強大。醚類有抗痙攣效果 ++++，有時抗菌（有或無，要檢查芳香抗菌學實驗才知道），止痛 +++，平衡神經系統，健胃 ++，促進唾液、胃液、腸道、胰腺分泌。最重要的醚類有：洋茴香腦（anethole）、甲基醚香荊芥酚（carvacrol methyl-ether）、甲基醚蔞葉酚（methylchavicol）、甲基醚丁香酚（methyl eugenol）、甲基醚香桃木酚（myrtenomethyl-ether）、甲基醚百里酚（thymol-methyl-ether）、α- 與 β- 細辛腦（α- and β-asarone）。

洋茴香腦，被視為具有類雌激素、催乳、助消化的作用；它可以在八角茴香（*Illicium verum*）、洋茴香（*Pimpinella anisum*）、甜茴香（*Foeniculum vulgaris dulce*）中找到。欖香素（elemicin）是一種就算劑量極少也很強力的消炎藥，可以在欖香脂中找到少量。

有名的甲基醚蔞葉酚，被認為有強力抗痙攣功效 ++++，抗哮喘，抗組織胺，並且

助消化；它在熱帶羅勒當中含量豐富，達 85%，而在龍艾中則有 80%。

內酯類

內酯，與酮一樣都有神經毒性，並且可能導致流產；不過因為在精油中含量極少，所以常常沒有把神經毒性放入考量中。它們也可能對皮膚具有刺激性。內酯比較少見，只存在少數精油當中、而且通常是微量。

即使濃度極低也有非常好的消解黏液效果 ++++，並且抗卡他性炎症、抗感染、抗真菌，同時也激勵肝臟，有時甚至被認為可以抗腫瘤，也是肌肉鬆弛劑（特別是在哮喘性支氣管痙攣的情況下），驅除腸內寄生蟲，消炎。

最重要的內酯有：土木香內酯（alantolactone/helenin）、荊芥內酯（nepetalactone）、木香烴內酯（costunolide）、香桃木內酯（myrtucommulone）。

含有內酯類的精油有：西洋蓍草、銀艾、土木香（*Inula graveolens*）、摩洛哥藍艾菊、羅馬洋甘菊、月桂、科西嘉香桃木、摩洛哥香桃木。

單萜烯類

單萜烯類是針葉樹及柑橘類果皮精油的主要成分，也可以在某些唇形科植物中發現。單萜烯是很輕的化合物，在蒸餾精油的初期就會出現。它們通常有消毒、抗菌、提振免疫、以及活化淋巴和血液循環的功效，將我們與大地之母的再生力結合在一起。

長期使用於皮膚上可能有刺激性，而若長期口服則會刺激腎臟。

單萜烯非常具激勵性，喚醒生命能量，類可體松 +++，強力消炎劑，空氣消毒劑，對血管和淋巴有緩解充血和消腫作用。最重要的有：樟烯（camphene）、δ3- 蒈烯（δ3-carene）、香芹烯（carvene）、檸檬烯（limonene）、月桂烯（myrcene）、羅勒烯（ocimene）、對傘花烴（paracymene）、α- 與 β- 水茴香萜（α- and β-phellandrene）、α- 與 β- 松油萜（α- and β-pinene）、檜烯（sabinene）、檀烯（santene）、α- 與 β- 萜品烯（α- and β-terpinene）、異松油烯（terpinolene）、α- 側柏烯（α- thujene）。

δ3- 蒈烯，對麴菌屬（Aspergillus）有抗真菌效果，也是強力的止咳劑 +++，及抗氧化劑。含有 15% 以上這種單萜烯的精油有：歐白芷根、巴西胡椒、絲柏、黑胡椒、西伯利亞冷杉、膠冷杉。

檸檬烯，被認為是強力抗病毒劑 ++++，對抗單純皰疹病毒、流感病毒、第三型腺病毒皆有效。並有補肝、肝胰解毒的功效。富含檸檬烯（10% 以上）的精油有：巨香茅、佛手柑、岬角白梅、檸檬、藏茴香（含 35%）、欖香脂、乳香、藍雲杉、史泰格尤加利、高地杜松、葡萄柚、薑草（Cymbopogon martini var. Sofia）、萊姆、綠橘、綠薄荷、甜橙、秘魯聖木、檸檬葉、佛手柑葉、歐洲赤松、黑胡椒、加拿大鐵杉、歐洲冷杉、喜馬拉雅冷杉、莎羅白樟、紫蘇、檸檬馬鞭草、竹葉花椒。

月桂烯，是單純皰疹病毒、流感病毒、第三型腺病毒的抗病毒劑 ++++。含有月桂烯 10% 以上的精油有：歐白芷根、岬角白梅、杜松、高地杜松、熏陸香。

松油萜、側柏烯，也都是抗病毒劑 ++++，類可體松，也是強力的消炎藥；可以修護結締組織，對呼吸道與血管都有消解充血作用，對肌肉有止痛效果，並有滋補神經作用。含有 10% 以上松油萜或側柏烯的精油有：歐白芷根、銀艾、摩洛哥洋甘菊 / 野洋甘菊、大西洋雪松針葉、芫荽、絲柏、乳香、神聖乳香、印度乳香、藍雲杉、黑雲杉、紅雲杉、藍膠尤加利、芳枸葉、白松香、杜松、雅麗菊、昆士亞、格陵蘭喇叭茶、科西嘉香桃木、歐洲赤松、熏陸香、加拿大鐵杉、桉油醇迷迭香、膠冷杉、巨冷杉、歐洲冷杉、喜馬拉雅冷杉、西伯利亞冷杉。

對傘花烴，是經由皮膚途徑的止痛劑，抗大腸桿菌 ++++，抗乙型鏈球菌 ++++，抗肺炎克雷伯氏菌。含有對傘花烴超過 10% 的精油有：印度藏茴香、小茴香、冬季香薄荷、野地百里香（Thymus serpyllum）。

α- 與 β- 水茴香萜，是泌尿生殖系統的重要消炎劑，在前列腺炎、腎炎、膀胱炎等等情況下建議使用。含有 10% 以上這種單萜烯的精油有：歐白芷根、海茴香、欖香脂、咖哩葉、泰國蔘薑、圓葉當歸、檸檬百里香、巨冷杉、喜馬拉雅冷杉、印度肉桂。

單萜醇類

　　單萜醇可以補全酚類的強效而沒有刺激性，是一種廣效抗感染劑；可以抗病毒、抗真菌、抗菌、抗寄生蟲並且提振免疫，可以加強全身活力，用在長期感染治療以及慢性疾病當中。單萜醇的抗菌力很強，對人類少有危險性，在所有施藥途徑都有很高的耐受性。

　　含有單萜醇的精油有調和神經系統的功能，可以傳達和諧與寧靜，消解自主神經系統障礙，緩和憂鬱狀態，幫助心理情緒及精神的健康。

　　單萜醇是廣效的抗菌 +++，抗病毒 +++，抗真菌 +++，抗寄生蟲 +，提振免疫，調節及平衡神經系統。

　　最重要的單萜醇有：龍腦（borneol）、香茅醇（citronellol）、小茴香醇（cuminol）、茴香醇（fenchol）、牻牛兒醇（geraniol）、薰衣草醇（lavandulol）、沉香醇（linalool）、薄荷醇（menthol）、香桃木醇（myrtenol）、橙花醇（nerol）、胡椒醇（piperitol）、萜品醇（terpineol）、側柏醇（thuyanol）、反式松香芹醇（trans-pinocarvol）。

　　有些研究指出，牻牛兒醇對抗念珠菌特別有效，沉香醇則較有抗菌作用。

　　龍腦，具有調節免疫及提振免疫的功效 ++++，並且滋補神經，振奮，麻醉，促進膽汁分泌，對抗大腸桿菌和乙型鏈球菌都很有效。最常見的精油有：銀艾、龍腦百里香。

　　牻牛兒醇，似乎抗真菌特別有效++++，有麻醉效果，對皮膚有收斂與滋養的作用，促進子宮收縮，抗大腸桿菌、乙型鏈球菌以及白色念珠菌。含有牻牛兒醇 10% 以上的精油有：爪哇香茅、天竺葵、玫瑰草、大馬士革玫瑰。

　　沉香醇，是強力的神經系統平衡劑，它有鎮靜、緩解肌肉痙攣、麻醉、對皮膚有收斂與滋養的作用，對抗大腸桿菌、乙型鏈球菌以及白色念珠菌有效。含有 10% 以上的精油有：西洋蓍草、阿密茴、銀艾、甜羅勒、佛手柑、芳樟、芫荽、穗花薰衣草、真正薰衣草、甜醒目薰衣草、檸檬薄荷、橙花、苦橙葉、佛手柑葉、沼澤茶樹、快樂鼠尾草、

沉香醇百里香、竹葉花椒。

　　薄荷醇，可以降體溫 ++++，麻醉，止痛，收縮血管，激勵肝臟 +++。但完全禁止 4 歲以下的兒童使用，也不可以使用在泡澡水中，並請小心不要在大範圍的皮膚上使用。它主要存在胡椒薄荷裡。

　　順式 - 對 - 薄荷 -2,8- 二烯 -1- 醇（cis-p-mentha-2,8-dien-1-ol），反式 - 對 - 薄荷 -2,8- 二烯 -1- 醇（trans-p-mentha-2,8-dien-1-ol），反式 - 對 -1,7 薄荷 -8,9- 二烯 -2- 醇（trans-p-1,7-mentha-8,9-dien-2-ol），順式 - 對 - 薄荷 -8,9- 二烯 -2- 醇（cis-p-mentha-8,9-dien-2-ol）等等都是抗真菌 ++++ 最強效的分子。這些單萜醇很少見，主要存在巨香茅（約 60%）以及薑草（27%）中。

　　萜品烯 -4- 醇與 α- 萜品醇，可能是最為廣效的抗病毒 ++++ 與抗菌 ++++，也具有滋補神經、提振免疫和調節免疫，可以激勵腎臟並且避免電解質流失，有效抗白色念珠菌、綠膿桿菌、單純皰疹病毒、流感病毒、第三型腺病毒。含有 10% 以上萜品醇的精油有：泰國蔘薑、甜馬鬱蘭、秘魯聖木、桉油醇樟、茶樹、檸檬百里香。

　　側柏醇，是一種強肝成分，對抗大腸桿菌和乙型鏈球菌也有效。它很少見，可以在甜馬鬱蘭、側柏醇百里香中找到。

氧化物類

　　最常見的就是 1,8- 桉油醇（1,8-cineole），以消解黏液、祛痰、緩解呼吸道充血功能著稱；也可以用來抗病毒及調節免疫。在風濕症的情況下，1,8- 桉油醇常被用來止痛。它可在呼吸和消化系統中刺激外分泌腺。

　　其他的氧化物包括：驅蛔素 / 土荊芥油精（ascaridole）、沒藥醇氧化物（bisabolol oxide）、沉香醇氧化物（linalooloxide）、薄荷呋喃（menthofuran）、胡椒酮氧化物（piperitone oxide）。

使用注意事項：大量使用在皮膚途徑時，會使呼吸道乾燥。

含有 10% 以上 1,8- 桉油醇的精油有：白千層、摩洛哥洋甘菊／野洋甘菊、豆蔻、藍膠尤加利、澳洲尤加利、史密斯尤加利（*Eucalyptus smithii*）、芳枸葉、大高良薑、高地牛膝草、昆士亞、月桂、穗花薰衣草、摩洛哥香桃木、綠花白千層、桉油醇樟、桉油醇迷迭香、樟腦迷迭香、莎羅白樟、白馬鞭草（*Aloysia alba*）。

德國洋甘菊中所含的沒藥醇氧化物，有強力消炎功能 ++++，抗痙攣功能，平衡荷爾蒙功能。

沉香醇氧化物，很少見，含量也低，不過可以緩解哮喘發作，例如竹葉花椒。

酚類

酚類可以活化基底輪。它們是主要且有效的抗感染藥，可以抗菌、抗病毒、抗寄生蟲及抗真菌；在芳香療法中被認為是對抗細菌的重量級成分，但必須小心謹慎、且只能短期使用。它們也是熱療劑，可以提高體溫，具有活化與激勵作用，也會喚醒生物能量皮塔（Pitta），但可能會讓情緒調節失衡。它們也會提振免疫，提升免疫球蛋白。

酚類可以刺激去甲基腎上腺素分泌，因此也有加強自信與行動力的效果。

對皮膚具有強烈刺激性，很難在皮膚或黏膜上直接使用。在製作混合液的時候，濃度不超過 3%、至最高 5%。酚類具有肝毒性，會破壞肝細胞，可能嚴重損害肝臟。使用酚類治療時一定要與有利肝臟再生的精油結合使用，例如馬鞭草酮迷迭香、格陵蘭喇叭茶、圓葉當歸，用來保護肝臟。

在甲狀腺功能亢進、高血壓與糖尿病的情況下，必須避免使用酚類。4 歲以下的兒童也禁止使用。因為促進子宮收縮，所以孕期之間也要避免。

最重要的成分有：香荊芥酚（carvacrol）、蔞葉酚（chavicol）、丁香酚（eugenol）、百里酚（thymol）。

富含酚類的精油有：印度藏茴香、神聖羅勒、丁香花苞、頭狀百里香、冬季香薄荷、野地百里香、百里酚百里香、龍腦百里香。

苯酞類（與香豆素相關）

苯酞是精油中非常罕見的化學分子。主要含有苯酞的精油有芹菜籽（*Apium graveolens*）、圓葉當歸、印度當歸。

它們可以引流與淨化肝臟 +++，解毒（激勵肝臟功能），激勵肝胰功能 ++++，抗乾癬 ++++，抗寄生蟲 +++，滋養神經肌肉。

苯酞包括：瑟丹酮酸（sedanonic acid）、烷基苯酞（alkyl-phthalide）、3- 正丁基苯酞（3n-butyl-phthalide）、瑟丹酸內酯（sedaneolide）、3- 正丁基 - 六氫苯酞（3n-butyl-hexahydrophthalide）、E- 亞丁基苯酞（E-butylidenephthalide）、E- 藁本內酯（E-ligustilide）。

使用注意事項：苯酞的耐受性良好，不過可能對皮膚有刺激性，必須避免長期使用。

倍半萜烯類

倍半萜烯對皮膚與神經系統都是寶物，以主要的消炎、鎮靜、降血壓與抗過敏等作用而著稱。由於具有血管擴張特性，時常會用來做血管問題的敷藥。

倍半萜烯的氣味通常是低沉、木質、柔軟的，並將下層脈輪與上層脈輪校準對齊。這些香氣給人包容安心的感覺，不論在身體上或心理上都使人開放與柔軟。雙萜烯類（岩玫瑰與貞節樹）可以影響荷爾蒙系統，特別是性荷爾蒙，作用在腦下垂體－卵巢這條軸上。

主要倍半萜烯有：香樹烯（aromadendrene）、沒藥烯（bisabolene）、布藜烯（bulnesene）、杜松烯（cadinene）、菖蒲烯（calamenene）、母菊天藍烴（chamazulene）、雪松烯（cedrene）、古巴烯（copaene）、薑黃烯（curcumene）、金合歡烯（farnesene）、

癒瘡天藍烴（guaiazulene）、喜馬雪松烯（himachalene）、葎草烯（humulene）、長葉烯（longifolene）、廣藿香烯（patchoulene）、蛇床烯（selinene）、綠花烯（viridiflorene）、佛手柑烯（bergamotene）、波旁烯（bourbonene）、β- 丁香油烴（β-caryophyllene，最常見的倍半萜烯）、蓽澄茄烯（cubebene）、欖香烯（elemene）、大根老鸛草烯（germacrene D）、癒瘡木烯（guaiene）、檀香烯（santalene）、薑烯（zingiberene）。

α- 與 β- 沒藥烯，被認為是皮膚再生劑，也是重要的抗皺及肝臟修復劑，主要存在秘魯聖木、胡蘿蔔籽、薑的精油中。

α-、β- 與 δ- 杜松烯，特別能消炎 ++++，在皮膚病的情況下非常有效；同時它也是血管擴張劑，抗組織胺 ++++，也能止痛、安眠、止癢。主要存在於刺檜/刺柏（29%），同時以少量存在於松紅梅（約 10%）、完全依蘭（約 7%）的精油中。

薑黃烯，是消炎藥，可以降低膽固醇，護肝，利膽，通經，抗氧化；在處理幽門螺旋桿菌、潰瘍性結腸炎、糖尿病或三酸甘油酯過高時使用。主要存在於薑黃（47%）、薑（18%）的精油中。

β- 丁香油烴，是腸胃及泌尿生殖感染的重要消炎劑與強力抗病毒劑。它存在於神聖羅勒（20%）、古巴香脂（48%）、咖哩葉（27%）、香蜂草（20%）、黑胡椒（18%）、沉香醇百里香（12%）、檸檬馬鞭草（11%）、白馬鞭草（14%）、完全依蘭（14%）的精油中。

葎草烯，有類雌激素作用，少量存在於西洋蓍草（1% 到 2%）、刺檜 / 刺柏（8%）、古巴香脂（7%）、格陵蘭喇叭茶（3% 到 4%）的精油中。

我們可以由藍色來辨認天藍烴（母菊天藍烴），它被認為是強力的抗組織胺 ++++ 及消炎劑 ++++，即使只有極少量，都非常有效。它存在於西洋蓍草（0.5% 到 1%）、德國洋甘菊（1%）、摩洛哥藍艾菊（14%）的精油中。

倍半萜醇類

倍半萜醇可以平衡並提振免疫；通常對荷爾蒙系統有調節效果；有些則對上皮組織及皮膚有很好的再生效果。倍半萜醇可以創造平衡並舒緩情緒，傳達和諧與穩定給予有壓力和難以控制情緒的人；在易感的情況下，它是主要使用的有效成分。

最重要的倍半萜醇有：春黃菊腦（anthemol）、沒藥醇（bisabolol）、胡蘿蔔醇（carotol）、香芹醇（carveol）、雪松醇（cedrol）、胡蘿蔔腦（daucol）、欖香醇（elemol）、桉葉醇（eudesmol）、藍膠醇（globulol）、橙花叔醇（nerolidol）、蘑菇醇（1-octen-3-ol）、廣藿香醇（patchoulol）、鼠尾草醇（salviol）、白檀醇／檀香醇（santalol）、香紫蘇醇／快樂鼠尾草醇（sclareol，屬於雙萜醇）、綠花醇（viridiflorol）、岩蘭草醇（vetivenol）。

沒藥醇，可以抗菌，抗憂鬱，抗焦慮，活化皮膚，消炎 +++。它存在於德國洋甘菊精油中。

杜松醇，可以消炎 ++++，常被用於皮膚病、降血壓及肌肉鬆弛上。它存在於刺檜／刺柏與暹羅木精油中。

桉葉醇，可以抗痙攣，抗血管新生，平衡神經 ++++，消炎，調節免疫，血管擴張劑，止痛。它主要存在於阿米香樹與天竺葵（摩洛哥／埃及產）的精油中。

橙花叔醇，有類睪固酮效果，可以滋補神經，消炎，滋補性機能，男性刺激性慾，調節靜脈張力；在性功能衰弱、靜脈炎或痔瘡的情況下使用。有些研究指出橙花叔醇可以抑制腸道癌細胞的生長，而體外研究則顯示瘧疾病毒在接觸到橙花叔醇以後就不再複製了。

白檀醇／檀香醇，可以平衡神經 ++++，消炎 ++++，對淋巴和血管有緩解充血作用，可以強化心臟，攝護腺及腎臟的抗菌。它是檀香最具代表性的倍半萜醇成分，存在於檀香及太平洋檀香精油中。

綠花醇，可以平衡荷爾蒙，調節靜脈張力，對淋巴和血管有緩解充血作用。它存在於岩玫瑰、昆士亞以及綠花白千層精油中。

香紫蘇醇／快樂鼠尾草醇，即使是極少量都有類雌激素作用，在月經不順及更年期症狀情況下使用，但在荷爾蒙相關癌症情況中禁止使用。它存在於快樂鼠尾草精油中。

束骨薑黃醇（Xanthorrhizol），可抗氧化，抗菌，護肝，消炎。它主要存在於薑黃精油中。

福建醇／暹羅木醇（Fokienol），是類睪固酮效果。它主要存在於暹羅木精油中。

藍膠醇，可以祛痰，抗微生物，抗真菌。它主要存在於藍膠尤加利與昆士亞精油中。

第 4 部

精油與純露指南

巨香茅 –*Cymbopogon giganteus*– 精油

「幸福的生活在於愉快地感受它並想像它。」

蘭伯特侯爵夫人（Marquise de Lambert）

植物分類 禾本科	精油氣味
萃取部位 葉片	胡椒味、草本味、煙燻味、泥土味、麝香味
主要產地 馬達加斯加	能量中心

植物分類 禾本科
萃取部位 葉片
主要產地 馬達加斯加

芳香分子

單萜醇：順式 - 對 - 薄荷 -2,8- 二烯 -1- 醇、順式 -對 - 薄荷 -9- 二烯 -1- 醇、反式 - 香芹醇、反式 -異胡椒醇
單萜烯：檸檬烯

精油氣味

胡椒味、草本味、煙燻味、泥土味、麝香味

能量中心

第一脈輪 – 基底輪、第六脈輪 – 眉心輪
注意事項 耐受性良好（請見 19 ～ 20 頁）

巨香茅，別名灌木檸檬香茅（citronnelle de brousse），屬於香茅屬這個大家族，原產於非洲。植株由長條形葉片抱莖生長而呈叢生狀，高約 1.5 至 2.4 公尺，葉片帶有胡椒香氣。

歷史與神話

在非洲喀麥隆的北方，杜巴族（Duupas）將牛肉放在樹枝上曬乾，等它分解後拿來做一種鹹醬汁，巨香茅的葉片主要使用來中和醬汁的味道。在赤道非洲傳統醫學上，這種大草原上的植物以降血壓及抗真菌的功效著名。莖與葉用來治療支氣管炎、思覺失調及焦躁不安狀態；葉片用於治療牙齦炎及口腔炎；根部用來治療牙痛、牙齦炎與口腔傷口。

實際應用與體驗

巨香茅精油含有一種特殊的單萜醇，對抗真菌感染、感染性皮膚病以及痤瘡特別有效。

見證：

「在用可體松治療過後，我因為口腔念珠菌感染，舌頭劇烈疼痛。對抗療法的效果只持續三週，然後，我嘗試使用各種不同的純露例如茶樹、大馬士革玫瑰、天竺葵，並且在患部塗抹同樣的精油與芝麻油；我停止吃糖、酵母以及所有發酵食品，即使用芳香療法加上飲食控制，感覺卻越來越疲倦虛弱。治療兩星期以後，一位朋友建議我在配方裡加上巨香茅，這就有了明顯的改變，症狀越來越輕微。一個星期之後，我感覺已經好多了，而我的舌頭恢復正常樣子，也不痛了。」

心理情緒和能量適用情境

　　巨香茅中的泥土味與麝香味，喚起人們本能中與大自然的聯繫。現在就是時候！用我們所有的感官，去好好感受一下周遭，圍繞著您的一切美好；而巨香茅可以賦予生活魅力，讓您可以更深刻感受到食物的味道、吹拂皮膚的微風、一抹香氣或一種聲音等等。它喚醒基底輪與本能，並在您對生命給的課題視而不見時就可以幫助您。

　　巨香茅教導人尊重成長，無論內在還是外在，都可以淨化身體及心靈，讓您能更專注於歡愉、美、以及生活經驗帶來的所有好事。它是轉化與淨化劑，有益於心理情緒的成熟，讓您學習善用自己的才能，表現自己的特質。

　　它可以建立起基底輪與眉心輪的聯繫，幫助您了解自己降生的課題，得出必要的結論，並採取相對的措施來改變自己。

功效與適應症

- 強效抗真菌：皮膚、口腔、生殖器、指甲的真菌感染，消化道念珠菌感染。
- 抗菌，抗病毒，調理皮膚，收斂皮膚，消炎：痤瘡，口腔潰瘍，口腔感染，感染性皮膚病，皰疹，濕疹，毛孔粗大。
- 驅脹氣，抗痙攣，促進膽汁分泌，助消化，健胃：便祕，吞氣症，代謝失調。
- 消炎和免疫補品：肌肉和關節僵硬，風濕症，多發性關節炎，橘皮組織，免疫力衰弱。

建議

　　如果您無法學習生命的課題，常常重複同樣的經驗，忍受變化而不知道有什麼心神上的原因。請按照以下步驟每天早晨起床後及夜晚進行冥想，持續 40 天：

- 混合 20 滴巨香茅精油與 10 毫升植物油。
- 用數滴複方油按摩腳跟和腳踝，並且將 1 滴塗抹在第三隻眼上。
- 採舒適坐姿，閉眼呼吸精油香氣。
- 吸氣時，在心中默唸 12 次真言 *SAT CHIT EKAM BRAHMA*，然後緩慢呼氣，並在下次吸氣前先屏氣片刻。
- 接著靜默 12 分鐘，觀察心中的念頭。

| 使用狀況建議 | 陰道念珠菌感染，陰道瘙癢（懷孕除外）：76 頁 |
| | 皮膚或指甲的真菌感染：159 頁 |

阿密茴 –*Ammi visnaga*– 精油

「一位好評論家的首要屬性，就是明智的懷疑。」

詹姆斯・羅素・洛威爾 (James Russel Lowell)

植物分類 繖形科
萃取部位 整株植物
主要產地 摩洛哥

芳香分子

酯：甲基丁酸異戊酯、異纈草酸戊酯、纈草酸戊酯

單萜醇：沉香醇

單萜烯：松油萜、羅勒烯、對傘花烴

呋喃香豆素

色酮：呋喃並色酮 / 基林、阿米素 / 阿密茴素

精油氣味

草本味、略帶酸味、一絲茶香

能量中心

第四脈輪 – 心輪、第一脈輪 – 基底輪、第七脈輪 – 頂輪

注意事項 光敏性 (請見 19 ～ 20 頁)

一年生植物，整株植物 20 到 80 公分高，無毛，軸根、莖粗壯，在頂部分岔成細枝，並覆蓋滿葉片。繖形花序非常密集，由許多加厚幅射狀傘輻組成，這些傘輻在開花後逐漸集中，插入盤狀擴張的傘基中，花是白色的。

歷史與神話

　　阿密茴有可能源於尼羅河畔，古埃及人用來當做哮喘與腎結石的療方，也用這種植物來治療乾癬，在脫皮的紅色皮膚上摩擦，然後曝曬在陽光下。摩洛哥人用繖形花序來做藥湯，稱作 Khella；民間醫療用這種植物來做口腔護理、治療牙痛、糖尿病、心悸、改善前列腺肥大，並且使用在神經痛、頭痛及腎結石上。中東地方用阿密茴的花梗來當牙籤。阿密茴的屬名 *Ammi* 是從希臘文 ammo 而來，意思是沙，應該是指這種植物喜歡沙質土壤。在希臘醫學裡，阿密茴被用來處理「冷性」感染、不孕以及腎功能衰弱。藥廠用它的有效成分，呋喃並色酮 / 基林（khelline），來治療冠心病及哮喘。在義大利與德國會用種籽來做藥草茶，用來治療心絞痛與哮喘。這種植物在埃及與北非仍然大量栽種，用來提取精油販售。

實際應用與體驗

　　強力抗痙攣，同時也可以擴張冠狀動脈、支氣管與尿道，在哮喘的狀況下有效（包括過敏原因的哮喘），同時也可以緩解肝與腎的絞痛。阿密茴常常在心血管功能不足、心跳過速與心律不整等等情況下使用。

見證：

　　「在變化的時代中，當人們質疑生活中的各種事情時，我會建議使用阿密茴，每晚 1 滴塗抹在心輪的位置上，連續三晚，若有需要可以再來一次。這種短期療程可以幫助找回內心的確定感。」

　　「我 8 歲的兒子為哮喘所苦，自從他的治療師給我一個芳香療法的複方油，每天用來摩擦他的肩胛骨中間以及心臟部位以後，發作的頻率就變低了，他好像比較少擔心，而且發作也很快就恢復了。」

橘葉 *Citrus reticulata* (*leaves*)	精油 2 毫升／40 滴
大高良薑 *Alpinia galanga*	精油 2 毫升／40 滴
阿密茴 *Ammi visnaga*	精油 1 毫升／20 滴
金盞菊浸泡油	5 毫升／100 滴

心理情緒和能量適用情境

　　阿密茴可以在情緒層面起作用，讓您意識到心中的情緒；它的氣味在您感到被拒絕的時候可以起到撫慰支持的作用；它也可以轉變悲觀情緒，讓您用正面態度看待未來。阿密茴可以擴張心輪，創造與基底輪及與頂輪的連結，傳達一種自由、獨立於外在環境的感覺。

　　它如泥土的氣味幫助人克服猶豫，促進具體而果敢的行動。它也傳達出一種穩定感、確定性和被保護的感覺，可幫助您更加平靜地面對事物並增強自信。

功效與適應症

- 強效抗痙攣，稀釋血液，擴張血管與冠狀動脈：冠心病，動脈粥狀硬化，血稠。
- 擴張尿道，抗痙攣：痙攣性結腸炎，肝性及腎性結腸炎。
- 鎮定，平衡並協調神經系統：焦躁不安，呼吸困難，心律不整。
- 擴張支氣管，抗痙攣：哮喘，乾咳。

使用狀況建議	
	哮喘：147 頁
	腎絞痛：86、113 頁
	肝絞痛：113 頁
	神經性咳嗽，乾咳：請參見支氣管炎，咳嗽，148 頁

阿米香樹 –*Amyris balsamifera*– 精油

「如果我們的兒童應該是自由的，他們就必須不受我們局限，不受我們的思想限制，不遵循我們已經學得的習慣和口味。」

瑪莉琳·佛谷森 (Marylin Ferguson)

植物分類	芸香科
萃取部位	木質部
主要產地	加勒比海地區

芳香分子

倍半萜醇：桉葉醇、纈草醇、橙花叔醇

倍半萜烯：薑黃烯、沒藥烯、倍半水茴香萜

精油氣味

木質味、性感、甘美、粉味、奶香

能量中心

第二脈輪 – 性輪

注意事項 耐受性良好 (請見 19 ~ 20 頁)

阿米香樹原本主要在海地栽種，現今許多加勒比海國家都種植這種芸香科植物。同一屬的植物常常被稱為蠟燭樹或是火炬木，因為它有非常易燃的特性。

歷史與神話

屬名 *Amyris* 是由希臘文 αμυρων（amyron）而來，意思是「香氣強烈」，意指樹脂散發出來非常明顯的氣味。它的木頭常被用來燃燒，因為樹脂含量高，所以火焰非常明亮，即使木質仍偏綠、還沒乾燥也會燃燒；這種木頭硬度高，很重，可以驅離寄生蟲。哥倫布在加勒比發現這種植物，而將氣味強烈的樹脂進口回歐洲。漁民在夜間出海時，會用這種芸香科植物的木頭當火把照亮。現今阿米香樹被廣泛栽種，用來製作家具，精油則由大小樹枝以及家具製作的殘屑廢料蒸餾而得。英文有時會稱它為「西印度檀香」，可以吸引那些對真正的檀香木有多罕見多珍貴毫無概念的消費者，使銷售更容易；不過阿米香樹不論在能量層面還是生理層面都有它自己的特性。

實際應用與體驗

改善淋巴和靜脈充血，這個精油會是心血管治療中很出色的成分。

見證：

「我對金錢的負面觀點懷有深刻的信念，同時又老是覺得缺錢。一位朋友在芳香療法課程中發現阿米香樹，她建議我每天早上閉眼嗅聞 3 分鐘，一邊想像我的錢包裝滿了錢，然後每次花錢的時候，就要想像有人因為我而更豐盛。一週以後我對自己的思考機制了解更透徹，基本上我深深相信金錢不是好東西，所以沒錢就可以加強我的信念，讓我留在舒適圈中，什麼都不必改變，意識到這個讓我豁然開朗，幫助我改變自己的運作

方式。兩年之後，人生第一次，我存的錢終於有辦法負擔夢想中的旅行了。」

心理情緒和能量適用情境

　　阿米香樹與它氣味調性的兄弟檀香一樣，都有利於心靈開啟，可以讓您的氣場充滿了溫暖而有創造性的能量。它創造豐盈感，讓您從物質主義的信仰中，或是極端安全感的需求中解脫出來。當您對金錢有許多評判和偏見時，阿米香樹可以幫助您，克服有關物質的一些陳規定型的偏見。

　　它的香氣助您解脫，讓您意識到內心懷抱的、讓您在同一個狀態下停滯不前的衝突。透過支援您的自信以及客觀看待事情的能力，它可以安定心靈，並因此打開「共時性」的大門。

　　阿米香樹幫您拓展眼界，鼓勵您嘗試新的經驗。它在情感上帶來平靜與和諧，為性輪注入溫暖與能量。它甜美的香氣讓自愛更容易，加強信心並且幫助您意識到自己壓抑與隱藏的情緒，您可以解密並重新認識到自己真正的價值，因此實現您的使命或志業。

功效與適應症

- 緩解淋巴和靜脈充血：循環功能衰弱，痔瘡，靜脈曲張，橘皮組織，心臟無力。
- 消炎，止痛：肌肉與關節疼痛，泌尿道感染與發炎。
- 提振免疫，刺激性慾：慢性咳嗽，呼吸道感染，支氣管炎，性慾降低，免疫力衰弱，陽痿，性冷感。
- 改善皮膚微循環，皮膚的調理、收斂、保護、保濕，抗真菌，抗菌，改善皮膚彈性：皺紋，濕疹，皮膚病，玫瑰痤瘡，皮膚受刺激，蕁麻疹。
- 改善認知功能，抗焦慮，鎮靜：焦慮，躁動不安，阿茲海默症，失智症，記憶衰退及注意力衰弱，挫敗感，神經退化性疾病，悲觀，害怕匱乏，神經衰弱，吹毛求疵，睡眠障礙。

建議

　　若您持續為財務情況擔心，害怕匱乏，請照著以下儀式進行，持續 40 天：
- 每天用幾滴阿米香樹精油染香錢包內層。
- 每天早上用這種精油按摩兩隻拇指。
- 前 20 天中：您必須確認對金錢的侷限性信念，每天晚上做一些內省，寫下白天心

中關於錢的念頭與情緒，意識到哪些信念正在阻礙自己，然後思考可以用哪些信念來代替。

- 後 20 天中：每天早上，閉眼吸聞阿米香樹精油、持續 2 分鐘，將意識放在第三隻眼部位。右手拿著錢包中的錢，大聲說 3 次：「這筆錢會在最短時間內，以至少 3 倍的數目回到我手中。」

使用狀況建議	尿失禁，慢性泌尿系統發炎：85 頁 腎結石，腎絞痛：86 頁 腎炎：92 頁 肥胖症：124 頁

歐白芷根 –*Angelica archangelica*– 精油／純露

「一個人只要他決定自己是幸福的，就沒有人能夠阻止他。」

索忍尼辛（*Alexandre Soljenitsyne*）

植物分類 繖形科	純露氣味
萃取部位 根部	甜、略帶酸味
主要產地 歐洲	能量中心
芳香分子	第一脈輪 – 基底輪
單萜烯：α- 與 β- 松油萜、檸檬烯、α- 水茴香萜 酯：乙酸龍腦酯、乙酸反式馬鞭草酯 香豆素：繖形酮、白芷素、香柑油內酯	注意事項 精油有光敏性；純露則耐受性良好（請見 19 ～ 20 頁）
精油氣味	
木質味、草本味、綠色調 [譯註 7]、胡椒味、麝香味 [譯註 7] 綠色調（verte）香氣的定義，如揉皺的葉片、切斷的莖、晨露染濕的青草等等，讓人聯想到植物與春天的香調。	歐白芷是一種綠色芳香的大型繖形植物，在陽光下遮風處展現風姿，在潮濕肥沃的土壤中可以看到野生歐白芷。

歷史與神話

在中世紀，中亞出口眾多香料與藥草到西方，而在西方找到唯一中亞不存在的藥草就是歐白芷根，當時風靡的程度跟今天的人蔘差不多。人們賦予它眾多美德，特別是能使人長壽，而許多醫師也讚揚歐白芷的效能，用來預防傳染病，而在病癒康復期也用來當作一般的補藥。帕拉塞爾蘇斯（Paracelse）醫師用它來對抗鼠疫。直到現在，歐白芷根仍然是法國廊酒（Bénédictine）與蕁麻酒（Chartreuse）的配方之一。

傳說中在西元 1665 年的某個晚上，一位修士看見天使給他指引一種植物用來治癒當時肆虐歐洲的瘟疫，從而得到靈感，為了感謝天使，修士便給那種植物取名為「天使」（*Angelica*）。根據其他神話，歐白芷受到大天使加百列（Gabriel）與拉斐爾（Raphaël）的保護。在民間儀式當中，歐白芷以被神保護的特質用來對抗黑魔法、巫術與惡靈。1510 年大瘟疫在歐洲廣為流行的時候，傳說米蘭人用歐白芷根的粉撒在酒罐中讓病人喝下，而救了不少人的性命。

歐白芷根的純露與精油都被證明，可以在生理或心理創傷之後，強化虛弱的神經系統。對於代謝失調、疼痛與急性發炎、胃潰瘍及慢性咳嗽，它也是重要的治療用油。而在纖維肌痛症、風濕症、經痛或背痛時也有效。

見證：

「我丈夫在他母親去世之後非常痛苦煎熬，他說在喉嚨及胸部有種火燒的感覺。我用純露及精油試過幾種療方，但是不見緩和，最後是歐白芷根純露帶來即時的緩解，然後頸部和心臟的緊繃感就消失了。」

「我的一位病人在一場摩托車車禍中、斷了一根鎖骨及兩根肋骨，他為劇烈的疼痛所苦。他告訴我讓疼痛緩解的最有效的，是真正薰衣草、義大利永久花及歐白芷根的精油。一旦疼痛變得難以忍受時，他每小時就會各用 1 滴精油混合一點蜂蜜食用，他觀察到用油的間距一天比一天長。與此同時，他也會用瓊崖海棠油與山金車浸泡油，加入以下精油抹在疼痛部位：歐白芷根、羅馬洋甘菊、胡椒薄荷、義大利永久花、真正薰衣草。他也喝加了義大利永久花及歐白芷根純露的水，一個星期後血腫消失，而疼痛也大幅減少了。」

歐白芷根與土元素強烈連結，可以滋養基底輪。其泥土與麝香的氣息，能幫助再生，傳遞內在力量以及穩定力。如果您受苦於恐懼症、畏懼以及心理障礙，如果您的神經系統很敏感脆弱，如果您缺乏現實感，那麼就可以藉由歐白芷根重新找回您的根本，以及內心的平靜。它會使您警醒並發展出對身體的直覺。

歐白芷根可以喚起勇氣，加強對於宇宙能量的信心，幫助下決定。它可以穩定身體與心靈，幫助您克服猶豫，鼓勵具體而勇敢的行動，培養自信並幫助面對事物時保持鎮定。

- 抗痙攣，稀釋血液，淨化，利尿，促進發汗，刺激淋巴系統，刺激腺體：貧血，高血壓，新陳代謝緩慢，風濕症，關節炎，痛風，腎結石，水腫，體液積存，淋巴充血，血稠。
- 抗痙攣：腸痙攣，腹瀉，神經性咳嗽，肌肉痙攣。

- 助消化，驅脹氣，肝胰再生，刺激代謝：食慾不振，腸胃脹氣，消化不良，消化性偏頭痛，食物不耐症，噁心，肝和胰腺充血，代謝失調，甲狀腺功能失調（亢進或低下），胃潰瘍，痙攣性小腸結腸炎，糖尿病。
- 止痛，通經：閉經，月經失調，經痛，經前症候群。
- 祛痰，止咳，退熱：支氣管炎，咳嗽，鼻竇炎，肺充血，流感症狀，發燒。
- 滋補神經，抗焦慮，舒緩：躁動不安，精神錯亂，作惡夢，乏力，過動，神經衰弱，壓力，恐懼，擔憂，憤怒，憂鬱，睡眠障礙。
- 提振免疫力：康復期，免疫力衰弱，疲勞。

建議

當您有神經緊張、精神折磨、難以做出決定、缺乏動力和遠見的時候：

- 40 天持續服用歐白芷根純露，每天 3 次，飯後 1 杯溫熱水加入 1 茶匙純露。
- 每天 2 次，連續 3 分鐘吸入精油香氣，閉眼，將意識置於基底輪中。然後在內心複誦 8 次「我決定」（*DÉCIDER*）。

當您受到打擊或創傷的時候：

- 用歐白芷根純露噴灑全身，或是受到撞擊的部位，每半小時就重複一次，直到神經感覺放鬆。
- 喝 1 杯水加入 1 茶匙純露，1 小時過後若有需要再重複。
- 閉眼嗅聞精油香氣。

當您缺乏自信，難以堅持自己的主張，焦慮、神經質、害怕衝突、處於過度興奮狀態的時候：

- 將歐白芷根與月桂純露以 1：1 的比例混合成複方純露，將 1 到 2 湯匙複方純露加入 1 公升水中，在一天當中喝完，持續 40 天。
- 每天 3 次，閉眼嗅聞精油香氣、持續 2 分鐘。
- 早晨與晚上各用 1 滴精油按摩手腕。

當兒童有過動或過度興奮的時候：

- 用純露噴灑手臂。

- 將 1 茶匙植物油混合 1 滴精油，按摩手掌心。
- 喝 1 杯水加入 1 茶匙純露，每天 1 至 2 次。

當您害怕搭飛機的時候：
- 在起飛時閉眼嗅聞精油香氣。
- 用 1 滴精油按摩手腕。
- 用 30 毫升純露製作噴霧，在飛行當中不時噴灑口腔。

使用狀況建議	胃酸問題：107 頁
	食物過敏，食物不耐症：110 頁
	對於安全感的過度需求，缺乏信任感：48 頁
	與精神過度活躍或考試期間相關的頭痛：282 頁
	糖尿病：50 頁
	難以找到自己定位安身於世，難以拒絕，缺乏毅力及鬥志，逃避衝突：115 頁
	子宮內膜異位症：80 頁
	子宮肌瘤：81 頁
	腰痛，坐骨神經痛，下背部疼痛：52 頁
	缺乏活力，慢性疲勞：53 頁
	雷諾氏症：54 頁

銀艾 *–Artemisia ludoviciana–* 精油

「想要終結暴力,每個人都必須主動放掉會引起暴力的原因:民族主義、階級對立、貪婪、對權力的渴望、信仰。當我們還沒有準備好要放棄信仰、教條、意識形態以及宗教組織時,暴力的問題就會持續存在。」

吉杜·克里希那穆提(Jiddu Krishnamurti)

植物分類 菊科
萃取部位 整株植物
主要產地 北美

芳香分子

單萜醇:龍腦、沉香醇、艾蒿醇
單萜烯:β- 松油萜、對傘花烴
酯:丁酸 -3- 己酯、乙酸艾蒿酯

精油氣味

草本味、萜烯類氣味、麝香味

能量中心

第六脈輪 – 眉心輪
注意事項 耐受性良好(請見 19 ~ 20 頁)

這種艾屬植物在整個北美,從加拿大到墨西哥都有,生長於疏鬆、乾燥及中度潮濕的土壤中。由於葉片銀白色,也常被稱作白色鼠尾草 [譯註 6]。

[譯註 6] 俗稱白色鼠尾草,還有另外一種植物,拉丁學名 *Salvia apiana*。

歷史與神話

　　銀艾是美洲印地安傳統中的神聖植物之一,帶有以下教誨:一個人想要痊癒或者想要治療另一個人,就必須排除並淨化所有負能量、不好的情緒、破壞性的評判或思想。因為這個理由,所有美洲印地安的儀式和典禮,都從這種植物開始。他們會將銀艾的葉片掛在房子中以保護屋內。也用它來治療頭痛、呼吸道感染與泌尿道感染、痔瘡、腸道感染並且治療傷口。美國人用很多不同的名字來稱呼它,所以會造成某種混淆;這種艾屬植物也常被叫做白色鼠尾草(white sage)、灌木蒿(sagebrush)、桃蒿(peach artemisia,因其氣味讓人聯想到桃子),或者傳統上會叫它 Owyhee。

實際應用與體驗

　　對抗各種感染都非常有效,銀艾有很高的能量,僅僅是嗅聞精油的香氣常常就足以馬上驅散所有負面思想,將心靈解放開來。

見證:

　　「我想把冥想當成每日慣例卻相當困難,當我閉眼打坐時,亂七八糟的思想就會不停出現,根本無法完成冥想。自從我開始使用銀艾精油,塗抹於額頭上,1 滴塗在人中,我的精神就安寧許多,讓我更容易達到超越的狀態。」

這種微妙的精油完美地填補芳香療法的新系列。它消除了與集體意識有關的暫時性疑慮和沮喪。當您對自己的極限無所知時，對於「正確的」行動選擇就會很困難，這個香氣有益於排除負面和破壞性的思想。它可以平衡情緒波動，平息神經質，安撫恐懼，並有效抵抗心身痛苦。在能量層面，這種植物可以驅散精微體中的「因果印記」（samskaras），幫助您脫離舊有因循的軌跡規劃，在心智層面從某些信念中解放。銀艾精油幫助您把心輪與第三隻眼串連，淨化心靈並因此喚醒意識。

當心理有時不太穩定，有時太僵硬，但仍然與自己的信念綁在一起時，情緒就會一直波動；而當有任何小障礙破壞穩定情緒的平衡時，這時精微體就會太擁擠，能量無法流通。氣場按摩以及嗅聞銀艾精油，能淨化並緩解飽受折磨的心靈。

功效與適應症

- 抗菌，抗病毒，抗真菌，消解黏液：特別頑強的真菌感染及念珠菌感染，腸胃型流感，腹瀉，慢性呼吸道感染，重複感染的咳嗽，鼻竇炎，傷口重複感染，痤瘡，皮膚病，皰疹。
- 消炎，止痛：肌肉與關節疼痛、特別是心因性的。
- 滋補神經：精神折磨，負能量，一點小事就易怒、煩躁、受干擾，躁動不安，焦慮，悲觀。
- 緩解淋巴和靜脈充血：靜脈瘀滯，橘皮組織。

建議

當您想要在內心建立一個受到保護的和平地帶，想要轉化及淨化心魔：
- 每天早上用 1 滴精油塗抹額頭。
- 在兩隻手腕上各滴 1 滴精油，互相摩擦的同時，深深吸入因摩擦散發出來的精油香氣。
- 採冥想的舒適坐姿，閉眼默唸 108 次真言 *OM DUM DURGAYEI NAMAHA*（可以用念珠來幫助算數）。

當您無法阻止自己製造痛苦、悲痛，慾望勝於理性的時候：

· 隨身帶著銀艾精油，時常嗅聞。

· 每天早上用 1 滴精油塗抹額頭。

· 密切注意使您陷入冒犯和傷害他人的狀態的觸發因素。

· 當您意識到這些機制時，持續冥想 9 天，冥想時用難近母／杜爾迦女神（Durga）的真言 *OM DUM DURGAYEI NAMAHA*，事先想像一個您已經傷害到某人的狀況，冥想時在心中描繪出來。

若您是療癒師，在療程間接待客人之前，先用銀艾精油 1 滴塗抹額頭、按摩手掌心，並且深吸銀艾香氣。

使用狀況建議	神志不夠清明：200 頁
	皮膚或指甲的真菌感染：159 頁

巴西胡椒 –*Schinus terebinthifolius*– 精油

「*請放棄想要成為什麼人物的想法，因為您已經是傑作了。*」

奧修（Osho Rajneesh）

植物分類 漆樹科

萃取部位 果實

主要產地 馬達加斯加

芳香分子

單萜烯：δ3- 蒈烯、α- 與 β- 水茴香萜、α- 松油萜、α- 側柏烯、月桂烯、檸檬烯

單萜醇：萜品烯 -4- 醇

精油氣味

胡椒味、辛香味、清新、麝香味

能量中心

第一脈輪 – 基底輪、第三脈輪 – 本我輪

第四脈輪 – 心輪、第六脈輪 – 眉心輪

注意事項 耐受性良好（請見 19 ～ 20 頁）

這種漆樹科植物能長到 15 公尺高，葉片香氣濃郁，發出一種胡椒香，同時也讓人想到松脂香。白色的花成串垂下狀，珊瑚紅的果實有非常重的胡椒香，樹木會分泌一種樹脂，在留尼旺島有時會用來薰香。

歷史與神話

印加人把它當成萬靈藥，將許多功效都歸功於它。他們會拿成熟的果實放在熱水中，用手壓出汁來做飲料，直到甜味釋放出來，但避免中間的苦味。這種湯藥可以保存 3 到 4 天，用於治療尿失禁和膀胱疾病。煮樹皮的水有助於緩解腿部腫脹和疼痛。巴西胡椒的樹脂和樹葉，被認為是護理傷口和潰瘍的絕佳藥物。印加人也會用樹枝來做牙齒護理，樹脂可以用作通便的瀉藥，汁液用作滴眼劑，葉片和果實可以製成軟膏治療關節疼痛。安地斯山脈的治療師至今仍使用中。在祕魯的安地斯山脈中，木材被用來建造柵欄或用作燃料，果實則被用來製作奇恰酒（chicha），一種當地的啤酒。

實際應用與體驗

對於重複感染的咳嗽和慢性支氣管炎非常有效。其特性溫暖且抗發炎，精油使用在運動員的按摩油中，可有效為運動員做鍛鍊熱身或減輕運動後的肌肉痠痛。

見證：

「我用精油治療已經很久了，但是對於治療支氣管炎卻有很大的困難，本來已經認命時常要使用可待因了，因為常常咳嗽得筋疲力盡而無法入睡。巴西胡椒精油是一個大發現，在支氣管炎一開始，我就會用 1 滴精油混合一點蜂蜜，每天吃好幾次，也會加在呼吸道按摩油當中，並在手臂及胸部凹處摩擦，洗澡時會再加海鹽。從那時起，我的咳嗽就恢復得更快，再也不需要對抗療法的藥品了。」

　　它的清新、胡椒味、麝香味的香氣，能對抗疲勞，恢復體力和衝勁，促進情緒的成熟和真實。巴西胡椒鼓勵精神追求，邀請您將自己從占有慾和對於安全感的過度需求中分離出來。它有助於精神進化、祈禱、冥想，並有助於看到生活歷練的連續性。

　　巴西胡椒能撫慰因為強烈的神經緊張（易受刺激、憤怒、侵略性、焦慮、擔憂、害怕失敗、害怕被評斷、害怕匱乏等等）而疲倦的心理。它對脾臟及胰腺有明顯的作用，有辦法整合基底輪與本我輪，並將能量引導至心輪與眉心輪，這些功能使得這種植物的靈魂像是守護天使一樣，在這個動盪的時代來幫助我們。它可以平衡極端情緒，幫助擺脫僵化的心理機制與完美主義，那些「我應當」、「我必須」或「這有必要」等等，讓人能更集中在覺醒與創造上。

　　巴西胡椒幫助您、將自己從小我及個人主義的需求中分開，學習吸收師父及導師的教導，內化並從中獲取靈感，以他們為楷模。它讓您透過靜思並從引導、啟發您的人們那裡找到屬於自己的真實，有助於超越物質，喚醒新的意識狀態。

功效與適應症

- 利尿，收斂，助消化，驅脹氣，通便，刺激代謝：腹痛，脹氣，腸痙攣，嘔吐，腸胃型流感。
- 抗真菌，抗菌，抗病毒，平衡女性荷爾蒙：真菌感染，傳染性皮膚病，痤瘡，泌尿生殖系統感染，生殖器真菌感染，膀胱炎，尿道炎，經期痙攣，經期背痛，月經失調，經前症候群。
- 抗卡他性炎症，祛痰，止咳 +++，提振免疫：呼吸道充血，重複感染的咳嗽，支氣管炎，流感，鼻炎，發燒。
- 抗憂鬱，滋補神經，強心：憂鬱，神經衰弱，過動，缺乏情緒控制，依戀，害怕孤立和孤獨。
- 消炎，止痛：用於運動前準備，肌肉和關節疼痛，痛風，風濕症，牙齦炎，口腔發炎。
- 血管收縮劑：靜脈曲張，痔瘡，橘皮組織，心臟無力。

建議

　　您為孤單所苦，有種被隔離的感覺，同時又沒有勇氣去與別人接觸，缺乏開放心靈：
- 在 11 天當中，每天早上用幾滴巴西胡椒精油按摩手腕與胸口。

使用狀況建議	支氣管炎，咳嗽：148 頁
	生命能量普拉納 / 氣：152 頁

支氣管炎，咳嗽：148 頁
生命能量普拉納 / 氣：152 頁

沉香醇羅勒 –*Ocimum basilicum ct. linalool*– 精油／純露

「可憐的人類，不知道自己內心就擁有兩大珍寶：清晰的神智能讓自己自由，以及善良的心可以使自己幸福。」

菲德立克・勒諾瓦 (Frédéric Lenoir)

植物分類 唇形科	純露氣味
萃取部位 整株植物	甜、辛香味
主要產地 埃及、中南美洲、歐洲	能量中心
芳香分子	第三脈輪 – 本我輪、第四脈輪 – 心輪
單萜醇：沉香醇	注意事項 精油有輕微促進子宮收縮作用，對皮膚稍具刺激性；純露則耐受性良好（請見 19 ~ 20 頁）
酚：丁香酚	
氧化物：1,8- 桉油醇	
精油氣味	這種一年生的唇形科芳香藥草植物有眾多品種，在世界各地都可以栽種。產於亞洲的熱帶羅勒精油特別含有甲基醚蔞葉酚，所以要注意不要搞混這兩種精油。
綠色調、清新、草本味	

歷史與神話

　　羅勒的屬名 *basilicum* 是從希臘文 Basilicon 而來，意思是貴族與皇家，古希臘時代的醫師用它來製作國王的用藥；古羅馬人給它取了 *Ocimum* 的名字，是從「迅速」（okys）這個形容詞而來，因為它可以快速生長。羅勒據說有神奇功效，葉片在非洲被用來避邪，保護不受惡靈侵害；在古代，羅勒以長著公雞翅膀的蛇的形象展現，代表著皇家權力，光用眼光就可以殺死對他不敬的人。它可以預防一些生命中不可知的危險，只有神靈保護才能避開。普羅旺斯有名的青醬（pistou），將羅勒與大蒜完美結合，也使得羅勒在世界上廣為人知。

實際應用與體驗

　　沉香醇羅勒的精油與純露很受喜愛，常被用來安定脆弱的神經、改善消化不良、治療腸胃以及呼吸道的感染。它有復甦與平衡的功能，可以幫助容易將焦慮及恐懼予以身體化的小孩（頭痛、肚子痛等等）。就寢時按摩腳部可以幫助深度睡眠，平衡情緒，並且強化免疫系統。

見證：

「我 12 歲的女兒是韻律體操隊的一員，她深愛這個運動，但是對比賽有點過度擔憂，比賽之前會肚子痛、睡不好、焦躁不安，在憤怒狀態和昏睡狀態間切換，動不動就掉眼淚。我試過好幾種精油和純露都有點幫助，像是真正薰衣草、岩蘭草、羅馬洋甘菊，不過最顯著的效果來自於沉香醇羅勒的精油和純露。在肚子上用純露熱敷，喝 1 杯溫熱水加了 1 茶匙純露，再塗抹幾滴精油在手腕和太陽神經叢，閉眼嗅聞精油、持續 1 到 2 分鐘。這樣就能讓我女兒恢復平靜，集中精神，而疼痛和焦躁不安都不見了。」

心理情緒和能量適用情境

沉香醇羅勒可以平衡脆弱的神經，並且安撫第三與第四脈輪。它引領您無所畏懼地去探索新領域、新情況、新改變，或者新國家、新工作。它清新、辛香又像青草的氣味，幫助您發展外交能力以及心理彈性。

在遭受打擊及創傷的情況下，沉香醇羅勒可以更快修復心理狀態。它能有效抵抗壓力，也能在巨大壓力的時期幫助保持精力、神智清晰、記憶與集中力。在精疲力竭、過勞、焦慮的時刻，可以幫助人們重獲力量、安撫神經、放鬆並重振活力。它可以加強您的自我評價，幫助您找回勇氣。

羅勒在古希臘時代被認為是皇家植物，代表著生命中的財富、幸福、豐饒與歡樂。它讓您從內心的衝突中解脫，給您重新上發條，用另一種角度來看事情。

功效與適應症

- 平衡神經，滋補神經：壓力，學校壓力，內在衝突，焦躁不安，害怕競爭，缺乏自尊心，精神渙散，混亂，躁動不安，注意力和記憶力衰退，精神和神經虛弱，焦慮，恐懼，神經質，歇斯底里。
- 抗菌，抗真菌，抗病毒，祛痰：呼吸道疾病，咳嗽，支氣管炎，流感，胃腸道感染，泌尿生殖系統感染，膀胱炎，前列腺炎。
- 止痛：腹部疼痛（特別是心因性的腹痛），偏頭痛，關節和肌肉疼痛，風濕症，經痛，關節炎，骨關節炎。
- 消化功效：心因性的消化不良，消化緩慢，噁心，經期痙攣及腹部痙攣，動暈症，胃酸問題，吞氣症。
- 提振免疫：免疫力衰弱，康復期。
- 皮膚的淨化、抗菌、調理：痤瘡，膚色暗沉，皮膚缺氧，老化，疲倦，掉髮，傷口。

建議

若有擔憂、壓力、躁動不安，請泡澡：

- 在泡澡水中加入 1 湯匙小蘇打、2 湯匙沉香醇羅勒純露、8 滴沉香醇羅勒精油。
- 進入浴缸中，一邊聽輕柔的冥想音樂。

若有學校壓力、注意力不集中：

- 上課期間不時嗅聞沉香醇羅勒精油。
- 在手腕和太陽神經叢上塗抹幾滴精油。
- 給兒童使用時，可以在上學前將精油滴幾滴在手帕上隨身攜帶，並在太陽神經叢塗抹幾滴精油。

與精神過度活躍或考試期間相關的頭痛：

- 取以下純露各 50 毫升，混合成複方純露：歐白芷根、沉香醇羅勒、胡椒薄荷。
- 每天至少 3 次，閉眼嗅聞精油瓶，可交替使用歐白芷根及沉香醇羅勒精油，每次持續 2 分鐘。

使用狀況建議

胃酸問題：107 頁

吞氣症：108 頁

食慾不振：74 頁

便祕：78 頁

肝絞痛，腎絞痛，腸絞痛：113 頁

記憶力和專注力衰退：116 頁

消化道痙攣：128 頁

眩暈症：227 頁

佛手柑 –*Citrus bergamia*– 精油／純露

「幽默和歡樂是神聖的工具，像上天賜予的膏藥一樣，可以幫助在地球上的生活容易一些；而恐懼則是會摧毀愛的夢想。」

植物分類 芸香科	純露氣味
萃取部位 果皮	甜、微苦澀、微辣感
主要產地 義大利、象牙海岸、巴拉圭	能量中心
芳香分子	第二脈輪–性輪
酯：乙酸沉香酯	注意事項 精油具光敏性；純露則耐受性良好（請見 19～20 頁）
單萜烯：檸檬烯	
香豆素：香柑油內酯、佛手酚	
精油氣味	佛手柑是由苦橙與甜萊姆雜交而來，長得像是個小柳橙，果肉呈綠色；果皮厚而光滑，成熟時是黃色的；果肉微酸中帶點苦味。
綠色調、清新、花香、果香、柑橘香	

歷史與神話

　　在義大利南部的雷久卡拉布里亞（Reggio Calabria），是一個有眾多特點，尤其是以軼事而聞名的不尋常城市，在 1908 年差點被地震全毀，這裡同時是義大利黑手黨的中心，不過好消息是，它也是世界上第一個開始種植佛手柑的城市。有關於佛手柑如何出現在義大利南部的傳說很多，最有可能的傳聞是哥倫布從加那利群島（Canary Islands）帶進來的。佛手柑的果皮以及葉片的精油，好幾世紀以來都用在香水業。佛手柑是一種不可食用的小苦橙，只有在它的家鄉卡拉布里亞半島，人們用來與糖一起熬煮數小時做成果醬，而它的香氣自古以來就是古龍水中的重要成分。

實際應用與體驗

　　佛手柑精緻的香味很受人們喜愛。雖然純露最近才出現在市場中，但是很多實驗已經證明它的出色功效，特別是在消化以及代謝方面的作用。精油則時常用於與恐懼相關的心身症，並且對憂鬱也有幫助。

見證：

　　「我從青少年時期就開始抽菸，25 歲時菸癮變得越來越嚴重。在某次支氣管炎發作期間我決定要戒菸，但是病一好轉我就開始非常想抽菸，同時我又開始為便祕所苦。所以我開始每天早上喝 1 杯溫熱水加入 1 茶匙的佛手柑純露，並在洗澡後用純露噴灑全

身，同時我每天數次閉眼嗅聞精油，每次 2 分鐘。我的消化問題馬上就好了，雖然菸癮仍然會犯，但癮頭在逐漸減少。現在我已經一整年沒抽菸了，但身上仍然帶著佛手柑精油瓶，以防萬一。」

心理情緒和能量適用情境

佛手柑清新明亮的氣味，可以使心情變好，消解心智僵化，並且鼓勵人們歡樂地表達自己。它可以緩解沉鬱及不夠格的感覺，並加強自信。佛手柑幫助您意識到自己的固執以及成癮症的真正原因，對自己更有同情心，但是不會沉溺於受害者心態，而是加強您改變自己的決心。

這種柑橘類的香氣，滿足了人們對於更多喜悅的需求，而且沒有罪惡感。在某個時期，當您的生活需要更多歡樂，停止用存在問題折磨自己的時候，以及當您不想再當肉體幻覺、各種限制、集體意識的操縱、以及成癮症罪惡感的奴隸時，都可以幫助您。它邀請您將內心深處的苦澀轉化為喜悅，以便擺脫苦難。如果您懷抱著憤世嫉俗的態度，失去開放和純真，並且如果您傾向於帶有一種傲慢的態度，那麼這種精油及純露將教會您如何客觀看待事物。它能淨化及轉化所有對第二脈輪造成阻滯的記憶。

功效與適應症

- 鎮靜，抗憂鬱，調和神經，滋補神經：無法感受並享受歡樂，菸癮、酒精、毒品、食物等成癮，性冷感和缺乏性趣，一般性憂鬱，壓力，失眠，恐懼，憤世嫉俗的態度，冬季憂鬱，睡眠障礙。
- 抗真菌，抗病毒，抗菌：腸道感染，呼吸道感染，發燒，痤瘡。
- 驅脹氣，助消化，抗痙攣，輕微利尿，活化肝臟和胰腺，通便：脹氣，吞氣症，腹痛，腸道感染，便祕，肝和胰腺功能不足，代謝失調，胃病，噁心，胃痛或胃灼熱，消化痙攣。
- 刺激食慾與消化：食慾不振，飲食失調。
- 止痛：頭痛。
- 皮膚的收斂、美白、抗菌、再生及淨化排毒：痤瘡，油性髮質，皮膚病，濕疹，毛孔粗大，油性皮膚，乾癬。

建議

調理油性髮質：

· 在洗髮精中加入 1 到 2 滴佛手柑精油。

· 用佛手柑純露當調理液，洗完頭後將純露噴灑在頭皮上，並精細地揉擦。

有壓力的期間：

· 佛手柑純露做為氣場噴霧，噴灑全身與周遭。

· 每天喝 2 到 3 杯水，每次都加入 1 茶匙佛手柑純露。

· 擴香佛手柑精油。

使用狀況建議

陰道念珠菌感染，陰道瘙癢（懷孕除外）：76 頁

膽固醇問題：49 頁

肝絞痛，腎絞痛，腸絞痛：113 頁

便祕：78 頁

失聲：180 頁

腎結石，腎絞痛：86 頁

食慾不振：74 頁

偏頭痛，頭痛，眼睛疲勞：200 頁

前列腺問題：93 頁

風濕症，關節炎，痛風：95 頁

睡眠障礙，半夜醒來，作惡夢：203 頁

有助喚醒感性和創造力的環境及身體噴霧：98 頁

大西洋雪松 –*Cedrus atlantica*– 精油／純露

「若沒有遠見，人就會滅亡。」

《聖經》

植物分類 松科	能量中心
萃取部位 木質	第一脈輪－基底輪、第七脈輪－頂輪
主要產地 摩洛哥	注意事項 精油與純露，可能有類荷爾蒙作用（請見 19 ~ 20 頁）

芳香分子

倍半萜烯：喜馬雪松烯、杜松烯、香樹烯
倍半萜醇：喜馬雪松醇、大西洋醇
倍半萜酮：大西洋酮

精油氣味

木質味、樹脂味、香脂味、甜、溫暖

純露氣味

微苦澀、澀斂感

這種雄偉的針葉樹可達 40 公尺高，生長在海拔 2000 公尺的高山上。雪松的力量強大、恆久，沒有寄生蟲、細菌或黴菌可以侵襲它。大西洋雪松原產於北非，在阿爾及利亞（奧雷斯山脈、卡比利亞地區、瓦塞尼斯山區），尤其是在摩洛哥（中亞特拉斯山脈、里夫山脈、東高亞特拉斯山脈）都可以找到。

歷史與神話

在《聖經》的時代，雪松象徵著力量、偉大精神、尊嚴、貴族、勇氣。屬名 *Cedrus* 起源於阿拉伯語 kedron，意思是力量。有名的黎巴嫩雪松，在《聖經》中就有多次記載，它與大西洋雪松或喜馬拉雅雪松都很相近；所羅門的聖殿據說就是用雪松木建造的，基督有時也會被畫在雪松當中。所以雪松是廉潔和永生的象徵。在公元 2 世紀，哲學家奧利金（Origèn）寫下「雪松不會腐壞……，用雪松來做屋子的梁柱，就是防止靈魂腐敗。」這就是為什麼幾個世紀以來，中東的古老文明都用黎巴嫩雪松的木料來建造船隻、宮殿以及家具。

另一方面，凱爾特人把雪松樹脂用在他們最尊貴的敵人的人頭上，拿來防腐；而法老王時代的埃及人則用雪松來製造棺木，也用來為屍體防腐。雪松也被用於解毒藥劑的成分裡。大西洋雪松具有非常陽性的特質，在很多古老文明中也會用作男性香水。

實際應用與體驗

大西洋雪松的鎮靜效果，可以讓我們專注在目標及遠見上。它溫暖的木質香氣，可以驅散精神的躁動不安。其精油與純露經常被用於處理循環系統問題，用來消退充血，加強淋巴和靜脈的循環。

見證：

「當我的患者缺乏遠見，面對生活中的情況時感覺癱軟無力，或者沒辦法表達自己的時候，我喜歡建議使用大西洋雪松。喝加了純露的水，嗅聞精油香味，並且每天在第三隻眼以及頭頂塗抹精油，可以幫助他們從麻木遲鈍的狀態中走出來，並且在必須採取行動時變得更堅定，也更能展望未來。」

心理情緒和能量適用情境

大西洋雪松的純露與精油有放鬆與鎮靜的效果，可以對抗躁動不安、神經質、壓力與過動。它們幫助您找回尊嚴及寧靜，在心理上失根或是不穩定的情況下幫您認清自己心理的需求，並且要求周遭的人們也要尊重這種感覺。甜美的木質香氣，可以消散心理及心靈進化的障礙，並解除被壓抑的恐懼、易受刺激、挫敗感。

當您為旁人的輕視所苦，覺得沒人把您當一回事時，大西洋雪松也可以幫助您。它促進冥想與內省，發展自尊，以及追求您的道路與實現您的願景的力量。它的能量與天地的能量相連結，也就是說將基底輪與頂輪連接。它創造出空間與力量，可以整頓失衡的事物。它會引導注意力到那些經由清晰的頭腦就可以消除的障礙上。

功效與適應症

- 抗皮脂漏性，皮膚的再生、癒合、收斂，強化頭皮，抗菌，抗真菌：掉髮，頭皮屑，酒糟鼻，玫瑰痤瘡，濕疹，皮膚缺氧，皮膚老化，皺紋，乾癬，皮膚鬆弛，真菌感染，念珠菌感染。
- 活化淋巴和靜脈，血管擴張劑，引流，消脂：靜脈和淋巴瘀滯，靜脈曲張，痔瘡，橘皮組織，腿部沉重，水腫。
- 消炎，抗痙攣，強化肌肉：風濕症，關節炎，泌尿生殖器官發炎，經期痙攣，肌肉痙攣，腸痙攣，不寧腿症候群，牙齦問題，肌肉張力喪失，膀胱炎。
- 調理肝腎功能，改善新陳代謝，利尿：水腫，痛風，關節炎，尿酸問題，肥胖症，高血壓。
- 通經：閉經，經痛，經前症候群，經前水腫，月經週期不規律。
- 祛痰，抗痙攣：支氣管炎，咳嗽，哮喘，呼吸道過敏，花粉症。
- 抗塵蟎，殺蟲。
- 鎮靜，滋補神經，放鬆：睡眠障礙，躁動不安，過動，精神衰弱，神經衰弱，壓力，憂，焦慮，缺乏遠見及目標。

建議

您渴望贏得有尊嚴、有風度，擺脫那種一旦必須堅持己見的時候就會生出的麻痺感：

· 每天早上在頸部凹處、第三隻眼及頂輪各塗抹 1 滴精油。

· 每天 3 次，每次 2 分鐘，閉眼嗅聞精油瓶。

· 持續上述、直到您覺得已經可以用平靜的、主權在握的態度堅定表達自己時。

抗塵蟎：

· 混合 10 毫升精油與 20 毫升純露。

· 每 4 週 1 次，噴灑在衣櫥內。

· 將幾滴精油灑在一塊布上，然後掛在衣櫥裡。

在冥想前閉眼嗅聞精油瓶，將意識放在頭頂，可以幫助您更集中在自己的目標上，並且對自己的想望與抱負也會有比較清楚的看法。

檀香 –*Santalum album*– 精油／純露
太平洋檀香 *Santalum austrocaledonicum*– 精油／純露

「憑藉信念，我們才能渡過難關。正是通過智慧，我們才能獲得清淨。」

佛陀

植物分類 檀香科	純露氣味
萃取部位 木質	芳香、木質味、微苦澀、甜
主要產地 檀香：印度	能量中心
太平洋檀香：澳洲、新喀里多尼亞	第二脈輪－性輪、第六脈輪－眉心輪、第七脈輪－頂輪
芳香分子	注意事項 耐受性良好（請見 19 ～ 20 頁）

芳香分子

印度檀香：

倍半萜醇：α- 與 β- 白檀醇、澳白檀醇
倍半萜烯：檀香烯
醛：檀香醛

太平洋檀香：

倍半萜醇：α- 與 β- 白檀醇、澳白檀醇

精油氣味

溫暖、木質味、煙燻味

檀香屬的樹木生長在印度、尼泊爾、澳洲、新喀里多尼亞、夏威夷。印度檀香，原產於印度，是瀕臨絕種的物種，其開採受到印度政府的嚴格管控。太平洋檀香在近幾年來才被引入芳香療法，它的芳香分子相當近似印度檀香。然而印度檀香的組成更為細緻複雜，但是因為這個物種太過稀有，所以易被加入化學成分或阿米香樹精油來混摻。在能量功效層面上，印度檀香仍然是獨一無二的。

歷史與神話

　　檀香在亞洲有很長遠的歷史，在千年的梵文文獻中以及中文文獻中都有所記載，以這種木頭為原料興建的廟宇或神像也非常多。印度教與佛教信徒用在許多宗教儀式當中：在婚禮上消除自我的阻力，將新人引領至光明之地；在葬禮中讓過渡至永生更為容易；在譚崔密教儀式中用來刺激昆達里尼能量甦醒；而埃及人則進口這個木材做醫療用途，同時也用來為死者防腐。阿育吠陀認為檀香對瓦塔（Vata）和皮塔（Pitta）有緩解作用，這兩種生物能量容易導致疼痛、發炎、情緒混亂、發燒。阿育吠陀醫師用檀香當原料製作香脂膏藥，用來敷在各種不同的皮膚病上，也用於腫瘤。英國醫師韓德森（Henderson），以及法國醫師帕拿（Panas）、拉伯（Laber）、伯迪耶（Bordier），在 19 世紀末皆觀察到檀香在尿道感染、淋病、慢性支氣管炎以及腹瀉治療時表現的成效。

實際應用與體驗

有關這種傳奇木材的許多研究，都顯示出它的轉化能力，以及為心智帶來純淨與智慧的能力。它的治療功能相當多，不管在身體上、心理上、精神上，皆具有無可置疑的療癒品質，而且往往是無法替代的。

見證：

「當我在做愛之前先嗅聞檀香精油，並且在恥骨處塗抹 2 滴精油時，我承認比以往更能享受到性愛樂趣，頭腦瞬間沉默而身體則愉悅地對情色及愛撫做出反應。」

「自從我喝水加了檀香純露以後，夏天就不再感到腿部沉重了，而且再也不會沒事就想吃東西。」

心理情緒和能量適用情境

檀香是支持精神進化及喚醒靈魂之光的最佳精油。它喚起了感性的神聖面，並在生理層面上帶入了普世和無條件的愛。檀香可以讓人更能感受到來自神聖源頭的訊息，將「性」與「靈」結合起來，並發展出更多的同理心與同情心。

檀香在各種轉化與超越過程中都是理想的伴侶，可以淨化在通道或經脈中的生命能量普拉納，平衡各脈輪的功能，並且引導能量從第一脈輪運轉到第七脈輪。它喚醒最純粹的性感，您的感覺可以從小我所賴以判斷的過去的包袱及程序中解脫出來，這些包袱和程序擾亂了感受和直覺。若心智能從「摩耶」（maya）中解脫，也就是從物質的幻相中解放出來，那麼一切都成為可能，使用精油與純露讓您能對這個事實更專注。

功效與適應症

- 消炎，止痛，抗菌，利尿：泌尿生殖系統發炎，前列腺炎，膀胱炎，坐骨神經痛，腰背疼痛，風濕症，肌肉疼痛，排尿困難。
- 抗高血糖，消炎，腸胃道的抗菌：腹痛，噁心，嘔吐，幽門螺旋桿菌感染。
- 抗菌，抗病毒，調節免疫和提振免疫：慢性支氣管炎，免疫力衰弱。
- 緩解淋巴和靜脈充血，降血壓，強心：心血管問題，靜脈曲張，痔瘡，橘皮組織，高血壓，冠狀動脈炎。
- 促進再生，活化微循環，抗菌，軟化皮膚，抗皺，收斂：皮膚老化，痤瘡，玫瑰痤瘡，皺紋，色素斑，濕疹，乾癬，皮膚病。
- 鎮定，舒緩，鎮靜，抗焦慮，滋補神經：睡眠障礙，躁動不安，無法保持靜默，無

法冥想，焦慮，恐懼，安寧療護，壓力，過勞，神經性偏頭痛。

· 刺激性慾：性慾降低，性冷感，陽痿，勃起功能障礙。

· 緩解更年期症狀：潮熱，食慾過度，老是想吃東西，神經質，睡眠障礙。

建議

在「皮塔」（Pitta）期，也就是熱浪時期，在飲水中加入檀香純露（1 公升水中加入 1 湯匙純露）。

冥想前先在屋子裡噴灑檀香純露，用來淨化環境。

冷卻憤怒：

· 採舒適坐姿。

· 閉眼嗅聞檀香精油，將意識放在心臟部位。

· 觀察自己的呼吸，憤怒是否讓您的呼吸變淺變急促，如果是，慢慢做幾次深呼吸，一邊嗅聞精油的香氣。

· 讓憤怒、痛苦或挫敗感的情緒如此存在著，不要試著逃避，只是在一旁觀察。

· 如果這種情緒變得太強烈，就再度將注意力集中到呼吸上，並且嗅聞精油。

· 不要評判自己，不要試著消除情緒，檀香會幫您平靜下來，一邊呼吸一邊讓這些情緒慢慢離開。

· 繼續觀察呼吸，一邊享受這精緻的香氣。

· 當您覺得好一些了，可以用純露噴灑臉部及環境，再將 1 滴精油塗抹在眉心輪，然後恢復活動。

使用狀況建議	玫瑰痤瘡，酒糟鼻：157 頁
	唇皰疹：179 頁
	腎結石，腎絞痛：86 頁
	反覆性喉炎：180 頁
	偏頭痛，頭痛，眼睛疲勞：200 頁

白千層 –*Melaleuca cajuputi / M. leucadendra*– 精油

「沒有任何事物會消失，也沒有任何事物會憑空生出，一切都是轉化而來。」

安托萬‧羅倫‧德‧拉瓦節 (Antoine Laurent de Lavoisier)

植物分類 **桃金孃科**

萃取部位 **葉片**

主要產地 **印尼**

芳香分子

氧化物：**1,8- 桉油醇**

單萜烯：**松油萜**

倍半萜烯：**杜松烯**

精油氣味

清新、桉油醇味、略帶泥土味和麝香味

能量中心

第二脈輪 – 性輪、第五脈輪 – 喉輪

注意事項 **耐受性良好 (請見 19 ~ 20 頁)**

白千層是一種高大的野生植物，可達 30 公尺高。它原產於亞洲，白色樹皮可以剝開，在印尼與澳洲以野生狀態存在。

歷史與神話

學名 *cajuputi* 源於馬來語 kayu putih，意思為白木，即指其白色的樹皮。在澳洲與整個東南亞都以野生狀態大量生長著；17 世紀荷蘭人將它引進歐洲市場，自此之後白千層就時常在藥典中被提及。傳統上白千層被澳洲原住民用來抗菌、驅脹氣及止痛。在馬來西亞與印尼，被用來治療腸胃問題、呼吸道疾病、發燒以及風濕症。澳洲原住民用樹皮來當屋頂，木頭則用來製作盾牌。它同時也是萬金油（tiger balm）的成分之一。阿育吠陀叫它 Katupruhi，白千層在印度醫學中可以治療神經痛、風濕症、尿路感染、昆蟲叮咬、頭痛、腹部痙攣、燒燙傷、腸道發炎、耳炎、口腔問題、腹痛、乾癬。

實際應用與體驗

傳統上白千層精油在呼吸道感染時被用來祛痰、抗菌及抗病毒，並且常常加在預防冬日流感的配方當中。也在治療皰疹、帶狀皰疹、靜脈瘀滯及充血時使用，在兒童耳炎也常常頗有成效。

見證：

「最近一位朋友帶著她 4 歲的兒子來看我，小男孩有鼻塞和咳嗽的症狀，因為累了，吃完午飯就睡著了，睡了 1 小時午覺以後，他突然醒來，因為耳朵痛而尖叫，而且雙耳又紅又熱。我於是混合了每種各 25 滴的白千層、真正薰衣草以及橙花精油與 1 湯匙的聖約翰草浸泡油，用這個複方油按摩其雙耳、耳後的小窩以及雙腳。15 分鐘以後小男

孩安靜下來，在媽媽的臂彎中重新入睡。晚一點當他醒來以後就不疼了，之後我用上述配方製作了 30 毫升的複方油給他，建議媽媽繼續按摩雙腳幾天。5 天以後，所有的呼吸道阻塞症狀就全部消失了。」

　　白千層精油屬於第五脈輪用油，如果您不敢表達自我，有扭曲事實的傾向，對自己的行為無法退一步地客觀看待，那麼白千層就可以幫助您找到更多和諧。喉輪是與性輪互補，它可能會因為性方面的問題而受到阻礙。白千層可以幫助您辨別問題的根源，加以轉化，並勇於表達出來。白千層也反映出對自我的尊重，幫忙找到問題真正的根源，理解障礙的源頭，並且以客觀的角度分析這個惡之源，從而在與他人言語交流時找到更多平衡。將檀香或者暹羅木，或者兩者一起作用於第二脈輪，再將白千層作用於第五脈輪，這樣的組合可以助人找回創造性的性能量。

- 祛痰，消解黏液，抗病毒，抗菌：感冒，耳炎，鼻竇炎，流感症狀，支氣管炎，呼吸道阻塞。
- 抗菌，抗病毒：皰疹，帶狀皰疹，泌尿生殖系統感染。
- 消炎，止痛：神經痛，關節和肌肉疼痛。
- 消除靜脈充血，強化靜脈：靜脈曲張，腿部沉重，痔瘡，玫瑰痤瘡。
- 放射線防護：放射線治療。
- 皮膚的收斂、淨化、調理：痤瘡，油性皮膚，頭皮屑，掉髮，乾癬，濕疹。

使用狀況建議	痔瘡：51 頁 反覆性喉炎：180 頁 耳炎：182 頁

德國洋甘菊 –*Chamomilla matricaria* / *Matricaria recutita*– 精油／純露

「嘗試去解碼、而不是去詮釋，您將發現自己和周圍人的優點，您的直覺於是可以蓬勃發展......。」

植物分類 菊科

萃取部位 花朵

主要產地 埃及、東歐

芳香分子

倍半萜烯：α- 與 β- 金合歡烯、母菊天藍烴、大根老鸛草烯

氧化物：沒藥醇氧化物

精油氣味

甜、包覆感、煙燻味

純露氣味

甜、草本味、似蜜的

能量中心

第六脈輪 – 眉心輪、第四脈輪 – 心輪

注意事項 耐受性良好（請見 19 ~ 20 頁）

德國洋甘菊是一年生草本植物，花期從 5 月到 11 月，在整個歐洲的野外可被發現。它具有單一主莖及分岔明顯的葉片，花瓣白色花心黃色、聚集於頭狀花序中，香味很容易辨識。

歷史與神話

　　洋甘菊算是歐洲東南部民間醫療中被用得最多，也是被研究得最多的植物。屬名 *Matricaria* 有母親或女性的意思，是由 matrix 這個字而來，意指子宮，所以暗示著這種植物具有通經功效。自古以來，德國洋甘菊就被用來當作一般性消炎止痛、鎮靜、處理消化問題的藥物，而在婦科中也經常使用到這種植物。

實際應用與體驗

　　數不清的實驗證明其精油與純露都對過敏有效，不論是呼吸道或是皮膚，不管哪一種過敏，德國洋甘菊似乎都能緩解症狀。在治療許多皮膚問題時都效果很好：蕁麻疹、痤瘡、皮膚發炎、過敏性和敏感性皮膚。即使劑量非常低，精油仍然有效。

見證：

　　「當我還是小孩的時候，我為花粉症所苦，會哮喘發作，鼻子不斷流鼻水，眼睛又紅又腫。從 7 歲開始，我媽在花粉季開始之前 4 星期就開始給我喝德國洋甘菊純露，每天 3 到 4 次，喝 1 杯水加 1 茶匙純露，這之後，症狀就一年一年緩解。我今年 25 歲，整個春天我都沒有症狀，而且如果有時候我感到眼睛發癢刺痛，純露馬上就可以緩解，症狀也會消失。」

心理情緒和能量適用情境

　　德國洋甘菊可以幫助您獲得更多的廉正與勇氣，並在需要退一步的狀況下支持您。它讓您識別出自己的笛卡爾式理性思考機制、內心的抵抗、詮釋以及投射，您將可以用更寧靜澄澈的態度來表達自我，因而促進心靈進化。它甜美、包覆又平靜的香氣，可以對抗自我評判及批評，幫助您意識到經驗可以創造內心的感知機制，並且引導人對事件作出解讀。它帶來靈魂的開放，帶來淨化，以及更能感知宇宙中不同層次的能力。它啟動眉心輪，並與心輪建立連結。

功效與適應症

- 強力消炎，止癢，癒合，緩解皮膚充血，緩和瘙癢：敏感肌膚，皮膚受刺激，濕疹，蕁麻疹，痤瘡，靜脈曲張潰瘍，玫瑰痤瘡，乾癬，瘙癢。
- 平衡荷爾蒙，通經：閉經，月經失調，經痛，經前症候群。
- 對神經系統有強力平衡效果：缺乏廉正，缺乏勇氣，無法退一步看待事物，難以冷靜而清晰地表達自己，難以辨認出自己的運作機制，神經衰弱。
- 緩解充血，促進膽汁分泌，助消化：腸胃發炎，腹痛。
- 抗組織胺，抗過敏：呼吸道過敏，皮膚過敏。
- 緩解淋巴和靜脈充血：靜脈曲張，痔瘡，靜脈瘀滯。

建議

　　若您懷抱著祕密、顯得神祕，不願顯露自己，怕被批判、評價；若您在過去曾經遭受背叛，從此以後就無法相信別人，其實自己都不知道這種缺乏信任是怎麼來的了；請在一天結束前進行下列冥想，連續 7 天，如果能持續 40 天，會更明顯感覺到宇宙的一體性：

- 在喉輪和第三隻眼各塗抹 1 滴德國洋甘菊精油，大聲說 4 次「解碼」（*DÉCODER*）。然後坐著冥想 12 分鐘，並心中不停默唸 *SO HAM* 這個真言，默唸 *SO* 時吸氣，默唸 *HAM* 時呼氣，而這 12 分鐘是：
  前面 4 分鐘，將意識集中在心臟部位；
  接著 4 分鐘，將意識集中在喉嚨部位；
  最後 4 分鐘，將意識集中在第三隻眼部位。

利用精油來做內省的工作，閉眼一邊嗅聞精油瓶一邊冥想，您可以深入認識自己及旁人，有利於傾聽、退一步看與客觀，並且強化內心的平靜。

使用狀況建議	哮喘：147 頁
	食物過敏，食物不耐症：110 頁
	呼吸道過敏：143 頁
	頸部痠痛，斜方肌僵硬疼痛，落枕：178 頁
	漿液性中耳炎：183 頁
	偏頭痛，頭痛，眼睛疲勞：200 頁

羅馬洋甘菊 –*Chamaemelum nobile / Anthemis nobilis*– **精油／純露**

「當某人惹你生氣時，要知道，是你的判斷使你生氣。」

愛比克泰德（Epictète）

植物分類 菊科	**純露氣味**
萃取部位 花朵	甜、似蜜的、微苦澀
主要產地 法國、義大利、美國	**能量中心**
芳香分子	第三脈輪 – 本我輪
酯：當歸酸異戊酯、異丁酸異戊酯、甲基丙烯酸異丁酯、當歸酸甲基丙酯	**注意事項** 耐受性良好（請見 19～20 頁）
內酯	
微量的酮	這種多年生菊科植物在西歐四處可見，偏好乾燥、富含二氧化矽的砂質土壤，最高可生長在海拔 1000 公尺，高度可達 10 到 30 公分。它的莖有毛，末端有單生的白色頭狀花序。在北美和阿根廷也可以找到它。
精油氣味	
甜、略為溫暖、令人聯想到蘋果香	

歷史與神話

羅馬洋甘菊被視為勇氣之花，因為可以增加抵抗疲勞和身體疼痛的能力，並減輕道德上的包袱。其花的顏色是讓人聯想到太陽及黃金的植物之一。在某些傳統習俗中被用來祈禱獲得金錢或工作，所以，若在求職面試之前用洋甘菊湯劑來洗手的話，可能就會有正面的結果；此外，在進行魔法操作之前，將羅馬洋甘菊放在洗淨液裡，可以遠離可能分散注意力的想法及壓力。

古埃及人用羅馬洋甘菊來美容，並且做為木乃伊的防腐成分，傳說法老王拉美西斯的木乃伊就是用羅馬洋甘菊精油來防腐的。凱爾特人將它視為神聖的植物。希臘文 *Chamaemelum* 是由 chamos 這個字而來，意思是沙，因為它植株離地面很近；而 melum 這個字，代表蘋果（指的是其氣味讓人聯想到蘋果的芬芳）。我們叫它羅馬洋甘菊，因為古羅馬人特別鍾愛這種植物。

實際應用與體驗

羅馬洋甘菊純露對嬰兒來說是必備品：哺乳期母親的乳頭可噴灑純露，或在奶瓶的奶嘴上噴灑純露，可以預防並緩解結腸炎；在嬰兒的房間內噴灑純露可以助眠；長牙時

噴灑純露在嬰兒口腔內，並且用甜杏仁油稀釋精油來按摩臉頰。精油與純露都時常被用在情緒失衡或是經前症候群。它們對於痙攣以及肌肉疼痛也都有效，對抗衰弱的神經以及壓力期都是最理想的植物。

見證：

「我 5 個月大的兒子開始長牙，他流很多口水，而且跟所有嬰兒一樣，抓到什麼都往嘴裡塞。為了緩解他的痛苦，我在指頭上滴 1 滴羅馬洋甘菊精油，按摩他的牙齦，每天 2 到 3 次。雖然一剛開始他會皺臉不高興，不過現在他已經習慣了，一定是因為他也感覺到了不同，他現在口水流得少了，也安靜許多。」

心理情緒和能量適用情境

羅馬洋甘菊可以鬆開太陽神經叢，從而促進身體和能量層面的消化。當您心中記恨，太過完美主義，太容易批評或評判，那麼羅馬洋甘菊可以解放您，幫助您緩和思想與情緒，將評判放一旁，讓您更鎮定。

如果您緊繃、易怒、易受傷害，它可以讓您的情緒更為平衡。羅馬洋甘菊的香氣能釋放並淨化情緒體與星光體，消除不良情緒，並協調太陽神經叢中的緊繃。

功效與適應症

- 鎮靜，有利於放手，放鬆：睡眠障礙，焦躁不安，壓力，神經受打擊，準備手術。
- 抗心律不整：心律不整，心跳過速。
- 抗痙攣，消炎，利膽和促進膽汁分泌，抗寄生蟲：腹痛，新生兒腹痛，克隆氏症，腸道發炎，腸道寄生蟲病，腸胃脹氣，噁心，腹部痙攣。
- 消炎，止痛，準備麻醉：發炎，神經痛，神經炎，牙痛，嬰兒長牙，經痛。
- 止癢，抗過敏，抗菌，鎮靜肌膚：蕁麻疹，皮膚瘙癢，皮膚病，過敏，濕疹，乾癬，敏感和發炎肌膚，皮膚乾燥。
- 消解黏液，鎮定：神經性的哮喘，鼻竇炎。

建議

嬰兒長牙期：
- 每日數次，用純露噴灑在口腔中；每天 1 到 2 次，用 1 滴精油按摩牙齦與臉頰。

嬰兒腹痛：

· 每日 2 次，用 1 茶匙純露加在奶瓶中，或直接在乳頭上噴灑純露。

· 用以下混合油按摩嬰兒腹部：1 湯匙甜杏仁油，加 3 滴羅馬洋甘菊精油。

使用狀況建議

中國肉桂 –*Cinnamomum cassia*– 精油

「在一個充滿激情的人眼中，自己喜歡的一切都很完美。」

斯湯達（Stendhal）

植物分類 **樟科**
萃取部位 **樹枝**
主要產地 **亞洲**

芳香分子

醛：肉桂醛、苯甲醛
酚：異丁香酚

精油氣味

溫暖、甘美、辛香味、胡椒味、甜、粉味

能量中心

第一脈輪－基底輪
注意事項 皮膚刺激性、肝毒性、促進子宮收縮（請見 19 ～ 20 頁）

中國肉桂，亦稱桂枝，是一種原生於中國南方的樹，在中國南方及整個南亞都普遍栽種。整株植物可達 10 到 15 公尺高，灰色樹皮堅硬，長形葉片 10 到 15 公分，幼葉是紅色。

歷史與神話

中國肉桂是中醫 50 種基礎藥材之一，相關資料甚至可以上溯至西元前 2700 年，建議拿來治發燒、腹瀉以及經期問題；阿育吠陀的用法也類似。肉桂在西元前 500 年左右被引進埃及，用來製作防腐劑。希伯來人、古希臘人與古羅馬人用作香料、香水並且拿來治療消化問題。在 17 世紀前後時期，肉桂在歐洲普遍成為一種受歡迎的香料。美國醫師拿來治療腹部痙攣、噁心、嘔吐、腹瀉、腹痛以及子宮問題。*cassia* 名稱的來源不可考，在多種假設中，據說是與印度東北部一個經常銷售這種肉桂的部落卡西（Khasi）有關係。

今日中國肉桂仍然是中華料理中一個重要的材料，這種品種比錫蘭肉桂的氣味更刺激，但是芳香層次較少。它是東南亞及中亞民族最愛的香料之一，似乎也很容易在北美找到，而在歐洲就比較少見，歐洲比較常用的香料是錫蘭肉桂。

實際應用與體驗

它的抗菌功能很強大，在感染的情況下非常有用。芳療師常會建議在熱帶國家旅行時，將其放入精油包當中，用來預防及治療消化道感染（腹瀉、阿米巴痢疾等等）。它可以對抗各種感染，像是膀胱炎、陰道炎、胃炎以及呼吸道感染。它的氣味很迷人，在感性按摩油中加入一絲溫暖粉味。助產士也會用在分娩時的按摩油當中，借助它促進子宮收縮的特性。

見證：

　　「某位學員向我回報肚子痛，腹瀉並且有噁心症狀，所以在上課時無法專心，覺得很虛弱。我讓他嗅聞中國肉桂的香氣，然後用 10 毫升的摩洛哥堅果油混合 10 滴中國肉桂精油、10 滴茶樹精油、10 滴甜馬鬱蘭精油，我讓他每 1.5 小時就口服 3 滴複方油，並且閉眼嗅聞中國肉桂精油香氣。在當天課程結束時，他就已經覺得好多了，恢復了活力，第二天所有症狀全部消失了，他對我說覺得肉桂讓他感覺更無畏，比較沒那麼羞怯了。」

心理情緒和能量適用情境

　　肉桂的甜美感性香氣，可以強化神經系統，溫暖內心，打破僵局，若有必要時還可以推進行動並加強活力。小我在內心建起的高牆產生出隔離感及孤獨感，也可以被化解。肉桂有助於克服情感上的冷感，並喚醒夫妻的性感關係。它是能克服失望之後產生的不信任和僵硬的良方，並且可以增強心臟和神經系統，發展創造力。

　　如果生活讓您失望、冷感及疏離，那麼這個溫暖辛辣的香氣可以擁抱您，讓您覺得有安全感及被保護的感覺。它也讓人聯想到聖誕節的歡樂和分享的氣氛，幫助您敞開，克服靦腆害羞，並採取更積極的態度。而在由憤怒、情緒激動和仇恨主導的情況下，肉桂可以轉變和淨化負面情緒，並恢復平衡。它的氣味可以喚醒基底輪，並與心輪建立聯繫。

功效與適應症

- 強力廣效的抗菌、抗病毒、抗真菌，抗寄生蟲，促進消化：泌尿生殖系統感染，腸道寄生蟲病，胃腸道感染，腹瀉，痢疾，呼吸道感染，疣，真菌感染，疥瘡，頭癬，消化系統問題，腸胃脹氣，腹部腫脹。
- 促進子宮收縮：準備分娩，助產，閉經或經血稀少，經期痙攣和疼痛。
- 稀釋血液，淨化血液，改善血液循環，降低血糖：血栓，糖尿病，痤瘡，代謝失調，橘皮組織，肥胖症。
- 滋補神經，活化，提振，刺激性慾：沮喪，陽痿，性冷感，被孤立的感覺，孤獨，靦腆害羞，記憶力衰退，神經和精神衰弱，缺乏熱情和動力，缺乏創造力，麻木遲鈍，神經緊張。
- 止痛，暖身，消炎：關節炎，肌肉和關節僵硬，與寒冷有關的偏頭痛。

建議

長疣的狀況：

- 用棉花棒沾 1 滴中國肉桂精油及 1 滴檸檬精油，塗抹在疣上，每天 2 到 4 次，直到症狀消失。

使用狀況建議

食慾不振：74 頁

橘皮組織，腿部沉重，靜脈和淋巴瘀滯：48 頁

膽固醇問題：49 頁

膀胱炎：78 頁

牙痛，牙膿腫：178 頁

喚醒男性情慾：96 頁

喚醒女性情慾：97 頁

瘦身按摩油：126 頁

缺乏活力，慢性疲勞：53 頁

雷諾氏症：54 頁

有助扎根的環境及氣場噴霧：55 頁

岬角白梅 –*Coleonema album*– 精油

「心念隨著欲望流轉，微妙難知，智者應該善護心念，使它安住，才能獲得安樂。」

佛陀

植物分類 芸香科	精油氣味
萃取部位 葉片	清新、綠色調、胡椒味、果香
主要產地 南非	能量中心
芳香分子	第四脈輪 – 心輪
單萜烯：α- 與 β- 水茴香萜、月桂烯、α- 與 β- 松油萜、羅勒烯、檸檬烯、檜烯、月桂烯 倍半萜烯：大根老鸛草烯 單萜醇：α- 萜品醇	注意事項 耐受性良好（請見 19 ～ 20 頁） 這種芸香科植物原產於南非沿海，是一種細葉灌木，常綠而芳香，植株形成直立球形，通常可以長到 1 到 1.5 公尺高，覆蓋著許多小白花。

歷史與神話

　　南非漁民用它來消除異味，並作為保護的植物，可抵禦昆蟲和惡靈。它的植物屬名 *Coleonema* 來自希臘語 koleos，意思為鞘，而 nema 的意思為細絲，也就是指其圍繞著花瓣基部雄蕊的細絲。

實際應用與體驗

　　有時對於緩解因循環不良或創傷造成的疼痛非常有效，岬角白梅是功效常令人吃驚的精油。

見證：

　　「我跟 75 歲的母親到義大利度假，抵達時母親的腿很疼，在腳踝處有嚴重的水腫，到了妨礙走路的程度。我讓她口服 1 滴岬角白梅精油，然後用一點昆士蘭堅果油與幾滴岬角白梅精油混合來按摩腳踝，按摩過後她又口服了 1 滴精油，10 分鐘過後疼痛消失，而水腫似乎也減輕了。當時我才因為好奇剛買了這種精油，因為手邊也沒有其他的能處理循環問題的方案，所以就試用了，結果令我相當驚豔。而從此之後我會很堅定地建議在循環問題以及疼痛的時候用它，成效都相當好。」

　　「在一次手術之後，我的腳趾劇痛，醫院給我的止痛藥及消炎藥讓我昏昏沉沉，但是疼痛並沒有減輕。出院回家之後，我用歐白芷根、檸檬尤加利、月桂及岬角白梅混合稀釋為複方油，然後口服 5 滴這種複方油，並且用好幾滴來按摩腳底，不到 10 分鐘疼

痛就完全消失，我終於可以輕鬆地把腳放下來。之後兩天我繼續服用這個複方油，而且在出門的時候也帶著，不幸的是我不小心把複方油用完了，而且沒辦法重新調製，因為我所在的地方找不到岬角白梅。於是我重新製作另一個複方油，用上芳香白珠、真正薰衣草以及羅馬洋甘菊，可惜疼痛又回來了，而且持續著，一直到我回到家才能再用岬角白梅，效果又是立竿見影，絕對奇蹟。」

心理情緒和能量適用情境

岬角白梅可以幫助您意識到並且控制自己的情緒。如果因為碰到挑戰及障礙而失去平衡，那麼它可以支持您，給您勇氣與決心，以冷靜的頭腦掌控情況。它清新的胡椒味可以消解評判，調整精微體，讓您更清明地在道路上繼續前進。它喚醒心輪的智慧，創造共時性並打擊悲觀想法或是破壞性心態；因此生命能量在生理、心理情緒以及能量層面都會提升。岬角白梅可以連結心輪與第三隻眼，有助於提升意識，願景也會變得比較整體與全面，會更能適應時代的節奏。

這種精油幫助人克服物質及情感上的障礙，讓人持續往決定的方向前進，並且創造一種上天的保護，因此帶來精神與內心的平靜。

功效與適應症

- 非常強大的消炎和止痛作用：腸胃道和泌尿道的發炎，腸胃道和泌尿道的感染，風濕症的疼痛，肌肉和關節疼痛，肌肉痠痛，與創傷有關的疼痛，傷口疼痛，靜脈曲張潰瘍。
- 緩解靜脈和淋巴充血：靜脈和淋巴瘀滯，靜脈曲張，靜脈炎，痔瘡，橘皮組織。
- 滋補神經，提振：憂鬱，恐懼，精神錯亂，負面思想，恐懼症，悲觀。
- 利尿，助消化，淨化：肝和胰腺充血，糖尿病，膽固醇過高，新陳代謝緩慢，水腫。
- 解熱退燒，祛痰，緩解呼吸道充血：發燒，流感症狀，咳嗽，支氣管炎。
- 皮膚的收斂、淨化、消炎、促進再生：膚色暗沉，皮膚缺水，玫瑰痤瘡。

建議

在泡澡水中加入 5 滴精油，可以淨化身體及精微能量通道，刺激能量循環，讓普拉納或氣能在全身流轉。

當您想要有更大的決心並克服讓您「癱瘓」的恐懼和情緒：

· 在太陽神經叢及心臟部位各塗抹 1 滴岬角白梅精油，然後將一隻手放在太陽神經叢部位，重複說 11 次「掌握」（*MAÎTRISER*），同時閉眼嗅聞精油香氣。

背痛或腿部沉重疼痛，因受到創傷後的發炎所苦：

· 急性發作時每個小時口服 1 滴精油，然後根據情況拉長間距。

· 在按摩油當中加入岬角白梅精油，可以加強消炎及止痛效果。

使用狀況建議	潮熱：90 頁 玫瑰痤瘡，酒糟鼻：157 頁 腎炎：92 頁 靜脈曲張：55 頁

豆蔻 –*Elettaria cardamomum*– 精油

「之所以賦予人類意識，就是要把人生的悲劇轉變成喜劇。」

德謨克利特（*Démocrite*）

植物分類 **薑科**	能量中心
萃取部位 **種籽**	第五脈輪－喉輪、第四脈輪－心輪、第三脈輪－本我輪
主要產地 **印度、斯里蘭卡、瓜地馬拉、厄瓜多**	注意事項 **耐受性良好（請見 19 ～ 20 頁）**

芳香分子

氧化物：1,8 - 桉油醇
酯：乙酸萜品酯、乙酸沉香酯
單萜醇：α- 萜品醇
單萜烯：α- 松油萜

這種薑科植物生長於印度南部，葉片可達 2 到 3 公尺，媲美蘆葦葉片；花朵像蘭花，而花梗可達 60 公分高；蒴果中含有拿來當香料的種籽，有時必須等待 3 年才能採收花中的種籽。

精油氣味

溫暖、甘美、辛香味、胡椒味、甜、粉味

歷史與神話

　　在印度被認為是香料之后，有關豆蔻的記載可以上溯到西元前 1000 年的吠陀經。西元前 500 年古埃及人將豆蔻加入香水中，並且咀嚼種籽來潔白牙齒。古希臘及古羅馬人用來治療坐骨神經痛、咳嗽、腹痛以及肌肉痙攣。阿育吠陀用在感冒受寒、呼吸道感染、消化問題以及陽痿的情況。中醫則將它視為一般性滋補的藥材，同時也用在尿失禁和泌尿問題。直到今日，這種香料仍然在阿育吠陀醫療中享有盛名；印度教徒用在喪禮中，據說這種香料是親愛之人向死者獻出的敬意。而在中世紀，豆蔻被用來加在餐前開胃酒、咖啡、茶、香料麵包中。

實際應用與體驗

　　豆蔻對消化有效，幫助口腔清爽，去除口臭，已經證實對呼吸道感染有效，特別是因為食物不耐症引起的。用來按摩腹部，可以對抗腹部痙攣及腹痛。它同時也利尿、淨化、抗菌，也有利瘦身、排毒和淨化腎臟，幫助人體解除尿酸沉積。

見證：

　　「搭乘飛機旅行時，我容易出現消化系統問題，總是需要在目的地花幾天時間來讓消化恢復正常。在旅途中會很不舒服，到達後開始幾天也會有便祕與腸胃脹氣的問題。

但自從我開始帶著豆蔻精油旅行，並且飯前飯後都口服 1 滴，之後就不再感到任何不適了。」

心理情緒和能量適用情境

豆蔻可以提振精神，傳遞清明和喜悅。它的氣味鼓勵心靈發展，有助於脫離信仰和教條。這種精油幫助您意識到自己精神和心理的抵抗、僵化及內在衝突。它可以淨化心智體與星光體中的能量流，從而帶來輕盈的感覺；即使感到焦慮、恐懼，您的心和肺部仍會繼續自由呼吸，不會有障礙。這種辛香氣味幫助您整合新的想法，以及與大眾不同的願景。它可以消除阻礙心輪並妨礙心輪和喉輪之間能量流動的怨恨。

在阿育吠陀中，豆蔻被認為是悅性（Sattva）植物，可以提升消化之火（Agni），降低瓦塔（Vata）並消除胃與肺中的卡法（Kapha），讓生命能量普拉納循環並且幫助身體排毒。它辛香又清新的氣味，幫助您轉化心理機制和思維模式，喚醒您不一定意識到的能力及才華。

功效與適應症

- 一般性滋養和提振，刺激性慾：精神與身體衰弱，性和神經虛弱，難以整合新觀念、新視野……等，陽痿，性冷感，疲勞，精疲力竭，與心智僵化有關的心身症。
- 驅脹氣，健胃，助消化，刺激代謝功能，利尿，降低尿酸，抗痙攣：消化功能不足，口臭，脹氣，痙攣性結腸炎，吞氣症，味覺下降，代謝失調，糖尿病，甲狀腺功能低下，肥胖症，胃酸問題。
- 抗感染，抗菌，止痛：胃腸道感染，尿道感染。
- 祛痰，消解黏液，抗感染，抗菌，抗痙攣：支氣管炎，鼻炎，流感，哮喘。

建議

若您消化不良，躁動不安，吃太快，患有與吞氣症有關的心臟問題：
- 在飯前閉眼嗅聞豆蔻精油。
- 飯後口服 1 滴豆蔻精油。

若您筋疲力盡，因為難以吸收新的想法、新的能量，而反對新的思維方式，所以導致呼吸道敏感，經常患有支氣管炎：

- 每日 3 次，每次滴 1 滴豆蔻精油在舌頭上。
- 經常嗅聞精油瓶，並且說 4 次「轉化」（TRANSFORMER），重複 5 輪（總計重複 20 次，每 4 次就稍微停一下）。
- 將 6 滴豆蔻精油混合 1 湯匙植物油，按摩太陽神經叢與心臟部位。
- 泡個提神醒腦的澡：混合一把海鹽與 8 滴豆蔻精油，加入泡澡水當中。

若您想要將破壞性的態度轉化成正面價值，例如：將挫敗感轉變成喜悅，將懦弱轉變成勇氣，將易受刺激轉變成安心寧靜等等。

- 身邊帶一瓶豆蔻精油，一旦感覺到負面情緒充滿就嗅聞精油瓶，並且如上述重複「轉化」（TRANSFORMER）這個詞。

使用狀況建議	阿茲海默症，失智症：217 頁
	食慾不振：74 頁
	便祕：78 頁
	罪惡感：441 頁
	反覆性喉炎：180 頁
	淨化並轉化記憶：123 頁
	缺乏活力，慢性疲勞：53 頁

胡蘿蔔籽 –*Daucus carota*– 精油／純露

「安全感在大多數時候都只是一種迷信，不存在自然中；生命是一場勇敢的冒險，不然就什麼都不是。」

海倫·凱勒（Helen Keller）

植物分類 繖形科	純露氣味
萃取部位 種籽	泥土味、略帶酸味和刺辣感、味道持續停留在口中
主要產地 法國、摩洛哥、地中海沿岸	
芳香分子	能量中心
倍半萜醇：胡蘿蔔醇、胡蘿蔔腦	第一脈輪 – 基底輪
單萜烯：α- 與 β- 松油萜、檜烯	注意事項 耐受性良好（請見 19 ~ 20 頁）
倍半萜烯	
精油氣味	兩年生植物，頂端開花，像一把白色的保護傘，根部是大家熟知的蔬菜，而種籽則可製成琥珀色的精油。胡蘿蔔是一種野生狀態非常普遍存在的植物，它不喜歡高海拔，但是不管在炎熱或寒冷地區都可以生長。
木質味、甜、扎根的、欣慰的	

歷史與神話

　　它的屬名 *Daucus* 源於希臘文 Daio，意思是「發熱」。庭院中的胡蘿蔔真正的來源已不可考，甚至在古希臘及古羅馬時期就已經被栽種了，不管是當作食物或藥材都很受喜愛。古希臘時代的醫師會建議使用胡蘿蔔籽的湯劑來通經、治療泌尿問題、淨化血液，處理尿道感染或其他任何與寒冷有關的問題，像是咳嗽、感冒、肝胰和脾功能退化；他們也認為胡蘿蔔可以刺激性慾和助孕。中世紀的英國人用來當作觀賞植物，葉片當作頭飾。同一個時期人們拿野生胡蘿蔔籽加水煮沸，用來利尿或是消解腎結石，也會用這種湯劑來消除腸道寄生蟲及排氣。

實際應用與體驗

　　在芳香療法中，精油與純露都是最強效的肝、胰、脾與腎的再生劑，對皮膚治療也相當有效。

見證：

　　「我常在飯後犯睏，覺得脹氣、沉重。我的情緒不穩，任何小事都讓我煩躁。我的治療師建議我每天喝 3 杯溫熱水各加 1 茶匙胡蘿蔔籽純露，每天早上用幾滴精油摩擦大拇趾和二拇趾之間部位，以及肝臟部位。10 天之後我就感覺好多了，消化順暢得多，

而面對其他人的忍受程度也提高許多。我會把純露和精油放在容易取得的地方，每次吃了大餐後就會喝 1 杯加了純露的溫熱水，若我覺得有點易受刺激時就聞一下精油。」

甜美溫柔的泥土香氣，讓人與大地之母和解，給人一種受到她保護的感覺。胡蘿蔔籽精油與純露可以舒緩緊繃的神經以及散渙的精神，可以安撫、放鬆、並且驅散壓力、恐懼及易受刺激的狀態。在您口語表達不太精準的時候，它幫助您表達自己，找回自信；當您經常情緒波動時，它會幫您調節平衡；當您太過敏感並有偏執傾向時，它會傳達一種安全感。所以也適用在您不清楚自己在團體中的位置時，或是覺得失根時，它讓您會重新獲得確信及穩定感，同樣地，也可以建議用在青少年或兒童的變動不安時期。它幫助穩定過渡期和危機期，傳達溫暖及確定感。它能滋養第一脈輪。

不管對男性還是女性而言，這個溫暖的泥土香氣都能加強母性特質，對於保護的需要以及傳遞信任的能力。它能消解絕望、恐懼、恐慌，並且在黑暗中創造出光明與希望，滋養基底輪。

- 皮膚的再生和活化，抗斑，抗菌，癒合傷口：皺紋，皮膚老化，膚色暗沉，疲勞或失去活力的皮膚，痤瘡，濕疹，白色糠疹，癬，橘皮組織。
- 促進消化功能，腸道、肝、胰、腎功能再生，淨化，排毒，肝臟細胞再生：高膽固醇血症，糖尿病，肝臟疾病，腎臟疾病，胰腺疾病，腸道問題，結石和尿路感染後續，肝炎，克隆氏症，代謝症候群。
- 滋補神經，提振，精神和情緒平衡：身體和精神虛弱，記憶力衰退，壓力，精疲力竭，過勞，康復期，對於安全感的過度依賴，缺乏信任。
- 刺激血液和淋巴循環，稀釋血液，提升血壓：低血壓，血管瘀滯，玫瑰痤瘡。

皮膚的老化、失去活力，黑斑，皺紋：
- 每天用 1 滴精油混合天然乳霜。
- 用純露當化妝水。

讓躁動的孩子安靜下來：

· 每天晚上用 1 或 2 滴精油塗抹在孩子的腳底，直到情況明顯改善。

· 在前臂以及心臟部位噴灑胡蘿蔔籽純露。

使用狀況建議	幫助順產：72 頁
	對安全感的過度需求，缺乏信任感：48 頁
	潮熱：90 頁
	肝功能不足：116 頁
	膽固醇問題：49 頁
	玫瑰痤瘡，酒糟鼻：157 頁
	纖維肌痛症：224 頁

岩玫瑰 *–Cistus ladaniferus–* 精油／純露

「啟示，可以讓我們用更寬廣的視野來看待平常事物。」

植物分類 半日花科

萃取部位 葉片

主要產地 法國、葡萄牙、西班牙

芳香分子

單萜烯：α- 松油萜、對傘花烴
倍半萜醇：反式松香芹醇
單萜醇：萜品烯 -4- 醇
酯：乙酸龍腦酯

精油氣味

龍涎香、麝香味、香脂味

純露氣味

溫暖、煙燻味、澀斂感

能量中心

第二脈輪 – 性輪、第六脈輪 – 眉心輪、第七脈輪 – 頂輪

注意事項 耐受性良好（請見 19 ~ 20 頁）

岩玫瑰又名膠薔樹，是一種生長在大多數地中海地區的灌木。與其他半日花科植物比起來，岩玫瑰的特點是在夏天會分泌出樹脂，用來保護自己免受高溫侵害。它的高度從 30 公分到 1 公尺，花朵有 5 瓣，花開後只維持 1 天。

歷史與神話

古埃及人和猶太人用岩玫瑰來進行儀式，做成藥膏和美容乳霜；也有人說嗅聞岩玫瑰的香氣讓我們與靈性更容易連結，因此能更了解自身的經驗。古希臘人視岩玫瑰為一種珍貴的香水，用來獻給主掌愛情的女神阿芙蘿黛蒂，並且認為它有如龍涎香或琥珀的香味可以喚醒人們的性慾，也可帶來保護不受瘟疫及惡靈侵襲。德杜納福（Joseph Pitton de Tournefort）將它取了 *Cistus* 這個名字，與老普林尼用的希臘名 Cisthos 相當類似。

實際應用與體驗

不論是內出血或外出血，岩玫瑰都是很有效的止血劑；它對於心理情緒的作用跟生理作用一樣強。

見證：

「我丈夫以前不喜歡狗，但沒有什麼明顯的原因。在一次芳香療法及能量治療的課程之後，我們決定進行為期 40 天的岩玫瑰儀式，就寢時在人中及第三隻眼各塗抹 1 滴精油。我個人沒有感到什麼特殊變化，但是我丈夫卻馬上開始作惡夢，每天晚上都夢到被狗咬。10 天之後婆婆來看我們，發現兒子氣色不好，他於是說出夜間的不幸經歷，

然後婆婆就說我丈夫 3 歲的時候曾經被狗咬過，他完全忘了這件事了。我們繼續使用岩玫瑰，15 天以後惡夢就消失了，之後我丈夫發現他與狗狗相處時更感自在了。」

心理情緒和能量適用情境

這種有如龍涎香或琥珀味、且辛香又溫暖的氣味，能揭示您潛意識中的隱藏訊息，幫助您更了解自己生在地球的使命。它向您展現那些形成習慣的機制、程序、包袱等等。

岩玫瑰可以與您的心靈及潛意識接軌，讓您發展全面而整體的視角。建議用在當您對找出自己的運作機制感到有困難時，總是用同樣的方式面對障礙、懷抱著相同的心理策略，都已經成為習慣了，而您還意識不到這個機制的時候使用。也可以將使用岩玫瑰精油當成一種習慣，來獲得某些啟示，以達到心靈的進化。它會作用在第二脈輪，並且與第六、第七脈輪建立連結，所以可以幫助克服創傷，在精微能量層面達到身體排毒的效果。

功效與適應症

*   抗菌，抗病毒：兒童疾病，水痘，麻疹，猩紅熱，百日咳，病毒感染，皰疹，帶狀皰疹。
*   強效抗出血、止血，癒合傷口：出血，經血過多，傷口，切割傷，手術後出血，流鼻血。
*   皮膚的收斂、活化：酒糟鼻，玫瑰痤瘡，痤瘡，皸裂，焦痂，皮膚老化和疲倦。
*   滋補神經，調節自主神經系統：自主神經系統問題，內心躁動不安，神經質，壓力，情緒多變，不明的恐懼，僵化。
*   提振免疫：免疫力衰弱，慢性疾病，自體免疫疾病。
*   緩解淋巴和靜脈充血：靜脈和淋巴瘀滯，靜脈曲張潰瘍，靜脈曲張，痔瘡。

建議

切割傷：
*   在傷口上塗抹純精油。

您希望意識到自己的認知記憶、反應的機制及模式：
*   連續 40 天不間斷，在就寢前各塗抹 1 滴岩玫瑰精油在人中位置及第三隻眼上。
*   記下可能的啟示夢。

水痘的外用配方：

岩玫瑰 *Cistus ladaniferus*	精油 1 毫升／ 20 滴
穗花薰衣草 *Lavandula latifolia*	精油 3 毫升／ 60 滴
桉油醇樟 *Cinnamomum camphora ct. cineole*	精油 3 毫升／ 60 滴
沼澤茶樹 *Melaleuca ericifolia*	精油 3 毫升／ 60 滴
金盞菊浸泡油	加至總量為 20 毫升

- 每日 3 到 4 次，塗抹在瘙癢部位。
- 用岩玫瑰純露、或是再與桉油醇樟純露混合，根據情況每日 3 到 4 次噴灑全身。

使用狀況建議

痤瘡：156 頁

克隆氏症：114 頁

子宮內膜異位症（輔助治療）：80 頁

子宮肌瘤（輔助治療）：81 頁

痔瘡：51 頁

鼻出血，流鼻血：313 頁

感到身體與心靈受到玷污（暴力、性侵、亂倫等）：153 頁

檸檬 –*Citrus limonum*– 精油

「活著，不只有改變，還要持續。」

皮耶·勒魯（Pierre Leroux）

植物分類 芸香科	能量中心
萃取部位 果皮	第三脈輪 – 本我輪
主要產地 地中海地區、阿根廷、美國	注意事項 光敏性（請見 19 ~ 20 頁）
芳香分子	
單萜烯：檸檬烯	一種常綠小樹，壽命約 50 到 80 年；葉片呈長橢圓、披針形；芬芳的花朵，有紫白色的花瓣。因其果實可供食用而種植於地中海沿岸和亞熱帶地區，最初是由香櫞和苦橙混種而來。
精油氣味	
檸檬味、果香	

歷史與神話

檸檬以前被稱為 lime，是源自義大利文 limone、西班牙文 lima、阿拉伯文 laymûn、波斯文 limou、梵文 nimbú，不過 lime 這個字現在用來稱呼萊姆，但民間有時仍然繼續稱呼檸檬為印度萊姆樹。檸檬源於亞洲，在中世紀初期開始在阿拉伯船隻上使用，12世紀末期開始在歐洲使用。1493 年隨著哥倫布的船橫越大西洋，當時檸檬與洋蔥是唯二已知可以對抗壞血病的療方。

在中國、印度以及所有美索不達米亞文明區域，都因檸檬的抗菌、抗風濕、提振的功能而廣為人知。它在伊斯蘭國度被認為是神聖的植物，被用來當作解毒劑，對抗出血性腹瀉，也用來保護家中不受惡魔侵犯。古埃及人將檸檬放在棺材中，與椰棗、無花果放在一起。古希臘人從米底亞王國進口，拿來用作裝飾，也用作棉麻衣物的芳香劑，並可抗塵蟎、防蛀蟲。有關檸檬用在醫療的最早記載，可以追溯到泰奧弗拉斯托斯（Theophrastus）的著作。在古希臘傳統中會在橄欖樹旁邊種植檸檬，保護橄欖樹不受蟲害。老普林尼在著作中也提及檸檬，應用於配方中，此外也用來當作好幾種毒藥的解毒劑。

即使在今日，檸檬仍然被印度教儀式（Puja）用來供奉象神迦尼薩（Ganesh），祂負責克服障礙，且常常手握檸檬；如果人們想要「驅邪」，就會放一條檸檬串成的項鍊掛到象神的脖子上。

當想要加強專注力及記憶力，或要潔淨環境空氣時，檸檬精油非常適合用來擴香。經由口服，檸檬精油可以活化肝和胰腺功能，並且幫助瘦身節食。檸檬精油可以讓口服的混合配方或糖漿的味道更好，也可以讓菜餚聞起來更香。在日本的研究證明，若辦公室中用檸檬精油擴香，請病假的員工會減少一半，工作效率也會增加。

見證：

「我 3 歲的兒子有動暈症，在長時間車程中常常嘔吐，自從我在車子裡擴香檸檬精油之後，這問題就解決了。」

「我 10 歲的女兒在數學方面有學習困難，自從我在她讀書的時候擴香檸檬精油，她就更能專心，做功課更有效率，連成績都變好了。」

這種明亮清爽的香氣，在身體和心理的麻木遲鈍狀態時很有用。擴香散發在嗅覺環境中，可以刺激專注力以及分析思維，幫助人不被情緒影響地做決定。它的香味讓人樂觀和自主，發展清晰中肯的心智，讓您可以客觀地看見自己的社會地位。這種氣味使人對錯誤的可能性保持開放，讓頭腦客觀清醒，同時保持信心並防止陷入自戀。

如果您想擺脫自己的評判、偏見、完美主義和了然一切的信念，請使用此精油。您將保持恰當的態度但不會流於僵化，因為檸檬會淨化並協調太陽神經叢。

- 空氣淨化：氣氛沉重，疫病大流行，難聞的氣味，工作會議。
- 驅脹氣，助消化，提振胰和肝功能，消脂，促進膽汁分泌，淨化，止吐和抗噁心：肝和胰腺充血，消化不良，動暈症，糖尿病，肥胖症，脹氣，便祕，腎結石和膽結石，腎絞痛，腸胃炎，膽囊功能不足。
- 皮膚的收斂、抗菌：油性髮質，油性皮膚，頭皮屑。
- 抗菌，抗病毒：免疫力衰弱，流感。
- 滋補精神，滋補神經：擔憂，精神衰弱，注意力和記憶力衰退，精疲力竭，悲觀，混亂，吹毛求疵，自戀的態度。
- 刺激淋巴和血液循環，稀釋血液：橘皮組織，腿部沉重，靜脈曲張，水腫，微血管脆弱。

注意力不集中，準備考試：
• 在空間中擴香檸檬精油，並不時嗅聞精油瓶。

疲勞，精神衰弱：
• 擴香檸檬精油。
• 將 3 滴檸檬精油和 1 湯匙植物油混合，按摩太陽神經叢。
• 早晨空腹時口服 1 茶匙橄欖油加上 2 滴檸檬精油。

指甲脆弱：
• 將手浸泡在加了海鹽的水中 10 分鐘。
• 混合 5 滴檸檬精油和 1 湯匙植物油，按摩手與指甲。

動暈症：
• 在車中擴香檸檬精油。
• 旅行前口服一點蜂蜜加上 1 滴檸檬精油。

使用狀況建議

膽固醇問題：49 頁
肝絞痛，腎絞痛，腸絞痛：113 頁
難以找到自己定位安身於世，難以拒絕，缺乏毅力及鬥志，逃避衝突：115 頁
記憶力和專注力衰退：116 頁
腎結石，腎絞痛：86 頁
膽結石：121 頁
噁心，嘔吐（非病毒或細菌感染，亦非孕期）：123 頁
肝臟問題：127 頁

古巴香脂 –*Copaifera officinalis*– 精油

「什麼是道德的，事後您感覺良好就是道德的；而若事後您感覺不佳，那就是不道德的。」

海明威（Ernest Hemingway）

植物分類 豆科	能量中心
萃取部位 樹脂	第二脈輪 – 性輪
主要產地 巴西	注意事項 耐受性良好（請見 19 ~ 20 頁）
芳香分子	
倍半萜烯：α- 丁香油烴、佛手柑烯、古巴烯	這是一種細葉、樹冠寬廣的亞馬遜植物，生長在拉丁美洲海拔 15 至 30 公尺之處，花白而果實小。
精油氣味	
香草味、木質味、甜	

歷史與神話

Copaïba 這個名字是圖皮語（亞馬遜印地安人使用的語系），在它的原生地亞馬遜森林西北部，部落的原住民用這種樹木的樹脂來癒合傷口、止血、治療皮膚病、性病，並且當作一般消炎劑。巴西民間療法用來處理更多病症：呼吸道和泌尿道問題、皮膚問題等。西元 1625 年耶穌會教士將它帶進歐洲，用來治療慢性腹瀉、結核病、潰瘍、痔瘡。在整個拉丁美洲，信仰儀式當中都會燃燒古巴香脂的樹脂。

實際應用與體驗

古巴香脂是以消炎和舒緩的效果而聞名，可以緩解關節和肌肉疼痛，以及許多的皮膚問題。它是運動按摩油的極佳成分，對泌尿系統發炎也很有效。

見證：

「在一趟巴西之旅中，古巴香脂給我帶來了確切的啟發。當時我們每兩天就換地方居住，不斷跟許多人接觸，這雖然很讓人興奮，但是瓦塔（Vata）卻越來越受干擾。在不知不覺中，我的注意力分散，很難一次集中在一個主題上。在一家亞馬遜藝術的商店裡，店主是個熱情的歷史學家，某個時刻他用幾滴古巴香脂精油摩擦我的手腕，我馬上就感覺到內心深處平靜下來，一種扎根的、受到撫慰的感覺。我看事物的眼光變了，可以看到它們的象徵意義，甚至還能感受到創作者的一部分故事，我的感受度徹底改變了。」

心理情緒和能量適用情境

　　古巴香脂與第二脈輪深深連結，所以可以對所有與這個能量中心相關的器官起作用。它溫柔的香味可以安撫人心、平衡情緒並且喚醒意識，以便更全面地看待事情，不會那麼「道德化」。它能消解那些讓您以為一定要選邊站的心理習慣，在好與壞之間、罪業與美德之間、可接受與不可接受之間、道德與不道德之間。它讓您意識到自己的價值判斷以及條件反射。

　　它如香草及木質的香氣，可以幫您看見自己的感情創傷，那些用受害者思維將您投射到未來的傷痛。這些創傷常常成為內在衝突的根源，並會削弱您的遠見及目標。當您不斷在情感或職業壓力下掙扎時，古巴香脂可以為您提供精神的保護盔甲。它傳遞了安全感及保護感，讓您能專注當下穩紮穩打。用在冥想中，它可以提高超越能力，同時增強扎根效果。

功效與適應症

- 強力消炎止痛，抗菌：肌腱炎，撞擊，扭傷，肌肉痠痛，挫傷，血腫，運動員的準備及修復，關節痛和風濕症，骨關節炎，痛風，纖維肌痛症。
- 消炎並利尿：泌尿生殖系統感染，膀胱炎，尿道炎，尿失禁，前列腺炎，性病。
- 保護肝臟和修復再生，消化道消炎：消化不良，消化道發炎，肝功能不足，肝炎。
- 鎮靜、平衡情緒，滋補精神：精神和身體虛弱，記憶力衰退，精疲力竭，無法從日常生活中解脫，道德化態度。
- 癒合傷口，皮膚的再生、改善微循環：痤瘡，玫瑰痤瘡，酒糟鼻，皮膚病，真菌感染，苔癬病，疥瘡，乾癬，雞眼，老繭，皮膚寄生蟲病，濕疹，妊娠紋。
- 緩解淋巴和靜脈充血，血管擴張劑：靜脈曲張，痔瘡。
- 抗菌，祛痰：卡他性支氣管肺部感染或炎症，口腔感染。

建議

　　當精疲力竭時：
- 用幾滴純精油按摩腎上腺對應部位。

　　若您懷抱著黑白分明的道德價值觀，但想變得更有彈性時，在每天早上進行以下儀式，持續 27 天：

- 用幾滴古巴香脂精油塗抹太陽神經叢、恥骨部位以及手腕。
- 將手放在太陽神經叢部位，然後說 10 次「光」（*LUMIÈRE*），再說 9 次「解碼」（*DÉCODER*）。

使用狀況建議	尿失禁，慢性泌尿系統發炎：85 頁
	自戀，受害者心態，感到不被認可，易感，難以接受批評：122 頁
	前列腺問題：93 頁
	膀胱炎：78 頁
	風濕症，關節炎，痛風：95 頁

芫荽 –*Coriandrum sativum*– 精油／純露

「人類不會從錯誤中向著真理進步，而是從真理進步向真理，從一個小小的真理邁向更大的真理。」

辨喜（Swami Vivekananda）

植物分類 繖形科	純露的氣味
萃取部位 種籽	澀斂感、微苦澀、甜、刺辣感
主要產地 北非、西班牙、俄羅斯、辛巴威	能量中心
芳香分子	第五脈輪 – 喉輪
	注意事項 耐受性良好（請見 19 ~ 20 頁）
單萜醇：沉香醇	
醛：十二醛	這種一年生繖形科植物，細長、多分枝，植株在
單萜烯：萜品烯	開花時通常長到 30 到 60 公分高。葉片與莖都
精油氣味	是綠色，但在開花期有時會偏紅或偏紫，無毛而有光澤。細小的白花排列成繖形花序。它在全世界各地都有生長。
清新、玫瑰香、甜、辛香味	

歷史與神話

　　芫荽的屬名 *Coriandrum* 是源自希臘文 koriannon 或拉丁文 coriandrum，以及其他各種變化字形例如邁錫尼壁畫中提到的 korion，又或是 koris，其意思是臭蟲，應該指的是芫荽種籽與臭蟲的味道有一絲相似。芫荽可能原產於地中海以東地區，在《一千零一夜》中有提到過它，在中東被用來當作春藥。中國人則賦予它長生不老以及助消化的功效。阿育吠陀醫師用它來當作緩解過高的皮塔（Pitta）的主要藥方，也就是處理體內過多火元素的問題。

　　在拉丁美洲以及某些加勒比海國家稱它為 Cilantro，馬雅巫醫聲稱犯人在用芫荽油按摩之後是不可能說謊的，他們稱其為真相之油。在摩洛哥，人們到今天仍然將芫荽用在驅魔儀式當中，對抗以慢性偏頭痛現身的惡靈。

實際應用與體驗

　　芫荽精油與純露，在處理消化之火太旺而引起口臭、過渴以及老是感覺脹氣的時候很有效。它們可以在生理上和心理情緒上滅火，讓人更平靜，沒那麼「火爆」。它也可以支持胰腺功能，並在食慾過度的情況下達到平衡效果。

見證：

「當我有不斷吃零食的傾向，任何時刻都渴望吃東西時，會用溫熱水加入芫荽純露（每天 1 公升水加 1 湯匙純露）飲用。2 到 3 天後，我的食慾就恢復平衡，而內心也感覺到壓力和躁動不安都緩解下來。」

心理情緒和能量適用情境

當您正在尋求真相，或有種想以更整體、更全面的方式看待事物的期望，或想對自己限制性的信念了解更多，希望能更客觀的時候，芫荽精油與純露就是達到這個目標非常理想的療方，因為它能解火，而火氣會造成很多極端的情緒。芫荽也是滋養和調和喉輪的主要工具之一。它的清爽有助於將太絕對、太過笛卡爾式的理性精神的心態調整過來，也幫助人不要感情用事。

芫荽精油清新的辛香氣味，可以幫助人進化，看見並表達真相。它令人欣快、提振，能對抗負面能量，啟動語言表達的創造性，緩解了易受刺激與躁動不安。它與欖香脂、大高良薑的協同作用，可以幫助您將念頭想法轉變成語言表達，並且具體實現之，而不會被各種情緒淹沒。

功效與適應症

- 助消化，驅脹氣，抗痙攣，淨化：食慾過度，老是想吃東西，腹部腫脹，腸胃脹氣，消化緩慢，結腸炎，噁心，嘔吐，腸胃型流感，腹瀉，胃痛或胃灼熱，腸道寄生蟲病，毒素，口臭。
- 抗菌，抗真菌，抗病毒：皰疹，流感，支氣管炎，咳嗽，念珠菌感染，泌尿生殖系統感染。
- 止痛，消炎，淨化皮膚：風濕症，關節和肌肉疼痛，泌尿系統發炎，皮膚發炎，蕁麻疹，皮疹。
- 滋補神經，平衡情緒，增強活力，令人欣快：神經和精神衰弱，缺乏動力，過勞，過於激動，靦腆害羞，無法看見並表達真相，神志不夠清明。

建議

如果您侷限於自己的評價，難以看得更遠的話，每日 3 次，持續 7 天的儀式如下：

- 在頸部凹處以及第三隻眼各塗抹 1 滴精油。

- 嗅聞芫荽精油瓶，並且閉眼默唸 10 次「看見」（*VOIR*）。

當情緒阻礙您看清情況時，又或者，您知道某些想法與情緒是具有破壞性的，但是已經失去控制，這些破壞性想法與情緒纏著您不放，這時請持續 40 天療程如下：

- 每天用幾滴精油按摩太陽神經叢部位，並且喝 1 公升水加了 1 湯匙純露。

使用狀況建議

痤瘡：156 頁

胃酸問題：107 頁

食慾過度：74 頁

憤怒、自負和過度理性的態度：111 頁

過度嗜糖：112 頁

潮熱：90 頁

腸道念珠菌感染：113 頁

玫瑰痤瘡，酒糟鼻：157 頁

膀胱炎：78 頁

打擊受創引起的皮膚病、蕁麻疹、濕疹：158 頁

下顎疼痛或緊繃，夜間磨牙：177 頁

免疫力衰弱：222 頁

唇皰疹：179 頁

生殖器皰疹：83 頁

尿失禁，慢性泌尿系統發炎：85 頁

反覆性喉炎：180 頁

口臭：122 頁

更年期：87 頁

偏頭痛，頭痛，眼睛疲勞：200 頁

成人急性中耳炎：183 頁

肝臟問題：127 頁

前列腺問題：93 頁

轉化記憶：123 頁

海茴香 –*Crithmum maritimum*– 精油

「怯懦的起點，就是力量停歇之處。」

傑哈·克萊恩 (*Gérard Klein*)

植物分類 繖形科

萃取部位 整株植物

主要產地 法國

芳香分子

單萜烯：γ- 萜品烯、β- 水茴香萜、對傘花烴、β-羅勒烯

醚：甲基醚香荊芥酚、芹菜腦

精油氣味

奇特的、會產生讓人驚訝的感受、刺辣感、令人想起海藻的味道

能量中心

第一脈輪 – 基底輪、第二脈輪 – 性輪

注意事項 懷孕期及哺乳期婦女、12 歲以下兒童，請避免使用 (請見 19 ~ 20 頁)

這種繖形科植物遍布於地中海周圍以及歐洲大西洋沿岸，生長在石灰岩及矽質的岩石地、或防禦工事牆壁上，甚至有時長在沙丘中。它是一種肉質植物，讓人聯想到茴香，但是尺寸要小得多，不會超過 50 公分。它的花是綠白色，花期從 7 月到 10 月。

歷史與神話

這種植物也叫做「聖彼得草」，因為聖彼得是保護漁民的聖人。它的拉丁屬名 *Crithmum* （希臘文意思是大麥）源於它的果實有如大麥粒的形狀，而且可以浮在水面上。這種植物含有豐富的維生素 C 及礦物質，以前的水手會在航行時將其裝在袋子中攜帶，以預防壞血病。海茴香的葉片與花可以當生菜沙拉食用，或是搭配魚類烹煮，種籽則用來當香料。布列塔尼人會將莖浸泡在醋中醃製，即為一道傳統菜餚。在 19 世紀某些時期，地中海岸的村莊會拿來販賣。在民間醫療中，這種植物被用來輕瀉、利尿、溶解腎結石。

實際應用與體驗

海茴香被證實有良好的排水和引流效果，能有效對抗橘皮組織、代謝症候群以及水腫。它有利於消除積存的脂肪與水分。

見證：

「海茴香精油在皮膚上有出色的活化效果，將它加入我的臉部精華液中，皮膚感覺更緊實、更有彈性，而且眼睛和嘴巴周圍的皺紋也沒那麼明顯了。」

心理情緒和能量適用情境

　　它的香氣很讓人吃驚，很奇怪，人們不是喜歡就是討厭，不會有人沒感覺。海茴香可以平衡第一和第二脈輪，幫助您將自己從童年時期就產生的內心掙扎中解脫出來。事實上是您持續餵養這些因罪惡感及責任感而產生的包袱，而且感覺到的這些包袱是阻礙您自由生活的限制。

　　海茴香精油幫助您獲取生命能量，強化腎臟功能並消除焦慮感。它的氣味像泥濘，讓人聯想到大海的味道，可以消除阻礙您照顧自己的那些恐懼。它引導並帶領您滋養自己的身體，更認識生理的需求。當內在衝突使您動彈不得，罪惡感阻礙了動能及確定感時，海茴香讓您振作起來，表達自己，它帶領脫離折磨您的念頭，對自己更加寬容。

功效與適應症

- 利尿，助消化，淨化：橘皮組織，特發性水腫，肥胖症，脂肪積存，代謝失調，腿部沉重，循環系統問題。
- 調節甲狀腺：甲狀腺功能低下，代謝症候群。
- 消炎，抗痙攣：肌肉發炎，腎絞痛，腎結石。
- 緊緻肌膚，皮膚再生：皮膚鬆弛、老化，皺紋。
- 抗寄生蟲、驅蟲：寄生蟲引起的小腸結腸炎，寄生蟲病。

建議

　　讓皮膚更緊緻、更有光彩：
- 在您日常保養使用天然的日霜中加入 1 滴精油。

　　當缺乏動力，無法表現自我，有種被阻礙的感覺：
- 用 30 毫升的金盞菊浸泡油混合 60 滴海茴香精油。
- 每天早上，用來按摩下背部、腎臟和腎上腺對應部位、膝蓋後面。
- 每天早上，閉眼嗅聞精油瓶、持續 2 分鐘，將意識放在會陰處。

使用狀況建議	腎結石，腎絞痛：86 頁
	瘦身按摩油：126 頁
	膽固醇問題：49 頁

薑黃 –*Curcuma longa*– 精油

「薑黃傳遞了神聖母親的能量，並且帶來豐饒。」

根據阿育吠陀經典

植物分類 薑科
萃取部位 根莖
主要產地 印度、斯里蘭卡

芳香分子

倍半萜酮：薑黃酮、大西洋酮
倍半萜烯：薑黃烯、薑烯、沒藥烯

精油氣味

泥土味、溫暖、厚重有力、辛香味、濃密、東方調

能量中心

第一脈輪－基底輪、第二脈輪－性輪、第三脈輪－本我輪

注意事項 神經毒性、可能造成流產（請見 19 ～ 20 頁）

多年生的熱帶植物，有肥厚的根莖及短粗的節；葉為尖形，綠色有光澤，葉長達 50 公分；葉片是直接從根莖長出，中央抽出一根花葶，頂端開出穗狀黃花。

歷史與神話

　　典型的印度咖哩黃就是薑黃的顏色，這種香料在印度的宗教儀式中被用作染色的顏料。印度教徒把薑黃與生殖力連結，在婚禮上新郎把一條浸過薑黃的線繞在新娘脖子上。這種植物與毗濕奴（Vishnu）、黑天（Krishna）連結，都是保護創造的神；薑黃也被用來驅惡靈，因為這個原因，某些地區人們會用混合薑黃的敷泥塗抹在嬰兒肚子上。緬甸人相信它是宇宙的根源。根據阿育吠陀，薑黃可以強化組織的彈性，滋養生殖泌尿道並且增加身體柔軟度。它也被認為是淨化脈輪及身體精微能量通道（srotas）的最佳療方之一。中醫用它來活血、恢復元氣。它在中世紀時傳入歐洲，當時人們稱它為印度藏紅花，或者東方藏紅花。它在藥典中記載為促進膽汁分泌和利膽。

實際應用與體驗

　　在治療皮膚病、濕疹、乾癬、真菌感染、蕁麻疹以及其他皮膚感染時，薑黃精油具有出色的功效。它可以緩解瘙癢、消炎，並促進深層的再生。

見證：

　　「我的皮膚非常敏感，對很多美容用品都會過敏，所以我只用以植物為原料的保養品。我常常有蕁麻疹，癢得很厲害，皮膚還會泛紅。薑黃精油真的是重大發現，嗅聞精油瓶就可以感覺到很大的安慰，一種內心的平靜。我將精油加入臉部精華液中，3 天後我的膚色就更均勻白皙；也將它加入按摩油中，感到皮膚和個性都變得更有彈性，反應不會那麼強烈了。」

心理情緒和能量適用情境

　　某些經驗可能會導致偏執或強迫的態度，或是固著在內心深處的焦慮和深度悲傷，像是牢籠一樣，漸漸地讓人變得不信任、懷疑、無法傾訴及分享。薑黃無論在生理層面、感情層面或是能量層面，都是很強力的淨化劑。它如泥土般、強烈又具異國風味的香氣，可以幫助調適並接受當下時刻，意識到自己在這個世界上的使命。它可以淨化那些阻礙前三個脈輪運轉的殘渣，在這些能量中心之間建立起連結，讓您找回確認感及清晰度。

　　薑黃精油可以穩定和平衡神經系統，特別是當瀰漫性的恐懼及焦慮控制您的時候。它是驅離負面能量的香氣之一，並且保護您不受集體操控。

功效與適應症

- 助消化，驅脹氣，刺激食慾，促進膽汁分泌，通便 / 輕瀉，消炎，激勵肝膽和胰腺，淨化，抗寄生蟲，驅除腸道寄生蟲，抗真菌：消化不良，胰腺和肝膽功能不足，吞氣症，腸胃脹氣，結腸炎，腸道寄生蟲病，念珠菌感染，便祕，結腸發炎，糖尿病，高膽固醇血症。
- 利尿，淨化泌尿生殖器官，促進子宮收縮，調經，精子再生：經前症候群，閉經，骨盆腔充血，肌瘤和子宮肌瘤，子宮炎症，遺精，真菌感染，人類乳突病毒。
- 解熱退燒，止痛，抗菌，消解黏液，祛痰，抗過敏：過敏性呼吸道疾病，流感，慢性支氣管炎，哮喘。
- 再生，傷口癒合，緊緻肌膚，淨化，抗菌，緩解瘙癢：蕁麻疹，濕疹，乾癬，痤瘡，皮膚病，疣。
- 平衡神經：神經衰弱，躁動不安，憂鬱，眩暈症，害怕，恐懼症，憤怒。

使用狀況建議	食物過敏，食物不耐症：110 頁 膽固醇問題：49 頁 生殖器皰疹：83 頁 前列腺問題：93 頁 難以找到自己定位安身於世，難以拒絕，缺乏毅力及鬥志，逃避衝突：115 頁 中毒：406 頁 膽結石：121 頁 轉化記憶：123 頁

絲柏 –*Cupressus sempervirens*– 精油／純露

「我們沒辦法在生活中經歷一切，所以重點是要經歷生命的重要本質，而每一個人都有他『各自的重要本質』。」

馬克・李維（Marc Levy）

植物分類 柏科

萃取部位 針葉

主要產地 地中海地區

芳香分子

單萜烯：α- 松油萜、δ3- 蒈烯、檸檬烯、異松油烯

倍半萜烯：杜松烯、雪松烯

倍半萜醇：雪松醇

單萜醇：萜品烯 -4- 醇

精油氣味

木質味、龍涎香、樟腦味、令人提振

純露氣味

澀斂感、刺辣感

能量中心

第六脈輪 – 眉心輪

注意事項 精油與純露，可能有類荷爾蒙作用（請見 19 ~ 20 頁）

這種修長的針葉樹可達 20 公尺高。絲柏是地中海地區的代表性植物，也是墓園植物，在地中海世界裡象徵哀悼。

歷史與神話

根據古希臘神話，一位叫做基帕里索斯（Kyparissos，絲柏的希臘文）的年輕人不小心殺死了自己的鹿，而這隻鹿是他最好的伙伴，也是森林中寧芙女神尊敬的對象。意外發生後，基帕里索斯傷心欲絕，阿波羅被憂傷的年輕人感動，為了使他恢復平靜，於是將他變成了絲柏。這種樹於是成為哀悼、永生以及復活的象徵，同時也象徵了心理的轉變；絲柏與冥王連結，裝飾了地中海周圍大多數的墓地。在中國，絲柏也被視為永生不朽的象徵，傳說食用絲柏種籽可以延年益壽，中國的祕密會社也用它來裝飾總部。根據西元前 5 世紀的記載，絲柏也出現在狄蜜特（Demeter）與波賽鳳（Persephone）的祕密儀式當中，這兩位希臘神話女神是負責確保人類在死後靈魂的延續性。在古埃及，絲柏被用來製作人形棺；在西藏的身體淨化及解毒儀式當中用絲柏的香。其長壽和長青的特性，讓絲柏成為永生不朽的最佳象徵，而拉丁文 *sempervirens* 的意思則為「長青」。

實際應用與體驗

絲柏純露和精油，長久以來都因其優異的促進循環特性，以及呼吸道用油的成分而聞名。它刺激代謝功能，可以用來伴隨瘦身節食療程。

見證：

「我在更年期開始時胖了 5 公斤，並且為潮熱所苦，然而最困難的是缺乏情緒控制；我一下子流淚，下一刻卻突然發脾氣；我已經不認識自己了，而我周遭的人則為我的態度哀嘆。使用包含絲柏的複方純露以及搭配促循環的精油來調配按摩油，對於生理症狀非常有效，儘管如此，我的情緒波動仍然持續著。之後我的芳療師建議我進行以下的儀式：在就寢時將 1 滴絲柏精油塗抹在第三隻眼，另外 1 滴塗在頭頂，並在睡前重複說 11 次「死亡」（MOURIR）。儘管我心存疑慮，但 5 天後卻發現我的焦躁不安可以平緩下來，找回了內心的平靜。」

心理情緒和能量適用情境

絲柏的氣味比起任何其他氣味都更象徵了永恆與本質，對於不知如何實現想法的夢想家們，或者對那些逃避現實的人皆特別合適。絲柏可以幫助您開啟「未知的奧祕」，給予結構性並幫助您專注在最重要的基本部分，而不會讓您不斷轉移注意力。

如果您很容易被情緒淹沒，稍微一點小事就掉眼淚，那麼絲柏能幫助您不再放任情緒。它能加強神經系統，幫助您建構自己，幫您踩煞車，不再浪費精力，好好引導能量。它啟動眉心輪，開啟進入潛意識之門，在精神層面、生理及心理層面，都有助於集中在最重要的本質部分。

功效與適應症

- 緩解淋巴和靜脈充血：靜脈曲張，痔瘡，腿部沉重，靜脈瘀滯，橘皮組織，肌肉痙攣。
- 止咳，祛痰，抗病毒：呼吸道感染，支氣管炎，咳嗽。
- 激勵胰腺：胰腺功能不足，三酸甘油酯過高，糖尿病。
- 消炎，緩解前列腺充血：前列腺充血，遺尿，尿路感染和發炎。
- 類雌激素作用，通經，調節出汗：更年期，經前症候群，閉經，經痛，潮熱，出汗過多。
- 止血，收斂，緊緻肌膚：玫瑰痤瘡，結締組織脆弱，水腫，體液積存，皮膚缺水。
- 一般性滋補：精神和神經虛弱。

　　若您害怕失去所有，害怕失去親近的人，害怕失去財產，害怕喜愛的事物有終結的一天，害怕死亡。請依照以下儀式持續 40 天，將會轉變和淨化您的恐懼。

- 早晨起床時，用幾滴絲柏精油塗抹脾臟部位以及額頭，閉眼嗅聞精油瓶、持續 2 分鐘。
- 用純露做氣場按摩。
- 坐著冥想，唱誦真言 *OM NAMA SHIVAYA*，可以默唸 108 遍（用 108 顆的念珠來輔助，或者持續默唸 11 分鐘）。
- 就寢時將 1 滴精油塗抹在眉心輪，另外 1 滴塗抹在頂輪，然後入睡前說 11 次「死亡」（*MOURIR*）。

使用狀況建議

潮熱：90 頁

支氣管炎，咳嗽：148 頁

橘皮組織，腿部沉重，靜脈和淋巴瘀滯：48 頁

子宮肌瘤（輔助治療）：81 頁

胰腺功能不足：119 頁

雷諾氏症：54 頁

肥胖症：124 頁

前列腺問題：93 頁

靜脈曲張：55 頁

莎草 –*Cyperus scariosus*– 精油

「如果您偽裝自己，就會欺騙您的世界和您自己。」

植物分類 莎草科
萃取部位 根莖
主要產地 印度

能量中心

第六脈輪 – 眉心輪、第四脈輪 – 心輪
注意事項 神經毒性、可能造成流產（請見 19 ~ 20 頁）

多年生植物，外形與紙莎草非常類似。莎草有直立、具稜角的莖；葉片細長而薄，帶有亮綠色；它的芳香根莖則通過非常廣泛的根系展開。一般而言，莎草生長在河床上，主要分布在印度。

芳香分子

倍半萜酮：α- 莎草酮、香附奧酮、廣藿香烯酮
倍半萜醇：香附醇、莎草醇
倍半萜烯：香附烯

精油氣味

堅韌、煙燻味、木質味、泥土味、辛香味

歷史與神話

　　莎草的印地語 Nagarmotha，在阿育吠陀醫學以及中醫裡都很有名。在印度，自古以來就被用來薰香紗麗，並具有防蟲功效。印度醫師用在飲食不當引起毒素（Ama）積存的情況，以及治療噁心、眼疾、消化疾病、經痛、發燒。它可以安撫皮塔（Pitta）和卡法（Kapha），並放鬆肌肉。印度人用莎草來薰香衣物，而且有許多愛情靈藥配方當中都含有莎草，男人將它抹在額頭上，確保一連串成功的愛情。

實際應用與體驗

　　莎草常對治療皮膚病有效，也是性感神祕的後調香氣，可以用來調製氣場噴霧、香水以及按摩油。

見證：

　　「在一次的芳香療法的課程中，我偶然選中了莎草精油，我不喜歡它的香氣，而且它的特性也不太吸引我。課堂上我們用這個精油進行冥想，突然，大量兒時幸福影像湧現，香氣一下子就吸引了我，而我也感到完全放鬆寧靜，從那個時候開始，莎草的訊息就變得更清晰了。現在當我覺得悲觀和挫敗感開始佔據我時，就會用幾滴莎草精油塗抹手腕及額頭，效果一直都無懈可擊。」

　　莎草就像是心智體的洗滌劑，可以清除氣場中積存的破壞性思維，讓人對人際關係看得更澄澈透明。它幫助意識到普遍存在的精神躁動不安，並且確認其根源。當情緒沉重而難以承受時，當懷舊的情懷無處不在時，莎草可以幫助您保持頭腦清澈，並且解碼出苦難的真正根源。

　　莎草傳遞一種永恆的情感，幫助您更了解不斷遭遇到相同的挑戰與阻礙的原因。它活化第三隻眼，並且創造出通往認知記憶的連結。將 1 滴精油塗抹在心輪，另外 1 滴塗在眉心輪，可以開通這兩個中心之間的能量通道，讓心的智慧連接到願景。它的香氣可以對抗愛情挫敗中的空虛感。

　　對於使用巧克力或毒品等物品來彌補感情上的需求時，莎草是幫助超越這種需求的良藥。它也有助於在困難時期發展出積極的看法。

功效與適應症

- 緩解淋巴和靜脈充血：靜脈瘀滯，靜脈曲張，痔瘡，橘皮組織，酒糟鼻。
- 鎮靜，安定，抗焦慮：睡眠障礙，心律不整，不確定性，躁動不安，挫敗感，缺乏信任，主觀性。
- 抗菌，助消化，驅脹氣，抗寄生蟲，消炎，淨化，排水和引流，利尿：腸胃脹氣，感染性腹瀉，克隆氏症，結腸炎，噁心，嘔吐，肝和胰腺功能不足，胃痛或胃灼熱，代謝失調，腸胃炎，膽結石，寄生蟲病，念珠菌感染，泌尿生殖道感染，腎絞痛，腎結石，經痛，閉經，前列腺炎。
- 消解黏液，祛痰，緩解肺部充血：支氣管炎，鼻炎，流感，鼻竇炎，過敏性呼吸道疾病。
- 消炎，止痛：風濕症的疼痛，關節炎，神經痛，纖維肌痛症，痛風。
- 抗真菌，抗菌，再生，緊緻肌膚：真菌感染，濕疹，乾癬，疥瘡，皮膚病，靜脈曲張潰瘍。

建議

　　當您難以憶起過往的幸福時刻，也看不到它們有什麼用時，請持續 20 天做以下練習：

- 在額頭、心臟以及肝臟部位各塗抹 1 滴精油，嗅聞精油瓶，做幾次深呼吸。

- 請說 9 次「記憶」（*SOUVENIR*）。然後說出會讓您滿心歡喜感到幸福的價值或情況，每一則後面都接著說 9 次「記憶」（*SOUVENIR*）。例如：

  「喜悅」（*JOIE*），9 次「記憶」（*SOUVENIR*）；

  「愛情」（*AMOUR*），9 次「記憶」（*SOUVENIR*）……等等。

  即使您對這些價值沒有相對應的記憶也不重要，只需要每次都接著說出 9 次「記憶」（*SOUVENIR*）。如果您在說出價值時確實對它有感覺，那麼這個練習就會更加有效。

- 然後仰躺一會兒，讓這些內容可以在此刻深入到您心中。

  如果想要吸引更多讚賞，可以在第三隻眼塗抹莎草精油。

  若您在感到缺乏愛的時候，引起了想要吃巧克力的念頭時，先閉眼嗅聞精油瓶、持續 2 分鐘，將意識放在第三隻眼部位，然後觀察念頭是不是消失了。

欖香脂 –*Canarium luzonicum*– 精油

「一切都寫在聲音中，人類的過去、現在和未來。一個不知道該如何聆聽的人，就無法聽從生命每時每刻對他的忠告。只有傾聽當下聲音的人，才能做出正確的決定。」

保羅・科爾賀 (Paulo Coelho)

植物分類 橄欖科	能量中心
萃取部位 樹脂	第五脈輪 – 喉輪
主要產地 菲律賓	注意事項 耐受性良好 (請見 19 ~ 20 頁)

芳香分子

單萜烯：檸檬烯、α- 與 β- 水茴香萜
倍半萜醇：欖香醇
倍半萜烯：欖香烯

欖香脂是一種熱帶樹木，原生於菲律賓，樹高可達 30 公尺。當樹葉生長時，它會分泌一種淺黃色的樹脂，而當樹葉掉落時，樹脂分泌就會停止。

精油氣味

胡椒味、龍涎香、清新、樹脂味、深沉、略帶檸檬味和提振

歷史與神話

數千年來亞洲以及中東都一直使用這種樹脂。古埃及人用它來給屍體防腐，而在中世紀時欖香脂被引入歐洲。其精油被用在多種軟膏香膏中，用來治療呼吸問題與傷口。樹脂也用在佛教與印度教儀式當中。Élémi 這個名稱傳統上在 17 世紀和 18 世紀時用來識別不同的樹脂；這個字有可能從 Animi 衍生而來，而後者則從 εναιμον（enhaemon）而來，是一種老普林尼描述的藥方。在阿拉伯語中，Élémi 這個字的意思是上方和下方，也就是在上的如同在下的；這就說明了這種精油的心理情感和精神內涵。

實際應用與體驗

欖香脂對於那些擔心溝通交流的人來說，通常很有用，尤其是在大眾面前講話，或者在為了工作做報告之前。

見證：

「某位課程學員經常頸部疼痛，同時她表明很害怕講話。我建議她用乳香與欖香脂的混合油來按摩頸部和斜方肌，疼痛於是消解，而說話也變得容易了。現在她已經可以自己開課當講師了。」

　　「某位課程學員非常討厭欖香脂的氣味，到了噁心的地步。有一次用這種精油來冥想時，她甚至離開教室去嘔吐。後來發現這個不適的症狀其實很有益，她內心深處從很久以前開始就懷有衝突，因為她想要轉變職業跑道，但是對於安全感的需要以及對於未知的恐懼阻礙了她。那個課程結束後一個星期，她就辭職了，她見證地說出：『從欖香脂讓我嘔吐的那一天起，我就可以鼓起勇氣，使自己擺脫對安全感的過度需求』。」

心理情緒和能量適用情境

　　欖香脂可以幫助人集中注意力，退一步看待事物，並且找到更多和諧與平靜。這種精油可以促進內省，有益於聆聽並意識到內心深層埋藏的感受。當精神渙散、受苦時，它能為您疏解；當您覺得面對淹沒您的思維而感到徬徨無助，並因此而看不到命運的跡象，無法解釋巧合時，它都可以幫助您。

　　它是喉輪的主要用油之一。它能支援語言表達能力，協調和校準排序所有脈輪。它能加強決心，促進自信，並在疲勞和沮喪的時期給您加油。而在嶄新未知的情況下，欖香脂讓您將擔憂害怕轉化成視為挑戰，並勇敢平靜地面對，能更好地管理一切，讓您可以忠於自己的選擇，而不會迷失在一些細節裡。

　　當您過於外向、衝動，或是奉行笛卡爾式的理性精神，而且覺得自己是無神論者時，就適合用欖香脂。它的香氣可以讓人忘卻日常生活的壓力、喧囂、躁動不安。它邀請人進入冥想，在地球世界與地球以外世界之間建立連結，在完美的智力與靈魂的需求之間建立連結，在具體現實與精神層面之間建立連結。它能開啟神祕經驗以及性靈層面的感知。

功效與適應症

- 傷口癒合，皮膚再生：發炎，傷口，疤痕，靜脈曲張潰瘍，膿腫。
- 助消化，刺激胃酸分泌，抗阿米巴原蟲，抗真菌，消炎，抗菌：腸痙攣，腹瀉，阿米巴痢疾，消化不良，痙攣性小腸結腸炎，胃潰瘍，慢性尿路感染和發炎，消化道感染和發炎。
- 消炎，止痛：頸部和斜方肌疼痛，扭傷，偏頭痛，肌肉和關節痛，耳痛，腮腺炎。
- 緩解呼吸道黏膜充血，祛痰：支氣管炎，耳炎，咳嗽，鼻炎。
- 強化免疫力，一般性滋補，滋補神經，平衡心理情緒：生理和能量的免疫力衰弱，虛弱無力狀態，難以平靜地溝通，極端情緒。

若您缺乏冷靜，精神渙散，無法退一步看待事情，並無法集中；若您的精神過度興奮，而被情緒牽著走：

· 將 1 滴欖香脂精油塗抹於頸椎處，可以給予動力、再度集中精力、增強意志，讓您在採取行動時無須躁動不安。

若您想要改善聆聽的能力，完整地聽取而不是選擇性聽進去，可以在起床時做以下練習連續 18 天：

· 閉眼嗅聞精油瓶，同時說 18 次「傾聽」（ÉCOUTER）；亦即先說 6 次「傾聽」（ÉCOUTER），停一下，再說 6 次「傾聽」（ÉCOUTER），停一下，然後再說剩下的 6 次「傾聽」（ÉCOUTER）。

時常嗅聞欖香脂精油，以便更有洞察力，並可以為您想要轉變的事情開闢出需要的空間。

使用狀況建議	下顎疼痛或緊繃，夜間磨牙：177 頁 頸部痠痛，斜方肌僵硬疼痛，落枕：178 頁 多傾聽來自宇宙的徵兆或靈魂的訊息：197 頁 耳炎：182 頁

乳香 –*Boswellia carterii*– 精油／純露

「有時候，突如其來的靈光一現，似乎會讓命運轉彎；但其實靈光只是靈魂準備已久的道路忽然閃現的影像而已。」

聖修伯里 (Antoine de Saint-Exupéry)

植物分類 **橄欖科**

萃取部位 **樹脂**

主要產地 **衣索比亞**

芳香分子

單萜烯：α- 與 β- 松油萜、檜烯、β- 月桂烯、檸檬烯

酯：乙酸辛酯

倍半萜烯：古巴烯、波旁烯、古芸烯

單萜醇：側柏醇、萜品醇、沉香醇、松香芹醇

倍半萜醇：乳香醇 (olibanol)

精油氣味

麝香味、龍涎香、粉味、煙燻味

純露氣味

澀斂感、微苦澀、甜

能量中心

第七脈輪 – 頂輪

注意事項 耐受性良好（請見 19 ～ 20 頁）

這種橄欖科植物可以長到 6 公尺高，特徵是乾厚的樹葉，白色或粉紅色的小花。人們在這灌木樹幹上進行切口，以便採收白色芳香的樹脂。當乳香樹脂硬化後就變得像膠粒，顏色也轉成橙褐色，然後可以拿來焚燒或是蒸餾。

歷史與神話

　　在所有文化與宗教的精神儀式中，乳香應該是最常被廣泛使用的物質。古埃及人將乳香獻給太陽神 - 拉（Ra），並將沒藥獻給月亮女神。希伯來婦女在婚禮前需要進行自我按摩：前 6 個月使用沒藥，後 6 個月則用乳香。在《聖經》中，來自阿拉伯的東方三博士是精通天文的富人，〈馬太福音〉第二章：「他們看見那星，就大大的歡喜；進了房子，看見小孩子和他母親馬利亞，就俯伏拜那小孩子，揭開寶盒，拿黃金、乳香、沒藥為禮物獻給他。」乳香的俗名 incense 是源自拉丁文 incensum，意思是「煙燻」或「焚燒」；它也別名 oliban，是阿拉伯文 luban 或希伯來文 lebonah 的衍生詞，意思可以翻譯成「乳白色」，是指從樹幹流下來的白色液體，自古以來都是象徵神聖的物質。在印度教傳統中，它的名字叫做 dhupa，可以翻譯成「存在於整個宇宙及任何生物體內的意識感知」；阿育吠陀醫師則誇讚它的神效，宣稱乳香可以溶解所有的僵滯，由這種樹膠或樹脂做出來的藥則稱為「薩羅計」（sallaki）。

實際應用與體驗

　　只要嗅聞乳香精油就能讓混亂的思緒消散，可以舒緩壓力，並且讓溝通更加容易。

使用含有乳香的精油在空間中擴香，就可以觀察到，溝通會變得和諧、順暢、簡單。乳香精油與純露對於多種皮膚問題也有療效，可以美容抗老，並且能加強身體免疫系統，使精力充沛。

見證：

「在某個課程的教學中，我遇到了一位對另類醫學或芳香療法似乎並不特別感興趣的醫師。我不知道發生了什麼『意外』讓他來到我班上。起初，他似乎不太專心，不時走出去打電話、買咖啡等等。於是我要求參與的學員觀察自己的脈搏、節奏、強度，以及他們在手腕上感覺到脈搏的地方，然後我發給大家浸有乳香精油的聞香紙。當每個人都聞到聞香紙後，我就請他們再次量脈搏，看看是否有所不同。這時就是那位笛卡爾式理性精神信徒的醫師，之所以轉變學習態度的觸發關鍵，因為他發現自己的脈搏『完全』改變了。從那一刻起，這個課程就在最佳狀況下進行，每個人都很滿意。」

「在開會前，我會噴灑乳香純露，並且喝 1 杯溫水加了 1 茶匙純露，來改善我的溝通。」

心理情緒和能量適用情境

乳香彷彿被上天加持而強化其保護和仁慈的作用。它讓您可以更容易跟人溝通，有辦法實現心中的想法，並且有足夠的毅力往前進步和進化。這個聞名遐邇的神聖香氣，可以強化信仰。精油與純露都可以化解身體上、心理上以及精神上的僵硬狀態，幫助您跨越障礙，避免事情停滯不前。它也幫助人了解到所有事都可以有所演化、改變，沒有一件事是靜止不動的。

乳香可以提升您內在的光與熱。若在無止盡的疲勞與倦怠當中再也無法集中精神時，乳香可以幫您提神，注入活力，讓您意識清明且專注。它能強化並保護身體的與精神的免疫系統。如果您疲於跟隨別人，覺得是重新出發的時候，那麼乳香就可以幫您照亮前路。乳香是與頂輪連結，邀請人進入冥想，將精神世界與物質世界相連，讓超脫變得容易，並且強化走出既定道路的勇氣。

功效與適應症

- 提升新陳代謝和甲狀腺功能：甲狀腺功能低下，代謝遲緩，糖尿病，慢性腸炎，克隆氏症。
- 調理並緊緻肌膚，幫助癒合：皺紋，皮膚缺氧，傷口，潰瘍，皮膚病，疤痕，妊娠

紋，真菌感染。
- 提振免疫，調節免疫，緩解呼吸道充血，祛痰：呼吸道感染，支氣管炎，鼻咽炎，鼻竇炎，哮喘，流感，免疫力衰弱。
- 提升子宮、泌尿生殖道和腎臟功能：泌尿生殖器官發炎和感染，肌瘤。
- 滋補神經，提升心臟、肝臟和脾臟功能：康復期，季節性憂鬱，疲勞，神經緊張，悲觀，乏力，焦躁不安，焦慮，懷疑，不信任，壓力。
- 淨化身體能量通道和經脈，消炎，抗菌，止痛：風濕症，骨關節炎，關節炎，坐骨神經痛，肌腱炎。

建議

在重要的面試或討論之前：
- 閉上眼睛，嗅聞精油香氣、持續 2 分鐘，然後在手腕、頸窩處各塗抹 1 滴精油。
- 喝 1 杯水加入 1 茶匙純露，然後用純露噴霧噴在頸部。

當搬入新環境（無論是住家或工作場所）的時候：
- 混合 100 毫升的純露與 30 滴精油，將混合液體用噴霧器噴灑每一個房間，以及密閉的空間，例如櫥櫃或抽屜，此作用是清除舊能量。

當難以溝通、氣氛沉重的時候，將乳香精油或在複方精油中加入乳香，為空間擴香。

使用狀況建議	憤世嫉俗或冷漠的態度，關係冷淡，溝通問題：412 頁 克隆氏症：114 頁 免疫力衰弱：222 頁 纖維肌痛症：224 頁 下顎疼痛或緊繃，夜間磨牙：177 頁 幫助臨終者的過渡：221 頁 自戀，受害者心態，感到不被認可，易感，難以接受批評：122 頁 感到身體與心靈受到玷污（暴力、性侵、亂倫等）：153 頁 轉化記憶：123 頁

黑雲杉 –*Picea mariana*– 精油／純露

「每個人自身內在的力量，就是我們最強大的醫師。」

希波克拉（Hippocrate）

植物分類 松科	能量中心
萃取部位 針葉	第四脈輪 – 心輪
主要產地 加拿大	注意事項 耐受性良好（請見 19 ~ 20 頁）
芳香分子	
單萜烯：α- 與 β- 松油萜、樟烯、δ3- 蒈烯、α- 水茴香萜、檸檬烯、月桂烯	整株植物可達 8 至 20 公尺高，樹形直立，樹冠尖錐狀。它喜歡生長在潮濕的花崗岩、沙質或泥濘的土壤，是加拿大森林中最常見針葉樹之一，也可以在美國北部直到阿拉斯加的森林中見到。
精油氣味	
木質味、芳香、柑橘香、清新	

歷史與神話

　　黑雲杉屬於加拿大民間醫療的一部分，毬果熬煮的湯劑可以治療腹瀉，樹脂做的藥膏可以治療皮膚問題，針葉熬煮的湯劑則用來驅寒等等。木頭用來造紙，最後還用來製造有名的雲杉啤酒。美洲印地安人除了因為黑雲杉的療效使用它，也用在宗教淨化儀式當中。

實際應用與體驗

　　黑雲杉是以增強活力而聞名，在許多「充電」的配方中都有它；另外運動按摩、消炎及呼吸道治療也會用到。

見證：

　　「在登山健行之前以及當中，我會用幾滴黑雲杉精油按摩腎上腺部位，比較不容易疲勞，而且可以堅持爬山的節奏，更有耐力。」

　　「我是一群 9 到 10 歲男孩足球隊的教練。在比賽之前，孩子們會用幾滴黑雲杉精油在下背部、胸部及腿部摩擦。這樣做可以讓他們跑得更快，更有贏的慾望。有一天一個孩子跟我說：這是一種使我們獲勝的魔法油。」

心理情緒和能量適用情境

　　黑雲杉可以對抗恐懼，注入活力，加強決心，使人清明並且強化身體和心理的免

疫系統。它強大的綠色氣息，立即將人連接到北美廣闊森林的大自然當中。它能增進自信，並且喚醒再生的生命力。

它可以擴展並活化心輪，對抗疲勞和身心冷漠。它的香氣鼓勵揭開您藏身其中的面紗，並朝著光明邁出一步，之後您的行動將以心的智慧為導引。

功效與適應症

- 一般性滋補，傳遞力量和毅力：疲勞，精疲力竭，犯睏，冷漠，拖延傾向，缺乏興趣和動力，憂鬱。
- 緩解肺和呼吸道充血，止咳，抗痙攣：支氣管炎，鼻炎，流感，鼻竇炎。
- 抗痙攣，消炎，類可體松：前列腺炎，男性更年期，風濕症，肌肉和關節痛，骨關節炎。
- 抗菌，抗感染，抗寄生蟲，抗真菌：腸道寄生蟲病，皮膚寄生蟲病，痤瘡，濕疹。
- 提振免疫：免疫力衰弱。
- 加強甲狀腺功能：甲狀腺功能低下。

建議

當您早晨有起床困難時，用幾滴黑雲杉精油按摩腎上腺部位。

在運動賽事之前，若想提升呼吸量、加深呼吸頻率、刺激再生能力，並增強堅持的慾望：
- 用幾滴黑雲杉精油塗抹胸部以及受運動影響最大的區域。

泡個活力澡，可以刺激並活化新陳代謝：
- 將 8 滴黑雲杉精油混合 1 湯匙植物油或一把海鹽，加入泡澡水中。

使用狀況建議

橘皮組織，腿部沉重，靜脈和淋巴瘀滯：48 頁

甲狀腺功能低下：187 頁

反覆性喉炎：181 頁

腰痛，坐骨神經痛，下背部疼痛：52 頁

缺乏活力，慢性疲勞：53 頁

肥胖症：124 頁

生命能量普拉納／氣：152 頁

當人們令您疲憊時：第 153 頁

龍艾 –*Artemisia dracunculus*– 精油／純露

「我們活著不是靠吃了什麼，而是靠能消化什麼。」

大仲馬（Alexandre Dumas）

植物分類 菊科	純露氣味
萃取部位 整株植物	洋茴香味、甜
主要產地 法國、義大利、西班牙、匈牙利、美國	能量中心
芳香分子	第三脈輪 – 本我輪
醚：甲基醚蔞葉酚	注意事項 精油與純露，可能有類雌激素作用（請見 19 ~ 20 頁）
單萜烯：檸檬烯	
精油氣味	
芳香、洋茴香味、綠色調、辛香味、草本味	植株可達 80 公分高的草本植物，具有大量分枝，深綠色的葉片細窄而平滑且光亮，很少開花，若是開花，花是淡黃偏綠色。

歷史與神話

與艾蒿屬植物一樣，龍艾也是巫醫與女巫之神阿提蜜斯（Artemis）的植物。在古代，龍艾就是一種藥用植物，也用來驅除房子裡的惡魔，對抗「邪惡之眼」。當時的女智者（常被認為是女巫）會用龍艾進行足部按摩來緩解疼痛，或用龍艾湯劑來處理消化不良、腹痛、膀胱問題、腰髖疼痛，並緩解脆弱的神經。在波斯，人們會將它調製開胃酒來刺激胃口，而在印度則用做被毒蟲叮咬時的解毒劑。龍艾在中世紀由十字軍東征時帶回而引入歐洲。它的拉丁種名 *dracunculus* 意思為小龍，可能意指它對蛇咬的效用。而老普林尼建議隨身攜帶龍艾枝葉，用來保護不被蛇、龍或其他邪惡能量的攻擊。

實際應用與體驗

精油與純露都具有知名的助消化作用，對於呼吸道過敏尤其是花粉症及哮喘都很有效。它同時也能緩解經痛以及腹痛。

見證：

「儘管我喜歡春天，但因為我有花粉症所以還是會擔心。龍艾精油是個驚人的大發現，有位朋友建議我使用，所以需要時，當原野上開花或我開始感覺到一點症狀時，我會滴 1 滴在麵包上食用，一天 3 次，症狀馬上就消失了。現在我可以在大自然中散步，並把龍艾精油隨身攜帶，以預防萬一。」

「龍艾精油一直在我的芳香保健箱當中。經前腹痛及胸部緊繃，只要用幾滴龍艾精油混合植物油按摩就會改善；吃大餐之後我會把 1 滴精油加在一點橄欖油中口服，然後就會輕鬆許多；稍微焦慮和緊張時，只要嗅聞精油瓶馬上就可以鎮靜下來。」

心理情緒和能量適用情境

龍艾作用在本我輪，幫助驅除那些沒有被消化的東西，包括食物、情緒、想法等等。它可以緩解情感空虛、缺乏關愛的情況，有助於克服怨恨及衝突。用精油按摩太陽神經叢，可以放鬆心情，消解焦躁不安。

精油與純露幫您將危機視為命運的變化，而不會陷入阻礙進化的情緒中，也不會抵抗問題。它使思想從恐懼中轉移出來，經由這個方式，可以更容易承受失望、悲傷、分離等等。龍艾可以淨化您的星光體，並將您從「深層的恐懼」中解脫出來，讓您能帶著勇氣及敏銳的眼光面對生活。它也幫助您原諒，從行動中得到更大滿足，並且停止操弄感情。

功效與適應症

- 抗過敏，抗痙攣：痙攣性咳嗽，哮喘，呼吸道過敏。
- 助消化，驅脹氣，開胃，抗發酵：消化不良，痙攣性腹痛，腸胃脹氣，結腸炎，腸道發酵，打嗝，動暈症，胰腺功能不足，月經期間脹氣。
- 止痛，神經肌肉的抗痙攣，消炎：肌肉痠痛，肌肉痙攣，纖維肌痛症，腰痛，坐骨神經痛，經痛，經期前疼痛，痙攣症。
- 平衡情緒，滋補神經，抗壓力：太陽神經叢阻滯，腹部糾結，壓力，焦躁不安，焦慮，注意力不集中，精神衰弱，神經衰弱，過勞。

建議

當您有擔心、焦慮、壓力時，就會消化不良、腹痛：
- 每日 3 次，喝 1 杯溫熱水加入 1 茶匙龍艾純露。
- 用 3 滴龍艾精油與 1 湯匙植物油混合，按摩腹部。
- 每天 3 次，閉眼嗅聞龍艾精油瓶、持續 2 分鐘。

使用狀況建議

呼吸道過敏，花粉症：143 頁

支氣管炎，咳嗽：148 頁

肌肉痠痛，運動後按摩：350 頁

尿失禁，慢性泌尿系統發炎：85 頁

食物過敏，食物不耐症：110 頁

噁心，嘔吐（非病毒或細菌感染，亦非孕期）：123 頁

肥胖症：124 頁

檸檬尤加利 –*Eucalyptus citriodora*– 精油

「不該要求事件以您所希望的形式發生，而是在事件發生時就想要它們這樣發生，如此生活就會幸福。」

愛比克泰德（*Épictète*）

植物分類 桃金孃科

萃取部位 葉片

主要產地 巴西

芳香分子

醛：香茅醛

精油氣味

檸檬味、清新、澀斂感

能量中心

第三脈輪 – 本我輪

注意事項 耐受性良好（請見 19 ~ 20 頁）

尤加利原產於澳洲，特別是塔斯馬尼亞；如今尤加利在多風的地區如南加州也非常多，被用來當作保護柳橙園的防風林；今日在全世界都可以看到尤加利，不管是拉丁美洲還是地中海盆地。

尤加利可高達 50 公尺，特徵是大片、尖形、氣味非常明顯的灰綠色樹葉，萼片和花瓣合生為花蓋，於開花時花蓋脫落、露出白色花蕊。在植物分類上有超過 600 種尤加利，其中約 500 種能生產精油！

歷史與神話

　　澳洲原住民用這種樹來做多種不同的醫療用途，英國移民先驅們也採用了其中幾種配方，再根據他們自己的知識加入其他原料。尤加利生長需要大量的水，直到 19 世紀末，人們在亞熱帶氣候的沼澤地種植尤加利，使濕地變乾，也因為這樣大量的種植，而能夠根除熱帶地區的熱病，尤其是瘧疾。在義大利某些地區，人們仍然稱尤加利樹為「發燒樹」。它的屬名 *Eucalyptus* 是源自希臘文 kalypto，意思是覆蓋，應該是指花的形狀（在未開花前有花蓋）。不同品種的尤加利具有不同的醫療效果。

實際應用與體驗

　　以強力消炎作用而聞名，時常在背痛、坐骨神經痛、腰痛以及肱骨外上髁炎等等情況使用。

見證：

　　「我們在印度的一個靜修處舉辦課程，對於西方人來說，坐在地上這個姿勢實在很不舒服，其中一名學員在 3 天後嚴重背痛，說不能再繼續參加課程了。我給了她 1 瓶檸檬尤加利精油，建議她用幾滴精油塗抹疼痛部位，然後每小時在舌頭下滴 1 滴。幾個小時後，她的狀況明顯好轉，第二天，背痛就消失了。」

　　檸檬尤加利有益於集中精神，幫助保持專注，而不妨礙創造力與新想法。它的檸檬味與清新香氣，可以保護神經，舒緩情緒，消除恐懼並增加清晰度。它也可以平衡太陽神經叢，在發生身分認同危機和因此產生的情緒波動時幫助您。精油可以在您感到無力、缺乏空間的感覺時解放心靈。因為它是與太陽神經叢連結的精油，故有益於以淨化跨世代模式和習慣為目標的治療。

功效與適應症

- 強效消炎止痛：肌肉痠痛，神經痛，肱骨外上髁炎，肌肉拉傷，肌腱炎，坐骨神經痛，腰痛，關節和肌肉疼痛，風濕症。
- 皮膚消炎：帶狀皰疹，橘皮組織，瘙癢。
- 殺蟲。
- 抗感染：呼吸道感染，支氣管炎，鼻咽炎，鼻炎。
- 泌尿生殖系統消炎：泌尿生殖感染，膀胱炎，膽結石和腎結石的後續。
- 降血壓，鎮靜，平衡神經，安定：高血壓，精神渙散，精疲力竭，躁動不安，壓力，睡眠障礙。

建議

　　若出現背痛的情況，每個小時口服 1 滴精油，直到症狀消失；用 1 湯匙聖約翰草浸泡油混合 5 滴精油，按摩疼痛部位；用 1 湯匙聖約翰草浸泡油混合 8 滴精油，加在浴水中泡澡。

使用狀況建議	頸部痠痛，斜方肌僵硬疼痛，落枕：178 頁
	用於運動前準備的按摩油：350, 370 頁
	腰痛，坐骨神經痛，下背部疼痛：52 頁
	偏頭痛，頭痛，眼睛疲勞：200 頁
	風濕症，關節炎，痛風：95 頁

澳洲尤加利 –*Eucalyptus radiata*– 精油

「沒有自由就沒有幸福，而沒有勇氣則沒有自由。」

伯里克里斯（*Périclès*）

植物分類 **桃金孃科**	精油氣味
萃取部位 **葉片**	**清新、獨特氣味**
主要產地 **澳洲**	能量中心
芳香分子	**第四脈輪 – 心輪**
氧化物：**1,8- 桉油醇**	注意事項 **耐受性良好（請見 19 ~ 20 頁）**
單萜醇：**α- 萜品醇**	
單萜烯：**松油萜**	**植物描述、歷史與神話，請見檸檬尤加利。**

實際應用與體驗

對所有呼吸道感染都很有用，這種清新怡人的香氣可以在流感大流行期間淨化消毒空氣。

見證：

「澳洲尤加利精油是家庭常備精油，一旦有感冒或流感的初期徵兆，只要好好泡個加了海鹽與澳洲尤加利精油的澡，在手臂內側用幾滴精油摩擦，問題通常就解決了。自從我認識了這種精油以後，大部分的冬天我都可以避免感冒和咳嗽。」

心理情緒和能量適用情境

澳洲尤加利作用在心輪層面，可以消解阻止愛自己的障礙。它清新又自由的香氣，營造出釋放壓迫感和缺乏自由感所需要的空間。它幫助您超越既定的思維，探索未知領域。當您被責任淹沒時，它可以幫助您找回清晰的思路，讓您以更有條不紊、更有組織的方式工作。這種精油可以加強清明度和注意力，有助於記憶並緩解考試期間的擔憂感。

澳洲尤加利精油可以加深呼吸，所以也建議在呼吸練習以及瑜伽調息法（Pranayama）中使用。

功效與適應症

- 提振免疫：精力下降，能量低落，免疫力衰弱。
- 抗菌，抗病毒，抗真菌，祛痰，消解黏液：流感，鼻炎，鼻竇炎，支氣管炎，鼻咽炎。
- 淨化，抗菌：油性皮膚，痤瘡。
- 滋補精神：記憶力和專注力衰退，神志不夠清明，精神渙散，悲觀，缺乏空間和自由的感覺。

建議

流感發作初期：
- 用 5 滴精油混合一把海鹽，加入浴水中泡澡。

準備考試：
- 在空間中擴香精油，並且在精神不佳時，閉眼嗅聞精油瓶、持續 2 分鐘。

| 使用狀況建議 | 生命能量普拉納／氣：152 頁
阿茲海默症，失智症：217 頁
免疫力衰弱：222 頁 |

芳香白珠 –*Gaultheria fragrantissima*– 精油

「上帝啊，請不要讓我承受肉體上的苦，我會處理道德上的痛。」

尚弗（Chamfort）

植物分類 杜鵑花科	能量中心
萃取部位 葉片	第六脈輪 – 眉心輪
主要產地 尼泊爾	注意事項 純精油有皮膚刺激性，使用前一定要稀
芳香分子	釋。孕婦和 7 歲以下兒童，請避免使用（請見
酯：水楊酸甲酯	19 ~ 20 頁）
精油氣味	這種匍匐的灌木，原生於喜馬拉雅山，最高可達
獨特氣味、樟腦味、芳香	16 公分高。葉片深綠色，花白或淺粉紅色，漿 果小而紅色。

歷史與神話

產於尼泊爾的芳香白珠，是白珠樹的其中一品種。白珠樹從很早以前就是製藥業中消炎藥的成分之一，也會被加入牙膏、口香糖以及美國有名的根汁啤酒當中。它的主要成分是水楊酸甲酯，也就是製造阿斯匹靈的原料。白珠樹的英文俗名 Wintergreen 指的就是它整年長綠的葉片。白珠樹也生長在北美洲，特別是加拿大，美州印地安人民俗醫療當中會用來治療疼痛、發燒、頭痛以及風濕症等等。傳統中醫認為芳香白珠可以降溫、祛痰、去濕而且緩解疼痛。

實際應用與體驗

芳香白珠對於肌肉和關節的止痛、消炎很有效，在體育界非常有名，它的香氣常瀰漫在所有運動員更衣室。芳香白珠幾乎可以馬上緩解大部分病症的疼痛：腰背疼痛、扭傷、肌肉痠痛、骨關節炎、關節炎、頭痛、肌腱炎等等。

見證：

「因為我是足球員，常常發生腿部意外、扭傷、肌腱炎、腳踝和膝蓋的問題。我一直用精油來治療，芳香白珠在疼痛時的確是必備的精油，它真的很神奇。」

心理情緒和能量適用情境

芳香白珠作用在眉心輪，可以淨化心智體，開啟通往其他精微體的能量道路。當您

有將一切都理智化的傾向，頭腦全是笛卡爾式的理性精神，那麼芳香白珠就可以釋放頭腦和心靈，並創造開放性。它的香氣很有主導性，即使用的比例很低，在複方油當中也可以被察覺出來，然後快速滲透並消除壓力和張力，在精神層面上引起立即的改變。它能鬆動並喚醒感官，有助於看得更清楚，更能感知周圍的能量振動。

　　這種精油可以緩解、放鬆、消除躁動不安，並在僵化和停滯的情況下帶來動能和行動。它喚醒意識，讓頭腦清晰，有助於更關注自己的行為、反應、情感和思想。

功效與適應症

- 止痛，強力消炎，抗痙攣，抗風濕：關節炎，風濕症，骨關節炎，肌腱炎，背痛，肌肉痙攣和痠痛，頭痛，痛風，腰痛，坐骨神經痛，運動的準備和恢復。
- 稀釋血液，激勵肝臟，血管擴張劑：高血壓，肝源性頭痛，心悸、冠狀動脈炎，動脈硬化，肝疲勞。
- 精神淨化：太陽神經叢阻滯，笛卡爾式的理性精神，過度需要將一切理智化，精神錯亂。

建議

運動前的準備：

芳香白珠 *Gaultheria fragrantissima*	精油 1.0 毫升／20 滴
丁香花苞 *Syzygium aromaticum*	精油 0.5 毫升／10 滴
樟腦迷迭香 *Rosmarinus officinalis ct. camphor*	精油 2.0 毫升／40 滴
檸檬尤加利 *Eucalyptus citriodora*	精油 2.0 毫升／40 滴
黑雲杉 *Picea mariana*	精油 1.5 毫升／30 滴
山金車浸泡油或聖約翰草浸泡油	加至總量為 100 毫升

在運動之前塗抹在肌肉上。

運動後的肌肉恢復：

芳香白珠 *Gaultheria fragrantissima*	精油 1.5 毫升／30 滴
亞碧拉醒目薰衣草 *Lavandula hybrida var. Reydovan*	精油 2.0 毫升／40 滴
檸檬尤加利 *Eucalyptus citriodora*	精油 2.0 毫升／40 滴

絲柏 *Cupressus sempervirens*　　　　　　　　　　精油 1.5 毫升／ 30 滴

山金車浸泡油或聖約翰草浸泡油　　　　　　　　　加至總量為 100 毫升

在運動過後按摩肌肉。

使用狀況建議	腰痛，坐骨神經痛，下背部疼痛：52 頁
	腎結石，腎絞痛：86 頁
	腎炎：92 頁
	頸部痠痛，斜方肌僵硬疼痛，落枕：178 頁
	偏頭痛，頭痛，眼睛疲勞：200 頁
	纖維肌痛症：224 頁
	創傷，撞擊，血腫：374 頁

杜松 –*Juniperus communis*– 精油／純露

「對於一個人來說，沒有什麼能比他自己的想法更能無限折磨他的了。」

約翰・韋伯斯特 (John Webster)

植物分類 柏科 萃取部位 針葉和漿果 主要產地 法國、東歐	純露氣味 澀斂感、溫暖、微苦澀
芳香分子 單萜烯：α- 松油萜、檜烯、月桂烯、α- 側柏烯	能量中心 第七脈輪 – 頂輪 注意事項 孕婦和腎臟疾病患者，要小心使用 (請見 19 ~ 20 頁)
精油氣味 辛香味、木質味、令人聯想到琴酒	濃密的針葉樹，樹高 1 到 6 公尺，廣泛分布於南歐的山區。漿果先是綠色，成熟時轉成黑色，可以食用。在亞洲及美洲也可以找得到杜松。

歷史與神話

　　杜松的木頭在古代被用來煙燻淨化，據說希波克拉底就是用它煙燻來抵抗雅典的瘟疫。日耳曼人認為杜松是一種神聖的植物，在死者的棺木當中會放進杜松枝，或是在儀式當中焚燒杜松。它也被用來抵禦惡魔、巫術及精靈，並象徵著生命活力。古埃及人、印度人、西藏人會用來驅散惡靈，也用在醫療。古羅馬人用來製造利尿的酒。中世紀時，杜松是對抗惡魔的萬能配方，並且具有一般性滋養、抗菌、利尿、淨化血液的作用。凱爾特人視杜松為淨化神樹，一切都可以用杜松來淨化，例如：地方、土地、元素、住家、物件、生物、人、動物等等。

實際應用與體驗

　　傳統上杜松純露及精油用來治療腎結石、尿道感染、肌肉痠痛、關節炎、骨關節炎、風濕症。它在尿道和膽管的引流上富有盛名，在芳香療法當中被視為主要的利尿劑之一。

見證：

　　「我一向帶著 50 毫升小瓶裝的杜松純露噴霧搭飛機，直接噴在口腔裡，並與飲水混合，就再也不會水腫了。」

心理情緒和能量適用情境

　　杜松支持耐力，增加自信，喚醒勇氣和喜悅。它可以對抗冷漠狀態、懶惰、生理和能量的免疫力衰弱。它可以補腎並因此消解恐懼及焦慮，釋出行動的意志力，幫助實踐計畫。在停滯的時候，它可以幫人擺脫憂鬱，變得靈活，給予勇氣並有助於採取行動。

　　這個溫暖又刺激的辛香氣味，可以淨化氣場，當您面對事件感覺筋疲力盡又無助時能幫助您。它也將能量引導至頂輪，能對未來的看法更加清晰。

功效與適應症

- 溶解結石，利尿，抗發酵，助消化，激勵肝胰功能，淨化：肝和胰腺功能不足，發炎性結腸炎，痙攣性結腸炎，發酵性小腸結腸炎，腸胃脹氣，胃酸問題，水腫，膽結石，腎結石，水腫，肥胖症。
- 緩解淋巴和靜脈充血：橘皮組織，水腫，腿部沉重，靜脈曲張。
- 消炎，抗風濕，止痛：風濕症，關節和肌肉疼痛，肌肉痠痛，關節炎，纖維肌痛症，多發性關節炎，痛風，神經炎。
- 呼吸道抗菌，祛痰，抗卡他性炎症：鼻炎，鼻竇炎，鼻咽炎。一般性滋補，提振，排水引流，收斂，淨化：痤瘡，油性皮膚，濕疹，頭皮屑，掉髮。
- 滋補神經：憂鬱，害怕，恐懼症，心智僵化，缺乏勇氣，麻木遲鈍，懶惰。

使用狀況建議

酒精成癮：108 頁

橘皮組織，腿部沉重，靜脈和淋巴瘀滯：48 頁

難以找到自己定位安身於世，難以拒絕，缺乏毅力及鬥志，逃避衝突：115 頁

纖維肌痛症：224 頁

胰腺功能不足：119 頁

膽結石：121 頁

腰痛，坐骨神經痛，下背部疼痛：52 頁

肥胖症：124 頁

寡尿：93 頁

耳炎：182 頁

前列腺問題：93 頁

風濕症，關節炎，痛風：95 頁

高地杜松 –*Juniperus communis nana*– 精油

「*智慧，就是面對改變時的適應能力。*」

史蒂芬 · 霍金 (Stephen Hawking)

植物分類 **柏科**	能量中心
萃取部位 **針葉和漿果**	第七脈輪 – 頂輪
主要產地 **法國**	注意事項 **孕婦和腎臟疾病患者，要小心使用（請見 19 ～ 20 頁）**
芳香分子	
單萜烯：檸檬烯、α- 與 β- 水茴香萜、α- 松油萜、檜烯、β- 月桂烯 酯	高地杜松，或稱矮杜松，是一種灌木，已經適應環境，能在貧瘠乾燥的地區、像是普羅旺斯的馮度山（ Mont Ventoux ）的坡地生長。
精油氣味	
辛香味、木質味、花香	

歷史與神話

請見杜松。

實際應用與體驗

與杜松有相似的特性，然而它的消炎止痛作用更為強效。

見證：

「一位七旬婦人多年來為多發性關節炎所苦，她已經做過不少功課，生活方式無懈可擊，並且正往性靈道路上前進。當我認識她的時候，她看起來心靈上非常明亮愉悅，卻非常不幸地被可怕的疼痛折磨。我讓她順著直覺抽選一種精油，而她選到了高地杜松。因為她有定期按摩，我就建議她在按摩油中加入幾滴高地杜松精油。大概 1 個月以後我再見到她，她非常高興地對我說，新的按摩油很棒，疼痛已經變得可以忍受，然後她微笑著說：『我現在還可以時不時去喝個咖啡』。」

心理情緒和能量適用情境

高地杜松可以幫助人打破心理的停滯狀態，得以重新出發。當您過勞，感到被冷落或排擠時，只要聞一下這個怡人的香氣，勇氣就會回歸。您會停止認為自己沒人愛沒人要，而重新找回信心。

這種微妙的精油，可以在您想要鞏固自己的社會地位時幫助您。它可以消解有關恐懼、憂愁及不好的回憶的舊有心理機制。

這個精油能在您覺得不被愛、不被需要以及失去信心時幫助您，教您愛自己，加強社會地位，變得更有建設性，重新找回動能並且驅散憂鬱。它讓您知道如何面對衝突，以冷靜堅持的態度表達自己的需要，而不害怕失敗。這種細緻的香氣可以啟動第七脈輪，在意識水平上擴展，從而改善您對不可見的維度的感知。

功效與適應症

與杜松類似，但具有更強力有效的消炎止痛作用。

建議

若您過勞，面對障礙及衝突時覺得無力可施。請照著以下步驟進行冥想，持續數日，一直到感覺能量和處境的結解開為止：

- 在心臟和頭頂各塗抹 1 滴精油。
- 採舒適坐姿，閉眼嗅聞精油瓶一陣子，想像看到紫色的光。
- 然後在心中默唸 20 分鐘的真言 NARASIMHA TA VA DA SO HUM，之後躺下來一會兒，讓真言發揮作用。

雖然命運已經顯示出許多徵兆，但您仍然無法看清；若您逃避障礙、衝突，而一再逃避的結果是漸漸失去內心的清明；若您覺得沮喪、認命……等等；請每天早晨進行以下儀式，直到感覺新的生命能量和勇氣在內心增長為止：

- 以舒適姿態坐下，在頭頂、第三隻眼、太陽穴各塗抹 1 滴精油。然後閉眼嗅聞精油，並將意識放在頭頂。
- 將精神聚焦在生活中您覺得看不清的各個領域，然後一個一個說出來，並在每一個領域之後都接著說 7 次「澄清」（CLARIFIER）。例如：
  「我思考的方式」，7 次「澄清」（CLARIFIER）；
  「我的職業」，7 次「澄清」（CLARIFIER）；
  「我與某某的關係」，7 次「澄清」（CLARIFIER）……等等。
- 在一天當中不時閉眼嗅聞精油，將意識放在頭頂，並且想像見到紫色的光。

使用狀況建議	纖維肌痛症：224 頁
	風濕症，關節炎，痛風：95 頁

天竺葵 –*Pelargonium asperum / P. graeolens*– 精油／純露

「磁鐵總是吸引鐵，而幸福總是吸引每一個聰明人。」

夏勒・波內 (Charles Bonnet)

植物分類 **牻牛兒科**

萃取部位 **葉片**

主要產地 **摩洛哥、中國、留尼旺島、馬達加斯加、埃及**

芳香分子

單萜醇：香茅醇、牻牛兒醇、沉香醇
酯：甲酸牻牛兒酯、乙酸牻牛兒酯
少量的單萜烯、氧化物、倍半萜烯及酮類
根據產地的不同，精油的化學類屬也會有些微差異，例如來自留尼旺島或馬達加斯加的波旁天竺葵，其中的酯類含量會比較高。

精油氣味

花香、玫瑰香

純露氣味

甜、澀斂感、清新

能量中心

第三脈輪 – 本我輪、第四脈輪 – 心輪

注意事項 耐受性良好（請見 19 ~ 20 頁）

這種植物原產於南非，現今已在全世界各地有栽種。整株植物可達 60 公分高，綠色葉片鋸齒形狀分明，花有粉紅、紅色或白色。

歷史與神話

植物的屬名 *Pelargonium* 是源自希臘文 pelargos（πελαργός），意思是鸛，因為天竺葵的細長蒴果有如鸛鳥的長喙。而法文俗名 géranium 則來自 geranio，意思是鶴。凱爾特人用天竺葵來當作祭神的供品，就是因為鶴這種象徵智慧的鳥，而鶴在中國也有同樣象徵。北歐的神話則說如果在夢中見到天竺葵的話，那麼成功與繁榮在不久之後就會降臨。天竺葵在 17 世紀末時傳入歐洲，其精油很快就被用在香水中，20 世紀初期，以能治癒聲音且讓聲音更有力，而在歌劇歌手圈中享有盛譽。在住家四周種植天竺葵的習俗，來自於相信它可以保護家園抵擋惡魔、黑魔法以及負面能量。

實際應用與體驗

精油與純露都很受人喜愛，被廣泛使用，在皮膚保養上很有特殊的地位。

見證：

「我是某家公關公司的產品經理，這個工作非常令人興奮，要求也很嚴格。我有習慣在開會前喝 1 杯水加入 1 茶匙的天竺葵純露，並且用天竺葵精油當香水。我發現到可以用比較冷靜的態度面對阻礙，開會的氣氛也會比較輕鬆和平。」

「我對壓力的調適能力很差，一旦覺得被工作淹沒就會變得很煩躁，很容易被惹怒，而且生氣。當我開始使用天竺葵純露當氣場噴霧，並把精油塗抹在手背、太陽神經叢部位，並且嗅聞精油瓶時，就可以找回寧靜，即使在最動盪的時期。」

心理情緒和能量適用情境

天竺葵帶有花香般的香氣，可以撫慰靈魂，打開心靈，並調和感情。每次當您被情緒困擾而不知所措時，這個柔和的氣味可以提醒您生命的美好，讓您放下怒氣、緊張及壓力。它既感性又讓人愉快，能對抗憂鬱、悲傷、靦腆害羞、情緒冷淡，加強您的自信，改善人際關係，有益於在愉悅及好心情之下互動交流。純露與精油都是皮膚保養的理想成分，即使從最廣泛的意義上來說，當我們感到「渾身都不舒服」的情況下也適用。

天竺葵可以吸引正能量，調和太陽神經叢，幫助人集中，保持樂觀和愉快。它帶領人退一步看待事物，如此讓人能克服被拋棄和被拒絕的感覺。它就像一張神奇的濾網，創造出心靈保護網，籠罩著氣場。這種正能量可以超越所有障礙，吸引一些對幸福及發展有益的正向情況或人物，因此為您打開新的展望。

功效與適應症

- 收斂，緊緻，癒合傷口，止血，皮膚再生和淨化，除臭，強化皮膚和肌肉，抗真菌，抗菌，抗病毒，提振免疫：痤瘡，玫瑰痤瘡，酒糟鼻，切割傷，皮膚病，濕疹，真菌感染，皮膚缺氧，膿皰，牙齦發炎，手術切口，傷口，乾癬，皺紋，口腔炎，色素斑，靜脈曲張潰瘍，水痘。
- 調節荷爾蒙：閉經，經血過多，經前症候群，更年期問題，荷爾蒙因素引起的憂鬱。
- 調理內分泌，調節膽汁分泌，促進糖的消化，激勵肝和胰腺功能，淨化，驅脹氣：糖尿病，膽固醇問題，胃酸問題，腸胃脹氣，腹部腫脹，腸道寄生蟲病，胃潰瘍，腸道發炎，肝和胰腺功能不足。
- 促進淋巴和靜脈循環：橘皮組織，高血壓，靜脈和淋巴瘀滯，動脈粥狀硬化，心臟病發作，痔瘡，靜脈曲張。
- 保護神經，抗焦慮，平衡神經：神經痛，神經退化性疾病，阿茲海默症，失智症，憂鬱，焦慮，憤怒，壓力。
- 驅蚊。
- 消炎，止痛：風濕症，關節疼痛。

若您處在一個窒礙難行的情況中，想要吸引正向的人或形勢；若您憂鬱又悲觀：

· 睡前將 1 杯水加了 1 湯匙純露放在床邊桌子上，起床時喝了它。然後，在太陽神經叢部位和手背上塗抹 2 到 3 滴精油，再用食指從指甲到手腕劃線。

· 白天用純露來做環境噴霧或氣場噴霧。

· 每天 3 次，閉眼嗅聞精油瓶，並想像被一顆金色的能量圓球包圍。

使用狀況建議

薑 –*Zingiber officinale*– 精油／純露

「一個人不應該吞下超過自己消化能力的信念。」

哈維洛克・艾利斯（ Henry Havelock Ellis）

植物分類 **薑科**
萃取部位 **根莖**
主要產地 **南亞、中國、印尼**

芳香分子

倍半萜烯：薑烯、薑黃烯、β- 沒藥烯、β- 倍半水茴香萜

單萜烯：檸檬烯

精油氣味

溫暖、辛香味、木質味、獨特氣味

純露氣味

辛香味、溫暖、刺辣感

能量中心

第一脈輪 – 基底輪

注意事項 耐受性良好（請見 19 ～ 20 頁）

多年生的熱帶植物，從根莖中長出高約 90 公分。葉片常綠，長披針形，具香味；花呈白或黃色，前段帶一點紅色。它喜歡陽光和潮濕的環境，生長快速，可經由根莖分枝繁殖。

歷史與神話

　　這種香料自古以來就受到各地的青睞；兩千年前古羅馬人將其裝入小土罐帶進歐洲；薑被古代人們視為一種美食；迪奧斯科底（Dioscorides）聲稱：「薑不僅僅使胃溫暖、柔軟，同時也是很棒的解毒劑。」薑的名字是由梵文 sringa 而來，意思是長角的身體，指根莖的形狀。阿拉伯商人叫它 zenji，這個字他們也用來稱呼非洲東岸住民，同時也是「桑吉巴」（Zanzibar）這個詞的由來，他們就是在那裡找到薑的。

　　薑是最早到達歐洲的東方香料之一。義大利沙列諾（Salerno）大學醫學院的學生，學習到幸福生活的配方是：「吃薑，你就可以像年輕時一樣地去愛與被愛！」在阿育吠陀裡，薑被認為是一種不可或缺的植物，中醫也宣揚它對脾、胃和肺的好處。

實際應用與體驗

　　這種根莖對於消化的幫助很有名，精油與純露則證實了這些特性，並且因為出色的消炎特性脫穎而出。精油可為香水帶來一絲性感與辛辣的氣息。

見證：

　　「我 9 個月大的小孩因腹部痙攣和便祕而受苦，我在他的嘴裡噴灑薑純露，1 小時之後他就成功排便，笑容滿面又愉快。」

　　「飲用含有薑純露和肉桂純露的溫熱水，幫助我忍受化療，並且更快恢復胃口。」

心理情緒和能量適用情境

　　溫暖又辛香的氣味，能召喚神聖，幫助扎根，並有益於連結靈魂。它可以將精神引領向光明。過往的苦難、創傷、恥辱，都會形成負擔以及阻礙，妨礙靈魂綻放和展現自己。薑可以消解並且淨化過去的經驗，將精微體能量校準對齊，轉化罪惡感、恥辱、恐懼，以及那些在星光體和心智體創造出密集能量的情緒，造成情感狀態脆弱與不安。薑可以滋養並調和基底輪，連結心輪，讓您能夠遵循內心的聲音來實踐目標。

　　在動盪的時期，薑精油與純露可以加強您的識別能力，並幫助您保持超然和冷靜。

功效與適應症

- 助消化，止吐，驅脹氣，抗菌，抗真菌，強化肝胰功能：噁心，動暈症，嘔吐，腸胃炎，腹痛，消化不良，胃潰瘍，胃腸道感染，念珠菌感染，食物不耐症，食物過敏，膽固醇過高，三酸甘油酯過高，肝硬化，糖尿病，肝炎，便祕。
- 消炎，止痛：痛風，關節炎，纖維肌痛症，風濕症，偏頭痛，經期痙攣和疼痛，肌肉疼痛。
- 祛痰，抗組織胺，消炎，止咳，抗痙攣：哮喘，咳嗽，支氣管炎，過敏性鼻炎。
- 抗氧化，細胞再生：免疫力衰弱，退化性疾病。
- 刺激性慾，抗焦慮，止痛，鎮靜：性慾降低，壓力，失眠，擔憂，精疲力竭，憂鬱，恐懼，缺乏信任，缺乏勇氣。
- 皮膚的再生和淨化、消炎、抗真菌：掉髮，痤瘡，玫瑰痤瘡，乾癬，濕疹，真菌感染。

建議

兒童腹痛：
- 用薑純露熱敷腹部。
- 用幾滴薑精油按摩腳底。

使用狀況建議	食物過敏，食物不耐症：110 頁
	皮膚過敏：140 頁
	食慾不振：74 頁
	憤怒、自負和過度理性的態度：111 頁
	陰道念珠菌感染，陰道瘙癢（懷孕除外）：76 頁

使用狀況建議

便祕：78 頁

喚醒男性情慾：96 頁

胰腺功能不足：119 頁

中毒：406 頁

風濕症，關節炎，痛風：95 頁

轉化記憶：123 頁

靜脈曲張：55 頁

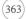

泰國蔘薑 –*Zingiber cassumunar*– 精油

「人之生也柔弱，其死也堅強。......故堅強者死之徒，柔弱者生之徒。」

老子

植物分類 **薑科**	能量中心
萃取部位 **根莖**	**第四脈輪 – 心輪**
主要產地 **泰國**	注意事項 **耐受性良好（請見 19 ～ 20 頁）**

芳香分子

單萜烯：α- 與 β- 水茴香萜、γ- 萜品烯、α- 與 β- 松油萜、β- 羅勒烯

單萜醇：萜品烯 -4- 醇

精油氣味

皂味、辛香味、木質味、提振、性感

這種多年生的薑科植物，可長到 2.5 公尺高，原產於爪哇，現今在亞洲熱帶地區都有栽種。它的根莖比薑大得多，顏色鮮黃。泰國蔘薑又名山薑，生長在有溫帶氣候的高海拔地區，在東南亞常被當成園藝植物種在花園中。

歷史與神話

　　泰語叫做 Plai，泰國蔘薑是泰國民間醫療藥方之一。在泰國北部用來預防及治療許多疾病，當地的治療師會用來製作各種敷泥、湯劑、酊劑和浸泡油等等，用來治療腸道感染、昆蟲叮咬、水腫、皮膚病、不孕和性無力、肌肉問題、關節疼痛。中醫用來治療月經失調，並且建議在分娩後喝蔘薑汁來淨化子宮。在印尼則用在手術後止痛，治療經痛、呼吸道充血或用來退燒。他們的民俗醫療則宣傳泰國蔘薑在偏頭痛、咳嗽、腹脹、肥胖症的效用，並且當作一般性補品。

實際應用與體驗

　　用在濕疹、皮膚病、乾癬的情況，有時有驚人的效果。精油被用來治療傷口和慢性潰瘍，相當受到讚賞。泰國蔘薑精油的強力止痛效果，讓它適合用來處理各種疼痛。見證：

　　「有一次吃了抗生素之後，我開始有皮膚病，皮膚變成鮮紅色，長出白色膿皰，而且非常癢。症狀從腋下開始，然後在 3 天內就擴散到胸部下方、手臂以及脖子。我用玫瑰、芫荽及胡椒薄荷的純露來噴灑和飲用，可以緩解癢癢。同時我用瓊崖海棠油、金盞菊浸泡油、聖約翰草浸泡油，混合松紅梅、天竺葵、西洋蓍草、真正薰衣草、摩洛哥香桃木的精油，用這個複方油塗抹。1 星期以後，皮膚仍持續發紅，幾乎沒有明顯的改善，

於是我在一小塊區域裡塗抹幾滴泰國蔘薑純精油，第二天皮膚就又平滑又白皙。所以我將泰國蔘薑精油加入複方油裡，2 天之後所有感染就全部消失了。自從有了這個經驗以後，我就常建議用這種精油來處理皮膚問題，通常都頗有成效。」

心理情緒和能量適用情境

它的提振、辛香、性感又濃烈的氣味，可以立即淨化思想與情緒，開啟心靈並幫助自身在世界當中找到適合的位置。其效果在生理及能量層面都同樣重要，通過精油的本質來達到舒緩的療癒效果，情緒得到安撫。泰國蔘薑可以在行為障礙、歇斯底里、癡迷、害怕及恐懼症的情況下，調節神經系統，有助於找回平衡。

泰國蔘薑讓人較有彈性，有益於適應變化，鼓勵嘗試新經驗，在既有的結構中代入新想法。它可以擴展心輪，幫助呼吸，支持互相合作，抵抗完美主義、狂熱、怪癖。最後，泰國蔘薑幫助人將個人小我放在一旁，用「我們」來代替「我」。

功效與適應症

- 抗過敏，皮膚再生，消炎，止痛，抗菌：痤瘡，皮膚過敏，皮膚病，傷口，慢性傷口，膿腫，濕疹，蕁麻疹。
- 抗菌，抗病毒，抗真菌：胃腸道感染，生殖泌尿道感染，念珠菌感染。
- 消炎，止痛：神經炎，神經痛，偏頭痛，風濕症，骨關節炎，扭傷，挫傷，網球肘，肌肉痠痛。
- 緩解呼吸道充血，抗痙攣：哮喘，支氣管炎，流感，鼻炎，鼻竇炎。
- 助消化，激勵肝胰功能，抗痙攣：肝胰功能不足，膽固醇問題，糖尿病，代謝功能低下。
- 緩解泌尿生殖道充血：前列腺炎，經痛，經前症候群，尿道感染和發炎。
- 刺激性慾：性無力。
- 緩解淋巴和靜脈充血：酒糟鼻，痔瘡，橘皮組織，心臟無力，靜脈曲張。

建議

若您無法與人合作，不欣賞同事，對下屬或上司都沒好感，覺得自己比別人優越或低下，因為不信任所以也不會委託他人：
- 用 30 毫升植物油混合 30 滴泰國蔘薑精油，連續 11 天，每天早上用幾滴混合油按

摩太陽神經叢部位和腳踝。

- 然後採取冥想姿勢，持續 11 分鐘，想著那些跟您溝通有困難的人們。
- 觀察自己萌生的想法與情緒。
- 每天 3 次，每次 2 分鐘，閉眼嗅聞精油瓶，並將意識放在心臟部位。

使用狀況建議	皮膚過敏：140 頁
	陰道念珠菌感染，陰道瘙癢（懷孕除外）：76 頁
	膀胱炎：78 頁
	子宮肌瘤（輔助治療）：81 頁
	生殖器皰疹：83 頁

丁香花苞 –*Syzygium aromaticum*– 精油

「要能夠不畏艱險。」（法文直譯：必須從牛角抓住公牛。）

法國諺語

植物分類 桃金孃科	能量中心
萃取部位 花苞	第一脈輪 – 基底輪
主要產地 馬達加斯加、桑吉巴、印尼	注意事項 皮膚刺激性、肝毒性、促進子宮收縮（請見 19 ~ 20 頁）
芳香分子	
酚：丁香酚	丁香的樹形呈圓錐狀，整株植物可達 10 至 12 公尺高。葉片常綠，橢圓形，革質。4 片花瓣的花呈白色或粉紅色，其特點是紅色的萼片，開花前的花蕾被稱為「丁香花苞」，在這個時期採收，經日曬後乾燥成為暗褐色。
精油氣味	
辛香味、花香、刺辣感、異國情調	

歷史與神話

　　歐洲人還不認識丁香時，亞洲人已經將丁香使用在各種用途上。漢朝時期，丁香被用於中國皇室儀典中，高官們在面對天子說話時，嘴裡必須先含一顆丁香，讓口氣芬芳。丁香與欖香脂、安息香、乳香的組合，用於煙燻淨化消毒，以驅趕昆蟲和惡魔。根據老普林尼的記載，古希臘人與古羅馬人早已認識丁香。一項最近的考古發現敘述，與西方的丁香貿易實際上可能早就開始了。西元前 1700 年，在現今敘利亞特爾卡（Terqa）的美索不達米亞遺址中，一個火燒過的廚房，在地板上燒焦的殘骸中發現了一顆丁香。我們不清楚丁香從何而來，不過在中世紀它已經變得很流行了。在但丁的《神曲》地獄篇裡，提到丁香是西恩納有錢人才能用的香料。葡萄牙人在 1424 年到達摩鹿加群島時，為了要壟斷丁香，把德那第島（Ternate Island）外的其他丁香樹都燒光了，而這項壟斷生意之後則由荷蘭人接手。

　　在古代，丁香被用來治牙痛，也用來消毒及抵抗消化系統疾病；我們知道種植丁香的地區從來就不會染上流行病。現今世界上 95% 的丁香產量都被用來製造丁香菸，印尼的捲菸。

實際應用與體驗

　　丁香花苞精油溫暖、辛香又具異國風情的氣味，在極度疲勞、精疲力竭的時候可以

提神。傳統上這種精油用在傳染病或牙痛時,在許多細菌、病毒、真菌及寄生蟲感染疾病上都非常有效。

見證:

「在一段相當疲累的時期,我缺乏動力,並且有自我放棄的傾向。有一天我一醒來就牙痛,我用丁香花苞精油和胡椒薄荷精油各 1 滴塗抹在牙齦上,然後再各用 1 滴精油混合橄欖油口服,半小時後再重複一次。雖然痛,但是我還是感覺到這些精油為我帶來了一些活力,所以即使後來牙不痛了,我還是繼續嗅聞丁香花苞精油,並且每天在雙腳腳底各塗抹 1 滴精油。之後我就沒再拖延事情,也更有決斷力了。」

「在超過預產期後,有一天助產士建議我將 2 滴玫瑰草和 1 滴丁香花苞精油混合金盞菊浸泡油,滴進棉條後使用。放入棉條後 3 個小時,我就破羊水了,開始每 4 分鐘劇烈收縮,3 個小時後我女兒就出生了。」

心理情緒和能量適用情境

丁香花苞可以啟動第一脈輪,也就是生命能量。它滋養採取行動的勇氣和力量。如果您缺乏信心,沒有勇氣,懷疑自己的能力,認為自己不能成功所以不敢嘗試挑戰,覺得自己沒用且無力,那麼這個溫暖辛香的精油可以幫助您面對生命,勇往直前,如此一來,您可以絲毫不怕受傷地表達自己,也不必再隱藏自己的感受能力了。

功效與適應症

- 廣效抗菌,抗真菌,抗病毒,抗寄生蟲:支氣管炎,鼻竇炎,咳嗽,喉炎,結核病,瘧疾,阿米巴痢疾,泌尿生殖系統感染。
- 消炎,止痛:風濕症。
- 驅脹氣,助消化,抗真菌,抗菌,抗寄生蟲:腸胃炎,腹瀉,結腸炎,腸道感染,腸道寄生蟲病。
- 麻醉,抗菌:牙痛,口腔和牙齒感染,口腔潰瘍。
- 促進子宮收縮:分娩。
- 滋補神經,刺激性慾:性和精神虛弱,精疲力竭,缺乏動力,缺乏勇氣。

雅麗菊 –*Psiadia altissima*– 精油

「想要繼續前進，我們必須後退一步，因為後退一步，就是蓄勢待發。」

麥克索拉（McSolar）

植物分類 菊科	精油氣味
萃取部位 整株植物	泥土味、檸檬味、刺辣感
主要產地 馬達加斯加	能量中心
芳香分子	第一脈輪 – 基底輪、第四脈輪 – 心輪
單萜烯：α- 與 β- 松油萜、檸檬烯、檜烯、反式 -β-羅勒烯	注意事項 耐受性良好（請見 19 ～ 20 頁）
倍半萜烯：大根老鸛草烯、β- 丁香油烴	生長在馬達加斯加高地上的叢生植物，高度可達 5 公尺。

歷史與神話

　　這種馬達加斯加的植物，當地人稱 dingadingana，意思是「一步一步地跨越」。在它的家鄉傳統儀式中，這種植物用來伴隨逝者；也會用在皮膚保養，驅除寄生蟲、跳蚤、蝨子，並減輕經期痛苦。

實際應用與體驗

　　這種精油具有令人愉悅的氣味，是呼吸道配方和運動按摩的極佳成分，可以振奮身心。

見證：

　　「我使用了一種經典的消炎複方，當中有芳香白珠、檸檬尤加利、月桂、穗花薰衣草、丁香花苞等。儘管經常使用，並且適當治療，但我腰背疼痛還是持續存在，而且痛得我無法入睡，也沒辦法維持坐姿等等。最後我發現了雅麗菊，這是一個大發現！只要聞一聞精油瓶，就感受到這種精油的強烈吸引力。我把它塗在疼痛的地方，每天閉眼嗅聞好幾次，將意識放在我的下背部，3 天後，所有的痛苦似乎都遠離了。它在身體和心理上的影響令人震驚，而當我面對某些職業上的挑戰時，我感到輕鬆而寧靜，挫敗感也消失了。」

雅麗菊讓人可以在改變和轉化的時期發展智慧，退一步看事物，而在這種狀況下也與西洋蓍草、桉油醇樟非常契合。它略帶刺辣感的檸檬香氣，幫助感受到提供給您的幫助，並且抓住機會。加入雅麗菊的氣場按摩，有益於肉體與情緒體之間的能量循環，在第一脈輪與第四脈輪之間建立連結。

雅麗菊幫助您意識並且從過去的經驗中吸取教訓，從而發展未來。因此，您可以重新找回丟失的知識，為未來奠定堅實的基礎。當您反應遲鈍、缺乏情感成熟度時，或即使您的智力超群但仍然無法退一步看事情時，它都能為您提供支持。在這種情況下，雅麗菊撫慰您，並邀請您進行內省。

功效與適應症

- 緩解呼吸道充血，祛痰：鼻炎，支氣管炎，流感。
- 滋補靜脈和淋巴系統：水腫，橘皮組織，靜脈和淋巴瘀滯，靜脈曲張，腿部沉重。
- 消炎，止痛，使皮膚溫熱發紅而緩解疼痛：肌肉和關節疼痛，肌肉痠痛，腰背疼痛，痙攣，拉傷，風濕症，關節炎，骨關節炎，運動前準備，經痛。
- 平衡，鎮靜，強心，滋補神經：心跳過速，心律不整，躁動不安，缺乏情感成熟度，精疲力竭，乏力狀態，動力不足，無法承諾，難以實踐計畫，難以恢復。
- 活化皮膚微循環，抗菌，止痛：皮膚病，瘙癢，乾癬，牙痛。
- 消化和腸道消炎，活化肝胰功能：吞氣症，脹氣，腹痛。

建議

運動前的準備：

用於運動前準備的熱身按摩油，可以預防肌肉痙攣、肌肉痠痛、抽筋。

甜醒目薰衣草 Lavandula hybrida	精油 0.5 毫升／10 滴
檸檬尤加利 Eucalyptus citriodora	精油 0.75 毫升／15 滴
檸檬薄荷 Mentha citrata	精油 0.75 毫升／15 滴
雅麗菊 Psiadia altissima	精油 2.0 毫升／40 滴
月桂 Laurus nobilis	精油 0.5 毫升／10 滴
丁香花苞 Syzygium aromaticum	精油 0.5 毫升／10 滴
聖約翰草浸泡油	加至總量為 100 毫升

若您有一樣物件不見，找不到時：

· 閉眼嗅聞雅麗菊精油、持續 2 分鐘，將意識放在太陽神經叢部位。

· 大聲重複說 12 次「抓住」（*SAISIR*），其中是以 4 次為一組，然後暫停，再重複下一組。

· 傾聽內心的聲音，也許會給您一點線索。

· 根據需要重複以上步驟，直到找到物件為止。

若您抓不住機會，看不到給您的幫助，按照以下儀式，連續 9 天：

· 列一份清單，把所有無法理解、抓不到訊息的事列出來。

· 用幾滴雅麗菊的精油按摩手腕和腳踝。

· 閉眼嗅聞精油瓶、持續 2 分鐘，將意識放在第三隻眼部位。

· 將左手放在清單上，然後像前述儀式一樣重複說 12 次「抓住」（*SAISIR*）。

若您無法從周遭的人身上得到幫助與支持，有種要自己打點一切的感覺，壓力常會引起背痛、腰背疼痛：

· 將雅麗菊精油加入按摩油當中。

· 每天早上，用幾滴雅麗菊精油按摩心臟部位和手腕。

· 在餐前，閉眼嗅聞精油瓶、持續 2 分鐘，將意識放在心臟部位。

| 使用狀況建議 | 腎結石，腎絞痛：86 頁 |

義大利永久花 –*Helichrysum italicum*– 精油／純露

「沒有期望的人，將永不會碰到出乎預料之事。」

胡利奧·科塔薩爾 (Julio Cortazar)

植物分類 菊科	純露氣味
萃取部位 花	微苦澀、甜膩、草本味
主要產地 法國、東歐、西班牙	能量中心
芳香分子	第六脈輪 – 眉心輪
雙萜酮：義大利雙酮	注意事項 精油與純露，神經毒性、可能造成流產
酯：乙酸橙花酯	（請見 19 ~ 20 頁）
倍半萜烯：薑黃烯、丁香油烴	
單萜烯：α- 松油萜、檸檬烯	這種多年生的菊科植物，生長在地中海盆地的乾燥、溫暖且貧瘠的地區。它是一種矮灌木，約 40 到 60 公分高，花小而金黃色，有銀色狹長的葉片。因為即使在乾燥的花束中，花朵也不凋謝顯得長壽，所以稱它為永久花。
精油氣味	
龍涎香、辛香味、似蜜的、甜酒香、令人聯想到咖哩和乾草	

歷史與神話

　　有時也被稱做義大利蠟菊。希臘文 Hélichrysum 拆開來是太陽（hélios）、神聖或金色的（chrysos），也就是以金色的太陽來形容其花朵。宙斯之子 —— 阿波羅，有時會以戴著永久花頭飾的形象表現出來，向世界提醒他的不朽。如今，人們用永久花編織逝者的花冠，象徵著他們的靈魂永遠存留在世間。

　　在被玫瑰取代之前，永久花也曾用來編織新娘花冠，象徵著婚姻也如永久花一樣經得起時間的考驗。

實際應用與體驗

　　在芳香療法中，它是以治療血腫、腫塊和循環系統問題而聞名。難以想像在芳香保健箱中沒有這種精油，因為其功效的各種見證不勝枚舉。

見證：

　　「一位 6 歲兒童，睡眠一直都不安穩，他來自哥倫比亞，小時候被一個瑞士家庭收養。有一天晚上，有人將 1 滴義大利永久花精油塗在他的腳底，而他從被收養起就只會說法文，但那一晚他說了幾句西班牙文，第二天，小孩就恢復平靜與安寧。」

「在聽完綠蒂亞老師的課以後，我在媒體上寫了一篇名為〈如何治癒靈魂的創傷〉的文章，文章裡我提到了義大利永久花。之後收到回饋，一位讀者的丈夫從戰後就為失眠所苦，每天都要吃安眠藥，在他腳底抹上義大利永久花精油之後，就再也沒有失眠問題，而且也停止服用安眠藥了。」

心理情緒和能量適用情境

義大利永久花的故鄉所積存的熱度，生產出溫暖動人的精油，可以將人沉浸到認知記憶的最深層。義大利永久花將您連結到宇宙的永恆，同時又與地球的力量連結在一起。它幫助您與現實接軌，克服心理創傷，陪伴您度過艱難的階段，並且習慣新的狀況。

精油與純露可以作為心理療程的補強，以克服童年的艱辛，擺脫困境。它濃烈而神祕的氣味，可以喚起內心的平靜，並邀請您跨越新的精神界限，同時將自己錨定在大地的力量中。它活化第三隻眼，有助於進入潛意識。在芳香療法中，它是出了名治療血腫、化瘀的最佳療方，同時在能量層面也能「化瘀」，幫助治癒過去的痛苦。義大利永久花可以幫助克服與性虐待有關的冷感和情感冷漠，並通過重新活化能量循環來消除骨盆的阻塞。

功效與適應症

- 稀釋血液，抗靜脈炎，強效抗血腫、化瘀，促進淋巴和血液循環：外部和內部血腫（即使很久了），撞擊，創傷，腫塊，瘀傷，痔瘡，靜脈曲張，橘皮組織，水腫，腿部沉重，雷諾氏症，靜脈炎，掌腱膜攣縮症，腕隧道症候群。
- 降低膽固醇，支持肝和胰腺功能：膽固醇問題，糖尿病，代謝症候群。
- 消解黏液：支氣管炎，鼻竇炎，呼吸道阻塞或充血。
- 消炎，抗痙攣：風濕症，肌腱炎，關節炎，多發性關節炎。
- 癒合傷口，皮膚的再生、調節微循環、淨化：傷口，濕疹，乾癬，玫瑰痤瘡。
- 帶來內心平靜，與潛意識相連，對抗神經質和精神渙散：無法克服童年創傷，心理受到打擊，性虐待，易感，無法擺脫困境，精神渙散。

血腫、瘀青、挫傷的外用配方：

月桂 *Laurus nobilis*	精油 1.0 毫升／ 20 滴
胡椒薄荷 *Mentha piperita*	精油 1.0 毫升／ 20 滴
義大利永久花 *Helichrysum italicum*	精油 2.0 毫升／ 40 滴
瓊崖海棠油	加至總量為 10 毫升

用 3 到 5 滴複方油塗抹在局部，直到瘀青消失。如果血腫已經很久了，治療會多花一點時間，不過仍然有效。同時，每天喝 1 公升水加了 2 湯匙義大利永久花純露（也可以與山金車純露混合使用）。

疤痕的外用配方：

沒藥 *Commiphora myrrha*	精油 1.0 毫升／ 20 滴
穗花薰衣草 *Lavandula latifoli*	精油 1.0 毫升／ 20 滴
義大利永久花 *Helichrysum italicum*	精油 2.0 毫升／ 40 滴
玫瑰果油	加至總量為 10 毫升

根據情況，每天 2 到 3 次，將複方油塗抹在局部。

大花茉莉 –*Jasminum grandiflorum*– 原精／純露
小花茉莉 –*Jasminum sambac*– 原精／純露

「在其他植物睡覺時醒來的植物，害羞的茉莉花苞一整天都攢著香味，而當太陽光線消失時，就開始在風中散發這美味的祕密。」

湯瑪斯·摩爾（Thomas Moore）

植物分類 **木樨科**

萃取部位 **花**

主要產地 **埃及、印度、摩洛哥**

芳香分子

酯：乙酸苄酯、乙酸沉香酯

酮：素馨酮

單萜醇：沉香醇

含氮化合物：吲哚

精油氣味

性感、花香、些微麻醉感、強烈

純露氣味

微苦澀、澀斂感、清新

能量中心

第四脈輪–心輪、第二脈輪–性輪

注意事項 原精的耐受性良好；純露有促進子宮收縮作用（請見 19 ~ 20 頁）

攀緣性植物，夏季開花、香氣強烈，植株對寒冷敏感、耐乾旱。在世界上所有氣候溫和的地區都可能找到它。小花茉莉常又被稱為阿拉伯茉莉。它是一種藤本植物，也經常會成為灌木，可能原生於印度。生產 1 公斤精油需要 1000 公斤茉莉花瓣。

歷史與神話

　　東方傳說中，將茉莉與夜晚的魔法、月之能量、陰性氣質相連；神話中的天使、仙子和精靈，會在夜間圍繞著茉莉花叢集會；中國仕女將茉莉花油塗抹在指甲上，用以從事藝術活動並且激發創造力。幾個世紀以來，東方都將茉莉視為美麗以及誘惑的象徵。在印度，印度教徒將其由頂輪到第三隻眼畫線，由此意識到最深層的慾望，並且保護自我抵抗負能量。茉莉也與愛欲之神迦摩（Kama）連結，迦摩會以愛欲之箭射中受害者，箭上就綁著茉莉花，而在梵文中 Kama 這個字的意思就是歡愉。據說埃及豔后克麗奧佩托拉就是乘坐一艘帆上塗著茉莉精油的船，去見馬克·安東尼。

　　最後，在各式各樣的文化中，茉莉都是象徵愛情和情慾的香氣，而茉莉花油則常被當成禮物送給新婚夫妻於洞房夜使用。茉莉與玫瑰就是香水界的雙后。

實際應用與體驗

　　茉莉特殊又性感的香味，可以與第二脈輪配方做完美搭配；而純露則是提升新陳代

謝和支持瘦身療程的最佳配方。

見證：

「我用 1 毫升茉莉原精混合 9 毫升荷荷芭油，建議那些對感受自己生理需求有困難的個案當作香水使用，並且每天用幾滴在恥骨部位按摩。很多個案都說她們自此比較常做一些春夢，性慾需求比較多，而且覺得自己更性感了。」

「我非常喜愛茉莉純露的香味，會當成花草茶來喝，而且用作氣場噴霧。然後，感覺到我的消化能力有所改善，也比較能脫離往常的完美主義。最近有一位同事也想知道我做了什麼改變，因為覺得我的氣場變得更強了。」

心理情緒和能量適用情境

這種性感迷人、充滿異國情調的香氣，能迫使心智放下所有猶豫、自憐、缺乏信任，並敞開心扉接受性感和新的體驗。它讓一切都變得歡快而有趣，喚醒幽默感，激發創造力和靈感，開創神奇輕鬆時刻所必要的空間，同時幫助您重拾在忙碌的日常生活中容易失去的感性。它將心靈與身體連結，也將心靈與頭腦連結，在個人危機中是一種珍貴而神奇的幫助，因為有助於促進合作夥伴間的信任，敢於引誘並且被引誘。茉莉可以消解阻礙，邀請您探索新的空間，關注到在累積的業力過濾器之外可以體驗到的東西，並幫助您意識到肉體之愛與神聖之愛並沒有區別。它是一種微妙的催情劑，有益於伴侶之間的交流。

天使與天上的神靈都喜歡這個香氣，因此它也可以給人一種保護及安全感。茉莉用溫柔的方式幫助舒緩緊繃、害怕、妄想、偏執的人。它可以幫助治療師打開心靈之眼，辨認出患者「真正」的病源，將希望帶給患者，寬容以對僵硬冷漠的心，並且溫暖「冰冷」的關係。

功效與適應症

- 止痛，消炎，抗菌：風濕症，痛風，肌肉疼痛，泌尿生殖道發炎，偏頭痛，麥粒腫，口腔潰瘍。
- 放鬆，抗憂鬱，鎮靜，滋補神經：悲觀，笛卡爾式的理性精神，憤世嫉俗，疲倦的態度，缺乏廉正與忠誠，易感，情感脆弱。
- 通經，刺激性慾，促進子宮收縮：閉經，經痛，不孕，陽痿，性慾降低，性冷感，分娩。

- 袪痰，抗菌：咳嗽，心身性支氣管炎。
- 純露具有強力抗氧化功效，減少心臟病發作機率，強化免疫系統，刺激新陳代謝功能，治療和預防糖尿病，降低膽固醇，緩解慢性發炎。

建議

以氣場或環境噴霧的方式使用純露，可以馬上讓人放鬆，立即改善情緒，並開啟性感開關。

支持神聖的愛，提高微妙的和精神的感知，支持內在的寂靜，在精神練習期間增進感知能力：
- 用 9 毫升荷荷芭油混合 1 毫升茉莉原精。
- 從最後一節頸椎往上再往前繞到第三隻眼，用 1 滴複方油畫一道線。然後，再用 1 滴抹在心輪上，1 滴抹在喉輪上。

| 使用狀況建議 | 風濕症，關節炎，痛風：95 頁
有助喚醒感性和創造力的環境及身體噴霧：98 頁 |

卡塔菲 –*Cedrelopsis grevei*– 精油

「過去與未來僅對你個人存在；兩者名異實同，僅因你思考使之成二。」

魯米（*Djalal al-dîn Rûmi*）

植物分類 嚏樹科 / 芸香科	能量中心
萃取部位 樹皮	第一脈輪－基底輪、第四脈輪－心輪、第七脈輪－頂輪
主要產地 馬達加斯加	注意事項 耐受性良好（請見 19 ~ 20 頁）

芳香分子

倍半萜烯：苡四環烷、α-古巴烯、β-欖香烯、β-丁香油烴、β-沒藥烯、δ-杜松烯、薑黃烯

生長在馬達加斯加的西部與南部，一種型態瘦高的灌木，高度可從 2 到 15 公尺，可以在缺水的茂密森林中找到，有時會長在海拔 900 公尺的地方。

精油氣味

泥土味、溫暖、木質味、性感、香脂味

歷史與神話

在馬達加斯加民間醫學中非常有名，藥典中也常常提到。人們用樹皮製成湯劑，治療頭痛、背痛、喉嚨痛等等；婦女在產後使用，可以緊緻肌膚和促進子宮再生的作用；老年人則用它緩解風濕症的疼痛。

實際應用與體驗

這種精油對皮膚問題很有效，事實上，它可以維持皮膚保濕機制，促進再生，舒緩並調和皮膚組織，對頑強的皮膚問題、發炎或過敏都能作用。

見證：

「我為玫瑰痤瘡困擾已經很久了，我的雙頰緋紅，皮膚緊繃而且乾得很快，保養非常困難。我用好幾種精油精華液，其中包含了絲柏、德國洋甘菊、義大利永久花、玫瑰等精油，再與植物油像是玫瑰果油和雷公根浸泡油混合。然而最大的差別在於，當我把卡塔菲加入混合以後，從那時候開始我的皮膚顏色就變淡，沒那麼緊繃，更光滑細嫩了。」

心理情緒和能量適用情境

卡塔菲可以平衡脆弱的神經，促進內省和情感成熟，幫助人意識到真正的內在力量是從同情、仁慈、靜默的源泉中汲取的。它幫助人將所有內在正面的能量聚集起來支持您，用來將這個新能量散播到四周。它的香氣汲取了大地之母的力量，並將其引導至心

輪層面，然後再引導至頂輪；您將能夠淡化悲劇、獲得信心並發展在前進及成長中必不可少的價值觀。

它的木質香氣可以保護您不受內在或外界的暴力侵襲，並用溫柔和善意的方式轉化暴力。當您想在所有人當中看到光明時，它可以支持您，消解羞恥和不值的感覺，幫助您與自己建立和平光明的關係。最後，您會遠離集體的噪音和評判，在平靜充滿愛的地方做出抉擇。

功效與適應症

- 強力消炎，皮膚再生，抗組織胺，抗真菌：皮膚病，乾癬，色素斑，皺紋，皮膚老化，玫瑰痤瘡，靜脈曲張潰瘍，濕疹，皮膚過敏，真菌感染。
- 緩解靜脈和淋巴充血：橘皮組織，靜脈曲張，痔瘡，微血管脆弱。
- 消炎，止痛：風濕症，關節炎和多發性關節炎，肌肉痠痛，腰痛，坐骨神經痛，頭痛，喉嚨痛。
- 一般性滋補，提升活力：康復期，精疲力竭，疲勞。
- 舒緩，安定，鎮靜：睡眠障礙，難以克服憤怒，評判，憤世嫉俗的態度，難以做出抉擇。

建議

皮膚乾燥、緊繃、脫皮：
- 每次在塗抹面霜或是精華液時，可加入 1 滴卡塔菲精油。

使用狀況建議

耳鳴或聽力障礙：175 頁

心律不整：146 頁

支氣管炎，咳嗽：148 頁

打擊受創引起的皮膚病、蕁麻疹、濕疹：158 頁

腰痛，坐骨神經痛，下背部疼痛：52 頁

偏頭痛，頭痛，眼睛疲勞：200 頁

耳炎：182 頁

陰道乾澀：91 頁

一般皮膚保養：155 頁

妊娠紋（預防性）：159 頁

孕期和哺乳期以外的妊娠紋（治療性）：160 頁

倉促決定，無法客觀：176 頁

露兜 –*Pandanus odoratissimus*– 精油／純露

「天道無親，常與善人。」

老子

植物分類 露兜樹科	注意事項 耐受性良好（請見 19 ～ 20 頁）
萃取部位 花	
主要產地 印度、亞洲	露兜樹科是包括了 600 多種的熱帶植物，遍布在亞洲和玻里尼西亞。露兜樹則是一種小樹，在印度栽種，但也到處可見野生樹。它的花似乎特別在沿海地區才會發展出精緻的香味。植栽可以達到 6 公尺高，樹枝繁茂，葉片長而帶刺，使得處理相對困難。雄花的穗狀花序長 20 到 40 公分，在每個花序中軸周圍有許多花，每朵花都由奶油色的芳香佛焰苞所包裹（佛焰苞是一種包著花的保護苞片）。一株完全成熟的露兜樹，每年可以長出 30 到 40 個穗狀花序，每個花序重約 100 公克。

芳香分子

醚：甲基苯乙基醚

單萜醇：萜品烯 -4- 醇

精油氣味

甘美、穿透性、龍涎香、性感、麝香味

純露氣味

甜、澀斂感、清新

能量中心

第四脈輪 – 心輪

歷史與神話

露兜在亞洲用於甜點中，在阿育吠陀醫學中則用來治療 Sadhaka-Pitta，這種生物能量可以調節和控制心臟功能，也主宰著心智的清晰與純淨。阿育吠陀醫師時常開這種梵天（Brahma）專用的植物為治療配方：心臟問題、風濕疾病、頭痛、肝臟胰腺和腸道的毒素累積，另外也能對抗發燒、糖尿病、精神錯亂、思想的激性（rajas）和惰性（tamas）的態度。露兜在烏爾都語（一種印度北方的語言）中的名稱叫做 ruh，意思可以翻譯成「使靈魂煥然一新」。印度教神話提到：濕婆神（Shiva）與雪山女神（Parvati）吵了一架以後陷入深度冥想，雪山女神想要引起祂的注意，但是濕婆對雪山女神的引誘策略無動於衷，一直到雪山女神把露兜花放在頭髮中，才終於成功轉移濕婆的注意。

實際應用與體驗

越用這個植物的精油與純露，就越讚嘆它在能量及身體上的優越屬性。在平衡內心極端情緒的精油當中，它可能是最強效的精油之一。另外它含有稀有的醚類讓它在治療

心血管疾病時非常有效，特別是在心律不整和心跳過速的情況下。我們也得到很多助產士的回饋，用精油及純露能成功防止早發性宮縮。

見證：

「寶琳（化名），75 歲的寡婦、3 個小孩的母親、4 個孫子的奶奶，是個充滿活力與精力充沛的七旬老人。她喜歡照顧孩子和孫子，但也喜歡獨立的生活以及她的朋友圈；她與朋友們分享休閒時光，像是到山上健行或者一些探索歐洲城市的小旅行。她在長女加柏莉離婚後照顧她，因為加柏莉的心理狀況很差，需接受精神科醫師治療。在母女同住了 1 個月以後，情況變得越來越麻煩，寶琳想念自己獨立的生活故變得憂鬱，而加柏莉變幻莫測的情緒波動也影響到她，2 個月後、當加柏莉找到房子搬出去住以後，寶琳才鬆了一口氣。

然而在加柏莉搬家 1 個星期之後，寶琳在夜間心悸醒來，並感覺到胸悶，這樣的情況持續好幾晚，以至於寶琳會懼怕睡覺。二女兒喬安娜於是給了她一瓶露兜純露，寶琳每天喝 3 杯溫熱水各加入 1 茶匙純露，3 天後症狀就消失了。6 個月後寶琳仍然繼續喝著露兜純露，感覺對自己有益，症狀則再也沒有出現過。」

心理情緒和能量適用情境

當一個人的 Sadhaka-Pitta 是處於健康時，在心靈及情緒上都很平衡，知道自己的任務所在，並與自己和他人和諧相處。的確，這種情況下就是在身體和心靈，精神層面和物質層面，都找到和諧了。露兜從深層作用，創造空間並開放心靈，重新感到與他人連結。露兜在開啟與平衡心輪、消解障礙上都表現優異，同時也為那些看不到解決方法的問題開闢需要的空間，讓您能面對它們。這種細緻的香氣，帶給人輕鬆放開的感覺，伴隨著更清晰的神智。當您被憤怒、惡劣情緒以及絕望感淹沒時，它可以馬上創造出一種新的心態和清晰的精神狀態。

就像是青春之泉一樣，露兜將心與靈連結在一起，在身體和能量上翻新、再生，以及平衡心臟的功能，找回中肯的精神，並帶來創造力與靈感。它可以擴展心輪，並建立與頂輪的連結，平衡身體中的生命能量普拉納。

功效與適應症

- 平衡情緒和神經：憤怒，執著，精神錯亂，神經衰弱，躁動不安，壞心情，恐懼，絕望，悲傷，壓力，憂鬱，麻木遲鈍，偏執或強迫的態度。

- 消炎，止痛，抗痙攣：關節炎，風濕症，頭痛，經期痙攣，腸痙攣。
- 強心，滋補神經：高血壓，心悸，胸口壓迫感，心律不整。
- 淨化肝胰，利尿：腹痛，糖尿病，老是想吃東西，消化性偏頭痛，胃痛或胃灼熱，胃潰瘍，毒素累積，水腫，膽固醇問題，肝、胰腺和腎功能不足。
- 皮膚的再生、抗菌：蕁麻疹，濕疹，皮膚失去活力，傷口。
- 刺激性慾，加強卵巢和睪丸功能（根據阿育吠陀醫學）：性慾降低，性冷感，陽痿，不孕。
- 抗氧化：免疫力衰弱，癌症，中和自由基，抗老化。
- 抗癲癇，抗宮縮，抗痙攣：高風險妊娠，早發性宮縮，癲癇。

建議

與人會面之前的恐懼，胸口壓迫感：
- 閉眼嗅聞精油、持續 2 分鐘，將意識放在心臟部位。
- 喝 1 杯水加入 1 茶匙純露。

使用狀況建議

月桂 –*Laurus nobilis*– 精油／純露

「詩人的直覺，是被神遺忘的冒險。」

伊利亞斯·卡內提（Elias Canetti）

植物分類 樟科	**純露氣味**
萃取部位 葉片	刺辣感、樟腦味
主要產地 東歐	**能量中心**
芳香分子	第五脈輪 – 喉輪
氧化物：1,8- 桉油醇	**注意事項** 耐受性良好（請見 19 ～ 20 頁）
單萜醇：沉香醇、γ- 萜品醇、萜品烯 -4- 醇	
單萜烯：α- 與 β- 松油萜、檜烯	這種樹木普通高度 2 到 6 公尺；葉片是綠色、披針形、互生、革質，揉皺之後散發出香味；白色的花，聚集在 4 到 5 朵花的小繖形花序中；果實是黑色的。
酯：乙酸萜品酯	
精油氣味	
獨特氣味、草本味、麝香味	

歷史與神話

　　阿波羅，是音樂和變形之神（有時變形為海豚，有時變形為星辰），同時也是占卜卓越的神。然而他卻無法成功引誘河神貝內的女兒達芙妮。達芙妮總是在林中打獵，既不願意結婚，也不願意跟男性結合。阿波羅不斷對她示好追逐，為了擺脫追逐，達芙妮向父親求助，而貝內就把她變成月桂樹了。一直到今天，希臘人還是把月桂叫做達芙妮。阿波羅求愛不成非常失望，便將月桂變成自己的象徵，自此之後希臘人便把月桂看作勝利的象徵。在阿波羅的神諭所在地德爾菲，女祭司燃燒月桂葉來與神取得聯繫，獲得神的祝福；人們會把葉片放在枕頭下，因為相信這麼做能夠做預知夢。希臘人認為月桂有保護作用，所以常常將它種在房子入口的門前。在整個古代，月桂都以醫療功效聞名。

實際應用與體驗

　　月桂精油及純露，在治療潰瘍和口腔感染非常出色。它們也以強力止痛效果而聞名，所以在運動員發生意外時一向很有用，可治療扭傷或撞傷等等。

見證：

　　「月桂精油及純露是我 15 歲運動員女兒的最愛。她在比賽前會在手腕和脖子上各塗抹 1 滴精油，運動時會喝純露水，用純露冰塊敷受傷部位。她也表示，如果忘了帶它

們就會比較沒信心。」

「當我覺得缺乏想法、沒創造力時，我會喝加了月桂純露的水，並且在早晨起床和睡前，在頸窩處、第三隻眼部位各塗 1 滴精油，通常靈感就會到來。」

心理情緒和能量適用情境

當您傾向低估自己的心理、生理、智力的能力時，月桂純露與精油會帶您超越自身極限。月桂擴展喉輪，喚醒靈感、直覺，以及啟動新事物需要的勇氣，創造需要的空間，讓您的想法能夠實現。

月桂精油的獨特香氣，能增強記憶，帶來靈感和創造力，幫助您面對未知的領域，以冷靜的態度溝通。當生命經歷帶來擔心與恐懼時，月桂可以治癒您，並且幫助您克服自卑感。

功效與適應症

- 平衡自主神經系統：虛弱無力狀態，缺乏自信，害怕說話，害怕考試，恐懼症，害怕，缺乏動力。
- 活化循環，動脈去纖維化：淋巴和靜脈瘀滯，腿部沉重，橘皮組織，淋巴結腫脹。
- 消解黏液，祛痰：哮喘，支氣管炎，鼻炎，流感。
- 抗痙攣，抗真菌，抗菌，抗病毒：念珠菌感染，口腔潰瘍，牙齦炎，小腸結腸炎，腸胃型流感和呼吸道流感，皰疹，病毒性肝炎，神經炎，熱帶傳染病和發燒，鵝口瘡，麻疹，水痘，免疫力降低引起的慢性感染。
- 止痛，軟化關節周圍，消炎：牙痛，背痛，肌肉和關節疼痛，肌肉痠痛，關節炎，神經痛，前列腺炎，風濕症，肌肉痙攣，關節僵硬。
- 生物保護劑，防止組織退化，止痛，消炎，皮膚的抗菌、抗氧化，調理肌膚：痤瘡，靜脈曲張潰瘍，焦痂，癤，甲溝炎，皮膚老化，皺紋，油性皮膚，掉髮。

建議

兒童鵝口瘡：
每日數次，用月桂、天竺葵或玫瑰草純露，以等量混合後，在患處噴灑。

若您想要做更強烈、清晰的啟示夢：

· 睡前喝 1 杯溫熱水加入 1 茶匙月桂純露，嗅聞精油瓶，並在枕頭上滴幾滴精油。

· 在頸窩處、第三隻眼部位各塗抹 1 滴精油。

· 睡前在臥室噴灑純露。

使用狀況建議

痤瘡：156 頁

口腔潰瘍：176 頁

挫傷，撞擊，血腫：374 頁

牙痛，牙膿腫：178 頁

下顎疼痛或緊繃，夜間磨牙：177 頁

頸部痠痛，斜方肌僵硬疼痛，落枕：178 頁

用於運動前準備的按摩油：350, 370 頁

口腔衛生：180 頁

反覆性喉炎：180 頁

偏頭痛，頭痛，眼睛疲勞：200 頁

缺乏自信，難以堅持自己的主張：273 頁

穗花薰衣草 –*Lavandula latifolia*– 精油／純露

「傷口需要時間來癒合。」

俗諺

植物分類 唇形科	純露氣味
萃取部位 花莖頂端	甜、樟腦味、刺辣感
主要產地 法國、西班牙、葡萄牙	能量中心
芳香分子	第七脈輪 – 頂輪

植物分類 唇形科
萃取部位 花莖頂端
主要產地 法國、西班牙、葡萄牙

芳香分子

氧化物：1,8- 桉油醇
單萜酮：樟腦
單萜醇：沉香醇、龍腦
單萜烯：松油萜

精油氣味

花香、甜、樟腦味、清新

純露氣味

甜、樟腦味、刺辣感

能量中心

第七脈輪 – 頂輪
注意事項 精油與純露、神經毒性、可能造成流產
（請見 19 ~ 20 頁）

大約 35 到 80 公分高的灌木叢，木質的方形莖上有紫色花穗，並帶有濃郁的樟腦氣味。莖分枝成叉狀，狹長的線形葉片可達 10 公分長。它喜歡地中海型氣候、石灰岩和乾燥土壤，生長在海拔 200 至 500 公尺之間，生長地比真正薰衣草要低，並且害怕寒冷。

歷史與神話

它的法文俗名 lavande aspic，其中名稱 aspic 是源自歐洲腹蛇，因為它在古代曾以能治療蛇咬而聞名。自古就常被用在醫療、香水，並作為油畫顏料的稀釋劑，穗花薰衣草從一開始就在芳香療法中佔有一席之地。

實際應用與體驗

因其癒合特性而獨特，而且可能是治療燒燙傷的最佳療法之一。它也可以緩解頭痛、咬傷以及鼻竇充血。

見證：

「我的腳有嚴重的燒燙傷（第二度），每天塗抹好幾次穗花薰衣草精油，4 天之後皮膚就開始癒合。不言而喻，症狀一開始是劇烈疼痛的，而只有這種精油能緩解疼痛。2 到 3 個星期之後，燒燙傷的痕跡就完全消失了。如今我偶而還會在上課時秀出我的腳，用來證明芳香療法的效果。」

「在沙灘上曬了一整天以後，我會用穗花薰衣草純露噴灑全身。它令人感覺清爽，可以消除白天積存的熱量，調理皮膚並促進再生。」

心理情緒和能量適用情境

　　穗花薰衣草可以幫助轉化心理機制，癒合精微體層面的創傷。它將意識帶領到頂輪，讓您可以改變眼界、看法，變得更寬容、更有彈性。

　　它清新的樟腦氣味，可以幫助您不再執著於人或事情應該是什麼樣的樣貌，不再想要控制事態的發展，能與事件保持適當距離，您將會感到更加自在。它可以幫助您考慮到一個可能性：他人是一面鏡子，而您的判斷只是基於您的自我批評而已。

　　穗花薰衣草可以淨化並且深層癒合過往的創傷，讓您以新的視角來看同樣的事件。這種植物能生存在不穩定的環境下，例如石頭縫中、或是水及土壤極少的環境之中，它教導我們放開有關於金錢和安全感等的生存恐懼。

功效與適應症

- 皮膚的癒合、再生、修復、抗菌、抗真菌、清爽：燒燙傷，傷口，痤瘡，真菌感染，足癬，潰瘍，焦痂，乾癬，皮膚病，濕疹，昆蟲叮咬。
- 止痛：偏頭痛，神經痛，頭痛，風濕症。
- 抗病毒，抗菌，抗真菌，消解黏液，祛痰，提振免疫：呼吸道感染，鼻竇炎，鼻炎，支氣管炎，流感，耳炎，喉炎。
- 抗病毒，傷口癒合，促進再生：水痘，唇皰疹，生殖器皰疹，帶狀皰疹。
- 在精微體層面癒合傷口，幫助看到阻礙：僵化，缺乏開放性和寬容，缺乏直覺，無法妥協，無法改變觀點。

建議

保持開放及彈性：
- 用純露當氣場噴霧與環境噴霧。
- 早晨將 1 滴精油塗抹在太陽穴、第三隻眼、頭頂部位，並用另 1 滴塗抹手腕。
- 每日 3 次，閉眼嗅聞精油、持續 2 分鐘。

日常妙用：
- 在刮鬍後用純露噴灑臉部，可以鎮靜刮鬍後的灼熱感。
- 除毛後用純露噴灑皮膚，可以帶來清爽並避免皮膚發紅。

- 日曬一整天後用純露噴灑全身，可以避免曬傷並清爽肌膚。

- 用純露做環境和氣場噴霧，用以改變能量。

- 鼻竇炎的狀況下，用幾滴精油抹在鼻竇處。

- 青春痘，用 1 滴純精油抹在單一痘痘上。

真正薰衣草 –*Lavandula angustifolia*– 精油／純露

「埏埴以為器，當其無，有器之用。」

老子

植物分類 脣形科

萃取部位 花莖頂端

主要產地 保加利亞、中國、俄羅斯、法國

芳香分子

酯：乙酸沉香酯、乙酸薰衣草酯

單萜醇：沉香醇

倍半萜烯：β- 丁香油烴

單萜烯：β- 羅勒烯、檸檬烯

精油氣味

花香、甜、似蜜的

純露氣味

微苦澀、澀斂感

能量中心

第七脈輪 – 頂輪

注意事項 耐受性良好（請見 19 ~ 20 頁）

薰衣草生長在北半球，原產於地中海地區，是多年生、自然生長的灌木，它們選擇乾燥、石灰岩及陽光充足的地區。不同種類的薰衣草分布在不同海拔，頭狀薰衣草選擇沿海，真正薰衣草則選擇 600 到 2000 公尺的高海拔山區。越是長在山頂的薰衣草，香味就越精巧細緻，也越微妙、越神奇。在薰衣草的例子中可以再次見到，不同的植物種類含有不同的活性成分，因此精油能處理的適應症也不同。真正薰衣草如今在世界不同地區栽種，但在其家鄉普羅旺斯反而變得罕見，因為位置被雜交的醒目薰衣草取代了。然而來自普羅旺斯高地的真正薰衣草，仍然保有它細緻又獨特的特性。

歷史與神話

　　古希臘醫師和普羅旺斯牧羊人，用薰衣草來當作蛇咬的解毒劑。它的名字來自拉丁文 lavare，意思是洗滌。古羅馬人用它來薰香衣物；猶太人用來燻蒸；聖赫德嘉·馮·賓根（Sainte Hildegarde von Bingen）建議用在肝臟問題；帕拉塞爾蘇斯則相信它是強大的神經滋補劑，使用在精神疾病時。我們發現在許多文化中會把薰衣草當成一種「通用的淨化劑」。在 20 世紀初期，常被認為是現代芳香療法之父的蓋特佛賽（René-Maurice Gattefossé），在一次實驗室爆炸時燒傷了手，他將手浸到裝著薰衣草精油的容器中，於是減輕了燒燙傷帶來的劇痛。

　　在中世紀，薰衣草被用來治療痙攣、傷口、神經疾病，以薰衣草製成的聖莎拉之油則是對付生活煩惱的靈丹妙藥。

真正薰衣草精油仍然是最有名以及被普遍使用的精油，它的鎮靜和止痛效果都很有名。

見證：

「一位參加實習課程的學員多年來受失眠之苦，睡前用 2 滴真正薰衣草精油塗抹在心臟部位，就解決了她的問題。」

「在助產士的職涯中，真正薰衣草精油是不可或缺的，我用於會陰的準備、防止早發性宮縮的配方中，也用在產房環境中擴香，它的功效真的很卓越。」

「當我在月經前出現腹痛時，用真正薰衣草純露熱敷可以產生奇蹟。」

心理情緒和能量適用情境

真正薰衣草可以讓人感到幸福，帶來和諧與平衡，對抗神經緊張。它淨化並啟動頂輪，助人超越思維與教育所設定的限制，創造找到自己方向所需要的空間。真正薰衣草帶來靈感，為靜默、和平與轉化開闢所需空間。它的淨化功能可以促進正直，抵制嫉妒、恐懼、憤怒和執念。您將更容易拒絕那些您認為不誠實、不好或糾纏的事情，並讓您有能力抵抗誘惑。

這種神奇植物的能量，使您充滿信心地承擔責任，停止說服自己別無選擇。它向您揭露自己的祕密，以淨化氣氛，讓您周遭的環境更平和。您將不再滿足純粹的情感慾望，而知道如何聆聽內心的聲音，最後，薰衣草永遠幫您找回自己的生命之路。

功效與適應症

- 平衡和協調心理情緒，強力鎮定、鎮靜，建立信心：過度情緒化，焦慮，害怕，恐懼症，睡眠障礙，神經質，緊繃，缺乏廉正，強迫症，神經衰弱，憤怒，易受刺激，嫉妒，對個人主義的依戀，種族中心精神，心身問題，壓力。
- 降血壓，抗心律不整，輕微抗凝血：高血壓，心律問題，心悸，胸口壓迫感。
- 癒合傷口，皮膚的再生、舒緩、淨化、修復：痤瘡，蕁麻疹，皮膚病，傷口，濕疹，乾癬，焦痂，皮膚暗沉。
- 嬰兒護理：腹痛和神經質，睡眠障礙。
- 止痛，抗痙攣：風濕症，纖維肌痛症，慢性疼痛，痙攣，肌肉疼痛，肌肉痠痛。

　　以下冥想可以幫助您更了解宇宙真理，看見幻相。要感受到效果必須至少持續 40 天（或更長），短時間也可以緩解神經緊張：

- 在太陽穴、頭頂、太陽神經叢部位塗抹數滴精油，接著點燃蠟燭，嗅聞精油瓶，並注視燭光，然後閉上眼睛。
- 觀察自己的呼吸，將意識帶到第七脈輪，也就是頭頂上。
- 吟誦 108 次真言 *HRIM*，或者重複吟誦 20 分鐘。

　　即使生活看似非常美滿，但是您仍然會莫名地覺得不滿足和沮喪：

- 請定期用 10 滴精油混合 1 湯匙蜂蜜及 1 湯匙杏桃仁油泡澡。
- 泡澡時請注視著蠟燭的燭光，想像火光是紫色的。
- 如果腦中有任何思維出現，想像將這些想法注入火焰中。
- 每天喝 1 公升水加入 1 湯匙真正薰衣草純露。

格陵蘭喇叭茶 –*Ledum groenlandicum*– 精油／純露

「什麼是青春？就是從頭到腳，從生理到心理都可再生的能力。」

文生‧塞斯佩德斯（Vincent Cespedes）

植物分類 杜鵑花科
萃取部位 整株植物
主要產地 北美洲

芳香分子

單萜烯：α- 與 β- 松油萜、檜烯
倍半萜烯：α- 與 β- 蛇床烯
單萜醇：萜品醇
醛：桃金孃烯醛
倍半萜酮：大根老鸛草酮

精油氣味

草本味、樹脂味、讓人聯想到乾草的氣味

能量中心

第一脈輪－基底輪、第二脈輪－性輪、第三脈輪－本我輪

注意事項 耐受性良好（請見 19～20 頁）

這種生長在北美凍原、沼澤地、森林中的灌木，生長帶從格陵蘭一直延伸到阿拉斯加，所以在加拿大的大部分領土中可以看到。其品種類似小葉杜香（*Rhododendron palustre*），有些學者則認為它只是杜香的一個亞種而已。格陵蘭喇叭茶喜歡潮濕和酸性土壤，所以常可以在沼澤帶和針葉樹林下找到，常常可在黑雲杉腳下看見。

歷史與神話

也稱為喇叭茶（Labrador tea）或格陵蘭杜香，這種植物在其家鄉當地人眼中一直都是「治百病」的藥方。美洲印地安人用來治療呼吸道、消化、腎臟問題，以及風濕症、壞血病、頭痛、結核病。他們用藥草茶來清洗傷口，或是當作皮膚病和昆蟲叮咬的敷劑。另一方面，格陵蘭喇叭茶也用來當香料，給當地產的啤酒增添香氣；加拿大原住民用來製作一種深褐色的染料，用在羊毛及木料染色上。

實際應用與體驗

這種精油與純露以其優異的功能著名，對於肝、腎、胰腺可以緩解充血並促進再生功能。也被用來治療睡眠障礙、緊張壓力的情況。

見證：

「我為胃酸所苦，常在半夜 1 點左右醒來，之後就很難再入眠。我的針灸師建議我用格陵蘭喇叭茶精油與純露做肝臟再生的療程，在 40 天之間我每天早上口服 1 湯匙橄欖油加 2 滴精油，然後在每餐飯後喝 1 杯溫熱水加 1 茶匙純露。在療程當中我就看到效果了，1 週後我的胃酸問題就幾乎消失，10 天後我的睡眠變得深沉，醒來時更有精神。之後我就一直隨身帶著格陵蘭喇叭茶精油，如果有應酬餐會就先口服 1 滴；晚上若吃得

多了，就喝 1 杯溫熱水加 1 茶匙純露。」

「我很容易煩躁發怒，有時候會毫無理由地攻擊周圍的人。我施行格陵蘭喇叭茶純露療程，每天喝 1 公升水加 1 湯匙純露，同時每晚睡前在肝臟和太陽神經叢部位，用 9 毫升橄欖油和 1 毫升格陵蘭喇叭茶精油的複方油按摩。我很快就平靜下來，幾天以後一位同事問我到底做了什麼，怎麼突然間就變得如此平和。」

心理情緒和能量適用情境

格陵蘭喇叭茶是真正的青春之泉，提供極佳的淨化功能並更新能量。這種引流可以喚醒內在的能量，並鼓勵行動。您對於自己的決定會更有毅力，而不會太拘泥於結果，若有需要也可彈性改變方向。您的恐懼、焦躁不安、易受刺激、破壞性情緒，都將被消解。

由於對於肝、腎、胰腺有極佳的淨化與再生作用，對於情緒的影響也是顯而易見的。它可以化解這三個器官中的阻滯，並平衡所有脈輪。在能量中心塗抹精油，可以釋放該處的生命能量普拉納或氣的循環；當用它按摩經絡後，成果是很讓人驚豔的。它也可以幫助各種不同的成癮症，特別是在戒酒癮的排毒療程當中。

功效與適應症

- 滋補神經，給人動力和新的方向，平衡情緒，鎮靜：神志不夠清明，憤怒，易受刺激，精神渙散，睡眠障礙，憂鬱，壓力，太陽神經叢的緊繃，乏力，神經衰弱，飯後犯睏，成癮症，酒精成癮。
- 緩解淋巴和靜脈充血：靜脈曲張，痔瘡，酒糟鼻
- 抗痙攣，緩解肝胰充血，促進肝胰再生，淨化，提振消化，驅脹氣，健胃：肝中毒，肝炎後遺症，肝和胰腺功能不足，代謝症候群，動脈粥狀硬化，膽固醇問題，糖尿病。
- 消炎，抗菌：泌尿生殖道感染，前列腺充血，腎絞痛，淋巴結炎，毒素性腎炎，細菌性腎炎。
- 平衡甲狀腺：甲狀腺疾病。
- 皮膚的淨化、抗菌、再生：皮膚病，濕疹，痤瘡。
- 抗過敏：皮膚和呼吸道過敏，食物不耐症，食物過敏。

建議

在大吃一頓之後，喝 1 杯溫熱水加 1 茶匙純露，避免疲倦犯睏。

使用狀況建議

東印度檸檬香茅 –*Cymbopogon flexuosus*– 精油

「僅僅是內在的生命就能取代所有的妄想。」

塔利藍 (Talleyrand)

植物分類 禾本科	能量中心
萃取部位 葉片	第三脈輪 – 本我輪
主要產地 馬達加斯加、尼泊爾、中國、印度	注意事項 純精油對皮膚有刺激性 (請見 19 ~ 20 頁)
芳香分子	
醛：牻牛兒醛、辛二烯醛	
精油氣味	禾本科熱帶多年生植物，生長在日照充足且潮濕的地區。淡綠色葉片又長又細，邊緣銳利且硬挺。生長成密叢，每年可採收 3 次。
綠色調、樹脂味、松脂味	

歷史與神話

英國殖民者非常喜愛這種植物，給它取了包含檸檬和草的俗名 lemongrass。阿育吠陀使用這種禾本科植物來治療消化問題、專注力和記憶力衰退、靜脈和淋巴瘀滯、發燒、經痛、痙攣、噁心、感染、免疫力衰弱、憂鬱、頭痛。中醫則將檸檬香茅歸類為溫裡散寒的草藥，用在陽虛、膽囊問題、胃病及肺病的情況下。

它是亞洲料理的重要香料，也是美容保養品的常見成分。它的香氣讓人稱它為印度馬鞭草，然而它跟馬鞭草根本毫不相關。馬來西亞原住民食用葉片和根熬煮的湯劑，來緩解泌尿系統發炎以及消化問題；巴西醫師則用它來鎮定精神、緩和風濕症。

實際應用與體驗

它是芳香療法中經典的消炎精油之一，並且兼具抗氧化的效果。精油有益消化和新陳代謝功能，特別是在想要降低膽固醇或血糖的情況下。

見證：

「長時間工作時，若在空間中擴香東印度檸檬香茅精油，可以保持清醒，讓精神保持警醒，即使疲勞也無損創造力。我也觀察到，若在工作會議中擴香這個精油，也可以讓參加會議的人在溝通上都更集中、更有效率。」

　　東印度檸檬香茅可以驅散幻想，加強精神集中力，像在頭腦中洗冷水澡一樣，並且刺激行動，支持耐力，在長途旅行時幫助人保持清醒。它的檸檬味和略帶刺辣感的香氣，可以驅散黑暗念頭，重振行動所需的活力與動力。它的香氣也有益於創作，讓人更有活力，並帶來歡樂與愉悅。它也可以驅逐蚊蟲，並釋放空間裡的負面能量和星光能量。當您恐懼與害怕遇到困難時，這個香氣能溫和地驅散恐懼，並且幫助您找回力量，邀請心智面對障礙，走向新的道路。它幫助您堅持自己並提出您的想法。

　　這種精油可以調和太陽神經叢，幫助您好好掌控情緒，聆聽自己的直覺，鼓勵您展現自我，用清晰的方式表達自己的想法。

- 　強力消炎，解熱退燒，抗菌：動脈炎，疔瘡，熱帶傳染病（霍亂、熱帶地區的熱病）。
- 　血管擴張劑，改善血液循環，利尿：橘皮組織，水腫，淋巴充血，靜脈炎。
- 　平衡精神和情緒，有利集中精神並刺激心智功能：自律神經失調，身體和心智僵化，注意力不集中，精神疲倦，神經緊張和情緒壓力，缺乏動力，慢性疲勞，神志不夠清明，討論和衝突令人疲憊不堪，無法吸收所學知識。
- 　提振消化，加強肝胰功能：肝和胰腺功能不足，消化困難，脹氣，腹痛，腸胃脹氣，消化不良，糖尿病，膽固醇問題。
- 　調理皮膚，抗真菌，消炎，抗病毒，抗菌：痤瘡，皰疹，帶狀皰疹、水痘，蝨子，皮膚或指甲的真菌感染。
- 　空氣淨化，驅蟲。

　　工作會議時在空間中擴香精油，可以維持精神清明、集中注意力以及清醒狀態。

　　若您常常遭遇到外在限制，讓您心生懷疑，無法選擇或造成惰性；即使沒有徵求周遭人的意見，但是他們的看法仍然會影響您；以下練習可以幫助您更容易適應變化，在需要的時候自我防衛：

- 　想一想您正在考慮的某些改變，並在一張紙上完成以下句子（請用手寫）：
  - 我的父母要對我說……

- 我的伴侶要對我說⋯⋯
- 我的孩子要對我說⋯⋯
- 我的老闆要對我說⋯⋯
- 我的同事們要對我說⋯⋯
- 如此等等

- 一旦寫出所有能想得出來可能聽到的話之後，用 1 湯匙植物油混合 5 滴精油，在肝、胰、太陽神經叢部位按摩。然後閉眼嗅聞精油瓶 5 分鐘，並將意識集中在頭頂，思考哪一些最有可能，哪一些只是您對周遭的人做出的投射或是恐懼而已。

使用狀況建議

潮熱：90 頁

橘皮組織，腿部沉重，靜脈和淋巴瘀滯：48 頁

膽固醇問題：49 頁

肝絞痛，腎絞痛，腸絞痛：113 頁

膀胱炎：78 頁

第二型糖尿病：50 頁

難以找到自己定位安身於世，難以拒絕，缺乏毅力及鬥志，逃避衝突：115 頁

牙痛，牙膿腫：178 頁

喚醒男性情慾：96 頁

中毒：406 頁

膽結石：121 頁

缺乏活力，慢性疲勞：53 頁

皮膚或指甲的真菌感染：159 頁

腎炎：92 頁

肥胖症：124 頁

肝臟問題：127 頁

靜脈曲張：55 頁

熏陸香 –*Pistacia lentiscus*– 精油／純露

「將年輕時的想法、在成熟時付諸實現，這不就是偉大的人生嗎？」

阿爾弗雷·德·維尼（ Alfred de Vigny ）

植物分類 漆樹科
萃取部位 枝葉
主要產地 法國、希臘

芳香分子

單萜烯：α- 松油萜、月桂烯、檜烯、萜品烯
倍半萜烯：杜松烯
倍半萜醇：α- 杜松醇

精油氣味

綠色調、樹脂味、松脂味

純露氣味

辛香味、澀斂感、微苦澀、甜

能量中心

第四脈輪 – 心輪
注意事項 耐受性良好（請見 19 ~ 20 頁）

生長在地中海氣候的石灰質荒地間或短灌木叢林帶的灌木。漆樹科植物，葉片常綠，果實先是紅色、後轉黑色。

歷史與神話

熏陸香的學名是源自希臘文 pistakê，以及拉丁文 lentus（黏性的）。希臘的奇歐島是熏陸香樹脂（mastix）的主要產地之一，這個島也是古代希臘與土耳其領土衝突戰爭中的一部分。熏陸香樹脂在希臘文中叫做 Masticha，在當時是讓口氣保持清新的少數藥方之一，還可以強化牙齦，預防牙周病。土耳其的蘇丹喜歡把這種「嚼嚼丹」（chiquelette）賜給後宮嬪妃們，因為這個原因，鄂圖曼帝國不惜一切代價都想要把奇歐島納入版圖。這種植物的特點是，一旦被挖離地之後，就再也不會分泌可以當成口香糖的樹脂，這種現象是科學家也無法解釋的。

民俗療法裡用這種樹脂來治療胃潰瘍，最近它對幽門螺旋桿菌的功效才被證明，由數個研究確認，可以咀嚼樹脂的方式來對抗幽門螺旋桿菌。在阿爾及利亞，熏陸香精油被用來治療呼吸道疾病、皮膚病、消化問題。

實際應用與體驗

精油與純露對於緩解靜脈和淋巴充血的作用而聞名，所以處理靜脈曲張、痔瘡、腿部沉重等等問題都有效。然而它們的有效範圍在身體和能量上都更為強大，很適合能量停滯的老年人，因為能量停滯是心血管疾病、前列腺炎、消化系統疾病、糖尿病等的主要原因之一。

熏陸香可以在乳腺疾病或荷爾蒙相關癌症的狀況下替代絲柏，純露也建議在更年期潮熱、情緒波動、淋巴和靜脈瘀滯等症狀時使用。在創傷或骨折之後也可以幫助更快復原。

見證：

「在長途旅行途中，我常感到腿部沉重和腳踝腫脹。自從我隨身攜帶 50 毫升的熏陸香純露噴霧，以及包含岬角白梅、熏陸香、絲柏、廣藿香精油的促進循環複方油之後，就可以克服這種不適了。我每個小時將純露噴在口腔中，然後用幾滴複方油塗抹小腿和大腿內側。」

心理情緒和能量適用情境

熏陸香是有關心輪再生的關鍵植物之一，使能量循環於全身，有助於理解並消化複雜的程序。它也是強大的能量再生劑，可以防止您封閉自己，鼓勵您保持接納和開放的態度，避免限制性和破壞性的概念。這個豐富又精緻的香氣，可以消除堵在心中被操控的恐懼，幫助您在任何情況下都可保持真性情，重拾清晰度並增強您的自信。

嗅聞這種精油有助於超越，幫助您進入深度冥想，接觸靈魂圖像。經由此途徑，可以喚醒直覺，變得更透徹、更有意識，對於智力無法感受到的維度加強敏感度。

功效與適應症

- 緩解淋巴和靜脈充血，強心：靜脈曲張，痔瘡，腿部沉重，靜脈和淋巴瘀滯，血栓性靜脈炎，酒糟鼻，玫瑰痤瘡，風濕性心內膜炎，胸口壓迫感，動脈硬化，血腫。
- 緩解前列腺充血，緩解骨盆腔充血：前列腺炎，前列腺充血和腺瘤，膀胱炎，泌尿系統發炎。
- 抗痙攣，消炎，助消化，收斂，降低胃酸，提高新陳代謝：吞氣症，結腸炎，糖尿病，代謝遲緩，肝胰功能不足。
- 緩解呼吸道充血：鼻竇炎，支氣管炎，鼻咽炎。
- 皮膚的再生、收斂、調理：焦痂，傷口，癤，膿腫。
- 滋補神經，平衡情緒：心智僵化，缺乏開放性，精神衰弱，神經衰弱，精疲力竭，害怕被操控，無法保護自我的恐懼，不穩定，缺乏信任，耳鳴。

使用狀況建議

耳鳴：175 頁

玫瑰痤瘡，酒糟鼻：157 頁

橘皮組織，腿部沉重，靜脈和淋巴瘀滯：48 頁

喚醒男性情慾：96 頁

痔瘡：51 頁

高血壓：150 頁

雷諾氏症：54 頁

前列腺問題：93 頁

靜脈曲張：55 頁

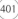

山雞椒 –*Litsea cubeba*– 精油

「在人類的劇場中，觀眾席是保留給上帝和天使們的。」

畢達哥拉斯（*Pythagore*）

植物分類 樟科	能量中心
萃取部位 漿果與枝葉	第三脈輪 – 本我輪
主要產地 中國	注意事項 純精油對皮膚有刺激性（請見 19 ~ 20 頁）

芳香分子

醛：牻牛兒醛、橙花醛
單萜烯：檸檬烯

精油氣味

檸檬味、清新、草本味、果香

山雞椒是高約 12 公尺的樟科植物，生長在山區。葉片常綠、全緣、互生；果實為小型漿果，外果皮薄而中果皮多肉，在 7 到 9 月間採收。

歷史與神話

在亞洲，這種灌木的漿果既用於醫療，也用於料理。在原生地又叫山蒼樹，在中國、台灣及日本都很受歡迎。種名 *cubeba* 可能來自於漿果的形狀類似胡椒粒。中醫裡將山雞椒用於止痛和抗痙攣，治療消化問題、哮喘、肌肉、關節和背部疼痛。

實際應用與體驗

山雞椒以消炎和助消化功效而聞名，精油也被證實在治療關節和肌肉疼痛、胰腺功能及消化功能不足是有效的。

見證：

「我跟我丈夫到中國去授課，抵達旅館時已經很晚了。我一整夜都夢見天使，第二天醒來充滿活力和樂觀，我丈夫也感覺到一種強烈的精神存在感。稍晚我們發現房間就在一座山雞椒樹林的對面。」

「在諮詢病人之前，我將 1 到 2 滴山雞椒精油滴在手中，我感覺到自信並受到引導。在氣氛沉重，病人對表達內心深處情緒及想法有困難時，我也經常讓他們嗅聞山雞椒精油瓶。」

心理情緒和能量適用情境

據說它清新的檸檬香氣可以吸引天使。山雞椒將太陽神經叢的智力與心的品質串

連，幫助感知到生命的深層意義，使人樂觀，驅散負面思想，並且打開新視野。

　　當生活似乎很悲傷，您以為上天沒有保佑，所有天使都離您而去時，山雞椒就是最理想的療方。它帶來和諧，將悲觀轉化成樂觀，驅離負面或消極的思想。它的氣味既能鎮定又能提振，有些人拿來助眠，而有些人則用來獲得動力，消解太陽神經叢造成的害怕及恐懼症的障礙。

功效與適應症

- 助消化，激勵胰腺功能，抗寄生蟲：胃痛或胃灼熱，消化不良，胰腺功能不足，結腸炎，消化問題，腸道寄生蟲病，胃潰瘍。
- 稀釋血液，血管擴張劑，緩解靜脈和淋巴充血：高血壓，橘皮組織，腿部沉重，靜脈和淋巴瘀滯。
- 皮膚的調理、收斂、抗真菌、消炎：痤瘡，發炎性濕疹，真菌感染，皮膚發炎。
- 消炎，止痛，抗痙攣：關節和肌肉疼痛，肌肉痠痛，神經痛，落枕，肌肉拉傷，網球肘，風濕症，肌腱炎，坐骨神經痛。
- 鎮靜，抗焦慮，抗憂鬱，平衡神經，抗精神渙散，消除害怕和恐懼症，驅散負面思想：失眠，神經質，精神渙散，恐懼，神經衰弱，悲觀，焦躁不安，注意力不集中，精疲力竭，壓力，過勞，悲傷。

建議

　　當缺乏信任，缺少信念，懷疑天使及宇宙精神力量的存在，請在睡前重複以下儀式，連續 9 天：

- 將 20 滴精油與 9 毫升荷荷芭油混合，用幾滴這種複方油按摩太陽神經叢部位。
- 滴幾滴精油在手中，將手放在臉部前方，閉眼深呼吸、嗅聞香氣、持續 2 分鐘，將意識放在頭頂。
- 接著躺下來，用自己的語句祈禱，請求天使們給您傳送訊息，證明祂們的存在。

　　向天使請求幫助一個特別計畫：

- 在手中滴幾滴精油，將手放在臉部前方，閉眼深呼吸、嗅聞香氣、持續 2 分鐘，將意識放在頭頂。
- 然後給天使寫一封信，信中詳細精確地解釋有關計畫的內容（例如派遣模範員工、

找到一個新工作、找到一間好房子、認識新朋友等等）。

· 一旦計畫實現，在空間中擴香精油，用幾滴精油摩擦手掌，並且感謝天使的幫助。

圓葉當歸 –*Levisticum officinale*– 精油

「要有信心並且相信，唯有信仰是我們最深刻的知識，能給予勇氣。」

紀伯倫 (Khalil Gibran)

植物分類 **繖形科**

萃取部位 **整株植物**

主要產地 **法國**

芳香分子

單萜烯：α- 水茴香萜

酯：乙酸 α- 萜品酯

苯酞：藁本內酯

精油氣味

辛香味、木質味、略帶酸味、溫暖

能量中心

第一脈輪－基底輪、第二脈輪－性輪、第三脈輪－本我輪

注意事項 光敏性（請見 19 ～ 20 頁）

圓葉當歸是原生於波斯的多年生植物，整株植物可達 2 公尺高。它的根很長、具肉質感且芳香；葉片光滑，呈深綠色分裂狀，邊緣鋸齒；開黃色偏綠的小花，繖形花序，有 10 到 20 個花序。

歷史與神話

圓葉當歸的屬名 *Levisticum* 是源自拉丁文 levare，意思是減輕或緩解。伊特魯里亞人（Etruscans）先使用，接著是希臘人，他們咀嚼種籽，也用來浸泡和醃漬。至於羅馬人和高盧人，圓葉當歸是他們最愛的調味料之一。

這種植物長久以來一直只被當成一種蔬菜，雖然現在以醫療及芳香特性回歸，在草藥和芳療領域中卻仍然不太普遍。沒有人知道確切在哪個時期被引進歐洲栽種，無疑地是由本篤會修士引進。有關它的第一項記載是在虔誠者路易（Louis le Pieux）時期，西元 795 年的威利斯章（Capitulaire de Villis）中，以及大約西元 812 年，查理曼（Charlemagne）皇家花園植物清單中也提到這個植物。西元 820 年左右於瑞士的聖加侖修道院中種植。當時有人誤認為它會損害視力，並且會干擾藥物的效果，但是聖赫德嘉·馮·賓根後來則說明它對咳嗽、腹痛、腺體和胸部疾病的功效。在中世紀，人們也宣傳它的美容保養效果、治療排尿困難、口腔潰瘍、以及難產，之後還用來通經。在鄉下會用來治療消化問題、經痛以及偏頭痛。

在德國某些地區會建議年輕女孩放一小束在緊身胸衣裡，用來吸引愛人，可能因為如此，它的德文名稱 Liebstöckel 可以翻譯成愛情花束。

實際應用與體驗

　　精油是一種強大的肝臟淨化解毒劑，可以激勵並活化組織，達到整體淨化，並且在皮膚問題上起作用。

見證：

　　「正當 1 月期間，我當時精疲力竭，無精打采，很容易被激怒，而且正好又被難以治癒的支氣管炎折磨著。我試了不同的流感和咳嗽配方，又泡澡、按摩等等，好像都沒有用。當時我的治療師讓我靠直覺隨便抽選一種精油，我選到了圓葉當歸，然後每天早上我用 3 滴精油加 1 湯匙橄欖油口服。僅僅 4 天後症狀就消失了，我的神智更清明，而且活力又回來了。可能是我在新年節日期間吃了過量的大餐，肝臟難以消受。」

心理情緒和能量適用情境

　　圓葉當歸具有溫暖、辛香、包覆感的氣味，讓人想到根部類精油，讓您馬上就意識到自己的身體，立即在面對未知及不可感知的領域時喚醒自信，並脫離對於控制的需求。

　　當您對生活本身失去信心時，圓葉當歸讓您以樂觀歡悅的態度想像未來，並幫助您獲取存在因果體中的祖先智慧。它喚醒對大自然的信任，啟動並幫助前三個脈輪再生，在星光體層面有校正排序作用，並因此幫助您進一步感知自己的生理需求。

功效與適應症

- 緩解靜脈和淋巴充血，強心：靜脈曲張，痔瘡，腿部沉重，血栓性靜脈炎，酒糟鼻，玫瑰痤瘡，風濕性心內膜炎，胸口壓迫感，動脈硬化。
- 排毒，淨化，激勵肝膽和胰腺功能，助消化，驅脹氣，利尿，抗過敏：食物、藥物、化學的中毒，肝和胰腺功能不足，肝和胰腺充血，肝炎後遺症，發酵性小腸結腸炎，寄生蟲引起的小腸結腸炎，食物不耐症，食物過敏，代謝症候群。
- 抗乾癬：皮膚病，濕疹，乾癬。
- 強化肌肉，消炎：風濕症，痛風。
- 滋補神經：神經和精神衰弱，過度需要控制，懷疑和不信任，悲觀，停滯，對未知和變化的恐懼，注意力不集中，易受刺激和情緒波動，壓力，過勞。
- 利尿，激勵腎：腎功能不足，水腫，體液積存。

中毒（遵照醫囑）

口服配方：

圓葉當歸 *Levisticum officinale*	精油 1 毫升／ 20 滴
薑黃 *Curcuma longa*	精油 1 毫升／ 20 滴
格陵蘭喇叭茶 *Ledum groenlandicum*	精油 1 毫升／ 20 滴
紫蘇 *Perilla frutescens*	精油 1 毫升／ 20 滴
側柏醇百里香 *Thymus vulgaris ct. thuyanol*	精油 1 毫升／ 20 滴
葡萄柚 *Citrus paradisi*	精油 5 毫升／ 100 滴
印加果油	加至總量為30 毫升

每日 3 次，每次 6 滴，飯後滴在舌下。

每天喝 1 公升水，最好是溫熱的，加入 2 湯匙純露。從以下純露中選擇：格陵蘭喇叭茶、紫蘇、秘魯聖木、薑、馬鞭草酮迷迭香。

外用配方：

圓葉當歸 *Levisticum officinale*	精油 0.5 毫升／ 10 滴
馬鞭草酮迷迭香 *Rosmarinus officinalis ct. verbenone*	精油 0.5 毫升／ 10 滴
格陵蘭喇叭茶 *Ledum groenlandicum*	精油 0.5 毫升／ 10 滴
薑黃 *Curcuma longa*	精油 0.5 毫升／ 10 滴
東印度檸檬香茅 *Cymbopogon flexuosus*	精油 5.0 毫升／ 100 滴
甜馬鬱蘭 *Origanum majorana*	精油 2.0 毫升／ 40 滴
側柏醇百里香 *Thymus vulgaris ct. thuyanol*	精油 1.0 毫升／ 20 滴
摩洛哥堅果油	加至總量為 30 毫升

每天 3 到 5 次，在肝臟部位按摩。

使用狀況建議

食物過敏，食物不耐症：110 頁

肝功能不足：116 頁

酒精成癮：108 頁

白玉蘭葉 –*Michelia alba (leaves)*– 精油

「眼睛只能看到頭腦準備理解的東西。」

亨利．柏格森（Henri Bergson）

植物分類 木蘭科

萃取部位 葉片

主要產地 中國

芳香分子

單萜醇：沉香醇

倍半萜烯：丁香油烴、葎草烯

單萜烯：羅勒烯

精油氣味

花香、甜、清新

能量中心

第四脈輪 – 心輪、第七脈輪 – 頂輪

注意事項 耐受性良好（請見 19 ~ 20 頁）

白玉蘭、黃玉蘭是同一屬親戚，是原生於東南亞的木蘭科植物，特別是中國的亞熱帶地區以及印度。它們可以長得很高，高達 50 公尺，因為木材原料而被人栽種，但也會當成芬芳的觀賞灌木。花香濃郁，有著令人陶醉和感性的香氣。

歷史與神話

這些木蘭科植物在阿育吠陀和印度神話中都很有名。黃玉蘭花朵的原精和純露，所用的名稱 Champaca，指的是梵文名稱 Nag Champa，亦即蛇神那伽（Nagar），因為黃玉蘭的花瓣長得像蛇頭。這些花被用來製作薈供儀式（Pujas）中的熏香，新婚夫婦的床也會用玉蘭花和茉莉花裝飾。玉蘭也象徵轉世、永恆的生命，以及消解死亡存在的錯覺。它也是毗濕奴與濕婆神之間的連結，連結了自我解放和戰勝小我的喜悅；花與葉都用來熬汁，或者做浸泡按摩油，在阿育吠陀療程中治療咳嗽與風濕症。在印尼，人們用白玉蘭花瓣和茉莉花瓣一起編織新娘的花冠。中醫則推崇白玉蘭對於咳嗽、前列腺炎的效用，並用來活化氣的循環。

實際應用與體驗

精油迷人的氣味讓它成為理想的配方，而且人體耐受性很高，對於皮膚病、濕疹、痤瘡、真菌感染、皰疹等等都常常有效果。也有人建議用在呼吸道配方中，尤其是給孕婦及小孩。

見證：

「在一次相當嚴重的支氣管炎以後，我難以恢復，覺得筋疲力盡，昏昏欲睡，失去

動力，難以集中精神。有個朋友介紹我認識白玉蘭葉精油，一聞到精油的香氣我就喜歡上它，感覺到神清氣爽、充滿活力。當心情低落時，我會拿來當作香水用。」

「我 13 歲的女兒很敏感，容易被情緒淹沒，會突然變得很焦躁不安，導致睡眠障礙、狂掉眼淚、胃痙攣。現在她已經習慣用幾滴白玉蘭葉精油按摩太陽神經叢、心臟部位以及手腕，只需要幾分鐘她就能冷靜下來，所以她將精油瓶常帶在身上，考試的時候也會使用。」

心理情緒和能量適用情境

在動盪或壓力大的時期，我們的心靈往往傾向僵化與封閉。白玉蘭葉的甜美花香，幫助您放開那些無意義的理由，在人際關係上做個整理，清除破壞性行為。因此，它打開心靈，創造出新選項需要的空間。

這種精油可以放鬆、舒緩神經緊張，帶來平靜並幫助工作狂放手，它讓人振作，帶來清晰，並有效對抗精疲力竭。當您太過神經質時對人信任會產生困難，無法確認情緒的輕重緩急及協調情緒，這時這種甜美的花香有利於平靜地審視自己的目標，訂下優先順序。

白玉蘭葉可以擴展心輪，並與頂輪建立連結。在睡覺時使用可以引夢，促進影像化並鼓勵選擇出色的解決方案。這個異國情調的香氣，似乎可以讓您打從內心微笑。

功效與適應症

- 皮膚的消炎、調理、淨化、抗菌：痤瘡，濕疹，真菌感染，傷口，燒燙傷，皰疹，皮膚老化，皺紋，口腔潰瘍，口腔感染。
- 止痛，抗痙攣，消炎：肌肉痠痛，肌肉和關節疼痛，肌肉痙攣。
- 抗菌，抗病毒，抗真菌，祛痰，提振免疫：免疫力衰弱，扁桃腺炎，支氣管炎，重覆感染的咳嗽，流感，耳炎，鼻炎，喉炎，過敏性鼻炎。
- 鎮靜，安定，滋補神經：躁動不安，壓力，睡眠障礙，神志不夠清明，精神渙散，悲觀，怨恨，易感，焦躁不安，缺乏信任，自我中心。
- 降血壓，平衡心跳：高血壓，心律不整，心跳過速，胸口壓迫感。

建議

在壓力、躁動不安的時期，當過量的責任妨礙頭腦清晰度時，可以在一天結束後做

這個冥想：

· 採舒適坐姿，用幾滴精油摩擦心臟部位、手腕以及手掌。

· 雙手結手印、放在雙膝上：左手用食指與拇指結成一個圓，右手則用中指與拇指結成一個圓。閉上眼睛，將意識放在心臟部位，深呼吸幾次。

· 意識到心臟是再生能量的中心，也是愛、免疫系統、同情心、同理心的中心。

· 想像粉紅或洋紅色的光芒充滿著心輪，然後將您完全包圍起來。

· 然後，在每次呼氣時唱誦真言 YAM，共 7 次。之後保持安靜一陣子，觀察心中意念來去，然後就可以躺到床上，同時繼續觀察自己的呼吸與意念。

在緊張或有壓力的時期：

· 每天數次，用幾滴精油按摩手掌和手腕。

· 在臉部精華液或日霜當中，也加入幾滴。

口腔感染：

· 在 1 杯水中加入月桂純露，以及幾滴白玉蘭葉精油，搖晃均勻後、用來漱口。

皮膚暗沉、皺紋、細紋、皮膚老化：

· 把精油加入臉部精華液或面霜當中。

使用狀況建議

阿茲海默症，失智症：217 頁

支氣管炎，咳嗽：148 頁

打擊受創引起的皮膚病、蕁麻疹、濕疹：158 頁

免疫力衰弱：222 頁

唇皰疹：179 頁

無法感受到愛、同理心和同情心：151 頁

無法感受到與周遭的連結：151 頁

一般皮膚保養：155 頁

妊娠紋（預防性）：159 頁

紅橘 –*Citrus reticulata*– 精油

「維持青春的藝術：欣賞自己的美好。」

班·吉諾 (Ben Genaux)

植物分類 芸香科	**能量中心**
萃取部位 果皮	第二脈輪 – 性輪
主要產地 義大利、美國	**注意事項** 光敏性 (請見 19 ~ 20 頁)
芳香分子	
單萜烯：檸檬烯、γ- 萜品烯、β- 羅勒烯、α- 側柏烯、α- 松油萜	紅橘樹是原生於中國或日本的芸香科灌木植物，樹高可達 4 至 5 公尺。樹枝有刺，葉片濃密、深綠光亮，白色小花香氣濃郁。現今在全世界的許多亞熱帶地區，普遍可見到紅橘樹的栽種。
精油氣味	
果香、氣泡感、柑橘香、清新	

歷史與神話

在古代，中國人用紅橘當作貢品獻給朝臣，所以用 mandarin 這個字來命名。在某些歐洲國家，紅橘是聖誕節與聖尼古拉斯節的同義詞。它的香氣可以喚起兒時記憶，與對未知事物的期望連結。這個小小的果實，象徵著歡樂喜悅，以及孩子般的輕快、頑皮、有趣、玩樂的能量。

紅橘大概是 3000 年前印度東北部野生柑橘的後代。它從印度到中國，然後再一路從中國到了歐洲、北非及澳洲，之後再往世界其他地方散播。第一批紅橘在 1805 年從中國進口到英國，之後 10 年間從英國轉往義大利，並在義大利落地生根，成為普遍栽種的作物，而且擴散到其他地中海地區。它在引入英國的時候就被取了現在這個英文俗名，官話是中國文人和官僚體系說的話，那個時代的帝國朝臣官員們穿著深橘紅色的袍子，所以這種中國水果就被取名為 mandarin。

實際應用與體驗

紅橘的香氣通常是孩子們的最愛，因此很適合在兒童房裡擴香。助產士們也喜歡放在產房裡擴香。

見證：

「我是一名助產士，非常喜歡在產房裡擴香紅橘精油，在一個舒適香甜的嗅覺環境中迎接寶寶的到來，而且我觀察到爸爸們也比較沒那麼緊張。」

「我在月經來前常常會便祕，後來我開始在每天早上喝一點蘋果汁加 1 茶匙蜂蜜以及 3 滴紅橘精油，不僅改善消化，經前腹部比較沒那麼脹，也覺得情緒獲得平衡了。」

心理情緒和能量適用情境

小孩最愛的香氣，能夠喚醒孩子的創造力、膽識和天真的狀態。它使人閃閃發亮、淘氣、活潑，幫助人用往昔的孩童眼光看待生活，邀請人們放下憂慮去探索，化解了憤世嫉俗和成人思想的傲慢，讓您對事情或對自己都不會看得太重要。這種精油可以促進與兒童的交流，找回大家內心的那個孩子。紅橘為新起點、出生、探索新道路的渴望，創造了必要的空間，帶著純真，而無須擔心。當您夢想著遙遠的地平線，但又懼怕未知的事物，沒有勇氣嘗試冒險時，紅橘讓您樂觀、開朗且勇敢，您將敢於採取必要的步驟，踏上新的冒險道路。

紅橘可以調和並淨化性輪，而性輪常常在童年時期因為太多限制、計畫、規則而受到阻礙，導致自發性喪失和創造力下降。因此在您想要為自己努力，超越童年的傷害時，也會建議使用紅橘。

功效與適應症

- 抗憂鬱，抗壓力，抗焦慮，滋養神經，鎮靜，安定神經：抗拒改變，憤世嫉俗或厭倦的態度，無法與兒童溝通，缺乏信任，神經質，壓力，對變化的擔憂，睡眠障礙，焦躁不安，憂鬱。
- 空氣淨化：產房、兒童房。
- 抗痙攣，抗抽搐：咳嗽，支氣管炎。
- 助消化，通便，淨化，激勵肝胰功能，刺激食慾：肝和胰腺功能不足，打嗝，腹痛，腹部痙攣，吞氣症，消化問題，便祕，肥胖症。
- 調理皮膚，激勵淋巴和靜脈：橘皮組織，水腫，皮膚鬆弛。

建議

若您害怕未知：
- 用 10 滴紅橘精油混合 3 湯匙昆士蘭堅果油，按摩腎臟和腎上腺部位。

若您有把事情拖到第二天的傾向：

· 用 20 滴紅橘精油混合 10 毫升昆士蘭堅果油，按摩膝蓋後側。

若您自視甚高、憤世嫉俗，以為自己什麼都知道，無法接受建議：

· 在空間中擴香紅橘精油，並經常嗅聞精油瓶，一邊重複說 10 次「讚嘆」（S'ÉMERVEILLER），並將意識放在第三隻眼部位。

若您準備迎接新生兒：

· 經常嗅聞並擴香紅橘精油，在分娩過程也是如此。

使用狀況建議

幫助順產：72 頁

食慾不振：74 頁

便祕：78 頁

激發創造力：78 頁

子宮肌瘤（輔助治療）：81 頁

尿失禁，慢性泌尿系統發炎：85 頁

腎結石，腎絞痛：86 頁

打嗝：116 頁

睡眠障礙，半夜醒來，作惡夢：203 頁

轉化記憶：123 頁

甜馬鬱蘭 –*Origanum majorana*– 精油／純露

「時機就是現在，現在就是好時機。」

山本常朝 (*Josho Yamamoto*)

植物分類 唇形科	純露氣味
萃取部位 開花的整株植物	辛香味、微苦澀、甜
主要產地 埃及、法國	能量中心
芳香分子	第四脈輪 – 心輪
單萜烯：萜品烯、檜烯、月桂烯、水茴香萜	注意事項 耐受性良好 (請見 19 ～ 20 頁)
倍半萜烯：β- 丁香油烴	
單萜醇：萜品醇、側柏醇	原生於地中海地區，自古以來就被人栽種，當成香料使用。多年生植物，可達 60 公分高；葉片橢圓形、灰綠色、有絨毛、對生，長 1 到 2 公分；白色或紫色小花，密聚成叢。
精油氣味	
溫暖、草本味、木質味	

歷史與神話

　　甜馬鬱蘭的屬名 *Origanum* 是源自希臘文 oros ganos，意思是山之喜悅。在希臘神話中，愛神阿芙蘿黛蒂創造了這種植物，當做好運的象徵。人們把它放在墳墓上，希望死者能在死後的世界中得到好運，受到保護不被惡靈攻擊。亞里斯多德認為它能解毒。希臘人用一種加了甜馬鬱蘭的油來按摩頭皮和前額，保持神智冷靜。它在印度是一種神聖植物，用來激發前世的記憶，從這些經驗中記取教訓。

實際應用與體驗

　　以鎮靜、放鬆、止痛的效果而聞名，在許多大師配方中都會出現。

見證：

　　「我太太受經前症候群所苦，過度嗜糖，腹部痙攣和腹痛，水腫而且心情惡劣。自從她在來經前幾天開始喝加入甜馬鬱蘭純露的溫熱水，並且用精油按摩腹部之後，不適感幾乎消失了。她的情緒平緩，食慾正常，肚子也不痛了，她非常開心。」

　　「用幾滴甜馬鬱蘭精油塗抹心臟、太陽神經叢部位，對我來說是緊張時的最佳解藥。」

　　甜馬鬱蘭可以協調並幫助人克服喪親之痛，撫慰心靈，消除恐懼和擔憂，並帶來專注於當下所必要的心理平衡。如果您太在意過往經驗的解讀及展望，無視於阻礙您進步的恐懼，那麼請使用甜馬鬱蘭來扎根於當前的現實。它可以幫助您放鬆，變得更客觀，以平靜的心態面對自己的陰影面。

　　甜馬鬱蘭促進心輪再生並恢復活力，尤其是當它停留在青春期階段時。當您感覺到自己處於持續性的壓力之下時，它會很有幫助，這種壓力會帶來壓迫，造成緊繃並阻止您展現自己，無法承諾。

- 廣效抗菌，抗病毒，抗真菌：支氣管炎，咳嗽，流感，鼻炎，鼻竇炎，鼻咽炎，腸道感染，泌尿生殖系統感染。
- 消炎，止痛：風濕症，關節和肌肉疼痛，痙攣，攣縮，經痛，骨關節炎，腰痛，坐骨神經痛，神經痛。
- 鎮靜，平衡心理情緒，安定，抗焦慮，降血壓，血管擴張劑，鎮靜中樞神經系統，滋補神經：精神衰弱，神經衰弱，心理上的精疲力竭，失眠，高血壓，心律不整，偏執或強迫的態度，焦慮，恐懼，看不見現實，壓力，過度的傾向，浪費精力，無法活在當下，放不下「不好的回憶」。
- 調節甲狀腺：甲狀腺功能亢進。
- 助消化，調節食慾：老是想吃東西，吞氣症，消化性痙攣。

　　若您放不下過往的經驗，因此無法抓住眼前的機會，請持續 4 天做以下儀式：
- 用幾滴精油順時針按摩心臟部位和手掌。然後將手放在面前，並吸入香氣。
- 請採冥想坐姿，將意識放在心臟部位，吟唱或默唸 3 次真言 AUM（OM）。然後重複說 4 次「現在」（MAINTENANT），安靜待一會兒，觀察內心想法。

　　若您的解釋和預測讓您無法看到現實：
- 嗅聞精油瓶，重複說 4 次「現在」（MAINTENANT）。
- 經常用幾滴精油按摩腳踝凹處。
- 每天喝 1 公升水加入 1 湯匙純露，並使用純露當作氣場噴霧。

使用狀況建議

阿茲海默症，失智症：217 頁

心律不整：146 頁

對安全感的過度需求，缺乏信任感：48 頁

肝絞痛，腎絞痛，腸絞痛：113 頁

感染性腹瀉（腸胃炎）：115 頁

免疫力衰弱：222 頁

高血壓：150 頁

甲狀腺功能亢進：185 頁

無法感受到愛、同理心和同情心：151 頁

中毒：406 頁

肝臟問題：127 頁

打鼾：184 頁

睡眠障礙，半夜醒來，作惡夢：203 頁

消化道痙攣：128 頁

香蜂草 –*Melissa officinalis*– 精油／純露

「寧願在祈禱時想不出該說的話但用了心，而非知道要說什麼卻心不在此。」

甘地（Gandhi）

植物分類 唇形科
萃取部位 整株植物
主要產地 地中海地區

芳香分子

醛：橙花醛、牻牛兒醛、香茅醛
倍半萜烯：β- 丁香油烴
單萜烯：月桂烯

精油氣味

綠色調、樹脂味、松脂味

純露氣味

辛香味、澀斂感、微苦澀、甜

能量中心

第四脈輪 – 心輪

注意事項 純精油對皮膚有刺激性；純露則耐受性良好（請見 19 ~ 20 頁）

香蜂草為 30 到 80 公分高的多年生植物。方形截面的直立莖；小型橢圓葉片，有浮雕般的紋路、鋸齒邊緣，搓揉後散發出柔和的檸檬香氣；白色的花朵，冠檐二脣形，長約 12 公分，花萼為鐘形。香蜂草的精油是最珍貴的精油之一（要生產 1 公升精油，必須蒸餾大約 7 公噸植物）。

歷史與神話

香蜂草從中亞、經地中海沿岸傳播到整個歐洲。這種植物不論在料理或醫療方面都非常受歡迎。古羅馬人在衣服下帶著一個裝滿香蜂草的香囊，以達到受人欣賞和喜愛的目的。聖赫德嘉・馮・賓根寫道：香蜂草讓人感到溫暖，而食用它則使人愛笑，因為它能影響脾臟，取悅心靈。在古老的記載當中，每當有外在的強大壓力時，若想要得到解脫就會使用香蜂草，例如：偏頭痛、牙痛、神經痛、痙攣、緊繃、眩暈、心律不整、焦躁不安、壓力、神經質。香蜂草的屬名是源自希臘文 melissophyllon，意思是「蜜蜂之葉」。

希臘醫師例如泰奧弗拉斯特或希波克拉底，建議將它用在消化問題，以及對抗神經質。阿比西納（Avicenne）將它當成治療心病、消解憂鬱的藥方。帕拉塞爾蘇斯說過：「在大地生產的所有東西中，香蜂草是療心的最佳藥草。」

實際應用與體驗

香蜂草最大的功用，主要在心理情緒層面，精油與純露都特別能安撫和鎮靜，所以對壓力、失眠等等有效。純露是敏感肌膚的調理液，可以緩解蕁麻疹，也已經證明能有效治療心臟問題。

見證：

「只要簡單地吸聞香蜂草精油就能增進活力，而且讓我感覺更能抵抗壓力和操控。在事情一團糟的時候，使我能保持冷靜並集中精神。作為一名記者，我一直都被各種訊息淹沒，感覺香蜂草能幫助我維持洞察力。」

心理情緒和能量適用情境

香蜂草幫助您把注意力集中在自身，摒除外力干擾（媒體、新聞等）重新認清自己的價值。您可以找到自己的節奏以及安身之處，保持平衡與和諧。香蜂草是與心輪連結，能幫您解決心輪的問題，不管是生理上或心理上的。它有益於放鬆，使您感覺與周圍環境保持聯繫，並加強精力儲備。它的安撫功能，向您揭示精神道路，並邀請您進行內在的探索。當您的想法陷入無限迴圈，因為壓力而失眠，受惡夢折磨，神經變得一觸即發，這時香蜂草可能是最佳療方之一。它幫助您集中精力，而且在您無法休息時保護您。

當您的心處在強烈的情緒波動時，香蜂草帶來喜悅以及精神上的寧靜。它讓您順應個人個性的需求，並為自己和周圍的人發展出更多的同理心和同情心。它是一種在面對過度刺激、過度要求、過度期望的困難時刻而能保護您的植物，並能促進和精微層面的連結與溝通。

功效與適應症

- 抗焦慮，鎮靜，助眠：失眠，精神崩潰，躁動不安，憂鬱，歇斯底里，暈厥，焦躁不安，恐懼，壓力，不穩定。
- 抗痙攣，消炎，止痛：經期痙攣和疼痛，頭痛，神經痛，閉經，經痛，經前症候群。
- 助消化，激勵胰腺功能，促進膽汁分泌，溶解結石：胰腺和消化功能不足，腸絞痛，膽結石和腎結石，肝膽功能不足，噁心和嘔吐（包括孕期），消化道痙攣，克隆氏症。
- 平衡心血管系統，降血壓：心悸，心律不整，焦慮症，高血壓。
- 皮膚的舒緩、軟化、癒合、調理、抗氧化：皮膚的乾燥、敏感、受刺激、發癢，皺紋，尿布疹，眼睛發炎，結膜炎。

建議

皮膚瘙癢或受刺激時：

· 香蜂草純露，與玫瑰、胡椒薄荷、芫荽純露有協同作用。每天數次，噴灑在患部。

嬰兒護理：

· 尿布疹時，在屁股噴灑香蜂草純露（與天竺葵、羅馬洋甘菊、沉香醇百里香純露有協同作用）。

· 用 1 湯匙純露加在嬰兒晚上的浴水中，可以安撫他。

· 在腹痛的情況下，可以噴在口腔中。

孕期中噁心：

· 每天數次，在口中噴灑純露。

· 喝 1 杯溫熱水加 1 茶匙純露。

日常妙用：

· 香蜂草純露是一款很理想的身體噴霧，可以安撫受刺激和發紅的皮膚。

· 1 杯溫熱水加入 1 湯匙純露，可以抗痙攣、緩解胃痛與噁心，並激勵膽囊，有利消化。

· 用純露熱敷在太陽神經叢部位，同時嗅聞精油瓶，可以調節心血管系統，緩解心悸、心律不整、神經紊亂。

使用狀況建議

檸檬薄荷 –*Mentha citrata*– 精油

「成功就是從一個失敗到另一個失敗中，卻不失去熱情。」

溫斯頓·邱吉爾（Winston Churchill）

植物分類 **脣形科**	能量中心
萃取部位 **整株植物**	第三脈輪 – 本我輪
主要產地 **中國、印度、美國、歐洲**	注意事項 **可能有類荷爾蒙作用（請見 19～20 頁）**

芳香分子

酯：乙酸沉香酯

單萜醇：沉香醇、萜品醇

氧化物：1,8- 桉油醇

精油氣味

檸檬味、清新、果香

一種非常普遍也廣為栽種的多年生植物，中國和印度是檸檬薄荷的最大栽種國家，歐洲及拉丁美洲亦有栽種。檸檬薄荷高約 30 到 60 公分，散發出一種獨特的檸檬味。它生長旺盛、到處蔓延，有橢圓的葉片與匍匐的根部；粉紅色的花朵，聚集成短而密集的穗花，立於莖幹頂端。

歷史與神話

亦被稱為古龍水薄荷、佛手柑薄荷。它被歸類為水薄荷的其中一個雜交品種。因為含量豐富的沉香醇，所以精油很早以前就被用在香水和保養品工業中；而新鮮或乾燥葉片則可以泡茶，傳統上用來治療腹痛、噁心、消化問題，安撫緊繃的神經和偏頭痛，並對抗男性性慾不振。也會用在羊肉或魚肉料理中。

實際應用與體驗

清爽宜人的氣味，是按摩油和香水的理想成分，它可以振奮人心，在疲勞以及心情或性慾低潮時，都有幫助。

見證：

「我愛檸檬薄荷精油，在手提包裡一定會帶一瓶。吃了大餐後塗抹幾滴在肝臟和胰腺部位，工作疲勞時就在手腕上摩擦，當精神不夠集中時在太陽神經叢部位摩擦。它既清新煥發，又非常有效。」

心理情緒和能量適用情境

檸檬薄荷是帶有檸檬香氣、清新煥發、令人愉悅的精油，能對抗身體、精神和性

的精疲力竭狀態。它細膩，帶來輕盈感，安撫神經，幫助您坦率地表達自己的感受，而又不傷害他人。令人驚訝的是，它也鼓勵人們在分手後嘗試新的體驗，或開始人生的新階段。

　　檸檬薄荷能平衡太陽神經叢，並化解其中的能量阻滯。它可以對抗被評價的恐懼，增強注意力，並幫助您專注於目標。它宜人的香氣喚醒勇氣與信心，幫助克服冷漠並帶領您認識自己的價值。在過度工作期間，它讓您得以保持活力、效率及清明。當缺乏性慾而影響情感生活時，檸檬薄荷可以重燃火焰，邀請您創新與創造，讓您敢於嘗試新領域。它是全新開始的絕佳夥伴。

功效與適應症

- 促進卵巢功能，滋補性機能，刺激性慾：性功能虛弱，卵巢功能不足，月經期間痙攣，性慾降低，前列腺炎。
- 抗痙攣，活化胰腺和肝功能，激勵消化，抗感染，驅除腸道寄生蟲：消化問題，胰腺和肝功能不足，脹氣，腸道寄生蟲病，嘔吐。
- 一般性滋補，抗焦慮，平衡情緒：神經和精神衰弱，過勞、憂鬱，焦慮，對性缺乏信心，疲勞，心絞痛發作。
- 抗痙攣，止痛：頭痛，肌肉緊繃，肌肉痙攣，肌肉痠痛。

建議

　　若您很疲倦，感覺被工作淹沒、效率變差：

- 用幾滴精油按摩手掌。雙手放在臉部前方，反覆拍手，因此，在吸聞香氣的同時可以啟動心輪。
- 用加入檸檬薄荷的複方精油為空間擴香。

　　在吃了大餐之後，用幾滴檸檬薄荷精油按摩肝臟和胰腺部位，以利消化。

使用狀況建議

前列腺問題：93 頁

喚醒男性情慾：96 頁

橘皮組織，腿部沉重，靜脈曲張：48 頁

喚醒女性情慾：97 頁

難以找到自己定位安身於世，難以拒絕，缺乏毅力及鬥志，逃避衝突：115 頁

用於運動前準備的按摩油：350, 370 頁

偏頭痛，頭痛，眼睛疲勞，皮塔（Pitta）型頭痛：200 頁

胡椒薄荷 –*Mentha piperita*– 精油／純露

「清澈明晰，是勇氣中最困難的形式。」

法蘭索瓦‧密特朗（ François Mitterrand ）

植物分類 脣形科	**精油氣味**
萃取部位 整株植物	薄荷味、清新、草本味、刺辣感
主要產地 遍布世界各地	**純露氣味**
芳香分子	薄荷味、清新
單萜醇：薄荷醇	**能量中心**
單萜酮：薄荷酮、胡椒酮、胡薄荷酮	第五脈輪－喉輪、第六脈輪－眉心輪、第七脈輪－頂輪
氧化物：1,8- 桉油醇	**注意事項** 精油絕對不可以使用在 4 歲以下的兒童身上，孕婦只能經由嗅覺方式使用精油；純露則耐受性良好（請見 19 ～ 20 頁）
酯：乙酸薄荷酯	
單萜烯：α- 與 β- 松油萜	

歷史與神話

　　在傳說中薄荷之名是源自悲歡之河（Cocycus）的女兒－蔓莎（Mentha），因為蔓莎愛上了冥王，卻惹來冥后的嫉妒而將她踩在腳下碾碎，冥王為了救她只好把她變成一株芳香植物。另一個傳說，則是薄荷生長在維納斯的花園中，在古時候，人們用來它編織花冠，稱作維納斯之冠。薄荷絕對是人類祖先們使用最多的藥草之一。

　　古代的巴比倫、埃及、以及希臘羅馬時期的人們，就已經懂得使用好幾種不同品種的薄荷；當時的歐洲用了很多植物名稱來形容薄荷，不過古希臘羅馬的作家們比起植物特徵，更著重的是實用性，所以現在很難在那些名字後面找到林奈分類的對應品種。在 1753 年開始進行現代命名法，林奈辨識出帶有強烈刺激味的胡椒薄荷，並將它認定為薄荷屬之下的 10 個獨立品種之一。植物學家們長久以來都認同它是在潮濕環境中自然生長的物種，後來才發現它其實是雜交的結果。

　　從遺傳與歷史資料中可以重建胡椒薄荷的歷史：18 世紀初，英國開始出現胡椒薄荷，以清新又辛香的味道而聞名；倫敦大英博物館的植物標本室中可以找到它的標本；英國自然學者約翰‧雷（John Ray, 1628-1705）於 1696 年從赫特福德郡得到好幾株，並且在他的第二版著作中描述。薄荷是處理消化的芳香藥用植物，在 1721 年以「*Mentha piperitis sapore*」之名被列入倫敦藥典。法國藥劑師認為它對胃有好處，並且稱它為「英國薄荷」，因為來自英國，在英國自然生長。

實際應用與體驗

　　它特殊的香氣令身心煥然一新，對頭痛、動暈症、噁心都很有效。強烈的清新涼爽效果，可以瞬間舒緩被壓傷的小指。

見證：

　　「一位受頭痛之苦的女性，在家中擴香胡椒薄荷精油。而與她關係親近又融洽的幾位朋友，當晚來家中作客吃飯，但氣氛第一次變得冰冷而有距離，僅有的少數言語交流、也很緊繃，客人們很快就決定離開了。」

　　「有一次我搭飛機長途旅行，正好鼻竇炎發作，口袋中只有胡椒薄荷精油，我每半個小時就塗幾滴精油在鼻竇上，並且嗅聞精油瓶。7 小時之後飛機降落，我就精力充沛、完全康復了。」

心理情緒和能量適用情境

　　胡椒薄荷能培養清晰的頭腦和清爽的精神，淨化心智體，與喉輪連接並清除困惑。它不僅在生理上有助消化，在象徵意義上也可以幫助「消化過去的經驗」，讓人產生新的想法與概念，並減少抗拒改變。

　　它的清新涼爽，可以舒緩脾氣火爆，並能平衡了憤怒和易受刺激的狀態。如果容易受到情緒影響，那麼胡椒薄荷可以讓您保持冷靜，保持一定的距離後再做出反應。它可以有效對抗智力上的精疲力竭，在事情紛至沓來時維持專注、讓身心煥然一新。精油能啟動喉輪和眉心輪，並將能量貫穿喉輪到頂輪之間、進行校正對齊。

功效與適應症

- 麻醉，止痛（強烈的冷卻作用），消炎：偏頭痛，神經痛，頭痛，風濕症，肌腱炎，扭傷，身體受到撞擊和創傷，坐骨神經痛，牙痛。
- 緩解肝充血，激勵肝功能，助消化並激勵胰腺，防止噁心：肝膽和胰腺功能不足，消化不良，噁心，嘔吐，腸胃脹氣，動暈症，腸躁症，口臭。
- 祛痰，消解黏液：鼻炎，鼻竇炎。
- 抗菌，抗病毒，抗真菌：皰疹，帶狀皰疹，水痘，病毒性神經炎。
- 泌尿和腸道消炎：前列腺炎，泌尿系統發炎，膀胱炎。
- 消炎，血管收縮劑，緩解瘙癢，抗菌：蕁麻疹，濕疹，痤瘡，玫瑰痤瘡。
- 通經：閉經，經痛。

- 滋補神經：眩暈，萎靡和精神錯亂，過勞，無法退一步看待事物，沉重感，憤怒，脾氣火爆，極端情緒化，缺乏洞察力。
- 提升血壓，血管收縮劑：低血壓。

建議

日常妙用：

- 若您在分析時缺乏清晰度且原地踏步時，可以在空間中擴香精油，並喝加了純露的水。
- 在熱浪時期，喝加了胡椒薄荷純露的水，可以控制住火元素。
- 頭痛時，將 1 滴精油塗抹在太陽穴、額頭、頸部。
- 若您的性子火爆，常常控制不住情緒的話，就喝加了純露的水，並不時嗅聞精油瓶。

使用狀況建議

使用狀況建議

前列腺炎：94 頁

風濕症，關節炎，痛風：95 頁

陰道乾澀：91 頁

靜脈曲張：55 頁

眩暈症：227 頁

沒藥 –*Commiphora myrrha / C. molmol*– 精油

「說到底，孤獨就是：將自己包裹在靈魂的繭中，成為一只蛹，等待變態，因為這終究會到來的。」

奧古斯特‧史特林堡（*August Strindberg*）

植物分類 **橄欖科**	能量中心
萃取部位 **樹脂**	**第六脈輪 – 眉心輪、第七脈輪 – 頂輪**
主要產地 **中東、印度、北非**	注意事項 **耐受性良好**（請見 19 ~ 20 頁）

芳香分子

倍半萜烯：呋喃桉葉 -1,3- 二烯、莪蒁烯、烏藥根烯、欖香烯、古巴烯、大根老鸛草烯

精油氣味

甜、香脂味、神祕感、龍涎香

這是一種約 3 公尺高的落葉小灌木，原生於東非。樹枝濃密、鱗片狀、多節而且有刺；細小的橢圓形葉片，由 3 個不對等的小葉組成。在夏末這種灌木由橙紅色的花覆蓋，樹幹則膨脹出很多節點，而樹脂就從這些節點中流出，像是一滴一滴黃色的眼淚，乾了之後就可以採收。

歷史與神話

沒藥，也與乳香一樣，是自古以來在信仰儀式中使用得最頻繁的物質之一。對古埃及人而言，它的地位很重要，被稱為 punt 或 phun，用來製造香膏或是在葬禮中祭祀死者；他們相信沒藥來自荷魯斯神的眼淚。猶太人在宗教儀式之前會喝沒藥酒，讓心靈向神聖維度開啟；它也是獻給國王的一種香膏。而在希臘神話中，沒藥的故事則顯得悲劇性；蜜拉（Myrrha）是賽普勒斯國王的女兒，她在不知情下與自己的父親亂倫；當國王得知真相後想要殺她，她便逃往埃及，被變成了一棵灌木，並在痛苦中生下希臘神話中以俊美著稱的阿多尼斯。耶穌在出生和死亡時都收到沒藥，他的屍體被用浸過沒藥和蘆薈的布來包裹。印度教徒用沒藥製作一種飲料，可以保護人得永生。聖赫德嘉‧馮‧賓根用它來對抗蠱惑。

阿育吠陀用沒藥來抗老化，使身心恢復青春，並可清除子宮中的舊血，能刺激組織的再生，以及治療口腔感染。中醫用來治療身體創傷、痔瘡、傷口，並在月經沒來時或經痛時刺激血液循環。

實際應用與體驗

沒藥以在身體上或能量上的癒合及再生功能而聞名。它可以陪伴深度冥想，安撫並治癒身體的傷口和靜脈曲張潰瘍。

見證：

「從童年開始，我就用沒藥治療傷口。我常常擦傷膝蓋，只要使用幾滴沒藥精油，傷口很快就會癒合。」

「當我的思緒澎湃，感受到情緒讓我無法清晰思考時，就會在第三隻眼和人中塗抹幾滴沒藥精油，然後進行冥想。這使我保持情緒平衡，並且喚醒直覺。」

「潛水時，我的膝蓋受傷了，海水讓我很深的傷口像被灼燒一般。我用大量的沒藥和岩玫瑰精油塗抹在傷口上，只過了 3 天傷口就將近痊癒，我又可以潛水了。」

心理情緒和能量適用情境

沒藥的香氣能集中並平靜思緒，深度扎根，緩和時間感，活化第六與第七脈輪，幫助您走出困境。在動盪和壓力的時期，沒藥提供一個避風港，傳遞安全感，讓您放下煩惱和擔憂，用更平靜的心情展望未來。沒藥有利於退一步看事情，邀請您進行自省，使您更好的認識內心世界。它神聖的本質，可以強化內心的寧靜、信仰及信任。如果您有笛卡爾式的理性精神，缺乏開放性，有時被批評太過理智傲慢，那麼沒藥可以幫助您感受智力無法理解的境界。

當內心不平靜、思緒不斷被干擾時，沒藥尤其有效。沒藥可以協調身心，邀請您進行冥想和祈禱，對抗仇恨與苦澀，幫助意識到自己真正的天性，從而發掘自己的精神之路。

功效與適應症

- 消炎，止痛，抗菌，抗寄生蟲，抗病毒，抗真菌，癒合傷口，皮膚再生，收斂：口腔潰瘍，鵝口瘡，皮膚炎，靜脈曲張潰瘍，濕疹，皮膚缺乏彈性，掉髮，瘡，膿腫，牙齒感染，牙周病，牙齦發炎，真菌感染。
- 調節甲狀腺和內分泌：甲狀腺功能失調（低下或亢進）。
- 止痛，消炎，抗痙攣：泌尿生殖系統發炎，風濕症，經痛，關節和肌肉僵硬，骨關節炎，關節炎。
- 癒合傷口，抗菌，抗寄生蟲，抗真菌：胃潰瘍，腹瀉，結腸炎，腸道寄生蟲病，厭食症或暴食症，念珠菌感染。
- 通經，收斂，止痛：閉經，經痛。
- 提振免疫：慢性疾病，免疫力衰弱。

- 祛痰，消解黏液，止咳：呼吸道感染，支氣管炎，慢性咳嗽。
- 滋補神經，刺激腦力：情緒冷漠，躁動不安，精神渙散，缺乏開放性，神志不夠清明，神經緊張，無法保持鎮定。

建議

　　若想要克服苦痛和恨意，並變得更有意識，請在睡前塗抹 1 滴精油在頭頂，1 滴塗在人中，說 10 次「恩典」（GRÂCE）後才就寢。如果進行冥想，在冥想前也進行同樣的步驟。

　　若您性格非常外向、感情過於豐富、反應太過迅速時，每天定時聞一聞沒藥精油，並且早上在頭頂滴 1 滴精油。

使用狀況建議	痤瘡：156 頁
	疤痕：374 頁
	牙痛，牙膿腫：178 頁
	口腔衛生：180 頁
	甲狀腺功能亢進：185 頁
	胰腺功能不足：119 頁

科西嘉香桃木 –*Myrtus communis*– 精油

「淨不淨依己，他何能淨他？」

(白話文：純潔與不純潔是很個人的感知，沒有人可以淨化他人。)

佛陀

植物分類 桃金孃科	純露氣味
萃取部位 葉片與花	清新、澀斂感、甜
主要產地 法國	能量中心
芳香分子	第四脈輪 – 心輪
單萜烯：α- 松油萜、檸檬烯、月桂烯	注意事項 耐受性良好 (請見 19 ~ 20 頁)
氧化物：1,8- 桉油醇	
精油氣味	香桃木是原生於地中海沿岸的灌木，高約 3 公尺。葉片為深綠色、光亮，長 2 到 5 公分，橢圓形、對生。白色的花在 6 至 10 月盛開，之後就會變成黑色的漿果。
芳香、樹脂味、香脂味	

歷史與神話

　　在芳香療法中，香桃木精油有多種化學類屬，最常見的有：富含 1,8- 桉油醇，來自原產地摩洛哥；富含單萜烯和倍半萜烯的品種，則比較少見；另外是來自澳洲的檸檬香桃木（*Backhousia citriodora*），富含檸檬醛。

　　在地中海周邊流傳著許多有關香桃木的傳說，它象徵著美、純潔、和平與愛，總是與美麗的女神連結在一起而受到崇拜。在希臘神話中，據說掌管愛與美的女神阿芙蘿黛蒂，從海中泡沫出生後，就躲在香桃木叢的後面；也有傳說香桃木是專門獻給阿提卡（Attica）的寧芙，蜜爾欣（Myrsine），她耀眼的美貌與超自然的能力引起女神密涅瓦（Minerva）的嫉妒而殺了她，據說從蜜爾欣了無生氣的身體中便長出了一株香桃木，密涅瓦後悔了，於是將神聖的愛賜予這株植物。當希臘人慶祝愛神的節日時，會用香桃木編成頭冠戴在頭上，這個習俗一直流傳到今天，在地中海某些地區的年輕新娘仍然沿襲這項傳統。香桃木也用在醫療或信仰上，在古時候，女祭司用香桃木的氣味做預言，而希臘和羅馬醫師則用在治療上。

　　香桃木也是猶太人過住棚節時用來構成住棚節花束（Loulav）的 4 樣植物之一，香桃木在此代表實踐上帝律法的人。香桃木另一個特色是葉子生長的方式：同一個點可以長出 3 片葉子來，這 3 片葉子代表著 3 位猶太族長：右邊是亞伯拉罕（Abraham），左

邊是以撒（Isaac）以及中間的芽代表雅各（Jacob），3 位都來自同一源頭－上帝（3 片葉子在枝條上發源的點）。這個比喻的意思是說，同一個源頭－上帝，誕生了 3 個截然不同觀念的人，亞伯拉罕代表善良，以撒代表嚴謹，而雅各則是二者的和諧，其芽是最佳體現。

時至今日，在希臘民俗醫療當中，祖母們還是會準備以香桃木為基底的咳嗽糖漿，治療一般支氣管感染。在科西嘉島，它還是一種很受歡迎的利口酒；在薩丁尼亞島和西西里島，則會用香桃木來為野味料理增添風味。

實際應用與體驗

科西嘉香桃木在治療循環和靜脈問題時特別有效，即使在複方中只用很少量精油仍可以發揮重要作用。對於能量淨化或者幫助擺脫成癮也有很強的效果。

見證：

「即使很想戒菸，我還是沒戒成。我試過催眠療法，但是收效甚微，只停了幾天就又重新開始抽菸。有位朋友建議我用科西嘉香桃木，我心想何不試試，每當抽菸的慾望淹沒我的時候就嗅聞精油瓶，想像自己待在一個藍綠色的球體中，等著慾望過去。一開始我覺得好像一整天就在嗅聞精油中度過，但是後來想抽菸的慾望越來越少出現，我開始忘記這回事了，現在我已經戒菸 3 年了。」

「每天早上我會混合 1 滴科西嘉香桃木精油到我的臉部精華液中，以治療玫瑰痤瘡。我的膚色變白晰，而且我覺得一天天被淨化了，少有極端情緒，焦慮感降低，人也變得更祥和了。」

心理情緒和能量適用情境

科西嘉香桃木精油能淨化氣場，在擺脫成癮症（酒精、香菸、毒品、糖等）以及自我毀滅機制的情況下，起到深層作用。它幫助您擺脫像是不寬容、嫉妒、過度唯物主義、對於疾病與死亡的恐懼等情緒，在衝突的情況下給您勇氣。

科西嘉香桃木可以淨化並癒合過往的傷口，特別是那些與性侵、亂倫、暴力等有關的創傷（與義大利永久花、沒藥、岩玫瑰一起作用）。它創造心輪與喉輪之間的連結，並且清除留存在心輪中阻礙能量循環的殘留物。

功效與適應症

- 緩解淋巴和靜脈充血：痔瘡，靜脈曲張，靜脈瘀滯，橘皮組織，腿部沉重。
- 活化甲狀腺，調節荷爾蒙：甲狀腺功能低下。
- 祛痰，抗病毒，抗菌，抗真菌，消炎：吸菸者的慢性咳嗽，伴隨黏膜明顯充血的慢性呼吸道感染，泌尿生殖系統感染，前列腺炎，膀胱炎，腸道感染和寄生蟲病。
- 皮膚的收斂、調理、改善微循環：痤瘡，玫瑰痤瘡，皮膚缺水、灰暗無光澤，皮膚病。
- 平衡情緒和心理：不寬容，嫉妒，貪婪，過度唯物主義，絕望，對生病或死亡的恐懼，衝突，成癮、依賴性和自我毀滅機制。

建議

從菸癮中解脫（也請參考上述見證）：
- 每天早上用 2 到 3 滴科西嘉香桃木精油按摩胸腺部位，並用手指指腹在此部位用力拍打。
- 每次菸癮犯的時候，就閉眼嗅聞精油瓶，想像自己在一個藍綠色的球體中，直到煙癮衝動消失。
- 同時用科西嘉香桃木、紫蘇、露兜純露進行療程（加入飲水中、氣場噴霧等方式）。
- 在環境中擴香加拿大鐵杉、佛手柑、科西嘉香桃木精油。

使用狀況建議	玫瑰痤瘡，酒糟鼻：157 頁 橘皮組織，腿部沉重，靜脈曲張：48 頁 感到身體與心靈受到玷污（暴力、性侵、亂倫等）：153 頁 轉化記憶：123 頁

摩洛哥香桃木 –*Myrtus communis ct. cineole*– 精油／純露

「如果知覺之門被淨化了，那麼一切都會以原本樣貌——無限，出現在人類面前。」

威廉‧布萊克（William Blake）

植物分類 桃金孃科	純露氣味
萃取部位 葉片與花	清新、澀斂感、甜
主要產地 法國	能量中心
芳香分子	第四脈輪 – 心輪
單萜烯：松油萜、檸檬烯	注意事項 耐受性良好（請見 19 ～ 20 頁）
氧化物：1,8- 桉油醇	
精油氣味	植物描述請見科西嘉香桃木。
芳香、樹脂味、香脂味	

歷史與神話

請見科西嘉香桃木。

實際應用與體驗

精油時常用在止咳和預防流感的配方中。用純露作為鼻腔噴霧，對於治療鼻炎，包括過敏性鼻炎也都很有效。

見證：

「我 7 歲的兒子為花粉症所苦，我用等量的摩洛哥香桃木、德國洋甘菊純露混合，當作鼻腔噴霧，馬上就見效。」

心理情緒和能量適用情境

摩洛哥香桃木具有淨化功能，幫助您更能意識到那些干擾內心和諧與平靜的情緒與想法。它有助於對執念放手，並且消解佔有慾。當幻想如同肥皂泡泡破滅時，摩洛哥香桃木可以幫助您克服失望。

它的香氣能平衡能量，有益於生命能量普拉納或氣的循環，並在過渡時期幫助心臟保存能量。

功效與適應症

- 祛痰，消解黏液，抗病毒，抗菌，抗真菌：支氣管炎，鼻竇炎，咳嗽，一般的呼吸道感染，鼻炎，流感，扁桃腺炎，流行病。
- 抗痙攣，緩解前列腺充血，緩解靜脈和淋巴充血：痔瘡，水腫，靜脈曲張，腿部沉重，前列腺炎，橘皮組織，靜脈和淋巴瘀滯。
- 抗菌，亮白，淨化：痤瘡，濕疹，皮膚寄生蟲病，真菌感染，皮膚疲倦。
- 提振消化和肝功能，抗痙攣：脹氣，消化道痙攣，消化道感染。
- 消炎，止痛，抗痙攣：肌肉和關節疼痛，風濕症，骨關節炎。
- 調和心理情緒，舒緩：焦躁不安，注意力不集中，缺乏信任，疲勞。
- 調節荷爾蒙（甲狀腺和卵巢），強心：甲狀腺功能低下，胸口壓迫感。

建議

眼部帶狀皰疹：
- 用等量的摩洛哥香桃木、桉油醇樟的純露混合，濕敷眼部，每日數次，並且使用此複方純露噴霧噴眼部。

使用狀況建議

痤瘡：156 頁

支氣管炎，咳嗽：148 頁

免疫力衰弱：222 頁

纖維肌痛症：224 頁

甲狀腺功能低下：187 頁

耳炎：182 頁

生命能量普拉納 / 氣：152 頁

鼻竇炎：203 頁

橙花 –*Citrus aurantium (flowers)*– 精油／純露

「時間使人忘卻痛苦，澆熄復仇之火，平息憤怒，扼殺仇恨；所以過去彷彿永遠不曾存在！」

阿比西納（Avicenne）

植物分類 芸香科	純露氣味
萃取部位 花朵	果香、花香、甜
主要產地 義大利、西班牙、巴拉圭、北非	能量中心
芳香分子	第二脈輪－性輪、第五脈輪－喉輪、第六脈輪－眉心輪
單萜烯：α- 與 β- 松油萜、檸檬烯 單萜醇：沉香醇、萜品醇 酯：乙酸沉香酯、乙酸橙花酯 倍半萜醇：反式橙花叔醇	注意事項 耐受性良好（請見 19 ～ 20 頁）
精油氣味	這種橙樹可達 5 到 10 公尺高，葉形橢圓，葉柄有翅，纖細的白花散發出甜美細緻的香味，生長在南歐和亞熱帶氣候區。
細緻的、甜、性感、果香	

歷史與神話

　　橙樹於基督紀元之初在印度就廣為流傳，並由十字軍傳入地中海地區。摩爾人在西班牙的塞維利亞附近大量種植，因此讓水果擁有「塞維利亞之橙」的名稱。可以從葉片中萃取苦橙葉精油，而花則萃取為橙花精油以及橙花純露，果皮又可以萃取出苦橙精油。橙花精油是橙樹所有精油中最珍貴的（生產 1 公斤的精油大約需要 1000 公斤的花），同時也是成分最複雜的。因為葡萄牙拓荒競爭，它的果實從 1520 年才開始在歐洲傳開，而它的希臘名 portocali 也提醒大家誰是第一個將它進口到歐陸的。

　　橙樹的果實在古代是中醫不可或缺的一部分，主要用來刺激消化功能並緩解痙攣；在中國被當成幸運、繁榮、多子的象徵。在古代越南，年輕夫婦會收到橙當禮物，而在古代中國，送橙給年輕女子意味著求婚。18 世紀的歐洲，橙被認為可以解決神經和心臟問題，治療腹痛、哮喘。16 世紀時義大利自然學家德拉‧波塔（Della Porta）首先對橙花進行蒸餾。位於羅馬附近的內羅利（Néroli）公主安娜瑪莉亞‧德‧拉特雷穆瓦耶（Anna Maria de la Trémoille）使用大量橙花精油來當香水，使得這個香味聲名大噪，甚至以此命名，橙花的英文俗名是 Neroli。橙花之後成為馬德里煙花女的標誌性香水，同時年輕新娘在花束或花環中配戴橙花，也是清純和童貞的象徵。它也是著名的「古龍水」（eau de Cologne）其中一項成分。

實際應用與體驗

　　橙花精油與純露以其鎮靜和抗焦慮功能著稱。有些藥局提供很有效的栓劑，用來治療嬰兒耳炎。

見證：

　　「考試總是給我帶來過大的壓力。自從我用幾滴橙花精油摩擦手腕，嗅聞它的香氣，並且喝加了純露的水以後，我就能保持冷靜平衡了。」

　　「自從我認識橙花之後，就再也沒有在幼兒耳炎時使用過抗生素了。我會用等量的高地牛膝草、橙花精油混合，來按摩耳後；有時會用 1 滴橙花精油滴在棉花上，然後塞在耳朵入口處。根據寶寶的心理狀況，我會每天用含有 10% 精油濃度的按摩油按摩寶寶，其中當然包括橙花精油，如此持續 2 週，就可以提振免疫系統保護孩子不再復發。」

　　「一位我認識的人因為人生第一次上台演講而感到怯場，她被神經質的情緒淹沒，怕得發抖。在演講前 2 小時，每 15 分鐘用 1 滴橙花精油塗抹在肘窩處，效果非常好，她表現得極其平穩而且出色。」

心理情緒和能量適用情境

　　橙花的香氣令人著迷，對於安撫精神崩潰、使人自打擊受創狀態中恢復，可能是最有效的香氣之一。當情緒變成主導，壓力、焦慮、恐懼變得不可控制時，橙花可以起到舒緩安定的效果。它有利於創傷後的療癒，支持希望和康復。特別是當悲傷來襲的情況下，它會非常珍貴，幫忙保住心中的光。它的氣味能滲透到靈魂深處，淨化您的氣場。它與第二脈輪的療癒密切相關，如果您遭受暴力或侮辱，它可以恢復信心，並與頂輪和眉心輪建立聯繫。

　　橙花帶來的寧靜，使您更清楚地看見自己在人際關係中的處理機制，並改變對於現有狀況的看法。它能將您的心靈從過去的創傷和苦難積累的殘留中解脫。

功效與適應症

- 抗焦慮，安定，滋補神經，鎮靜，平衡：精神崩潰，憂鬱，哀悼，睡眠障礙，焦躁不安，恐懼，悲觀，戒毒，經前症候群引起的易受刺激。
- 降血壓：高血壓。
- 抗菌，抗真菌，抗病毒：呼吸道感染，耳炎，支氣管炎，泌尿生殖系統感染。
- 調節靜脈張力：靜脈無力，微血管脆弱，靜脈炎，靜脈曲張，痔瘡。

- 激勵肝和胰腺功能，促進消化，止吐，抗痙攣，消炎：噁心，嘔吐，食慾不振，糖尿病，新陳代謝緩慢，腹瀉，腸痙攣，消化不良，克隆氏症，腸道寄生蟲病，腸胃型流感。
- 皮膚的淨化、再生，保持皮膚彈性：痤瘡，皸裂，皮膚乾燥，濕疹，酒糟鼻，皺紋，皮膚老化，妊娠紋。
- 刺激性慾：性慾降低，性無力，性冷感，陽痿。

建議

害怕考試、焦慮、憂鬱：
- 用 20 滴橙花精油混合 9 毫升荷荷芭油。
- 早晨、中午、傍晚，各用幾滴複方油按摩胸部、手腕以及手肘內側。。
- 每天喝 1 公升水加了 1 湯匙純露，並且用純露當氣場噴霧及環境噴霧。

若您害怕表現自己的創意，不敢說出自己的感受：
- 用 20 滴橙花精油混合 9 毫升荷荷芭油。
- 用幾滴複方油按摩頸部。
- 每天早晚，閉眼嗅聞橙花精油瓶、持續 2 分鐘，將意識放在頸部。
- 以純露作為環境和氣場噴霧。

使用狀況建議

苦橙 –*Citrus aurantium*– 精油
甜橙 –*Citrus sinensis*– 精油

（註：這兩種精油的化學組成與效果相近，故並列介紹。）

「生活，並不只為了呼吸，而是為了活動。正是使用我們的感官，使用我們的才能、以及已身各部分，才使我們感到自我的存在。」

尚 - 賈克．盧梭（Jean-Jacques Rousseau）

植物分類 芸香科	能量中心
萃取部位 果皮	第二脈輪 – 性輪
主要產地 地中海沿岸、佛羅里達州、加州、南非	注意事項 光敏性（請見 19～20 頁）
芳香分子	
單萜烯：檸檬烯	植物描述、歷史與神話，請見橙花。
精油氣味	
果香、甜、清新	

實際應用與體驗

　　苦橙或甜橙，適合在空間中擴香，這個果香是大家公認的宜人氣味。它可以創造快樂的氣氛與互相交流的氛圍，在料理上則給甜點帶來典型的味道。精油對於消化和鎮定也很有效。

見證：

　　「我是畫家，我發現當我在空間中擴香苦橙或甜橙精油時，工作起來非常順暢，進度會比較快，更勇於行動並且更有靈感，同時保持專注。」

心理情緒和能量適用情境

　　這種精油對抗悲傷、心神的麻木遲鈍以及過度分析事情的需求都很有效，苦橙或甜橙精油可增強韌性，有助增加自信，幫助擺脫束縛。它為您生命中的微小片段帶來歡樂和力量，並激發創造力。它的氣味迷人，邀您敢於做夢並改變常規，跳出思考框架。如果您想要開發更多創造力且放下控制、啟動性輪，那麼這個精油會有幫助。

　　苦橙或甜橙的氣味讓人舒爽，可以穩定緊繃的神經，使人鎮定，也有利於達到舒緩又能撫慰的睡眠品質。心理創傷可以透過幽默來癒療，苦橙或甜橙讓您找回微笑，並且邀請您停止將自己或事情看得太重要。

功效與適應症

- 抗焦慮，安定，鎮靜，平衡，刺激右腦：缺乏喜悅和創造力，麻木遲鈍，憤世嫉俗，憂鬱，睡眠障礙，焦躁不安，恐懼。
- 助消化，驅脹氣，激勵肝胰功能：消化不良，腸胃脹氣，肝和胰腺功能不足，便祕，腹痛，肥胖症。
- 緩解靜脈和淋巴充血：橘皮組織，靜脈瘀滯，水腫。
- 空氣淨化：空氣污濁，氣氛沉重。

建議

當您覺得被自己的笛卡爾式的理性精神限制住，而想要發展更多創造力時，在空間中擴香苦橙或甜橙精油。

若您正處於虛弱、生病、缺乏活力的時期：
- 擴香並盡可能時常嗅聞精油，一邊說 9 次「活著」（*VIVRE*）。

使用狀況建議

閉經，經痛：73 頁

喚醒女性情慾：97 頁

子宮肌瘤（輔助治療）：81 頁

反覆性喉炎：180 頁

雷諾氏症：54 頁

激發創造力：78 頁

睡眠障礙：203 頁

玫瑰草 –*Cymbopogonmartinii*– 精油／純露

「內疚和罪過，都只是對過去的恐懼。」

查爾斯．柯帝斯（ *Charles P. Curtis* ）

植物分類 **禾本科**
萃取部位 **整株植物**
主要產地 **加勒比海地區、印度、尼泊爾**

芳香分子

單萜醇：牻牛兒醇、沉香醇、橙花醇
酯：乙酸牻牛兒酯、甲酸牻牛兒酯

精油氣味

花香、玫瑰香、性感

純露氣味

甜、果香、甘美

能量中心

第四脈輪 – 心輪、第七脈輪 – 頂輪、第一脈輪 – 基底輪
第三脈輪 – 本我輪

注意事項 **精油與純露，促進子宮收縮（請見 19 ~ 20 頁）**

原生於印度的芳香草本植物，以野生狀態生長在恆河沿岸的乾燥土壤，一直延伸到阿富汗。可達 3 公尺高，葉片又窄又長，與香茅類似。

歷史與神話

　　自 18 世紀起人們就開始蒸餾玫瑰草精油，它從孟買被送到君士坦丁堡和保加利亞，在那裡被用來混充玫瑰精油，因為後者更貴。與大多數香茅屬的植物一樣，常被不良的精油廠商用來模仿更珍貴的植物香氣；若說香茅與檸檬香茅在氣味上是與檸檬馬鞭草或香蜂草很相似，那麼玫瑰草則比較類似玫瑰或天竺葵的氣味。

　　阿育吠陀稱它為 Rohisha，用來治療呼吸道感染、發燒、黃疸、腰痛、神經痛、風濕症甚至掉髮。在東方醫學中，它可以降火、清新、滋潤並加強陰性能量。加勒比海附近區域的原住民是玫瑰草的愛用者，將其製作飲料或是當成爽膚水，他們也以不長痤瘡出名。至於古埃及人，他們拿這種草及其根來進行接納入教或參加祕密社團時的入會儀式。

實際應用與體驗

　　在皮膚疾病的治療上，玫瑰草是主要的精油之一，例如痤瘡、真菌感染、皮膚病、濕疹等等。純露可以緩和刮鬍後的灼熱感，也可以作為痤瘡時的爽膚水。

見證：

　　「有位男士得了急性肌腱炎，我建議用經典的消炎配方，包括檸檬尤加利、芳香白珠、檀香、月桂。2 天之後，他的症狀並沒有被舒緩，於是我讓他靠直覺挑選一瓶精油，

他選到了玫瑰草，於是我把玫瑰草加入複方油中。1 天後他就不痛了，2 週後就完全痊癒了。原來，他跟母親一直都有衝突，讓他心中有罪惡感。在用了加有玫瑰草的複方油之後，他成功地打電話給母親，並且敞開心扉交談。」

心理情緒和能量適用情境

玫瑰草可以放鬆身心，並吸引被內在衝突和罪惡感折磨的心靈，幫助人換位思考。它的氣味可以激發靈感，照亮日常生活，並且舒緩壓力。當您因為兩難選擇而有罪惡感時，例如在家庭生活與職業工作之間的取捨困難，這時純露與精油就是可貴的幫助，因為它能平衡極端的情緒。

玫瑰草建立心輪和頂輪的連結，舒緩太陽神經叢和基底輪。它幫助克服因為過度追求完美而產生的罪惡感，擺脫一直想要做得更好的需求。當有人際關係衝突需要解決時，它也可以在癒療過程中陪伴您，因為它可以平衡陰陽、男性與女性，同時也可以協調親子關係。

功效與適應症

- 抗菌，抗真菌，抗病毒，提振免疫：念珠菌感染，泌尿生殖系統感染，膀胱炎，尿道炎，陰道炎，輸卵管炎，呼吸道感染，鼻竇炎，鼻咽炎，流感，麻疹，皰疹，水痘，帶狀皰疹。
- 胰腺、脾和肝臟的消炎：過度嗜糖，飲食行為失衡，老是想吃東西，食慾過度，膽固醇問題，糖尿病。
- 促進子宮收縮，通經，止血：促進分娩，幫助子宮在產後恢復大小和位置，閉經，經痛，經前症候群，經血過多。
- 收斂皮膚，除臭，保濕，皮膚的抗菌和抗真菌：皮膚病，濕疹，痤瘡，玫瑰痤瘡，反應性和敏感性皮膚，真菌感染，傷口和焦痂，汗臭，皸裂。
- 止痛，放鬆，抗焦慮，減輕罪惡感，抗壓力：壓力，神經衰弱，完美主義，罪惡感，憂鬱，挫敗感，憤怒，神經痛，癲癇，厭食症。
- 緩解靜脈和淋巴充血，強心：心律不整，腿部沉重，靜脈曲張，痔瘡。

建議

除臭劑：

- 早晨沐浴後，在乾燥的腋下塗抹 1 滴純精油，然後用純露噴霧。

將罪惡感轉變成感恩：

- 每天喝 1 公升水混合 1 湯匙純露，連續 7 天。每天早晨和睡前，各用 1 滴精油塗抹於太陽神經叢、心臟部位以及頂輪。

- 第 8 天晚上，採舒適坐姿，閉眼嗅聞精油瓶、持續 2 分鐘，並且想著引發罪惡感的事件或人。如此閉眼並懷著情感地保持 10 分鐘，避免逃避生出的想法，也不要分析，只要觀察。

- 接著拿一本筆記將您的感覺用文字記錄下來，例如：罪惡感讓我很難過，而且感到疲累，我常常會想到這件事，很後悔傷害了朋友，卻沒有機會在他過世前向他道歉，我覺得當我想到這件事時偏頭痛就更劇烈了⋯等等。請用清晰的文字把所有想法都寫出來。

- 接著思考一下是否能把這個罪惡感轉化成對朋友的感謝，然後將思考寫下來，例如：我對朋友懷有很多感激，因為這是一個珍貴的生命課題，而因為如此我才學會在表達以前好好選擇字句，並且幫助我更有同理心和同情心。

- 現在嗅聞玫瑰草精油瓶，同時大聲說出感恩的話，然後大聲說 3 次「謝謝」（*MERCI*）。

- 然後大聲說 7 次：現在我永遠擺脫了對⋯⋯的罪惡感。

- 睡前在枕頭上滴 1 滴精油，並在心臟部位塗抹 1 滴，睡前再說 3 次「謝謝」（*MERCI*）。

使用狀況建議	幫助順產：72 頁
	罪惡感：441 頁
	陰道念珠菌感染，陰道瘙癢（懷孕除外）：76 頁
	尿失禁，慢性泌尿系統發炎：85 頁
	腸道念珠菌感染：113 頁
	無法感受到愛、同理心和同情心：151 頁
	打擊受創引起的皮膚病、蕁麻疹、濕疹：158 頁
	免疫力衰弱：222 頁
	兒童鵝口瘡：384 頁
	感到身體與心靈受到玷污（暴力、性侵、亂倫等）：153 頁

秘魯聖木 –*Bursera graveolens*– 精油／純露

「由上帝所創造的世界本質，形成人類存在的消極證據，亦消失在無垠海洋中。」

阿爾伯特‧史懷哲（Albert Schweitzer）

植物分類 橄欖科	純露氣味
萃取部位 木質	辛香味、甜、微苦澀
主要產地 厄瓜多	能量中心
芳香分子	第六脈輪－眉心輪
單萜烯：檸檬烯	注意事項 純露與精油，神經毒性、可能造成流產
單萜醇：α- 萜品醇、牻牛兒醇	（請見 19～20 頁）
倍半萜烯：β- 沒藥烯	
酮：香芹酮／藏茴香酮	這種橄欖科植物原生於南美洲，在某些國家中是
精油氣味	受到相當保護的物種，只允許採收和處理已經枯
	死的樹，在儀式中燃燒木材；而若想用木材蒸餾
甜、香脂味、木質味、辛香味、略帶檸檬味	萃取精油與純露，只能用從樹上掉下來的小量樹
	枝，這樣就能徹底實行生態保護。

歷史與神話

其俗名 Palo Santo 的意思是聖木，薩滿和馬雅人將它使用在信仰儀式與醫療中，因此賦予了聖木的稱謂。他們燃燒木頭來遠離惡靈，並且消解 mala energia，也就是「邪惡或負面能量」，他們相信燃燒的煙可以深層淨化，並且創造繁榮與歡樂的基礎。秘魯聖木可以調和心靈，喚醒智慧，幫助精神集中和清明，同時啟動靈感和創造力。薩滿相信這種香氣可以闡明意圖，並消除擔憂。

實際應用與體驗

秘魯聖木精油與純露，不管在生理上或能量上都有許多令人印象深刻的體驗，有眾多的經驗驗證，這絕對是一種具代表性的淨化植物。

見證：

「我對於秘魯聖木精油和純露的經驗，是減輕壓力並達到深度放鬆的最佳配方之一。我有一位客人總是非常躁動，認為同事們對她都不懷好意，不管在家庭或在工作上都覺得不被理解。我建議她用秘魯聖木純露當作氣場噴霧，並且每天 3 次，每次 2 分鐘，閉眼嗅聞精油。當我再見到她時，覺得她精神集中並且冷靜多了，她對我說：『秘魯聖

木太神奇了，我的所有擔憂都不見了，即使我仍然看得到危機，但是已經可以客觀看待了。』」

「我丈夫脾氣火爆，當事情進展不如他意時，常常會以煩躁和憤怒的態度來反應。自從他開始每天用幾滴秘魯聖木精油按摩太陽神經叢和肝臟部位以後，變得比較冷靜，而且再也不會用侵略性的言語來回應了。」

心理情緒和能量適用情境

秘魯聖木是對靈魂的安撫，在壓力和躁動不安淹沒所有人之時，這種神祕又深沉的香氣可以讓人拉開距離。在這個一切似乎都在加速的時期，秘魯聖木維持寧靜，幫助專注於本質，並在人群中認清自己。它邀請您探索自己的內心世界，從而認識促使您做出判斷的機制。它有助於恢復精神清晰，幫助您解讀心靈的訊息，敢於走入不尋常的路徑而無所畏懼，並且化解內在衝突。最後，秘魯聖木幫助您去意識所學習的內容、去欣賞所擁有的東西，並感知到內在蘊藏著的無限可能性。

當您使用秘魯聖木精油或純露時，會有受到保護的感覺，無論外在的情況如何，都可以更清楚感受到宇宙中存在的一體性。在您感到孤獨、與周遭隔絕時，它可以安撫人心；在您懷有自己與眾不同或者是邊緣化的信念時，它幫助您重新感知存在的聯繫。最後，它讓您意識到小我的機制，不會想要繼續隱藏它們。它能喚醒眉心輪。

功效與適應症

- 提振免疫，淨化：慢性疾病，慢性病痛，纖維肌痛症。
- 消炎，止痛，抗痙攣：風濕症，關節炎，肌肉和關節疼痛，神經痛，偏頭痛。
- 抗焦慮，抗憂鬱，鎮靜，放鬆，滋補神經，刺激性慾：神經質，躁動不安，憂鬱，恐慌症，壓力，睡眠障礙，恐懼症，焦慮症，缺乏信任，極端個人主義，易受刺激，焦躁不安，憤怒。
- 消解黏液，祛痰，止咳，抗過敏：咳嗽，哮喘（包括過敏性），著涼，流感，感冒，支氣管炎，發燒。
- 皮膚的緊實、收斂、美白、抗菌、抗真菌：皮膚老化，皺紋，皮膚缺氧，濕疹，乾癬，色素斑，皮膚病。
- 提升新陳代謝功能，助消化，激勵肝胰功能，驅脹氣，淨化，利尿：食物不耐症或食物過敏，肝胰和腸道發炎，肝胰和腸道功能不足，腸胃脹氣。

建議

　　若您感覺跟環境格格不入，感覺不到宇宙的一體性，在毫無意識地情況下進行判斷。請在鏡子前進行以下步驟，持續 21 天，每天至少 2 次：

- 用 1 滴精油塗抹在太陽神經叢、心臟、頸窩處。用 2 到 3 滴精油按摩手掌，雙手相互摩擦，然後放在面前深呼吸，之後用純露做氣場按摩。
- 看著鏡中的自己，直視雙眼，重複說 10 次真言 *AHAM BRAHMASMI*。

　　因為覺得不受保護，而容易感到不安時：

- 將幾滴精油混合 1 湯匙植物油，每天早上按摩腳踝、腳跟。
- 用純露進行 40 天的療程，每天以 1 公升的水加 1 湯匙純露，並且使用純露做氣場噴霧。

　　若您用無解的存在性問題來折磨自己的思想時：

- 每天起床後、以及睡前，各塗抹 2 到 3 滴精油在眉心第三隻眼上，並閉眼嗅聞精油瓶、持續 2 分鐘。
- 使用純露作為氣場噴霧。

葡萄柚 –*Citrus paradisi*– 精油

「可能只有一種罪過：不耐煩。因為不耐煩，我們被趕出天堂，因為不耐煩，我們無法返回。」

威斯坦·休·奧登（W. H. Auden）

植物分類 芸香科	能量中心
萃取部位 果皮	第三脈輪 – 本我輪
主要產地 馬達加斯加、美國、以色列、義大利、葡萄牙	注意事項 光敏性（請見 19 ~ 20 頁）
芳香分子	這種芸香科植物可能是柚子與甜橙的雜交品種，被廣泛栽種，且需要充足的日照。它有深綠色的葉片，與香氣濃郁的白色花朵；果實成串，也許因此才有此命名。它可能是柑橘屬果實中最大的一個品種。
單萜烯：檸檬烯	
精油氣味	
果香、檸檬味、刺辣感、清新	

歷史與神話

　　葡萄柚的起源不確定，不過可能是在 18 世紀時由阿拉伯人引入歐洲。法國伯爵菲利浦·奧德（Philippe Odet）在 1823 年從西印度群島將它帶進佛羅里達州，隨後此地就成為全世界葡萄柚的最大產地。它的精油被用於肥皂、美容保養品、清潔用品，它的果汁與果實在全世界都很受歡迎。美國一直是最大生產國，其次是中國和南美。

實際應用與體驗

　　清新的果香，用來擴香非常受人喜愛。嗅聞精油瓶能舒緩懷孕初期或是化療引起的噁心感。葡萄柚精油可以激勵肝臟功能，也已受到證實對消化系統問題有效。

見證：

　　「我非常喜愛葡萄柚精油的清新明亮氣味，提振卻不刺激，讓頭腦清晰並感到愉快。如果我上班時犯睏，或是當我看不到問題的解決方法時，就會滴 1 滴在舌頭上，並且閉眼嗅聞氣味，能立刻提升活力。」

心理情緒和能量適用情境

　　充滿活力的香氣調性，營造出輕快愉悅的氛圍。精油可以消解太陽神經叢的情緒障礙，發展信念與直覺，消除猶豫、疑慮、黑暗的想法，並且將本我輪的能量引導到眉心輪。葡萄柚精油可以淨化並轉化心智體層面的阻礙及限制的記憶，就像是精微體的洗滌劑一樣，因此星光體就不會積存破壞性的情緒。心智中的「壞習慣」就像是硬碟裡的舊

資料，雖沒被留意但一直都存在、沒有被清理；我們可以將葡萄柚比喻成電腦中的刪除鍵，刪除既不具建設性也不能引發靈感的心智習慣，而這些習慣會導致心靈的僵化，以及面對改變時的抗拒。當心智的游移狀態得到協調，決策也會變得直觀。

當您因為不敢冒險或改變情況而停滯不前時，葡萄柚可以為您建立信心和勇氣。您不需太多思考就能行動，洞察力已經不再依賴於對安全感的需求，變得更直覺，能夠超越原本的信念。停滯和對安全感的過度需求，可能會使肝臟和淋巴系統充血堵塞，在這種情況下，葡萄柚精油會很有幫助。

功效與適應症

- 空氣淨化：氣氛沉重，空氣污濁，康復期。
- 抗菌，驅脹氣，利膽，淨化，助消化，開胃，收斂，利尿，幫助瘦身，緩解肝和胰腺充血：肝和胰腺充血，水腫，體液積存，消化緩慢，代謝失調，糖尿病，三酸甘油酯過高，肥胖症，腸道發炎和感染，食慾不振，尿酸。
- 活化淋巴循環，引流，溶解結石：淋巴疲勞，橘皮組織，腎結石，膽結石。
- 使人愉悅，抗焦慮，平息喋喋不休的思緒，滋補神經：情緒和精神的停滯，精神錯亂，對傳統和集體思想的過度依戀，萎靡，神經疲勞，壓力。
- 消炎，止痛，抗菌，淨化：肌肉疼痛，肌肉僵硬，關節炎，痛風。

建議

當腦子轉不停、思維過度活躍、不斷猶豫時：

- 擴香葡萄柚精油，並不時嗅聞精油瓶。
- 飯前口服 1 茶匙橄欖油加入 1 滴葡萄柚精油，或把它們加在麵包上食用。

廣藿香 –*Pogostemon cablin*– 精油

「讓人自然生起敬畏景仰，無須強迫，是謂超凡魅力。」

佛杭蘇瓦·普魯斯特 (François Proust)

植物分類 **脣形科**	**精油氣味**
萃取部位 **葉片**	泥土味、木質味、綠色調、穿透性、煙燻味
主要產地 **緬甸、馬來西亞、印尼、菲律賓**	**能量中心**
芳香分子	第一脈輪 – 基底輪、第四脈輪 – 心輪
	注意事項 耐受性良好 (請見 19 ~ 20 頁)

芳香分子

倍半萜烯：α- 與 β- 癒瘡木烯、α- 與 β- 布藜烯、α-,β- 與 γ- 廣藿香烯、β- 欖香烯

倍半萜醇：廣藿香醇、刺蕊草醇、布藜醇、癒瘡木醇

單萜烯：α- 松油萜

這種生長在熱帶的脣形科植物，帶有芳香，高度可以超過 1 公尺，葉片寬闊有絨毛，莖呈四方形，果實是細小的黑色堅果。

歷史與神話

在印度，婆羅門種姓的女性會用廣藿香做成色料在身上繪圖，在手臂上畫出細緻的線條，並且在第三隻眼之處畫點，用來作為印度教高級種姓的標誌；儀式上用廣藿香在女性身上畫的圖案，表示她們準備好生育下一代。印度男女會用廣藿香按摩腳部，用來預防真菌感染，同時也用來按摩頭皮，刺激頭髮生長。現今的亞洲，廣藿香仍然被用在消炎、抗菌以及催情。亞洲的絲綢和喀什米爾羊毛商人，在布料之間放乾燥的廣藿香葉片，防止在運送過程中被蛀蟲蛀咬布料。廣藿香常與嬉皮文化連結，它的香味在被認為是「性革命」的 60 年代風靡了全世界。

實際應用與體驗

廣藿香是印度的香氣，也是 1968 年那一整個世代、花童及嬉皮們的代表香氣。一般看法很兩極，不是喜歡就是討厭。它為性感香水增添感性和神祕的異國風味，喚醒想像力。它也是促進靜脈淋巴循環、保養皮膚、對抗橘皮組織的絕佳配方。

見證：

「有一次我跟以前的體操夥伴（青少年時期的朋友們）聚會時，我們決定穿上青春時代的衣服，也就是所謂的『權力歸花兒（Flower power）』時期，但是缺了點什麼，我們那個年代最愛的香水：廣藿香。灑上精油的那一刻，馬上就找回那個年代的氣氛，所有人都變得超級放鬆。小插曲：25 年前就不喜歡這個香味的人，今天也沒有比較喜歡它，而且看起來也比其他人更加墨守成規。」

廣藿香可以表現出個性及自我，化解緊繃，有助於「放手」。它激發超越極限的慾望，不管是內心還是外在，也可以吸引物質的顯現，實現目標及夢想；可以說廣藿香能在匱乏的時期，幫助我們獲得豐饒物質。它鼓勵您走特殊的道路，喚醒感官及幻想。木質和麝香的氣味，讓您扎根、深入物質，而產生採取行動所需要的能量。它能消除因為求生存而產生的恐懼、害怕匱乏或生病，並加強活力。您將能夠擺脫頭腦理智的控制，並感覺到身體各種感官知覺。這個性感又神聖的精油，將基底輪與心輪校準對齊，連接身體與靈魂。

當您太專注於自己的想法，對於安全感的過度需求，廣藿香就是解藥，它可以安撫並幫助扎根。它的氣味可以超越內在或外在的限制，喚醒內在力量，挑戰您重新認識這個世界的美麗並體驗感性生活的能力。

- 緩解靜脈和淋巴充血：心血管疾病，內痔和外痔，靜脈曲張，橘皮組織，水腫，玫瑰痤瘡。
- 消炎，抗菌，緊緻肌膚，皮膚的再生、癒合、抗真菌：皮膚病，痤瘡，濕疹，皺紋，皮膚乾燥，皮膚缺氧，掉髮，膿皰，皮膚過敏，真菌感染，疤痕。
- 刺激性慾：性冷感，陽痿，性慾降低，缺乏性趣。
- 抗菌，消炎：腸道感染，膀胱炎，前列腺炎。
- 抗憂鬱，滋補神經：神經衰弱，壓力，精神躁動不安，對於安全感的過度需求。
- 殺蟲，抗塵蟎：塵蟎、蚊子、跳蚤。

早晨用 1 滴廣藿香精油按摩鼻翼（阿育吠陀認為鼻翼有如眼鏡蛇的眼），可以化解存在的恐懼以及與此有關的沮喪感。

若您對安全感太執著、有許多的不敢做，或是心理限制了您與感性及創造力的連結：
- 將 10 毫升精油與 20 毫升荷荷芭油混合，每天按摩尾椎、大腿內側、腳底。
- 每天 3 次，閉眼嗅聞精油瓶，想像您是一棵樹，樹根從腳底延伸向下。

使用狀況建議

佛手柑葉 –*Citrus bergamia (leaves)*– 精油

「我們稱為幸福的東西在於和諧與寧靜，在於對目標的意識、對思想的積極、確信和堅定的取向，總之就是心靈的平靜。」

托馬斯‧曼（Thomas Mann）

萃取部位 葉片	精油氣味
主要產地 義大利、象牙海岸、巴拉圭	綠色調、清新、柑橘香、花香、微苦澀
芳香分子	能量中心
酯：乙酸沉香酯	第二脈輪－性輪、第四脈輪－心輪
單萜烯：檸檬烯	注意事項 耐受性良好（請見 19～20 頁）
單萜醇：沉香醇、α- 與 δ- 萜品醇、牻牛兒醇	
	植物描述，請見佛手柑。

歷史與神話

請見佛手柑。

實際應用與體驗

具有明顯的放鬆和抗焦慮效果。它是在動盪、壓力大的時刻，仍必須保持冷靜和頭腦清晰的最佳配方之一。

見證：

「我在公關公司當平面設計師，這個工作常常有很大的壓力，情緒也有不少起伏。每次我感到緊張、躁動不安、心悸、走進死胡同時，就會閉上眼睛聞一聞佛手柑葉精油，同時用 1 滴精油摩擦手腕。效果是立即的，我馬上就平靜下來，而且也可以集中精神了。」

心理情緒和能量適用情境

平緩神經系統和精神躁動不安的最佳精油，它可以讓精神平和、清晰、煥新感官，並緩解混亂、焦慮、精神疲勞和憂鬱沮喪。在冥想前使用，可以緩和負面情緒例如憤怒、恐懼、悲傷。

當您無法喘息，為心律不整所苦，或者當您迷失方向，特別易感時，它可以提供珍貴的幫助。佛手柑葉能強效抗壓力，同時具有促進消化的特性，特別是在心身性的問題

上。它促進性輪再生，並建立與心輪的連結。在與性有關的創傷和痛苦麻痺了心，而使得您失去連結，無法感受到愛與恨時，這個迷人的香氣可以喚醒您的感性，有益您的感受，並且幫助您再度與周圍的人連結。

功效與適應症

- 滋補神經，安定，抗憂鬱，鎮靜：精神躁動不安，失眠，神經質，神經衰弱，偏執或強迫的態度，精神病，情緒和精神冷漠。
- 緩解充血，抗菌，消炎，抗痙攣，止痛，抗葡萄球菌：皮膚病，癬，瘙癢，傷口。
- 抗菌，助消化，驅脹氣：食慾不振，腹脹，痙攣性結腸炎，胃酸過多，神經性結腸炎。
- 強心，平衡心血管功能：高血壓，心律不整，痔瘡，靜脈曲張。
- 放鬆，消炎，抗痙攣：肌肉痙攣，肌肉痠痛，肌肉和關節疼痛。

建議

　　每個小時用幾滴精油摩擦手腕和後膝窩後，可以激發創造力，加強精神集中並緩解壓力。

　　若對事物無感、斷開連結，過往的創傷將心封閉：

佛手柑葉 *Citrus bergamia* (*leaves*)	精油 7.0 毫升／ 140 滴
廣藿香 *Pogostemon cablin*	精油 0.5 毫升／ 10 滴
檀香 *Santalum album*	精油 0.5 毫升／ 10 滴
大馬士革玫瑰 *Rosa damascena*	精油 0.5 毫升／ 10 滴
天竺葵 *Pelargonium asperum*	精油 1.0 毫升／ 20 滴
小花茉莉 *Jasminum sambac*	原精 0.5 毫升／ 10 滴

- 每天用此複方精油當作香水（塗在手腕、耳後）。
- 每天 3 次，閉眼嗅聞精油瓶、持續 2 分鐘，將意識放在心臟部位。
- 睡前在恥骨處、心臟和人中部位塗抹 2 到 3 滴複方精油。

使用狀況建議
　　　與壓力有關的腹痛：343 頁
　　　感到身體與心靈受到玷污（暴力、性侵、亂倫等）：153 頁

苦橙葉 –*Citrus aurantium (leaves)*– 精油

「能感受到激情的人，就是能激發靈感。」

馬瑟·巴紐 (Marcel Pagnol)

萃取部位 葉片	能量中心
芳香分子	第二脈輪 – 性輪
酯：乙酸沉香酯、乙酸牻牛兒酯 單萜醇：沉香醇、牻牛兒醇、橙花醇、α- 萜品醇	注意事項 耐受性良好 (請見 19 ~ 20 頁)
精油氣味	植物描述，請見橙花。
綠色調、清新、柑橘香、花香、微苦澀	

歷史與神話

請見橙花。

實際應用與體驗

鎮靜和平衡的效果卓越，香氣很受人喜愛，常常用在香水或按摩油當中。

見證：

「我非常喜歡苦橙葉精油，只要滴幾滴在枕頭上就可以安眠，在日霜中加 1 滴就讓我有好心情，壓力時期在手腕塗幾滴可以讓我平靜。它精緻的香氣可以代替香水，是我的最愛。」

心理情緒和能量適用情境

嗅聞苦橙葉精油可以直接與性輪連接，因此喚醒生理意識，安定神經。儘管它有助於放鬆，卻也可以加強注意力集中並使頭腦清晰。它使人安心，驅散孤寂與隔離的感覺。這個細緻的香氣，可以吸引心靈、安撫神經、消除負面能量、防止焦躁不安，並使自己擺脫憤怒。使用它讓您得以保持靈活性和開放性，擺脫了偏執或強迫的態度，並在人際關係層次上保持穩定。它可以擴展並淨化性輪。

功效與適應症

· 一般性滋補，調節心跳，抗痙攣：心跳過速，心律不整，高血壓，胸口壓迫感。

- 止痛，消炎，抗痙攣：肌肉痙攣和疼痛，風濕症，關節痛（尤其是心身狀況所引起的）。
- 助消化：胃痛，結腸炎，胃酸問題，結腸痙攣。
- 抗菌，抗病毒，抗真菌，抗痙攣，止痛，消炎：痤瘡，皮膚病，傷口，濕疹，苔癬病。
- 抗憂鬱，鎮靜，安定，強效平衡神經：心理情緒失調，偏執或強迫的態度，壓力，神經質，焦躁不安，恐懼，躁動不安，睡眠障礙，憂鬱。

使用狀況建議	

檸檬葉 –*Citrus limonum (leaves)*– 精油

「我以為我已經經歷了愛情的痛苦，但難以言喻的折磨是我與所愛的人分離，永遠分離。」

皮耶‧修德洛‧德拉克洛 (Pierre Choderlos de Laclos)

萃取部位 葉片	精油氣味
主要產地 地中海地區、阿根廷、美國	檸檬味、果香、清新、柑橘香、花香
芳香分子	能量中心
醛：牻牛兒醛、橙花醛	第三脈輪 – 本我輪
單萜烯：檸檬烯	注意事項 耐受性良好 (請見 19 ~ 20 頁)
酯：乙酸橙花酯、乙酸牻牛兒酯	
倍半萜烯：β- 丁香油烴	植物描述，請見檸檬。

歷史與神話

請見檸檬。

實際應用與體驗

檸檬葉精油能強力消炎止痛，而且香氣非常宜人，在治療與神經緊張有關的背痛或偏頭痛時特別有效。

見證：

「當我背痛或是受不了某些事時，神經緊繃，感覺員工都不支持我時，會透過皮膚吸收、嗅聞並口服檸檬葉精油。檸檬葉精油可以安慰我，讓我更能對抗壓力。」

心理情緒和能量適用情境

它的氣味可以激勵、振奮並使人愉快。當情緒低落的時候，檸檬葉精油能給予勇氣，幫助更有邏輯地面對事情。它能平衡太陽神經叢，傳達出受保護的感覺，同時使人放鬆並提升活力，特別適合用來按摩。它驅散害怕與恐懼症，幫助人們意識到自我中心和悲觀的態度，找回勇氣，在因為需要認可而受苦、挫敗感、易受刺激時提供幫助。這精油能消解太陽神經叢的阻礙，幫助再生及「消化」，整合知識和經驗。

功效與適應症

- 滋補神經：缺乏精神和動力，憂鬱，慢性疲勞，精疲力竭，自我中心，悲觀，失去勇氣。

- 緩解靜脈和淋巴充血：靜脈和淋巴瘀滯，橘皮組織，靜脈曲張，痔瘡。
- 抗痙攣，強力消炎，止痛：風濕症，肌肉和關節疼痛，腰背疼痛，坐骨神經痛，偏頭痛。
- 抗病毒，抗菌，抗真菌，提振免疫：流感，免疫力衰弱，呼吸道感染。
- 緩解肝和胰腺充血，助消化：神經性消化問題，肝和胰腺充血，肝、腎和腸絞痛，糖尿病，膽固醇問題。

建議

　　若您的心理機制出現停滯不前，時常覺得沒有人支持您的計畫和行動，覺得「受夠了」；請在起床時、中午及就寢時進行以下練習，直到您感覺改善為止：
- 用幾滴檸檬葉精油按摩太陽神經叢部位、腿部內側、腳的大拇趾。
- 然後閉眼嗅聞精油瓶、持續 2 分鐘，將意識放在太陽神經叢部位。
- 重複說 9 次「整合」（*INTÉGRER*）。

　　當您覺得不被了解時，請放鬆自己：
- 在手心滴幾滴檸檬葉精油，將手放在臉部前方，深深呼吸；然後將手彷彿握著球體般放在太陽神經叢部位前方，保持幾分鐘不動，均勻呼吸。

使用狀況建議

膽固醇問題：49 頁
肝絞痛，腎絞痛，腸絞痛：113 頁
難以找到自己定位安身於世，難以拒絕，缺乏毅力及鬥志，逃避衝突：115 頁

橘葉 –*Citrus reticulata (leaves)*– 精油

「*睡覺是一種死亡的方式，或者至少是死於現實，更好的說法是，現實的死亡。*」

達利 (Salvador Dali)

萃取部位 葉片

主要產地 義大利、美國

芳香分子

酯：鄰氨基苯甲酸甲酯、乙酸沉香酯

單萜烯：γ- 萜品烯、α- 與 β- 松油萜、α- 側柏烯、檸檬烯

精油氣味

清新、綠色調、柑橘香、花香、微苦澀

能量中心

第二脈輪 – 性輪

注意事項 耐受性良好（請見 19 ~ 20 頁）

植物描述，請見紅橘。

歷史與神話

請見紅橘。

實際應用與體驗

它獨特又複雜的酯類成分，使得這個精油大概是在芳香療法中最有安定和鎮靜效果的精油之一，無疑也是所有柑橘類葉片精油中最建議失眠者使用的。

見證：

「根據阿育吠陀醫師的意見，我的瓦塔（Vata）很高。從青春期開始我就有睡眠障礙，而作為一個跨國企業公關部門的主管，讓我時常需要旅行，這使得問題更為嚴重。在試了不少安眠藥也領教了副作用之後，我轉向自然療法，一些自然療法藥方有點用，有時候會有一陣子有效，然後效果就慢慢減弱，有些則可以讓我睡得更沉，但是仍然難以入眠等等。阿育吠陀的飲食和療法、瑜伽及冥想對我有很大的幫助，在我 40 歲的現在，比以前任何時期睡得都好，然而出差仍然是個挑戰，橘葉精油在一次長途飛行中讓我非常驚豔。平時我在飛機上會看一部接一部的電影來消磨時間，因為覺得根本不可能睡得著，然而在口服了 1 滴橘葉精油，並且用來摩擦手腕之後，我在第一部電影開始時就睡著了，當機長宣布要抵達時才醒來。從此之後，我就把它放在床頭櫃上，並且隨身攜帶，當我需要的時候它的效果總是非常到位。」

　　與紅橘精油是完美的互補，橘葉精油讓人更活潑，發自內心的微笑，提振的同時又能舒緩，讓您能消化並支持生活的氣息。當您被憂傷和過往不好的經驗羈絆，難以用熱情信任的心情接受新情況和新人物時，它可以增強信心，淨化心智體，讓情緒不受到過往經驗的拖累。它極其鎮靜的效果幫助您意識到，您是自己生命表現的唯一負責人，無論童年經驗有多痛苦，都不能拿來作為今日沒有善待自己或善待他人的理由。它的氣味邀請您探索自己破壞性情緒機制的真正源頭，並且創造正向能量，讓人樂觀，淨化並再生性輪。

功效與適應症

- 鎮靜，抗焦慮，抗憂鬱，調和心律：失眠，躁動不安，焦慮，壓力，過勞，憤怒，易受刺激，心律不整，精神衰弱，神經衰弱，知覺被過去的不良經歷所扭曲。
- 助消化：神經性消化問題，便祕，腹痛。
- 消炎，抗菌，抗痙攣：神經性咳嗽，哮喘，神經性肌肉痙攣，韌帶發炎，關節炎，風濕症，經前症候群。
- 皮膚再生：痤瘡，皮膚受刺激，出汗過多。

建議

　　若有報復、憤怒、內疚、罪惡感、失望的感受，為不幸而譴責自己或他人，無法原諒：
- 請採冥想坐姿。
- 保持與破壞性情緒共處 3 分鐘，不要逃避，僅僅觀察，例如尋找理由、藉口等等的心理活動，都只觀察而不逃不批判。
- 然後用幾滴精油按摩手腕、眉毛、第三隻眼部位。閉眼嗅聞精油瓶、持續 2 分鐘。
- 繼續觀察您的思緒 10 分鐘。也許突然出現了最根本的情緒，也可能是一個被掩蓋的恐懼，這些過程讓您可以找出痛苦的根源。繼續觀察。

使用狀況建議 │ 失眠，睡眠障礙：203 頁

歐洲赤松 –*Pinus sylvestris*– 精油／純露

「請賦予我堅強的力量去忍受無法改變的事物，並有勇氣去改變那些可改變的事物，同時也請賜予我能區分這兩者的智慧。」

馬可‧奧理略（ Marc Aurèle ）

植物分類 松科	**能量中心**
萃取部位 針葉	第四脈輪 – 心輪
主要產地 德國、保加利亞、法國、俄羅斯	**注意事項** 耐受性良好（請見 19 ～ 20 頁）
芳香分子	
單萜烯：α- 與 β- 松油萜、檸檬烯、月桂烯	這種針葉樹可以高達 40 公尺，偏好寒冷氣候，無法忍受熱帶氣候，它可以忍受極大的溫差，從極寒的氣候到地中海地區的溫和氣候，都可以看到它們的存在。可由極長的針葉辨認出來。
精油氣味	
綠色調、清新、木質味、香脂味	
純露氣味	
甜、清新	

歷史與神話

老普林尼曾寫下：「松樹是非常值得注意的樹種，松樹上的松果，同時間會有一顆成熟的、一顆隔年才會成熟的，以及一顆後年才會成熟的，沒有其他的樹是這樣地奢華；就在我們採集一顆松果同一個月當中，另一顆松果則逐漸成熟，它們成熟的時期分布得如此規律，我們可以在一整年當中，每個月都採集到一顆松果。」希波克拉底（Hippocrate）建議用松樹來治療呼吸系統疾病，聖赫德嘉‧馮‧賓根說松樹具有很強的力量：「它淨化胸部，使情緒和體液轉化為流動順暢」。

希臘神話傳說牧羊人阿提斯（Attis）愛上了自然與豐饒女神西布莉（Cybele），但後來阿提斯卻對她不忠，西布莉盛怒下把阿提斯打到發瘋了，以致阿提斯閹割了自己然後被變成松樹。自此之後，松樹在很多文化中都被視為生育能力及性能力的象徵，同時也象徵著死亡和復活的能量。在亞洲，特別是在中國和日本，松樹的長青外觀讓它成為不朽的象徵。

實際應用與體驗

與大部分針葉樹精油及純露一樣，歐洲赤松對於緩解呼吸道充血阻塞、舒緩肌肉和關節疼痛都很有效。不過與其他同類型精油相比，它更有溫暖的效果。

見證：

「我很愛歐洲赤松的清新又使精神振奮的香氣，當我在調配冬日複方油的時候，它能使我回想起地中海的夏季。」

心理情緒和能量適用情境

當您很疲憊，缺乏清晰思緒時，歐洲赤松可以提振身體活力，提神醒腦。在絕望的時刻、缺乏勇氣去行動、缺乏自信或者過勞的情況下，這個森林的氣味讓人彷彿插上「羽翼」，可以振翅高飛、付諸行動。在壓力及工作過度的時候，歐洲赤松讓人保持樂觀和正面態度。它支援並加強心輪，讓您能恢復得更快，消耗得更少，增強抗壓性以及回應挑戰的能力。

歐洲赤松有助在內心深處汲取勇氣與信心，並且讓您看到展開在自己面前的不同可能性。

功效與適應症

- 一般性滋補，激勵交感神經系統，提升血壓，增強活力：全身乏力，注意力不集中，神經上的精疲力竭，過勞，冬季憂鬱，憂鬱，缺乏人際交往能力，懷疑和不信任，缺乏動力，麻木遲鈍，低血壓，壓力。
- 祛痰，消解黏液，消炎，抗菌，提振免疫和調節免疫：支氣管炎，鼻竇炎，咳嗽，喉炎，流感，流行病。
- 消炎，止痛，使皮膚溫熱發紅而緩解疼痛，類可體松，緩解淋巴和靜脈充血，緩解子宮卵巢充血：風濕症，坐骨神經痛，腰痛，肌肉痙攣，肌腱炎，肌肉痠痛，經痛，骨盆腔充血，前列腺充血。
- 收斂，抗菌，消炎，淨化：濕疹，皮膚病，乾癬，膚色暗沉，微循環不良，皮膚寄生蟲病。
- 激勵甲狀腺和腎上腺：甲狀腺功能低下，缺乏活力，疲勞，代謝功能衰弱。

建議

當您缺乏精力和毅力時，喝 1 公升水加 2 湯匙純露，不時嗅聞精油瓶，並用幾滴精油按摩腎上腺部位。

使用狀況建議

黑胡椒 –*Piper nigrum*– 精油

「你想知道自己是誰嗎？不要問！直接行動！你的身份由你的行動來定義，會讓你從人群中脫穎而出。」

湯瑪斯・傑佛遜（Thomas Jefferson）

植物分類 胡椒科	能量中心
萃取部位 果實	第一脈輪 – 基底輪、第三脈輪 – 本我輪
主要產地 馬達加斯加、印度	注意事項 純精油對皮膚有輕微刺激性（請見 19 ~ 20 頁）
芳香分子	
單萜烯：α- 與 β- 松油萜、檸檬烯、δ3- 蒈烯 倍半萜烯：β- 丁香油烴、δ- 欖香烯	這個世界知名的香料是來自馬拉巴爾海岸的藤本植物，長度可達數十公尺；每個節都有 3 個根帶，堅實地扎入苔蘚及樹幹中，吸取植物所需的養分。
精油氣味	
辛香味、木質味、胡椒味	

歷史與神話

　　黑胡椒是自古以來就知名的香料之一，在希臘藥典中已有記載，當時被認為是一種非常珍貴的產品，是自然直率和勇氣的象徵。第一種傳入西方的胡椒在今天已經沒那麼有名了，是一種「長」胡椒（*Piper longum*），與黑胡椒同樣為胡椒科胡椒屬，不過味道比黑胡椒或白胡椒更濃烈，現今主要在印度栽種。據說第一個接觸到胡椒的西方人是亞歷山大大帝（Alexandre le Grand），西元前 326 年，他進軍到旁遮普地區時，有可能就嘗了這種長胡椒，梵文名稱叫做蓽拔（pipali）；這個梵文發音對波斯人來說是較困難的，被唸成 pipari，這個字後來很快地就變成許多其他胡椒品種的名稱。

　　阿育吠陀療法中，黑胡椒和長胡椒都被用來刺激消化系統，淨化呼吸道，排除毒素（Ama）。也被視為是肺部和卡法（Kapha）的回春藥（Rasayanas）。在其他記載中，也用來溫暖生殖器官，當作春藥。黑胡椒和蜂蜜的配方組合相當常見，用來強化泌尿生殖道和呼吸道。阿育吠陀有一個知名的藥方 Trikatu，混合了薑和這兩種胡椒，對於激勵消化之火（Agni）非常有效。

實際應用與體驗

　　具有溫暖、活化、消炎的特性，讓黑胡椒精油成為運動配方中的絕佳成分，可用於運動前準備或運動後按摩。同時它也被證實有助消化功能，特別是對乳製品不耐受的人。

見證：

「我時常觀察到那些忽視自己憤怒狀態的人們，使用它將能夠意識到自己的情緒，之後發展出傾聽及接受周遭評論的能力。我建議用幾滴黑胡椒精油塗抹在腳底、心臟、鎖骨下方。」

心理情緒和能量適用情境

黑胡椒精油可以啟動並再生第一脈輪，並將其與第三脈輪連結，淨化並創造出採取行動需要的能量。當您在靈性上成長時，有可能在某些時刻會面對更多來自過去的憤怒與挫敗感，而這些強烈的情緒將向您傳達對於自身發展的重要訊息。黑胡椒的氣味幫助您更能理解這些情緒，進而轉化它們，變得更有彈性。

當您憤怒或是沮喪的時候，這種溫暖又辛香的氣味可以幫助您釋放破壞性情緒，因而消解與之相連的阻塞。黑胡椒鼓勵您面對自己的情緒，更了解自己的基本運作機制，這樣您就知道如何反應並且轉化這些阻礙。總之，這是一個當您覺得準備好要成長時使用的精油。

功效與適應症

· 止痛，消炎，溫暖：肌肉疼痛，肌肉痠痛，牙痛，風濕症，背痛，運動的準備和恢復，痛風，關節炎，骨關節炎。

· 助消化，促進食慾，激勵肝胰功能，驅脹氣，降低尿酸，淨化，胃部消炎，促進發汗，利尿，激勵新陳代謝：乳製品消化困難，消化不良，肝膽和胰腺功能不足，糖尿病，膽固醇問題，噁心，嘔吐，超重，出汗少，水腫。

· 祛痰，解熱退燒，稀釋血液：支氣管炎，鼻炎，喉炎，發燒。

· 緩解淋巴和靜脈充血：橘皮組織，靜脈曲張，痔瘡，玫瑰痤瘡。

· 刺激性慾，一般性滋補：性、神經和精神的虛弱，精疲力竭，性無力，眩暈和虛弱狀態，慢性疲勞，過勞，憤怒，不耐煩，易受刺激，無法看清自身的運行機制。

建議

若您被惹惱了，請用 2 湯匙植物油混合 8 滴黑胡椒精油，按摩腳踝、心臟部位、脊椎的底部、鎖骨，用來解放能量，重拾樂觀。

　　若您的情緒易受刺激，並且被憤怒淹沒，請用幾滴黑胡椒精油按摩心臟部位，並閉眼嗅聞精油瓶、持續 2 分鐘。

　　若您在心中反覆躊躇，並且害怕受到拒絕，計畫在腦中因為翻來覆去及恐懼而變得模糊，請嗅聞精油瓶並且心中默唸 6 次「行動」（*AGIR*）。一天中至少重複 6 回合，連續 6 天。

　　若您很難消化乳製品，請在食用乳製品之前，將 2 滴精油加入 1 茶匙橄欖油中口服。

使用狀況建議	食慾不振：74 頁 腰痛，坐骨神經痛，下背部疼痛：52 頁 喚醒女性情慾：97 頁 喚醒男性情慾：96 頁 記憶力和專注力衰退：116 頁 生命能量普拉納 / 氣：152 頁 有助扎根的環境及氣場噴霧：55 頁

加拿大鐵杉 –*Tsuga canadensis*– 精油

「遠離其他人，只與愛人相守。儘管你的火焰正在點燃世界，灰燼相伴則導致火的死亡。」

魯米（Djalâl-od-Dîn Rûmî）

植物分類 **松科**	精油氣味
萃取部位 **葉片**	香脂味、甜、萜烯類氣味
主要產地 **加拿大**	能量中心
芳香分子	第四脈輪 – 心輪
	注意事項 **耐受性良好（請見 19 ~ 20 頁）**
單萜烯：β- 松油萜、檸檬烯	
倍半萜烯：杜松烯	原生於北美的針葉樹，可高達 30 公尺。樹幹筆
酯：乙酸龍腦酯	直，直徑可以長到 1 公尺。根淺而廣，可以活到 800 歲。

歷史與神話

　　法文樹名 pruche 來自於以前稱呼雲杉屬樹木的用詞 prusse 或 pérusse；在原生地加拿大，人們有時也會稱它為 haricot，這字是與動詞 haricoter 有關，意思是「切成小塊」，或者是「小提琴」。這些不同的稱呼是因為加拿大鐵杉一直有很多不同的用途，切塊的木頭既可以拿來建房子、也可以拿來製作樂器。加拿大印地安人將它視為神奇樹木，每一族都有自己跟這種雄偉針葉樹相關的傳說；在很多傳說之中都提到加拿大鐵杉的靈性，以及拯救失落靈魂的能力，而這些靈魂看不見生命的美好。它也是幫助克服冬季憂鬱的象徵。人們常在儀式中焚燒其毬果和針葉，用以祈求改變天氣、驅離惡夢、平撫心靈。加拿大印地安人拿它來治療所有與寒冷有關的疾病。據說它可以在針葉中保存夏日的熱氣，在冬天散發。它的長壽也使它成為不朽的象徵。最後，有些部落認為加拿大鐵杉可以教導我們熱愛生命。

實際應用與體驗

　　如果您喜歡針葉樹香氣，那麼加拿大鐵杉就可以吸引您。它令人樂觀開放，使呼吸道暢通和減緩充血。這個精油也有心理情緒上的重要功能，特別是關於克服一些破壞性習慣，例如成癮症。

見證：

「我的伴侶常常指控我過量飲酒，但我根本聽不進去，直到她離開我那一天，我完全崩潰了。我意識到自己真的需要幫助，所以去見了一位治療師，發誓再也不碰酒精，而幫助我保持狀態的最佳朋友就是加拿大鐵杉。一旦我覺得有點脆弱、容易動搖、瀕臨放棄，或是當我覺得悲觀、黑暗的時刻，我就會嗅聞精油瓶，每天早上用幾滴精油來按摩心臟部位以及手臂內側。我就這樣用了很多瓶加拿大鐵杉精油，直到有一天早上醒來時覺得我好了。即使已經不需要了，它仍然是我最喜歡的氣味之一。」

心理情緒和能量適用情境

加拿大鐵杉幫助您擁抱生命的每一個面向。它開啟心輪，淨化並再生精微體，在生理及能量上強化免疫系統。它提升心靈、喚醒愛，並且讓您與流言蜚語、人際混亂以及評判等等保持距離。這種清新且令人振奮的香味，有助於專注在美麗良善的事物，以及專注在做些能讓世界變得更美好的事物，讓您有足夠的力量超越表象。

當您想要脫離壞習慣，擺脫任何沒有存在理由、或一切對維持生命無益的事物，例如一份工作、一段關係、一棟您曾經喜愛但是情況已經改變了的房子、或一種成癮；這時加拿大鐵杉能幫助您看清，總有更重要的東西等著您，新的層次有待發掘，而過渡時期常常是成長與演變的同義詞，甚至代表著癒療。戒斷成癮症而產生壓力時，它可以陪伴您，保持情緒的平衡。

最後，加拿大鐵杉可以解碼心靈訊息，讓思緒清晰，並在您難以給出愛的時候，啟發您的反應機制，在心靈深處感受強烈情感。它的香氣彷彿以白光包圍著您、保護您，驅散各種形式表現出來的惡魔：成癮症、作惡夢、負面思想、仇恨、恐懼、憤世嫉俗…等等。

功效與適應症

- 呼吸道抗菌，消解黏液，袪痰，抗痙攣：支氣管炎，痙攣性咳嗽，流感，痙攣症，鼻炎，鼻竇炎。
- 止痛，消炎，抗菌，淨化：濕疹，真菌感染，乾癬，風濕症，膚色暗沉。
- 一般性滋補，抗憂鬱，平衡情緒和神經，鎮靜：成癮，焦躁不安，缺乏自信，冬季憂鬱，情緒激動，神經質，悲觀，偏執或強迫的態度，難以放手，變化和過渡期，悲傷，恐懼。

- 提振免疫：康復期，流行病，免疫力衰弱，疲勞。
- 緩解靜脈和淋巴充血：橘皮組織，玫瑰痤瘡，痔瘡，靜脈曲張。

建議

在充滿壓力的一天過後，可以在泡澡水中加入一把海鹽和 8 滴精油。

在流行病盛行期間或是疲勞時，在沐浴乳中加 3 到 4 滴精油，也在空間中擴香精油，並且塗抹在手肘內側摩擦。

若您無法改變一些習慣、情況，或無法放手讓某人離開：
- 將植物油、加拿大鐵杉精油以 1：1 的比例混和。
- 用幾滴混合油塗抹在太陽神經叢、太陽穴、心臟、腳踝部位，並進行摩擦。
- 採冥想坐姿，閉眼嗅聞精油瓶、持續 2 分鐘。
- 閉眼保持靜默 11 分鐘，觀察自己的思緒和情感，不要評價也不要判斷。
- 每天重複以上步驟，直到您覺得好過一些，解放出來為止。

使用狀況建議	打擊受創引起的皮膚病、蕁麻疹、濕疹：158 頁
	下顎疼痛或緊繃、夜間磨牙：177 頁
	無法感受到愛、同理心和同情心：151 頁
	偏頭痛，頭痛，眼睛疲勞：200 頁
	生命能量普拉納 / 氣：152 頁
	感到身體與心靈受到玷污（暴力、性侵、亂倫等）：153 頁

桉油醇樟 –*Cinnamomum camphora ct. cineole*– 精油／純露

「偉大的靈魂有意志，虛弱的靈魂只有慾望。」

中國諺語

植物分類 **樟科**	純露氣味
萃取部位 **葉片**	微苦澀、略帶薄荷味
主要產地 **馬達加斯加**	能量中心
芳香分子	第六脈輪 – 眉心輪
氧化物：1,8- 桉油醇	注意事項 耐受性良好（請見 19 ～ 20 頁）
單萜烯：檜烯、α- 與 β- 松油萜	
倍半萜烯：丁香油烴	這種樹可達 15 到 25 公尺高。葉片互生，葉緣
精油氣味	平整、革質且終年常綠，可能會有蟲室，葉片呈
綠色調、清新、樟腦味、讓人聯想到尤加利的氣味	橢圓形，大約 10 公分長，搓揉時會散發出強烈的樟腦味。厚實的綠色花梗、帶著肉質球形果實，果實一開始為深藍色，成熟時轉成黑色。

歷史與神話

　　原產於馬達加斯加，馬達加斯加語名稱叫 Ravintsara，ravina 意思是葉片，而 tsara 的意思是美好。然而，馬達加斯加人販賣的許多藥草都叫這個名字，所以在芳香療法初期的先驅們給了它一個「錯誤」的學名。本篇介紹的桉油醇樟精油是一種樟樹，所以保留了樟樹的原始學名（*Cinnamomum camphora* 或 *Camphora officinarum*），以避免產生許多的混淆，因為在許多著作當中都把它稱為芳香羅文莎葉（*Ravensara aromatica*），此即上述提到曾經有過的錯誤學名。也請注意，在這種情況下，必須將它的主要成分 1,8- 桉油醇也考慮進來，所以桉油醇樟的學名是在樟樹的學名、再加註了主成分。

實際應用與體驗

　　桉油醇樟精油被認為是最強效的抗病毒配方之一。在帶狀皰疹的情況下，芳療師必定會將此開在配方當中，因為效果非常顯著；當然，它也是用來對抗所有病毒性疾病，像是流感或是皰疹。

見證：

　　「我用三分之一的桉油醇樟精油、與三分之二的瓊崖海棠油混合，成功治癒了帶狀皰疹。每天數次，塗抹在冒出來的紅疹上，8 天之後所有症狀就全部消失了。」

「當我被工作淹沒、無法清晰思考時，喝 1 杯溫熱水加入 1 茶匙的桉油醇樟純露，內心可以獲得立即的平靜。」

心理情緒和能量適用情境

桉油醇樟可以啟動第三隻眼，並打開潛意識之門。它的香氣喚醒隱蔽的記憶和祖先的記憶，幫助您意識到精神的機制、態度及信仰的最初源頭。痛苦有可能會阻礙深層的內省、解脫的意願以及信任，並且造成您相信自己的路充滿荊棘，疑惑也隨之而來。此時，這個溫暖的樟腦香氣可以平靜一切，讓您能保持距離，以便擁有更寬廣的視野，讓您能審視那些使您缺乏遠見的事物。

若將桉油醇樟和義大利永久花結合，您可以獲得與幼年時期相關的有趣啟示，之後才能將其消解。若是您懷有祕密，害怕被別人發現時，也建議您使用它。桉油醇樟可以打開無形維度的大門，幫助您解讀隱藏的知識。

功效與適應症

- 滋補精神，提升動力而不心煩，鎮靜：失眠，憂鬱，焦躁不安，躁動不安，缺乏遠見，缺乏目標，神經質，精神衰弱，神經衰弱。
- 抗感染，抗病毒，提振免疫，消解黏液，袪痰：流感，鼻炎，支氣管炎，鼻咽炎，肝炎，病毒性腸炎，皰疹，帶狀皰疹，水痘，單核白血球增多症，免疫力低下。
- 止痛，保持關節柔軟和靈活：骨關節炎，關節炎，肌肉痙攣。

建議

連續 40 天做以下練習，可以發掘深層自我，並且更有效運用自己的潛能：
- 就寢前 1 小時，喝 1 杯溫熱水加 1 茶匙純露。在臥室中用純露當成環境噴霧。
- 睡前，用 1 滴精油抹在頸部，1 滴抹在人中，1 滴抹在第三隻眼部位。然後說 9 次「啟示」（*RÉVÉLATION*），再說 9 次「光明」（*LUMIÈRE*）。
- 早晨用純露做氣場按摩。採冥想坐姿，嗅聞精油，將意識放在第三隻眼部位，並且觀察自己的思想與情緒。
- 若得到某些啟示，請在筆記本中記下，並且觀察周遭事物的演變。
- 40 天之後做一個總結，您是否意識到自己發展出能讓您躲藏在小我建立的形象之下的機制。

使用狀況建議

阿茲海默症，失智症：217 頁

支氣管炎，咳嗽：148 頁

免疫力衰弱：222 頁

唇皰疹：179 頁

生殖器皰疹：83 頁

水痘：314 頁

樟腦迷迭香 –*Rosmarinus officinalis ct. camphor*– 精油

「專注，是能創造出高手或超人的一種能力。」

維克多·波謝 (*Victor Pauchet*)

植物分類 唇形科
萃取部位 整株植物
主要產地 地中海沿岸

芳香分子

單萜酮：樟腦
單萜烯：α- 與 β- 松油萜、樟烯
單萜醇：龍腦、α- 萜品醇
氧化物：1,8- 桉油醇

精油氣味

清新、樟腦味、刺辣感

能量中心

第六脈輪 – 眉心輪
注意事項 神經毒性、可能造成流產（請見 19 ~ 20 頁）

多年生灌木，原生於地中海地區，特別是在石灰岩土壤、乾旱多岩石的灌木叢中，以野生狀態生長，但它也常被種植在院子裡。可以到達 1.5 公尺高，常綠的葉片、有點像針葉樹的針葉，花呈淺藍或紫色。

歷史與神話

　　在地中海周圍靠近海岸的地方常常可以看到，也許因為如此才有 *Rosmarinus* 這個名稱，可以翻譯成「海露」。在古代，埃及人、希臘人、羅馬人的慶典和儀式當中會使用迷迭香，因為它常象徵著先人的記憶。因此也使用在婚禮中以記住美好的時光，使用在葬禮中則用來緬懷逝者。希臘學生會在考試期間戴上迷迭香頭冠，用來加強記憶力。古埃及人將它擺在法老王的墓中，讓他們記住剛剛結束的一生。在中世紀，醫療建議用在肝炎、記憶力衰退及許多其他疾病上。

　　14 世紀的時候，匈牙利的伊莉莎白皇后發明了「匈牙利皇后水」，其配方是以迷迭香為主調；據她自己說，這個配方來自天使，因而讓迷迭香永世流傳。皇后患有痛風和風濕症，卻能在 72 歲高齡「重返青春」，而且還用迷迭香枝條和烈酒蒸餾成的愛情靈藥，引誘了波蘭國王。在某些歐洲宅第中，好幾個世紀裡，人們會贈送迷迭香枝條給客人，以表示友誼。人們持續讚揚它的醫藥功能，能助孕、強化肝臟、幫助消化、有益心理健康，而在地中海料理當中它也佔有一席之地。

實際應用與體驗

　　樟腦迷迭香精油是芳香療法中運動員用來熱身的經典配方。它對於神經和肌肉有重

要的作用，對肌肉痙攣、疼痛、緊繃、抽筋等等都非常有效。它可以提升活力，喚醒生命能量及好勝心。在空間中擴香，可以加強精神集中，並幫助提升記憶。

見證：

「當我在我的語言治療診所中擴香含有樟腦迷迭香的複方精油時，有閱讀障礙的孩子們進步得比較快，在整個療程中也更能集中注意力。」

心理情緒和能量適用情境

樟腦迷迭香強化心智體，幫助控制情緒，傳遞精神清晰度和內心的力量。它可以淨化氣場，加強自信，並幫助發覺能量的阻塞。它支援語言，讓人有更好的口語和文字表達能力。當您在學習並且需要大量記憶時，特別是在學習語言的時候，建議可以擴香樟腦迷迭香精油。它可以改善專注力，加強智力與分析力。

當您因為不被旁人認可而痛苦時，要去參加口試或者應徵一個新職位時，都可以使用樟腦迷迭香來增強自我的氣場（請參考後面的建議）。當精神疲累、心智不夠清晰、缺乏警覺性、對細節不再注意，而想要提神和增強精力時，請使用這個精油。它可以啟動第三隻眼，並且建立與太陽神經叢的連結。

功效與適應症

- 消解黏液，祛痰：支氣管炎，鼻炎，鼻竇炎，流感。
- 放鬆肌肉，消炎，止痛，使皮膚溫熱發紅而緩解疼痛：運動按摩，肌肉痠痛，肌肉痙攣，抽筋，緊繃，風濕症，落枕，神經痛，體育運動。
- 緩解靜脈和淋巴充血，血管擴張劑，提升血壓：腿部沉重，橘皮組織，靜脈曲張，玫瑰痤瘡，低血壓。
- 通經：閉經，經痛。
- 助消化，激勵肝胰功能，利尿，消脂：肝膽和胰腺功能不足，代謝症候群，肥胖症，肝硬化，膽固醇問題。
- 皮膚的再生、癒合、抗菌、收斂：濕疹，老繭，瘢痕疙瘩或蟹足腫。
- 滋補神經和大腦：記憶力和專注力衰退，心理和神經無力，精神疲勞，精疲力竭，內在衝突，神志不夠清明。

在口試或重要面試前來增強您的氣場，或者，您覺得缺乏旁人的認可時（對於學習有困難的兒童也適用）：

· 用 1 滴精油塗在右腳底，然後塗在左腳底，接著塗在右手腕內側，然後是左手腕內側、頸窩處、右耳後、左耳後。

準備考試、讀書與智力型工作：

· 每個小時，閉眼嗅聞精油瓶、持續 2 分鐘，將意識放在第三隻眼部位。

· 每日 3 次，用幾滴精油摩擦拇指和手腕。

· 在工作時擴香精油。

· 同時，每天喝 1 公升水加入 2 湯匙馬鞭草酮迷迭香純露。

使用狀況建議

記憶力和專注力衰退：116 頁

甲狀腺功能低下：187 頁

神志不夠清明：200 頁

肥胖症：124 頁

鼻竇炎：203 頁

孕期和哺乳期以外的妊娠紋（治療性）：160 頁

馬鞭草酮迷迭香 –*Rosmarinus officinalis ct. verbenone*– 精油／純露

「老化，本質上是記憶的運作。而正是這種記憶，使得人類更加有深度。」

夏爾‧佩吉 (*Charles Péguy*)

植物分類 脣形科	純露氣味
萃取部位 整株植物	清新，讓人聯想到新鮮的青草
主要產地 地中海沿岸	能量中心
芳香分子	第六脈輪 – 眉心輪
單萜酮：馬鞭草酮、樟腦	注意事項 精油與純露，神經毒性、可能造成流產（請見 19 ～ 20 頁）
單萜烯：α- 與 β- 松油萜、樟烯	
單萜醇：龍腦	
氧化物：1,8- 桉油醇	植物描述，請見樟腦迷迭香。
精油氣味	
清新、青本味、樟腦味、芳香	

歷史與神話

請見樟腦迷迭香。

實際應用與體驗

馬鞭草酮迷迭香精油與純露，都被認為是強效的肝膽解毒劑，在養肝的療法上是經典配方。它們有利膽汁排出，保護肝細胞不受自由基侵害，並有助肝細胞再生。在春天時進行排毒療程，可以確保不會有春睏的現象。

見證：

「當我參加個人成長課程時，冥想時常會睡著，所以我就決定在課堂中喝馬鞭草酮迷迭香純露。從此以後我就可以清晰地聽到每個字，而且直接深刻地印在腦海裡。」

「在化療之後，我的消化變得很脆弱。我用 5 毫升的馬鞭草酮迷迭香精油、5 毫升的摩洛哥堅果油混合，每天早上用幾滴這個複方油塗抹肝臟部位，並且喝 1 杯溫熱水加 1 茶匙馬鞭草酮迷迭香純露。然後，不僅消化狀況得到改善，同時也提升了專注力。」

馬鞭草酮迷迭香可以再生並淨化氣場。它可以喚醒精神之火（Buddhagni），在消化和轉化的過程中有清明作用，且加強專注。它能啟動細胞再生，幫助開啟內在能量之源。

在您想要找回力量，以及用最大動力重新展開時，這個植物是最佳選擇。它適用於心智疲倦以至於情緒跳躍、易受刺激、心情緊繃，或當一切都是針對個人且嚴肅對待時；馬鞭草酮迷迭香可以加強對自己能力的信心，幫助您以清晰正確的方式溝通，避免激動，也不會拘泥於成果。

它可以啟動第三隻眼，讓您的意見和言語變得更清晰，並且運用最佳判斷力、表現得體。它有助於進入潛意識，如此一來您可以更客觀與清明。

功效與適應症

- 再生和調節肝膽功能，保護肝臟不受自由基侵襲，淨化，促進膽汁排出：肝和胰腺功能不足，肝炎，肝硬化，膽固醇問題，消化困難，食物中毒。
- 緩解呼吸道充血阻塞，消解黏液，袪痰，抗感染：支氣管炎，耳炎，鼻炎，鼻竇炎，肺炎，咳嗽。
- 調節內分泌，調節經期，類黃體酮作用，激勵卵巢功能，調節甲狀腺：月經期過短，經血過多，更年期或更年期前的問題，陰道分泌物過多，內分泌問題導致體重增加，缺乏黃體酮。
- 癒合傷口，皮膚再生，抗菌：孕期以外的妊娠紋，疤痕，瘢痕疙瘩或蟹足腫，皮膚鬆弛。
- 調節和平衡情緒，滋補精神：焦躁不安，恐懼，易受刺激，智力疲勞，神經質，記憶力和專注力衰退。
- 強心，提升血壓：低血壓，動脈硬化，心律不整。

建議

對抗季節交替時的疲勞：
- 進行純露療程，每天喝 1 公升的溫熱水加入 2 湯匙純露。
- 不時嗅聞精油瓶。
- 將摩洛哥堅果油或橄欖油，加入等量的精油，每天 1 次，按摩肝臟部位。

鼻竇炎或鼻炎的狀況，用幾滴精油按摩鼻竇部位。

月經延期：
· 用馬鞭草酮迷迭香純露熱敷腹部。並且每天 1 至 3 次，喝 1 杯溫熱水加 1 茶匙純露。
· 用 1 湯匙植物油加 5 滴精油，按摩下腹部。

使用狀況建議

痤瘡：156 頁

膽固醇問題：49 頁

難以找到自己定位安身於世，難以拒絕，缺乏毅力及鬥志，逃避衝突：115 頁

子宮肌瘤（輔助治療）：81 頁

纖維肌痛症：224 頁

甲狀腺功能低下：187 頁

中毒：406 頁

寡尿：93 頁

肝臟問題：127 頁

鼻竇炎：203 頁

沼澤茶樹 –*Melaleuca ericifolia*– 精油

「人的自由就是純真。」

阿爾琴 (Alcuin)

植物分類 桃金孃科
萃取部位 葉片
主要產地 澳洲

芳香分子

單萜醇：沉香醇、α- 萜品醇
氧化物：1,8- 桉油醇、沉香醇氧化物
單萜烯：α- 與 β- 松油萜、檸檬烯、對傘花烴

精油氣味

花香、清新、玫瑰香

能量中心

第四脈輪－心輪、第六脈輪－眉心輪、第七脈輪－頂輪

注意事項 耐受性良好 (請見 19 ~ 20 頁)

這種白千層屬的小型灌木，喜歡亞熱帶潮濕氣候，通常是野生的，有著明亮的白色花朵。

歷史與神話

這種原生於澳洲的植物，在原產地被稱為「沼澤紙皮樹」（Swamp Paperbark），也有人稱「甜茶樹」（sweet tea tree），或是「薰衣草茶樹」（lavender tea tree）。沼澤紙皮樹這個名字，或許是因為它的樹皮看起來像是白色的紙張。這種植物首先由英國植物學家詹姆斯・愛德華・史密斯（James Edward Smith）在 1797 年記載，精油則最早生產於上個世紀 50 年代初期。我們並不清楚這種植物是否曾登上澳洲藥典，或者原住民在民俗療法中是否曾經使用過。

實際應用與體驗

沼澤茶樹精油結合了沉香醇、1,8- 桉油醇，以及多種單萜烯的特質。它溫和而有效，可以用在許多感染疾病上，特別適用在孩童、孕婦、敏感肌膚，尤其是呼吸道疾病以及皮膚病的治療。躁動、神經質、精神渙散、易感的兒童和成人，在使用沼澤茶樹精油後，都有安撫效果。

見證：

「我會把沼澤茶樹用在很多給兒童的配方裡，它是一種抗病毒、抗感染很有效的精油，而且香氣宜人，小孩子通常會喜歡。」

　　纖細而微妙的香氣，讓人聯想到純真，將人包覆在神聖光輝之中。您會感到開放，與自己和旁人都很和諧，準備好接受生命的賜予。沼澤茶樹讓人將所有生物都視為朋友，植物、動物、人類等等；它就好像宇宙送給我們的植物使者，幫助克服心中的憤世嫉俗，變得更有接受度。是時候找回信任、開放以及心靈的品質，才能喜悅與平靜地面對生命。它清新、甜美和純淨的香氣，將靈魂變得輕盈，並且賦予了能將純真和智慧連結起來的能力。在衝突的情況下，它可以助您保持平靜與包容。

　　沼澤茶樹將內在力量與心靈智慧連接在一起。它將心輪、第三隻眼、頂輪串連起來、校準對齊，幫您意識到內在的力量，獲取自信並維持專注。在心智不斷懷疑的期間，當情緒取決於外在的情況，遭集體意識操控而產生恐懼和擔憂時，這個精油可以支持冥想，安撫躁動不安與易感的心智。當您面對一個新情勢、新障礙的時候，沼澤茶樹會消解無法成功的恐懼，並且開啟必須的智慧正面迎接。

功效與適應症

- 　祛痰，消解黏液，抗菌，抗病毒，抗真菌：支氣管炎，鼻咽炎，咳嗽，流感。
- 　皮膚的再生、調理，改善微循環，抗真菌，抗菌：痤瘡，頭皮感染，濕疹，真菌感染，乾癬，皮膚病，玫瑰痤瘡，妊娠紋（預防性）。
- 　廣效抗菌，抗真菌，抗病毒：腸道和泌尿生殖道的感染和發炎，唇皰疹，生殖器皰疹，念珠菌感染，生殖器真菌感染，帶狀皰疹，水痘。
- 　止痛，抗痙攣：肌肉和關節疼痛，緊繃，經痛。
- 　鎮靜，放鬆，滋補神經：心悸，心律不整，神經質，壓力，虛弱無力狀態，焦躁不安，恐懼，易感，憤怒，易受刺激，衝突，過勞，憤世嫉俗的態度。

使用狀況建議

幫助順產：72 頁

哮喘：147 頁

支氣管炎，咳嗽：148 頁

陰道念珠菌感染，陰道瘙癢（懷孕除外）：76 頁

膀胱炎：78 頁

免疫力衰弱：222 頁

使用狀況建議

生殖器皰疹：83 頁

無法感受到愛、同理心和同情心：151 頁

生命能量普拉納 / 氣：152 頁

皮膚保養：155 頁

水痘：314 頁

大馬士革玫瑰 –*Rosa damascena*– 精油／純露

「我問玫瑰：『你的生命有多長？』，她聽到這句話後，笑了起來。」

阿富汗詩人‧米爾 (Mir)

植物分類 薔薇科

萃取部位 花瓣

主要產地 保加利亞、土耳其、摩洛哥

芳香分子

大馬士革玫瑰精油的成分很複雜，包含約 500 種不同的活性成分。包括：

單萜醇：牻牛兒醇、沉香醇、香茅醇、橙花醇

酯：乙酸牻牛兒酯

倍半萜醇：金合歡醇

酚：丁香酚（微量）

氧化物：玫瑰氧化物

精油氣味

花香、性感、玫瑰香、清新、甜

純露氣味

甜、清新、絲柔光滑

能量中心

第四脈輪 – 心輪

注意事項 耐受性良好（請見 19 ~ 20 頁）

這是一種混種玫瑰，可能是來自法國玫瑰（*Rosa gallica*）和腓尼基玫瑰（*Rosa phoenicia*）或麝香玫瑰（*Rosa moschata*）的混種。主要在保加利亞、土耳其、伊朗栽種，而在敘利亞則多為野生生長，因此有了大馬士革玫瑰的名稱。它是一種落葉灌木，大約可達 2 公尺高，花朵香氣濃郁，在 6 月開花。

歷史與神話

玫瑰，萬花之后，自古以來就象徵著愛情，總是令人著迷，在大多數的文明中，玫瑰都象徵了愛、純潔、熱情。基督教聖母常以拿著一支玫瑰的形象入畫。這種花也常常與一些女性神祇連結在一起，例如阿芙蘿黛蒂（Aphrodite，希臘神話中的愛情女神）、維納斯（Venus，羅馬神話的女神）以及拉克什米（Lakshmi，代表美麗、生育、豐盛與智慧的印度女神）。在埃及，玫瑰被認為是萬用靈藥。在希臘神話中，玫瑰最原始的顏色只有白色，因為厄洛斯（Éros）或是阿芙蘿黛蒂傷了腳而流的血，才會把它染成紅色，並且有了神聖的香味。而在另一個神話中，當阿芙蘿黛蒂為了愛人阿多尼斯哭泣時，玫瑰從她的眼淚長出。因為與染紅的血有關，玫瑰於是也象徵了神奇的誕生以及再生。

實際應用與體驗

玫瑰是當生物能量皮塔（Pitta）過高時的降火聖品，可以安撫火爆的脾氣、發紅的皮膚、過度的反應，以及吵鬧的兒童。當心中已經沒有覺知意識，無論如何都要有理的時候，玫瑰將有所幫助。我們可以觀察到，只要加入一點點玫瑰就可以提升配方的效果，

尤其是在治療皮膚或是呼吸道問題的時候。不管是精油還是純露，玫瑰對於許多種疾病都有效，儘管價格較昂貴，也不應在芳香保健箱中缺席。它的效用非常廣，不管在能量上、心理情緒上或是生理上都有效。

見證：

「有位 10 歲的女孩在後腳跟有個很淺的瘡，我馬上就用精油來治療。第一時間是治療真菌感染，然後是治療濕疹，因為幾個星期後，已經蔓延到全身，包括臉上，皮膚上有粉紅色疹子，而且非常癢。治療效果雖然不錯，但是緩慢，於是我在配方中加了玫瑰，因為玫瑰對抗與情緒有關的濕疹有效。結果，瘙癢和發紅很快便消退，兩天後就解決問題了。事實上是，這個孩子因為在學校裡的動盪狀態，還有媽媽在職業上轉換跑道，變得沒有時間關心她，所以情緒受到衝擊。」

「在拜訪了住得很遠的家人以後，我就感染了嚴重的支氣管炎。即使用了強效的複方精油（經由口服、皮膚塗抹、泡澡、薰蒸等等），但幾天之後還是沒好，而且還繼續嚴重咳嗽。我丈夫建議我在複方精油中加入玫瑰精油，因為他覺得我的支氣管炎是與家人分離有關係，而不是因為飛機上的空調。於是我加入 5 滴玫瑰精油在複方中，結果一天之內我就停止咳嗽，恢復體力。從此之後，當我懷疑問題的原因可能是與情緒有關連的時候，就會建議使用玫瑰精油。」

「我受更年期症狀所苦，潮熱、情緒不穩定、食慾旺盛。我口服了岩玫瑰、快樂鼠尾草、鼠尾草、胡椒薄荷、芫荽的純露，並且每天用含有快樂鼠尾草、岩玫瑰、天竺葵、絲柏、葡萄柚精油的按摩油來按摩自己。效果不錯，潮熱消失，胃口也恢復正常，然而我仍然反應過度，很具侵略性，情緒失控。玫瑰純露是個真正的大發現，我每天數次噴灑在臉部和前臂，也加入飲水中，有時候在淋浴過後會噴灑全身（特別是夏天）。我已經離不開玫瑰了，因為我現在感覺非常良好。」

「我的工作需要持續坐在電腦螢幕前，到了下午我的眼睛就會刺痛、灼熱感。自從我每日數次噴灑玫瑰純露在臉部和眼睛時，這種不適的症狀就消失了。」

心理情緒和能量適用情境

這種優雅、明亮又感性的香氣，可以使人輕快，擴散心輪，建立與頂輪的連結，並且對抗自私與自我中心的態度。萬花之后讓您與自己的心和生活協調一致。它激發靈感，啟動想像力，迷人魅力，安撫情緒，讓您帶著玫瑰色的眼光看待生活。它開啟溫柔的普世之愛，消解精微體中的阻礙，並因此有助於放手以及心靈理解。

　　玫瑰的香氣幫助您超越創傷，不會只想著復仇，亦沒有苦澀的心情。您將變得接受度高、開放，而阻礙愛情及信任的記憶也被消解了。如果您很靦腆害羞、謹慎、懷疑、不信任，玫瑰可以幫您超越所有的猶豫和擔憂。它對於情傷、哀悼、憤怒、侵略性都非常有效，失望會變得相對，悲傷和憂鬱則由豐富圓滿取代。

　　在創傷、打擊、極端緊繃的情況下，玫瑰可以幫助復原以及平靜。它使人愉快的特性，可以激發創造力與奇想，對未知事物敞開心扉，強化勇敢嘗試的動力。它也被視為催情藥，幫助克服性障礙。玫瑰超越了心理創造的限制，您可以跟隨心的智慧，在沒有恐懼的狀況下感受到同理心和同情心。

功效與適應症

- 強力平衡心理，抗焦慮，鎮靜體內多餘的火，抗憂鬱：憂鬱，焦慮，打擊，心理創傷，憤怒，易受刺激，缺乏信任，失眠，無法放手，壓力，無法感受到愛。
- 刺激性慾，去除性方面的阻塞：性無力，性冷感，陽痿，性障礙，冷漠。
- 皮膚再生，癒合傷口，止血，抗菌，收斂：靜脈曲張潰瘍，皮膚感染和發炎，皺紋，玫瑰痤瘡，皮膚缺氧，濕疹，乾癬，瘡，皰疹，帶狀皰疹，口腔感染，牙齦發炎，眼睛發炎和感染。
- 抗菌，抗病毒，抗真菌，消炎，止痛，抗痙攣：慢性支氣管炎（尤其是心理情感因素引起的），哮喘，結核病，發燒。
- 平衡荷爾蒙：閉經，經痛，更年期，潮熱，經血過多，肌瘤，陰道感染。
- 淨化，鹼化，血液再生，護肝，利膽，調節食慾：胃腸道、肝臟和泌尿道的感染及發炎，腸痙攣和腸絞痛，腹瀉，胃潰瘍，腸胃脹氣，胃酸問題，結腸痙攣，食慾過度。
- 提振免疫：慢性疾病。
- 強心：心血管疾病，心悸。

建議

　　用純露當作環境噴霧，並且加入工作會議時的飲水中，可以開啟心靈，不會跌入自我之間的爭辯。

　　若您想要把憤怒、挫敗感以及控制，轉化成愛與溫柔：
- 在 9 毫升荷荷芭油中加入 1 毫升玫瑰精油，每日用幾滴混合油按摩肝臟部位。

- 用純露當作氣場噴霧及環境噴霧，並且加在飲水中。
- 沐浴後用純露噴灑全身。
- 每天 3 次，每次 2 分鐘，閉眼嗅聞精油瓶，將意識放在心臟部位並且微笑。

如果您老是要分析自己的愛情的話，就用玫瑰和荷荷芭的按摩油來按摩胰腺部位，並且喝加入純露的水。

以下冥想可以打開心胸，感受更多無條件的愛，以及與宇宙法則的連結。在進行冥想之前，很重要的是先活動身體，5 分鐘就足夠讓心跳加速（例如有氧運動、跳舞、快速瑜伽）：

- 用幾滴玫瑰和荷荷芭的按摩油，來按摩心臟部位以及手心。然後，採舒適坐姿，閉眼嗅聞玫瑰精油瓶，觀察一陣自己的心跳。
- 接著想像一道粉紅色的光將您完全包覆，並且穿透您的身體，想像身體完全沐浴在這道光之中。
- 將意識放在心臟部位，並開始默唸真言 *AHAM PREMA*，不斷重複 8 分鐘。
- 接著仰臥，放鬆並且想像自己繼續徜徉在這個粉紅色光的海洋中。如果您願意，也可以繼續默唸真言。

使用狀況建議

無法感受到與周遭的連結：151 頁

口臭：122 頁

偏頭痛，頭痛，眼睛疲勞：200 頁

肝臟問題：127 頁

預防陽光過敏：145 頁

靦腆害羞，害怕發言：188 頁

膠冷杉 –*Abies balsamea*– 精油

「我最大的優點，無疑是能控制自己保持樂觀。樂觀主義者和悲觀主義者的死亡方式相同，但是他們的生活方式不同。」

希蒙‧裴瑞斯（*Shimon Peres*）

植物分類 松科 **萃取部位** 針葉 **主要產地** 加拿大 **芳香分子** 單萜烯：α- 與 β- 松油萜、樟烯 酯：乙酸龍腦酯 **精油氣味** 綠色調、清新、香脂味、樹脂味	**能量中心** 第四脈輪 – 心輪 **注意事項** 純精油有皮膚刺激性（請見 19 ～ 20 頁） 膠冷杉原生於加拿大，可達 40 公尺高，在魁北克的北部森林中常常可見。它幾乎可以適應所有地區，不過仍然偏好寒冷潮濕的氣候。

歷史與神話

這種加拿大針葉樹在原產地是聖誕樹。美洲印地安人認為它是最具活力的針葉樹，在醫療中大量使用，屬於他們遺產的一部分。他們會用樹枝和針葉來煮成湯劑，也收集樹幹上的白色樹膠，用這些來當成藥膏治療傷口或是昆蟲叮咬，還會用來當作心臟、腎臟、肺臟疾病的藥方，甚至是治療淋病、癌症、風濕症、月經不順、風濕症的疼痛、便祕等。

實際應用與體驗

很適合在冬季、流感盛行期間、病房中或者會議室裡擴香，可以淨化空氣，幫助精神集中。它的香氣讓人如同在森林中散步一樣充滿活力。它用於呼吸道配方、運動按摩油，以及治療腰痛、坐骨神經痛等等的消炎配方中。

見證：

「我的喉嚨常常很敏感、易受刺激而不適，讓我深受其苦。用 1 滴膠冷杉精油塗抹舌頭，幾乎每次都能馬上舒緩不適。」

心理情緒和能量適用情境

膠冷杉的名稱就指出它的功能，跟抗菌防腐的樹脂一樣，既可以用在空氣芳香，也

可以用來使人體芳香。它傳遞能量、生命活力、勇氣、樂觀。清新的香氣能對抗焦躁不安，有益精神集中並且平衡情緒。它擴展心輪，幫助人們更容易察覺內心的訊息，保護自己不受負面影響，驅離恐懼和控制的需求。這種香氣能強化活力與精力，在疲勞困頓的時期幫人提升生命能量；在壓力和躁動不安的時期有助於保持專注，調節能量儲備來面對過量的工作。膠冷杉能驅離以憎恨、嫉妒、挫敗感、誹謗等等破壞性思想形式現身的魔鬼。

功效與適應症

- 呼吸道抗菌，緩解呼吸道充血，消解黏液，祛痰，抗痙攣：支氣管炎，流感，鼻炎，鼻竇炎，咳嗽。
- 提振免疫，一般性滋補和激勵：精神和身體虛弱，康復期，免疫力衰弱。
- 止痛，消炎，抗痙攣：痙攣，肌肉痠痛，僵硬，肌腱炎，風濕症，骨關節炎。
- 平衡自律神經系統：慢性疲勞，過勞，季節性憂鬱，缺乏信任和勇氣，悲傷，懷舊，恐懼，焦躁不安，壓力，缺乏動力。

建議

疲勞、倦怠、缺乏專注力時，在空間中擴香精油，塗抹手肘內側和肝臟部位，在沐浴乳中加幾滴精油。

使用狀況建議	當人們令您疲憊時：153 頁
	一般皮膚保養：155 頁
	免疫力衰弱：222 頁
	淨化並強化能量：109 頁

歐洲冷杉 –*Abies pectinata / A. alba*– 精油

「據說檀香山的蝴蝶翅膀顫動，足以引起加州的颱風。然而，您的呼吸是比蝴蝶拍打翅膀引起的氣流更大，不是嗎？」

伯納‧韋柏（Bernard Werber）

植物分類 松科
萃取部位 針葉
主要產地 加拿大

芳香分子

單萜烯：α- 松油萜、檸檬烯、水茴香萜
倍半萜烯：丁香油烴
酯：乙酸龍腦酯
單萜醇：龍腦

精油氣味

綠色調、清新、樹脂味、氣泡感

能量中心

第四脈輪－心輪、第六脈輪－眉心輪、第七脈輪－頂輪

注意事項 純精油有皮膚刺激性（請見 19 ～ 20 頁）

歐洲冷杉也叫做白冷杉或銀樅，是歐洲最高大的樹，主要分布在山區的落葉林中。它需要大量濕氣，生長在海拔 800 公尺以上的地區。

歷史與神話

　　第一棵聖誕樹，好像是於 1539 年被「樹立」在史特拉斯堡大教堂（cathédrale de Strasbourg）；17 世紀期間，這種異教習俗已經變成一種傳統，即使教會曾經想要禁止，但裝飾這棵充滿光亮的樹的習俗一直延續到今日。在古羅馬時代，人們在 12 月 25 日前後舉辦一場盛宴，以紀念無敵之光與太陽神，密特拉（Mithra）；這個節日其實是羅馬人從波斯學來的。教會的教父們後來決定在這天慶祝基督誕生。羅馬習俗會在年底進行交換禮物和點燃蠟燭，這些活動都已經被基督徒接受沿用。不管是密特拉的崇拜或者基督徒的聖誕節，都有個共同的目的：將光明帶入黑暗。人類自古就會慶祝光明戰勝黑暗勢力，歐洲冷杉剛好就是這個節日的最佳象徵。

　　聖赫德嘉‧馮‧賓根用歐洲冷杉來製作香脂膏藥以及藥水，治療各種疾病，例如：呼吸道問題、頭部或心臟問題、風濕疾病、神經疾病等等。

實際應用與體驗

　　歐洲冷杉精油，可能是針葉樹精油中氣味最精緻的一種。它生氣勃勃、充滿活力、無與倫比。只要嗅聞精油瓶，情緒狀態就會瞬間轉變，從萎靡中走出來，精神與活力全被喚醒。它的振動頻率非常高，這意味著歐洲冷杉可以加速復原。

見證：

「一間健康食品商店的女老闆，邀請了一位地球生物學家來為她的商店進行能量調整。他觀察到放著精油的貨架會讓整間店的振動頻率明顯增高，於是他就將精油一種一種測量，發現歐洲冷杉是振動頻率最高的。」

心理情緒和能量適用情境

在情緒不穩、絕望、壓力、身心上的精疲力竭的時候，歐洲冷杉便是最佳配方。它淨化情緒體，將其中積存的能量毒素排掉，並且讓您感知到以前沒有意識的恐懼。它可以開啟心輪，並且與自然精神深深連結；透過與自然的緊密連結，精神能量便能進化。這種精油是獨一無二、溫暖而閃亮，可以創造平衡，並且讓心能夠波瀾不興地迎來事情的發生。它對抗易感的心，發展理解並在面對生命課題時能幫您樂觀看待。它彷彿溫柔地包覆著您，使人產生安全感，並喚醒歸屬感。

因為它的振動頻率很高，建議在生病以及康復期使用，可以加速療癒機制，以再生及不斷活化心輪來緩解痛苦。它是生理及能量的免疫系統的最佳保護者之一；特別是在冬季，當溫度及光線都不足的時期，這種森林系、甜美又溫暖的香氣對靈魂來說是一種撫慰。

歐洲冷杉可以擴展並淨化心輪，將它與眉心輪及頂輪連結。它使沉重憂鬱的氣氛變得輕快，支持進化並有助於從能量停滯的情況中走出來。

功效與適應症

- 呼吸道抗菌，緩解呼吸道充血，消解黏液，祛痰，抗痙攣：支氣管炎，流感，鼻咽炎，持續慢性咳嗽，流行病。
- 止痛，消炎，抗痙攣：慢性疼痛，關節和背部疼痛，肩胛骨和頸部疼痛，風濕症，身體和心智僵硬，神經痛，偏頭痛，泌尿系統發炎。
- 一般性滋補和激勵，抗憂鬱，平衡情緒，平衡自主神經系統：精疲力竭，過勞，憂鬱，悲傷，懷舊，恐懼，絕望，認命，缺乏動力，缺乏信任，缺乏勇氣，壓力，易感，情緒不穩，停滯，無法看到和感覺到自己的情緒。
- 提振免疫，提升活力：免疫力衰弱，虛弱無力狀態，慢性疾病，缺乏生命活力。
- 緩解靜脈和淋巴充血，收斂，活化皮膚微循環，抗菌：痤瘡，皮膚暗沉，橘皮組織，靜脈和淋巴瘀滯。

- 激勵消化、肝功能和胰腺功能：消化緩慢，飯後疲勞，腹瀉，食慾不振，腸道寄生蟲病。

建議

提升活力的 7 天起床儀式：
- 用幾滴歐洲冷杉精油塗抹在胸部，用幾滴精油摩擦腳跟、胸腺，並且用手指輕敲胸腺，以提振免疫系統。
- 閉眼嗅聞精油瓶，將意識放在心臟部位，並且以 7 次為一組，重複 3 組，共 21 次，說「普拉納」（PRANA）；也就是說 7 次「普拉納」（PRANA），停一下，再重複說 7 次，停一下，再重複說 7 次。

若您希望在家庭關係中獲得更多歡樂，若想在社交圈中能更有自信更有安全感，若想要放棄在家庭環境中的矜持、防禦、不寬容或是冷漠的態度，若您的家人對您有成見，停留在您以前的樣子而不知道您現在的模樣時。請在與家庭聚會前，進行以下步驟：
- 用幾滴精油塗抹心臟和胸腺部位，閉眼嗅聞精油瓶、持續 2 分鐘。
- 在與家人見面時，注意觀察自己的思維以及內心情緒，並不時嗅聞精油瓶。

當您無法退一步看待事物，當您很容易就被工作及責任淹沒，當您覺得疲憊、認命並且缺乏活力，當您看到有人沮喪時，自己也跟著陷入沮喪，當您看到有人吹毛求疵時，您也變得非常會批評，會被所有環境病毒感染：
- 起床時嗅聞精油瓶，將意識放在心臟部位，想像自己在一個白色的球體裡，被保護著。
- 用幾滴精油塗抹手腕、手臂內側。
- 將精油隨身攜帶，當覺得精力不足時就拿出來嗅聞。

使用狀況建議

無法感受到愛、同理心和同情心：151 頁

無法感受到與周遭的連結：151 頁

當人們令您疲憊時：153 頁

皮膚保養：155 頁

莎羅白樟 –*Cinnamosma fragrans*– 精油

「不貴於無過，而貴於能改過。」

王陽明

植物分類 白樟科	
萃取部位 葉片	
主要產地 馬達加斯加	

芳香分子

氧化物：1,8- 桉油醇

單萜烯：α- 與 β- 松油萜、檸檬烯、檜烯、β- 月桂烯

單萜醇：α- 萜品醇、萜品烯 -4- 醇

精油氣味

清新、辛香味、清澈明亮

能量中心

第四脈輪 – 心輪、第五脈輪 – 喉輪

注意事項 純精油稍微有皮膚刺激性（請見 19 ~ 20 頁）

馬達加斯加特有的常綠灌木叢，香氣濃郁，枝條有稜角；深綠色葉片，互生；花雌雄同體，有整齊花冠；果實類似漿果，但是形狀及大小不一，每個果實從 1 到 15 顆種籽不等。在馬達加斯加西北邊的乾燥密林，以及沿海區域海拔 600 公尺以下的矽質土壤中大量生長。

歷史與神話

英國人將它取名為 Saro，而馬達加斯加人則稱它 Mandravasarotra，意思是「驅邪避惡」。傳統上莎羅白樟用來對抗瘧疾。據說在傳統戰鬥（Tolona）中，以及在塔納拉部落與牛對抗（tolon' omby）時使用。用莎羅白樟葉片、單果樹（*Aphloia theiformis*）葉片一起煮，可以做成一種傳統茶飲，鬥士在比賽前會喝這種茶。

實際應用與體驗

莎羅白樟精油能使人振奮，重振身心的能量。它有驚人的生化成分，能有效保護免疫系統，並且治療呼吸道疾病。

見證：

「當我吸入莎羅白樟的香氣時，感覺到一切皆有可能，都可以再生。所以我在按摩油、氣場噴霧、臉部精華露中使用它。3 年後，我發現沒有任何病毒影響我了。」

心理情緒和能量適用情境

莎羅白樟是精神更新的同義詞，讓精神和理解能力都恢復蓬勃朝氣，其實這是一種沉睡在您內在並且經常被忽略的智慧。它提醒您生命可能會帶您前往不好的、未知的方

向，但是新的開始總是會來臨，宇宙中的一切盡是生機。這個精油作用於心輪和喉輪。它加強勇氣以及與過往和解的能力，才能繼續前進。

功效與適應症

- 抗病毒，祛痰，消解黏液，抗菌，抗真菌，抗痙攣：扁桃腺炎，支氣管炎，耳炎，鼻咽炎，咳嗽，流感，流行病。
- 抗病毒，收斂，抗菌，消炎，抗真菌，抗氧化：痤瘡，皰疹，水痘，帶狀皰疹，毛孔粗大，黑頭粉刺，皮膚真菌感染，皮膚缺氧，膚色暗沉，微血管脆弱，橘皮組織。
- 滋補神經：躁動不安，精神渙散，心智和情緒的停滯，神經、心理和身體的虛弱，心智無法理解，缺乏輕盈感，對未來缺乏信心，悲觀，無法與過去和解。
- 消炎：肌肉痠痛，肌肉痙攣，肌肉和關節疼痛。
- 抗菌，消炎，抗真菌，抗寄生蟲：泌尿生殖系統或腸道的感染及發炎，感染性腹瀉，脹氣，膀胱炎，尿道炎，陰道炎，牙齦炎，口腔潰瘍，膿腫，有效預防葡萄球菌與念珠菌感染，寄生蟲病。
- 調節免疫，抗氧化：免疫力衰弱，康復期。

建議

當感覺心理及精神上都停滯不前，生活黯淡又無趣：
- 早晨起床時，閉眼嗅聞莎羅白樟精油瓶、持續 2 分鐘，將意識放在心臟部位；接下來再嗅聞 2 分鐘，將意識放在頸部。
- 用幾滴精油塗抹在手臂內側。
- 制定一個為期 11 天的行動計畫，其中包含每天都要排入一種您很少做的活動，或是從來沒做過的事（例如：參觀美術館、藝廊、畫一幅畫、創作新甜點等等）。
- 睡前，將 1 滴精油塗抹在心臟部位，另 1 滴塗抹在喉嚨部位。然後，問問自己今天過得如何，也問問自己是否能從這些經驗中獲得樂趣。

快樂鼠尾草 –*Salvia sclarea*– 精油／純露

「每天都要做一件讓您覺得害怕的事。」

愛蓮娜‧羅斯福（Eleanor Roosevelt）

植物分類 **脣形科**	純露氣味
萃取部位 **花朵、花莖頂端、整株植物**	甜、澀斂感、刺辣感
主要產地 **法國、東歐、摩洛哥、美國**	能量中心
芳香分子	第五脈輪 – 喉輪
酯：乙酸沉香酯、乙酸牻牛兒酯	注意事項 精油與純露，可能有類荷爾蒙作用（請見 19 ~ 20 頁）
單萜醇：沉香醇	
倍半萜醇：香紫蘇醇／快樂鼠尾草醇	快樂鼠尾草是兩年生或多年生的植物，高約 40 到 100 公分，在 6 月開花，香氣非常濃郁，精油儲存在整株植物上部（莖、葉及花）的腺毛中。
精油氣味	
麝香味、花香、刺辣感	

歷史與神話

　　快樂鼠尾草在中世紀被稱為「清澈之眼」（œil clair），因為是治療眼疾的重要成分。在古代歐洲或亞洲許多文化中的巫師、薩滿、祭司、煉金術士、治療師們認為：快樂鼠尾草的香氣可以擴展遠見，幫助眾生分辨善惡。快樂鼠尾草受到崇敬，被視為神的珍寶，人們用來驅魔、寫魔法書。它的氣味驅散以自我為中心的思維，幫助人類將自己視為宇宙不可分割的一部分，而不是孤獨無連結的存在。人們用它來發展成熟心態以及靈性的智慧，帶來同理和遠見。在印度，聖哲（Rishi）說快樂鼠尾草的香氣具有可改變生命之流的力量，將我們帶往三摩地（Samadhi），也就是禪定開悟的境界。

實際應用與體驗

　　大多數時候，使用快樂鼠尾草可以成功治療婦女經期問題。在空間中擴香這個精油，能讓人歡樂、愉快，並且有利於放手。

見證：

　　「在一個普羅旺斯的芳香療法研習課程中，因為快要有雷雨，我們把快樂鼠尾草捆收起來避雨。結果在一天結束時，整個團隊都進入一種搞笑狀態，熱鬧非凡、歡笑聲不斷。但有一位學員沒有參與捆收過程，就完全在狀況外，搞不清楚為什麼其他人沒事像小孩一樣大笑。」

「我超愛快樂鼠尾草的香味,所以把它加在我的按摩油中,也當香水一樣用在手腕及耳後,經常嗅聞它。自此之後,我發現我的經前症候群明顯改善了。」

心理情緒和能量適用情境

快樂鼠尾草精油與純露,是在芳香療法中最能讓人開心的成分之一。它的香氣是能量和靈感的強大來源,簡直就是為藝術家量身打造。它可以消解深層的緊繃,同時提升活力。它是對抗恐懼、憂鬱或被害妄想都很有效的配方,長期使用的話可以讓人感到安定,遠離憂鬱。

快樂鼠尾草讓您與不可見的世界連結,並可能帶給您期待已久的答案;您將會更容易地記起做過的夢,並且知道如何解讀。它的香氣激發喜悅、加強自信,幫助傾聽內心的聲音,遠離恐懼及憂慮,鼓勵人去發掘新天地,並打開潛意識大門,您將會敢於實踐夢想。對於正處於「中年危機」的人們來說,這是很棒的精油與純露,讓生命又可以重回輕快的節奏。快樂鼠尾草可以活化喉輪。

功效與適應症

* 抗憂鬱,抗焦慮,滋補神經,令人欣快,放鬆,鎮靜:憂鬱,沮喪,神經疲勞,缺乏創造力,心智僵化,無法感到快樂,缺乏開放性,固執,不敢冒險。
* 抗痙攣,止痛:偏頭痛(特別是因為荷爾蒙引起的),背痛,腹部痙攣,肌肉痙攣。
* 驅脹氣,助消化,降膽固醇:膽固醇問題,月經前腹部腫脹,月經前後消化問題。
* 調節靜脈張力,促進子宮收縮,降血壓,輕微利尿:靜脈炎,高血壓,靜脈曲張(特別是更年期前後),胸口壓迫感,心悸,月經引起的水腫。
* 類雌激素作用:閉經,少經,經前症候群,經痛,前更年期症狀,生殖器感染(與荷爾蒙不足有關)。
* 刺激性慾:心理因素引起的性障礙,性冷感,陽痿,缺乏性慾。
* 皮膚的抗菌、收斂、調理,調節皮脂分泌,調節排汗:月經前後的痤瘡,傷口,油性皮膚,出汗過多,油性髮質。

建議

當心智太過理性,奉行笛卡爾式的理性精神:
* 用快樂鼠尾草、玫瑰、天竺葵、紫蘇的純露混合後,再進行純露療程(加入飲水中、

氣場噴霧等方式）。

· 用上述的精油們來調配複方油，進行按摩，並且嗅聞。

在悲觀、心情沉重、憂鬱、固執、陰鬱的情況，可以大量使用精油及純露。

若想要發展智慧、變得更有創造力、更有靈感，可以在冥想時使用真言 *AIM* 以及快樂鼠尾草精油，做 40 天的儀式（如果您願意，還可以延長）：

· 採舒適坐姿，並且用 1 滴精油塗抹在頸窩處，1 滴精油塗抹在心臟部位，1 滴精油塗抹在第三隻眼部位。閉眼，將意識放在頸部。然後，嗅聞精油、持續 2 分鐘，並且觀察自己的呼吸和思緒。

· 然後不斷地重複說真言 *AIM*（發音同 *EIM*）。若有想法閃過腦中，請觀察它，並且再度回來說真言，每次意識到時就重複說真言。

· 每天早上起床後，如此冥想 20 分鐘。

· 將快樂鼠尾草精油隨身攜帶，並且不時嗅聞。

如果您想在寫作、畫畫、作曲等等創作之前尋找靈感：

· 用 1 滴精油塗抹在頸窩處，另 1 滴塗抹在第三隻眼部位。

· 用純露做氣場按摩。

· 閉眼嗅聞精油瓶，並且重複說 9 次「靈感」（*INSPIRATION*），4 次「創造力」（*CRÉATIVITÉ*）。

紫蘇 –*Perilla frutescens*– 精油／純露

「小我與愛不能並存的原因在於：小我不能陪你往未知前進，也就是愛想要帶領你去的地方；如果你跟隨愛，你的生命將會充滿變數，而小我需要明確可知的生活。」

狄帕克・喬布拉（ *Deepak Chopra* ）

植物分類 唇形科

萃取部位 葉片

主要產地 亞洲

芳香分子

醛：紫蘇醛

單萜烯：檸檬烯

倍半萜烯：α- 丁香油烴、α- 金合歡烯

單萜醇、倍半萜醇、氧化物

精油氣味

辛香味、木質味、甜、龍涎香、神祕感

純露氣味

甜、微苦澀、澀斂感

能量中心

第六脈輪 – 眉心輪

注意事項 耐受性良好（請見 19 ~ 20 頁）

紫蘇是一種芳香、藥用、觀賞用的唇形科植物。原生於亞洲，有被人栽種，也有野生的。莖的截面呈方形，葉片根據品種從綠色到紫色都有，葉片橢圓形，對生。夏末開花，穗狀花序，呈紫色和白色。黑色細小的種籽，含油量高，可用來生產具有藥用價值的珍貴植物油。

歷史與神話

　　這種唇形科植物在很多亞洲國家都被視為藥草。19 世紀，亞洲移民將它帶到美國，美國人叫它「牛排植物」（Beefsteak Plant），因為一方面它可以保存肉類，另一方面，它大片紅色的葉片讓人聯想到「一分熟的牛排」。紫蘇是可以大量吸引蝴蝶的植物。它既是香料也是藥效很強的藥草，以維生素、生物類黃酮、礦物質的含量豐富而著稱。至於它的精油，含有一種很罕見的醛類，紫蘇醛。在中醫和日本傳統醫學中，紫蘇被用來抗哮喘、抗菌、作為食物中毒的解毒劑、解熱退燒、防腐、抗痙攣、止咳、促進消化、平衡神經、幫助再生、袪痰。分析精油的化學成分證實了這些效果，在近期研究中似乎還發現了抗癌功能。在某些亞洲地區，特別是在日本，採收紫蘇前還會舉行靈性儀式，因為它被視為是造物者賜予的神聖植物，用來拯救人類。民間信仰中認為，若是以不尊敬的方式踩到紫蘇，就會招來疾病及死亡。台灣原住民在庭院中種植紫蘇，以召喚神靈的保護，同時淨化環境。在西方，大家也直接以學名 *Perilla* 來稱呼，而俗名 Shiso 則是源自紫蘇的日文名稱的發音。在亞洲醫學裡，特別在日本和台灣，葉片被用來做紫蘇茶，以消炎、抗氧化、抗過敏而著稱。這種植物被認為是免疫系統的最佳輔助劑之一。種籽中含有許多的礦物質、維生素，以及豐富的 Omega-3 不飽和脂肪酸，以致這個植物引起人們的極大興趣；在日本和台灣的大學都有所研究。

　　我在一次去台灣講課的機會下，認識了這種植物的純露與精油。我的朋友溫佑君女士是亞洲知名作家與芳療講師，她對我宣傳這種植物的好處，並且提及在台灣的大學所進行的相關研究。它的香氣甚至在我嘗試之前就先吸引我了。精油與純露一引進瑞士就獲得很大的迴響，許多使用者評價都證實它傑出的消炎功效；治療師使用在糖尿病、膽固醇問題，以及在癌症情況下加強免疫系統，都獲得成效。

見證：

　　「我 55 歲的母親得了子宮癌，化療讓她變得很虛弱、疲倦，吃得很少，總是覺得噁心。她開始喝溫熱水加入紫蘇純露，而且每天用含有乳香、歐洲赤松、沉香醇百里香、紫蘇、玫瑰的精油，以及黑種草油、摩洛哥堅果油、聖約翰草浸泡油的複方按摩油來按摩以後，就感覺好多了，尤其是心情的轉換更為明顯。」

　　「我是一間跨國企業的會計，我熱愛我的工作，非常有動力並且盡力做到最好。在一次公司的重組過後，我的上司換了，突然間以往和諧宜人的氛圍不復存在。我認為新上司很傲慢、憤世嫉俗、獨裁、無幽默感，而且沒有人情味，我根本不可能跟他有私人的互動。於是我的工作動力下降，開始尋找其他工作機會，不幸的是要找一個新工作不是那麼容易。我嘗試多種不同的精油、純露來讓情況好一點，可惜我的心理狀態沒有任何改善。最後我的治療師叫我隨機抽選一瓶精油，結果抽到了紫蘇，我不太喜歡這個味道，但是它引起了我的好奇。我開始喝加了純露的水，每天早上會用 1 滴精油塗在第三隻眼部位，然後冥想 11 分鐘，將意識放在第三隻眼部位。一個星期後，我好像抽離了那種抗拒的心態，不被認可的感覺也消失了。然後我意識到自己對於被認可與正義感的需求讓我痛苦，產生隔閡。我沒花多少力氣就對上司改觀，接受他的不同，最後，我又找回工作的樂趣。雖然我仍然不太喜歡上司的性格中的某些部分，但是我已經不再痛苦了。」

　　紫蘇幫助人意識到心智是有智慧的，但並不一定意味著聰明；心智是由經驗塑造，而集體意識則制定了心智的投射及其界線。因為這個原因，能完全發展潛力和才能的人很罕見，生命之火總是受到限制，所以會感到厭倦，因為您認為自己知道一切，已經看遍所有問題的角度。紫蘇獨一無二的香氣，傳遞一種來自異界的深度感，放任思緒飛揚。它讓心智淨化並清晰，喚醒意識。

植物的訊息似乎在邀請您放下所有限制著心靈的程序，「現在」就化解那些不再需要的殘餘機制。嗅聞著紫蘇，意識放在第三隻眼部位，可以揭示遠方的意象，有助看清楚真實和自己的潛力，支持您可以改變一切，並且放下絕望和認命的模式。

只要心智受到頭腦分析模式的阻礙，記憶與專注力就會弱化，而心智也會逐漸地陷入精神錯亂中。在這種情況下，精神會更僵化，失去彈性。心智只接受它可以理解的，拒絕其他，變得憤世嫉俗。紫蘇會引導並讓您重新連接到智慧的更高八度音階——智性（Buddhi）；從而讓您能用不同的眼光來看待事物，意識到控制著您的機制，發覺集體意識，讓您能有真正的改變。

功效與適應症

- 淨化和解毒，促進消化，食物中毒時的解毒劑：肝和胰腺功能不足，肝和胰腺發炎，膽固醇問題，糖尿病，新陳代謝功能不足，結石，噁心，消化困難，食慾不振，食物不耐症，克隆氏症，結腸痙攣，重金屬中毒，中毒。
- 消炎，抗痙攣，止痛，解熱退燒：慢性泌尿生殖系統發炎，前列腺炎，經期痙攣和疼痛，一般風濕症，關節炎，骨關節炎，肌肉痙攣。
- 淨化，抗菌，收斂，消炎：防蜱蟲，皮膚病，濕疹。
- 淋巴和靜脈的引流，強心：中風，動脈粥狀硬化，心肌梗塞，心律不整，血栓，靜脈和淋巴瘀滯。

建議

喚醒創造力：

您已經注意到，對世界的感知取決於您的意識水平，但是您難以將這些知識整合消化，而且忽略了創造力，繼續在生活中掙扎。請持續 21 天進行以下儀式，如果覺得有需要，可以在一年內每 3 個月做一次：

外用配方：

紫蘇 *Perilla frutescens*	精油 0.5 毫升／ 10 滴
白玉蘭葉 *Michelia alba (leaves)*	精油 0.5 毫升／ 10 滴
蘇剛達 *Cinnamomum glaucescens*	精油 0.5 毫升／ 10 滴
大馬士革玫瑰 *Rosa damascena*	精油 3 滴
苦橙葉 *Citrus aurantium (leaves)*	精油 3.5 毫升／ 70 滴
荷荷芭油	加至總量為 30 毫升

- 起床後，用幾滴複方油按摩手臂內側、心臟部位、肩胛骨（此處可用手背）。
- 採舒適坐姿，用複方油按摩手心，然後將手放在臉部前方，並且深呼吸。
- 右手在頂輪的上方、順時針畫 9 次圓圈，然後在第三隻眼的前方、順時針畫 9 次圓圈，最後在心輪的前方、順時針畫 9 次圓圈。
- 接著，手心朝上，將手放在腿上，閉眼保持靜默 11 分鐘，將意識放在第三隻眼部位，觀察思緒的來去。

使用狀況建議

哮喘：147 頁

肝功能不足：116 頁

肝絞痛，腎絞痛，腸絞痛：113 頁

克隆氏症：114 頁

春秋兩季進行 40 天肝臟排毒療程：128 頁

子宮肌瘤（輔助治療）：81 頁

纖維肌痛症：224 頁

高血壓：150 頁

胰腺功能不足：119 頁

中毒：406 頁

膽結石：121 頁

腰痛，坐骨神經痛，下背部疼痛：52 頁

腎炎：92 頁

生命能量普拉納／氣：152 頁

風濕症，關節炎，痛風：95 頁

感到身體與心靈受到玷污（暴力、性侵、亂倫等）：153 頁

蘇剛達 –*Cinnamomum glaucescens*– 精油

「萬物皆相連，這是神聖的連結，我們可以說，沒有任何事物能獨立於外，因為一切都被安排一起，共同組成這同一世界的美好秩序。」

馬可‧奧理略（Marc Aurèle）

植物分類 樟科
萃取部位 漿果
主要產地 尼泊爾

芳香分子

氧化物：1,8- 桉油醇
酯：肉桂酸甲酯
倍半萜烯：水茴香萜、丁香油烴
單萜烯：α- 松油萜、檜烯
單萜醇：萜品醇、沉香醇

精油氣味

清新、薄荷味、輕盈感、辛香味

能量中心

第四脈輪－心輪、第五脈輪－喉輪、第六脈輪－眉心輪

注意事項 耐受性良好（請見 19 ~ 20 頁）

這種樟科植物生長在喜馬拉雅山區、海拔 1200 公尺的山上，可達 15 公尺高。葉片常綠，約 7 到 8 公分長，生長在 1 到 2 公分的葉柄上；花序上覆蓋著棕色鬍毛；所結的果實有 3 公分長。

歷史與神話

　　蘇剛達被當地原住民稱為 Gondsoroi，這種精油常常被視為是上天賜予香水師的禮物，而且整株植物都有香味。蘇剛達的俗名 Sugandha 是源自梵文 Sugandh，意思為「好的香味」。傳統上蘇剛達精油已用在香水中。這種珍貴的樟科植物，只在尼泊爾的中西部山區找到，特別是在哈爾瓦（Halwar）、比哈里（Bijari）。種籽、樹皮、樹幹都能被阿育吠陀當成藥方，木材也可以製香。阿育吠陀拿來當作止痛藥，提升氣的循環，治療風濕症、偏頭痛，並且促進消化。

實際應用與體驗

　　儘管蘇剛達精油含有複雜的生化成分，而且適用症也令人感興趣，但目前在芳療界仍鮮為人知。然而，認識它後、就會想要開始使用它，因為它使人愉快的香氣很吸引人，而且效果令人吃驚，特別是在針對哮喘、精神躁動不安的治療，或者用來緩解疼痛。

見證：

　　「壓力和強烈的情緒，很容易引發我的哮喘。使用精油治療，例如阿密茴、德國洋

甘菊、高地牛膝草都很有幫助,我也會喝這些純露。事實上我使用芳香療法有一陣子了,然後我就發現了蘇剛達,真是奇蹟!我意識到誘發哮喘的因子是壓力和強烈情緒,尤其我也明白原來自己很少走出習慣的道路。這是一段漫長的過程,由蘇剛達陪伴著我。最後我換了工作,到亞洲旅行了 3 個月,並且搬到另一個城市。我從來沒有過得這麼開心過,而且就那麼湊巧,哮喘也已經 2 年沒有發作了。」

心理情緒和能量適用情境

蘇剛達作用於喉輪,並建立第四和第六脈輪之間的連結。因此,它可以幫助您更理解靈性的訊息,更能感受到自己是屬於哪個靈性家族,也更能接受祂們的愛。它細緻的氣味,引導人們意識到沒有人能佔有神。全人類是一個大家族,每個人都有自己的責任,也有各自的道路、各自的任務,沒有任何人獨有神聖的本質。您將會意識到宇宙中的一體性,以及存在萬事萬物之間的連結。

這個精油幫助您更好地理解生命的語言,讓您與大自然的靈性和諧共處。一旦能使用語言表達並且抒發觸動心靈的事物時,就能在內心獲得安寧,並且加強生活的意志。如果您找不到自己該做的事,不清楚自己的使命,這個精油就可以幫助您意識到您的達摩(dharma)、您的使命、您的命運藍圖,並且獲得更多平衡。

功效與適應症

- 抗痙攣,消炎,抗菌,提振免疫,止痛,抗神經痛:肌肉痙攣,肌肉和關節疼痛,免疫力衰弱,關節炎,骨關節炎,風濕症,肌肉痠痛,偏頭痛,神經痛。
- 祛痰,抗哮喘,抗菌,抗病毒:哮喘,卡他性支氣管炎,哮喘性支氣管炎,鼻炎,支氣管炎,流感,鼻竇炎。
- 驅脹氣,健胃,淨化,激勵肝膽和胰腺功能,抗痙攣:傳染性和痙攣性結腸炎,消化功能不足,胰腺功能不足,糖尿病。
- 緩解靜脈和淋巴充血,強心,預防心臟病:靜脈和淋巴瘀滯,靜脈炎,血栓,冠狀動脈炎,預防心肌梗塞。
- 通經:閉經,經痛。
- 抗焦慮,抗壓力:不理解命運的「徵兆」,精神上缺乏開放性,無法感知他人的愛,無法具體化自己思想而焦躁不安,難以表達情感和觀點的焦慮,與他人隔離的感覺,被孤立的感覺。

用蘇剛達來按摩或泡澡，可以淨化精微體，傳達出與宇宙和大自然融為一體的感覺。

若您正處在一個空虛期，覺得被動搖、不適，感受不到這種變化的精微訊息，感覺與他人失去連結：

· 每天早上，用幾滴精油塗抹在心臟部位、頸窩處。

· 每天 3 次，閉眼嗅聞精油瓶，將意識放在頸部，並且默唸 10 次「感覺」（*SENTIR*）。

面對變局使您動搖恐懼，直覺力受到阻礙，感覺心臟緊縮。每天早晨起床時或是傍晚時進行以下冥想，直到您面對自己及周遭的人又重新覺得自由舒適為止：

· 採冥想坐姿。

· 將 1 滴精油塗抹於心臟和喉嚨部位，並且用幾滴精油按摩手心。然後將手放在臉部前方，並且深呼吸。

· 說出您的名字，接著重複說 10 次「感覺」（*SENTIR*）。

· 說出「我的真相」，接著重複說 10 次「感覺」（*SENTIR*）。

· 說出「我與……的關係」，接著重複說 10 次「感覺」（*SENTIR*）。

· 說出「我的工作狀況……」，接著重複說 10 次「感覺」（*SENTIR*）。

· 說出「有關……的訊息是什麼」，接著重複說 10 次「感覺」（*SENTIR*）。

· 如此等等，說出所有您想要感知更多精微訊息的人、事物、情況。

使用狀況建議	哮喘：147 頁 下顎疼痛或緊繃，夜間磨牙：177 頁 靦腆害羞，害怕發言：188 頁

沉香醇百里香 –*Thymus vulgaris ct. linalool*– 精油／純露

「愛，不是互相凝望對方，而是朝著同一方向眺望。」

聖修伯里 (Antoine de Saint-Exupéry)

植物分類	唇形科
萃取部位	整株植物
主要產地	歐洲

芳香分子

單萜醇：沉香醇、萜品烯 -4- 醇、α- 萜品醇、龍腦

單萜烯：β- 月桂烯、α- 萜品烯、檸檬烯

酯：乙酸沉香酯

精油氣味

甜、花香、草本味

純露氣味

甜、草本味

能量中心

第四脈輪 – 心輪、第七脈輪 – 頂輪

注意事項 耐受性良好 (請見 19 ~ 20 頁)

這種唇形科植物在整個地中海沿岸很常見，是一種多年生小灌木，長相濃密且非常芳香，高度為 7 到 30 公分。葉片非常小，呈披針橢圓形；花是粉紅或白色。百里香喜歡微酸性、排水良好、日照充足、乾燥的鈣質土壤。由於它的精油在夜晚製造，在白天揮發使熱氣消散，因此造就了植株耐高溫的能力，這也是為什麼野生百里香被移植到西歐後抵抗力就變弱的原因。沉香醇這種化學分子可能存在於所有地區的百里香中，尤其是生長在高海拔以及潮濕地區的品種。

歷史與神話

希臘文 thymus 或 thumo 的意思是「勇氣」，或是「經火轉化」。在古希臘，出發征戰的戰士會戴上百里香頭冠，使他們勇敢面對敵人。即使到現今，某些希臘地區還會以某人聞起來有百里香的味道，來形容其「無雙」：出類拔萃、無所畏懼。包括希波克拉底在內的希臘醫師，都認為百里香是治療許多種病症的基本藥用植物之一，包括：婦科問題、泌尿系統疾病、肺部疾病、分娩等等。他們會在神壇前、公共廣場以及有錢人家裡燃燒百里香，也在廚房烹飪和浴池裡使用。希臘神話中，傳說海倫（Hélène）被帕里斯（Pâris）擄走時流下悲傷的眼淚，而每一滴從她眼中掉到地上的淚水都會生出一叢百里香。古羅馬人將它用在美容保養和當成香水，或用來淨化居家環境；他們也會招待客人在上餐桌前先用百里香水浸泡淨身（讓他們都得到淨化）。

在北歐，百里香被拿來獻給雷神索爾（Thor），因為絕對不能得罪這個巨人。在中世紀，十字軍士兵出發前，人們將百里香編織在懸掛配劍的緞帶中。聖赫德嘉・馮・賓根用它來治療癱瘓和神經性疾病。百里香等同於火星的象徵，人們也說這個植物帶有很多火元素；它代表勇氣的象徵一直流傳到中世紀，特別是在十字軍東征的時候。女巫們會用馬鬱蘭、百里香、馬鞭草、香桃木的花來煉製愛情靈藥。百里香也會被放在枕頭底

下，因為它可以驅趕惡夢和憂鬱，從而促進睡眠；葬禮時則被放在棺木裡，因為人們也相信百里香有助於進入來世。

沉香醇百里香非常適合兒童使用，與澳洲尤加利、桉油醇樟搭配，可治療咳嗽、感冒等等。它非常有效，耐受性很高而且沒有使用注意事項。它可以直接使用在腳底，或是與一點點植物油混合，用於脊椎周圍。

見證：

「雖然我外表看起來很幸福，有和諧的家庭生活、有趣的工作、朋友圈等等，但是我有一種被孤立的感覺，孤獨生活在世界上。在一次芳香療法課程時，我隨機抽選到沉香醇百里香，讓我覺得有點困惑。連續 9 天，我每天早上嗅聞這種精油，一邊重複說 28 次「一起」（ENSEMBLE），並且用 2 到 3 滴精油塗抹在心臟部位。3 天後，一位同事說我變得比較會溝通和交際，5 天後我丈夫邀請我去過一個雙人甜蜜週末，還跟我婆婆談好讓她照顧小孩。無論這些是不是偶然，總之從此以後它就變成我最愛的精油了。」

它散發出柔和又溫暖的能量，對於心理情緒層面有很好的平衡效果。沉香醇百里香可以開啟心輪，並在您難以與他人建立關係時，或者當您有與周遭失去聯繫的感覺時，它會提供幫助。它強化生理與能量層面上脆弱的免疫系統。如果您在流行病期間容易受感染，或者如果您很容易就附和集體的態度和觀點，而不能保持距離，沉香醇百里香可以淨化身體與能量，並且在心靈層面創造出一個保護區。

您將變得更容易接受，您的心也從生活經驗中積累起來的概念、原則和思想中解放出來。現在正是迎來新生活的時機，放開過去的某些束縛，而這些束縛持續滋養著小我，並阻礙癒療。是時候消除彼此分隔的障礙，培養更多的敏感度、直覺和同理心了。沉香醇百里香可使心輪再生，並建立與頂輪的連結。

- 一般性滋補，滋補神經，平衡心理情緒：自憐，缺乏情感平衡，在人際關係層面缺乏確定性和信任，渴望與他人更加團結和分享，難以培養團隊合作精神，心理萎靡和精神虛弱。

- 抗菌，抗病毒，抗真菌，抗寄生蟲：泌尿生殖系統和腸道感染，膀胱炎，陰道炎，腸胃炎，流感，咳嗽，支氣管炎，鼻咽炎，耳炎。
- 提振免疫：生理和能量的免疫力衰弱，過勞，康復期。
- 止痛，抗風濕，抗痙攣：肌肉和關節疼痛，風濕症，痙攣，背痛，抽筋。
- 皮膚再生，抗菌，鎮靜，抗真菌：痤瘡，皮膚老化，皺紋，皮膚病，濕疹，乾癬，真菌感染，皮膚受刺激，皰瘡。

建議

如果您很容易吸收「集體性的能量病毒」，請經常在早晨進行以下步驟：
- 用幾滴精油塗抹在心臟和胸腺部位。
- 閉眼嗅聞精油瓶、持續 2 分鐘，將意識放在心臟部位。
- 說出您的名字，然後重複說 28 次「一起」（*ENSEMBLE*）。可以 7 次為一組，意思是每說 7 次就暫停一下。
- 喝 1 公升水加入 2 湯匙純露。
- 用純露做氣場及身體噴霧。

在流感盛行期間，用 1 湯匙純露加在嬰兒的洗澡水中，可作為保護和預防。

如果出現尿布疹的話，可以在嬰兒屁股上噴灑純露。

使用狀況建議	痤瘡：156 頁
	哮喘：147 頁
	陰道念珠菌感染，陰道瘙癢（懷孕除外）：76 頁
	免疫力衰弱：222 頁
	日常滋養與啟動第四脈輪的按摩與冥想：140 頁
	寡尿：93 頁

百里酚百里香 –*Thymus vulgaris ct. thymol*– 精油／純露

「星星之火可以燎原。」

法國諺語

植物分類 脣形科	純露氣味
萃取部位 整株植物	草本味、刺辣感
主要產地 歐洲	能量中心
芳香分子	第一脈輪－基底輪
酚：百里酚	注意事項 精油與純露，皮膚刺激性、肝毒性、促進子宮收縮（請見 19～20 頁）
單萜烯：對傘花烴、γ- 萜品烯	
精油氣味	
草本味、溫暖、辛香味	植物描述，請見沉香醇百里香。

歷史與神話

請見沉香醇百里香。

實際應用與體驗

富含酚類成分，是精油中的戰士。精油與純露都屬於芳香療法當中抗菌力最強的一類，建議使用在各種感染症狀中。

見證：

「一旦我覺得有點著涼，或是感覺到有膀胱炎初期症狀時，就會在保溫水瓶中裝溫熱開水，並加入 2 湯匙的百里酚百里香純露，用來飲用。幾乎每一次不適感都在當天就消失了。」

心理情緒和能量適用情境

它的火力旺盛，可以轉化日常的負擔，帶來動力與衝勁，支持行動力。如果您很懶惰，很容易就把事情拖延到明天才做，它可以讓您重拾活力並且馬上行動。百里酚百里香的香氣，能帶來強大的滋補，可以振奮精神，傳遞熱度和耐力。它啟動您體內的火元素，激勵所有生理、心理、精神上的轉化機制，在身體、心理及精神衰弱的時期可以為您輸入能量。如果您總是半途而廢，有在出現第一個障礙時就放棄目標的傾向時，也非常建議使用。它可以啟動第一脈輪，並建立其與第二、第三脈輪的連結，因此能開發出實踐時所需的能量。

功效與適應症

- 強力廣效抗感染，可以抗菌、抗病毒、抗真菌：呼吸道感染，支氣管炎，咽喉炎，咳嗽，流感，泌尿生殖系統感染，膀胱炎，尿道炎，真菌感染及感染性皮膚病。
- 提振免疫，一般性滋補，刺激性慾：疲勞，精疲力竭，過勞，精神和性無力，無助感，憂鬱。
- 調節腸道益生菌，恢復腸道正常蠕動，抗菌，抗病毒，抗真菌，抗寄生蟲：痢疾，腹瀉，腸胃型流感，阿米巴痢疾，念珠菌感染，功能性結腸疾病。
- 消炎，抗風濕：坐骨神經痛，腰痛，骨關節炎。

建議

抗塵蟎、抗污染的環境噴霧的配方：

百里酚百里香 *Thymus vulgaris ct. thymol*	精油 0.5 毫升／ 10 滴
中國肉桂 *Cinnamomum cassia*	精油 0.5 毫升／ 10 滴
甜醒目薰衣草 *Lavandula hybrida*	精油 2.0 毫升／ 40 滴
歐洲赤松 *Pinus sylvestris*	精油 3.0 毫升／ 60 滴
東印度檸檬香茅 *Cymbopogon flexuosus*	精油 2.0 毫升／ 40 滴
藍膠尤加利 *Eucalyptus globulus*	精油 2.0 毫升／ 40 滴
百里酚百里香 *Thymus vulgaris ct. thymol*	純露 100 毫升
70% 濃度的酒精	加至總量為 200 毫升

每週 1 到 2 次，在吸塵過後、噴灑於每個房間，特別要加強角落處。

痢疾、感染性腹瀉：每小時喝 1 杯溫熱水，加入 1 茶匙百里酚百里香純露。

使用狀況建議 ｜ 支氣管炎，咳嗽：148 頁
缺乏活力，慢性疲勞：53 頁

檸檬馬鞭草 –*Aloysia citriodora / Lippia citriodora*– 精油／純露

「蛇若無法脫皮就會死；靈魂也是如此，阻止改變其觀點的靈魂，那就不再是靈魂了。」

弗德里希・尼采（Friedrich Nietzsche）

植物分類 馬鞭草科

萃取部位 葉片

主要產地 法國、摩洛哥、南美洲

芳香分子

醛：橙花醛、牻牛兒醛

單萜烯：檸檬烯

倍半萜烯：β- 丁香油烴、薑黃烯

氧化物：1,8- 桉油醇

單萜醇：萜品烯 -4- 醇、橙花醇、牻牛兒醇

呋喃香豆素

精油氣味

檸檬味、花香、果香

純露氣味

甜、檸檬味

能量中心

第四脈輪 – 心輪

注意事項 精油具光敏性，純露則耐受性良好（請見 19 ~ 20 頁）

檸檬馬鞭草是一種木本植物，因為香氣濃厚、帶有檸檬味的葉片而被人栽植。原生於南美洲，高度可達 1 到 3 公尺的落葉植物；小白花聚集成 10 公分左右的穗狀花序。不要將它與馬鞭草混淆，馬鞭草（*Verbena officinalis*）是在歐洲自然生長的藥用植物。

歷史與神話

　　人們栽種檸檬馬鞭草，主要是為了取其葉片來增添料理的香味、做成花草茶以及利口酒。檸檬馬鞭草在 17 世紀被引入歐洲；原生南美洲的檸檬馬鞭草和原生歐洲的馬鞭草雖然是不同的植物家族，但當時歐洲人們覺得兩種植物的能量屬性有點類似，所以接下來也附上馬鞭草的歷史與神話的相關典故。馬鞭草與女神伊西斯（Isis）及天狼星聯結在一起；古羅馬人稱馬鞭草為「伊西斯的植物」、「神聖的植物」、「朱諾（Juno）之淚」、「海格力斯（Hercule）的植物」或是「墨丘利（Mercure）之血」等等。這種纖細灌木的主幹和枝條，以前被保留做儀式用冠冕的製作材料；拉丁名稱 *Verbena*，意思是「神聖枝條」或是「魔杖」。維納斯女神一向使用香桃木和馬鞭草來裝飾。古希臘人也給它取了各種名稱，用在儀式和醫藥上。高盧德魯伊用來預言和展現遠見。凱爾特的巫師習慣用馬鞭草浸泡的水來泡澡，它是傳統中的神聖植物之一，配戴有 3 顆馬鞭草種籽的項鍊可以提升愛的能力，將植物懸掛在屋梁上可以帶來福氣、豐饒及健康，並且保護屋子不受惡靈侵害。從前人們相信馬鞭草可以提升洞察力，並且啟動魔力，鑄造刀劍時也用得到，將熱鐵在馬鞭草土中冷卻，讓刀劍堅硬不可摧。

　　能提振心情，也是對抗憂鬱狀態的特效藥。另外，它強大的消炎效果，讓檸檬馬鞭草常被用來治療慢性的發炎和疼痛。

見證：

　　「在某次芳香療法課程中，一位學員於星期六早上到場時顯得很煩躁、不滿及憤怒。她不停對自己這一週的糟糕表現而發火，也對害她遲到的塞車、以及我給他們做的各種『小練習』不滿。事實上我讓他們各自隨機抽選一瓶精油，而她則碰倒了檸檬馬鞭草。根據她當時的情緒，我建議她整個早上都隨身帶著這精油，不時嗅聞一下精油瓶。然後時間一小時一小時地過去，她也慢慢平緩下來，不再談論自己的問題。其他課程學員則對這種改變瞠目結舌，連她本人都難以置信。」

　　「我弟弟不喜歡他在銀行的財富管理顧問工作。雖然感到挫敗感和不滿，但是他也沒有採取任何改變現況的措施。於是我送他一瓶檸檬馬鞭草精油，讓他每天早上 10 點，以及午餐前各一次，閉眼嗅聞精油瓶、持續 2 分鐘，將意識放在心臟部位，並且想像著理想的工作。同時讓他每天喝 1 公升水，加入 1 湯匙檸檬馬鞭草純露。10 天之後他就開始找新工作，3 個月之後他找到一個跨國公司裡的工作，現在他已經在同一家公司工作 3 年了，非常滿意。」

　　檸檬馬鞭草的作用如同早晨般的清新，新的一天開始了，您很放鬆，不知道有什麼等著您，一切都很新鮮、未知，不過沒有擔憂。它的氣味清新但不會冰冷，使人寧靜但不把人擊倒。在哀悼、恐懼、憂鬱、擔憂的情況下，它可以提供很寶貴的幫助。當您生氣時可以安撫您，使您放鬆，強化清明思緒，幫您超越心理界線，開啟新的地平線。當心輪啟動了，您就可以從停滯中走出來。

　　馬鞭草是凱爾特人的神聖植物，可以提高您的寬容閾值，讓您更能理解其他人的動機與心態，而檸檬馬鞭草也類似如此，您將會更容易信任人，比較不覥覥害羞。檸檬馬鞭草也鼓勵改變，傳達開啟新的篇章所需要的勇氣，放掉阻礙您療癒或進化的人或環境。

- 　消炎，抗菌（特別針對幽門螺旋桿菌），抗寄生蟲，調節內分泌，激勵新陳代謝功

能，助消化，驅脹氣，調節食慾，健胃，溶解結石：甲狀腺功能低下，腸胃脹氣，代謝症候群，克隆氏症，腹部痙攣，糖尿病，結腸痙攣，噁心，腸道寄生蟲病，胃潰瘍，腎結石，膽結石。

- 消炎，止痛：關節炎，骨關節炎，風濕症，痛風，肌肉和關節發炎。
- 促進發汗：發燒。
- 抗氧化，提振免疫：多發性硬化症。
- 抗焦慮，安定，鎮靜：憂鬱，焦慮，恐懼，哀悼，睡眠障礙，神經質，躁動不安，壓力，慢性疲勞，神經疲勞，悲觀，進化受阻，困難情況下的停滯，缺乏彈性，神經性哮喘，神經性咳嗽。
- 調節心臟和循環功能，強心：高血壓，心律不整，動脈硬化。

建議

若很憂傷、沮喪，因為無法忍受改變：
- 用檸檬馬鞭草純露當作環境噴霧及氣場噴霧。
- 每天喝 1 公升水加入 1 湯匙純露。
- 每天 3 次，閉眼嗅聞精油瓶、持續 2 分鐘，將意識放在心臟部位。

使用狀況建議	與內分泌失調有關的食慾過盛：74 頁 肝絞痛，腎絞痛，腸絞痛：113 頁 克隆氏症：114 頁 膀胱炎：78 頁 第二型糖尿病：50 頁 難以找到自己定位安身於世，難以拒絕，缺乏毅力及鬥志，逃避衝突：115 頁 喚醒女性情慾：97 頁 免疫力衰弱：222 頁 纖維肌痛症：224 頁 胰腺功能不足：119 頁 膽結石：121 頁 腎結石，腎絞痛：86 頁

使用狀況建議

腰痛，坐骨神經痛，下背部疼痛：52 頁

缺乏活力，慢性疲勞：53 頁

偏頭痛，頭痛，眼睛疲勞：200 頁

噁心，嘔吐（非病毒或細菌感染，亦非孕期）：123 頁

肥胖症：124 頁

肝臟問題：127 頁

風濕症，關節炎，痛風：95 頁

睡眠障礙，半夜醒來，作惡夢：203 頁

依蘭 –*Cananga odorata*– 精油／純露

「幻想比知識更重要，因為知識是有限的。」

阿爾伯特‧愛因斯坦（Albert Einstein）

植物分類 番荔枝科	**精油氣味**
萃取部位 花	花香、甘美、茉莉香、異國情調
主要產地 留尼旺島、科摩羅群島、馬達加斯加、海地、爪哇、蘇門答臘	**純露氣味**
芳香分子	甜、略帶酸味、甘美
倍半萜烯：大根老鸛草烯、β- 丁香油烴、α- 金合歡烯	**能量中心**
單萜醇：沉香醇、金合歡醇、牻牛兒醇	第二脈輪 – 性輪
酯：乙酸牻牛兒酯、乙酸苄酯、乙酸沉香酯、苯甲酸苄酯	**注意事項** 耐受性良好（請見 19 ～ 20 頁）
特級依蘭精油含有較高的酯，完全依蘭精油含有較多的倍半萜烯	一種在自然環境中可以高達 25 到 30 公尺的樹木。葉片常綠、革質、互生，葉緣完整，排列非常規則。黃色的花，香氣濃郁，是由 3 枚萼片、6 枚長花瓣組成。幾乎全年可開花，但在炎熱潮濕的季節，花開得比較多。

歷史與神話

　　依蘭的俗名 ylang ylang 是源自菲律賓語，當地人說 alang-ilang，指的是在風中舞動的花。菲律賓人習慣摘取依蘭花，將它浸在椰子油裡，製作成萬用藥膏 boori-boori，可以遠離發燒和感染症，滋養並護膚護髮，防曬並防止海水中的鹽分傷害。在印尼，依蘭意謂著「花中之花」，的確，沒有任何一種香味比它更甜美，直到現在人們仍然將依蘭花瓣鋪在新婚夫婦的床上。

　　在印度神話中，7 位聖哲（Rishi）從宇宙中帶來依蘭的種籽，散播在地球上。在印度教修道院中，它被用在召喚「宇宙幫助」的儀式當中。依蘭也是婆羅門神聖香膏的成分之一，婆羅門將它塗在手臂、頸部以及臉上，用來加強自身氣場與魅力。直到 20 世紀初，法國化學家才發現依蘭具有治療瘧疾、斑疹傷寒以及其他腸道感染疾病的藥用特性。

實際應用與體驗

　　精油在芳香療法中已經久享盛名，具有催情、欣快、鎮靜的功效，也因為香氣強烈

又感性而聞名。精油常被用於皮膚和頭髮保養。純露作為身體噴霧相當受歡迎，也可以用來調製果汁與雞尾酒，增添一點異國風情。

見證：

「在一天的密集工作之後，我會用依蘭純露噴灑身體周圍，也噴在臉上和手腕，然後將它加到泡澡水中。沒有比這個更能讓我斷開工作並放鬆的，所有憂慮一下子都變得很遙遠而不真實。」

「我常建議在高血壓時使用依蘭精油和純露，不但能平衡血壓，而且患者可以大大發展出放手的能力。」

「對我來說，依蘭象徵著最佳的抗壓力作用。只需要聞一下精油瓶，或用它來當香水，我感覺自己就像飛起來了。」

心理情緒和能量適用情境

溫暖的花香調性、異國風情又充滿感性，依蘭可以調和煩惱、緩解壓力、消除憤怒和挫敗感。它的香氣會引發喜悅、性感、歡愉，以及安全感和內心的平靜。它喚醒了熱情和享樂的慾望，想要享受生活的各種面向。它有助於發展直覺、創造力，促進溝通，並將精神從自我中心解放出來。

依蘭幫助調和男性與女性能量，化解許多內在衝突。當心靈放鬆時就可以得到精神的洞悉力和清晰的頭腦，不受限制。依蘭滋養第二脈輪，同時也平衡及調和其他脈輪；太陽神經叢獲得軟化，心輪可以擴展，第五脈輪更加有力且堅信，而第七脈輪則開啟冥想。

功效與適應症

- 抗痙攣，調節心跳，安穩氣息，止痛：哮喘性支氣管炎，高血壓，心悸，心律不整，心跳過速，心因性胃痛，經痛。
- 刺激性慾：性能力衰弱，性冷感，陽痿，難以表達性渴望，難以放開控制，性慾降低。
- 鎮靜，安定，抗焦慮，抗憂鬱，滋補神經：憂鬱，睡眠障礙，壓力，焦躁不安，恐懼症，緊張，對全面控制的需求。
- 抗菌，抗病毒，止痛，調理皮膚，強化頭皮，淨化和調節皮脂，皮膚再生：皮膚病，濕疹，頭髮無光澤，頭髮缺乏生氣，掉髮，皮膚缺氧，皮膚疲倦，皮膚老化，皺紋，油性皮膚。

建議

若您缺乏歡樂、熱情，害怕放手：

· 擴香精油，並用純露當作環境噴霧。

· 用精油加蜂蜜泡澡。

· 用精油與植物油混合，按摩腹部和下背部。

若您在就寢時仍然無法斷開工作：

· 在枕頭上滴幾滴依蘭精油。

當處於壓力時，您的血壓容易升高：

· 喝加了純露的水。

· 用幾滴精油塗抹手臂內側。

· 在壓力高峰時，閉眼嗅聞精油瓶。

使用狀況建議

閉經，經痛：73 頁

心律不整：146 頁

子宮內膜異位症（輔助治療）：80 頁

喚醒女性情慾：97 頁

子宮肌瘤（輔助治療）：81 頁

高血壓：150 頁

尿失禁，慢性泌尿系統發炎：85 頁

有助喚醒感性和創造力的環境及身體噴霧：98 頁

竹葉花椒 –*Zanthoxylum alatum*– 精油

「上帝在礦物中入睡，在植物中做夢，在動物中甦醒，而在人類中思考和愛。」

莫尼耶神父（Père Monier）

植物分類 芸香科

萃取部位 果實

主要產地 尼泊爾

芳香分子

單萜醇：沉香醇

單萜烯：檸檬烯

酯：肉桂酸甲酯

氧化物：1,8- 桉油醇

精油氣味

胡椒味、清新、甜、果香

能量中心

第二脈輪－性輪、第三脈輪－本我輪、第七脈輪－頂輪

注意事項 耐受性良好（請見 19 ~ 20 頁）

竹葉花椒生長在喜馬拉雅山、海拔 1000 到 1500 公尺，氣候寒冷的地區。這種芸香科植物是一種帶刺的落葉灌木，可以長到 3.5 公尺高，在中國、日本、韓國、巴基斯坦、北美可以發現到它。

歷史與神話

　　花椒的屬名 *Zanthoxylum* 是源自希臘文 ξανθν ξύλον（xanthon xylon，意指：色澤淺或黃白色的木材），是芸香科中的一個屬，其中包含約 250 種喬木或灌木，不論是常綠或落葉，其原生地是溫暖的溫帶或熱帶區域。竹葉花椒在阿育吠陀中叫做 Tehjova 或 Tumur，植株的每個部位都可以做成藥物，用來治療消化問題、風濕症、呼吸道疾病、蛇咬傷、糖尿病、哮喘、皮膚病、血液疾病、口腔感染。人們認為它有抗寄生蟲、消炎、抗菌、淨化的功能，到今天仍然有許多阿育吠陀牙膏中含有它的萃取物或精油。在印度北部，這種植物也有宗教上的重要性，人們賦予它神奇的特性，據說可以吸引豐饒與成功；樹皮、葉片、果實、花，皆可用在宗教薈供儀式中。根據阿育吠陀，竹葉花椒可以幫心靈和肝臟排出使身體、心理及精神受苦的毒素，如此一來，悅性（Sattva）品質、心靈的純淨就可以獲得保護。在中國，它的漿果被用來當作香料，它與四川花椒是同屬不同種；道家傳統上獻給神的食物就用花椒來增香，中醫裡用花椒當作麻醉劑、刺激消化並緩解疼痛。

實際應用與體驗

　　在治療發炎和感染時很有效。精油可以舒緩風濕症的疼痛及偏頭痛，並有安定和平衡情緒的作用。

見證：

「根據我的經驗，有兩種精油可以讓治療多發性關節炎的複方油大大提升止痛作用，就是芳香白珠、竹葉花椒。」

「我的一位患者對她的母親有很強的怒氣，而且無法克服這種挫敗感。我在問診時讓她隨機抽選一種精油，結果她選到了竹葉花椒。我建議她經常嗅聞精油瓶，並且每天用幾滴精油混合甜杏仁油來按摩肝和脾胰部位。當我在3週後再次見到她時，她告訴我，她現在能夠退一步看許多生命中發生的事，是時候改變她的視角和觀點了。」

心理情緒和能量適用情境

竹葉花椒教您欣賞大自然之美，更能理解植物世界的法則，及其仁慈的精神。它也培養了知道如何照顧植物的能力。它的香氣建立了礦物世界和植物世界之間的聯繫，讓您可以更好地了解意識的不同層次，並與大自然之美更加緊密地聯繫在一起。

竹葉花椒精油有舒緩和安定的作用，讓您與僵化的心智保持距離，因為這常是生理疾病的根源。它邀請您喘息或休止一下，也給自己一些恢復或再生的時間。它帶來深切的平靜，並伴隨著對所有存在的同情，幫助您接納自己與他人。它的氣味引導您進行內省。它可以安撫第二和第三脈輪，並將能量引導向頂輪。當您失去欣賞自然美景的能力，當小我使您變得敏感、批判、僵化並阻止您退一步看事物時，建議使用竹葉花椒。

功效與適應症

· 強效消炎，止痛：肌肉和關節疼痛，關節炎，多發性關節炎，風濕症，腰痛，坐骨神經痛，經痛，骨盆腔充血，神經痛。
· 抗菌，抗病毒，抗真菌：呼吸道或消化道的病毒感染或細菌感染，流感，腸胃型流感，鼻炎，咳嗽，慢性支氣管炎，痰咳，膿腫，傷口，真菌感染，濕疹，泌尿生殖系統感染。
· 強心，滋補神經，抗焦慮，安定，鎮靜：躁動不安，壓力，精疲力竭，睡眠障礙，缺乏情感成熟度，心律不整，胸口壓迫感。

建議

若您很容易沮喪，看不到圍繞著您的美好，面對事件或情況時覺得無力，請連續11天做以下練習：

- 起床後，來到陽台、庭院或者只是對著一扇窗戶，面朝天空嗅聞竹葉花椒精油瓶 3 分鐘。然後閉上眼睛，繼續嗅聞精油瓶，並且將意識放在周圍的環境或事物上。
- 讓問題和想法自然到來，簡單地觀察，同時仍保持與天空的連結。
- 想像一個金色的球體浮在您的上方，它的光線照進您的內心。
- 深深地吸氣和呼氣幾次，然後才開始去做早晨的例行事務。
- 將竹葉花椒精油隨身攜帶，感到需要就常常嗅聞它。

使用狀況建議	膀胱炎：78 頁
	前列腺問題：93 頁
	喚醒男性情慾：96 頁
	無法感受到與周遭的連結：151 頁
	生命能量普拉納 / 氣：152 頁

第 5 部

詞彙表及索引

症狀及醫學詞彙表

一劃～五劃

症狀	定義
口腔炎	口腔黏膜發炎。
口腔潰瘍	口腔黏膜淺層的潰瘍疼痛。
子宮肌瘤	子宮肌肉組織生長出的良性纖維腫瘤，外觀以結節形式表現，常出現在子宮壁的不同位置。
小腸結腸炎	小腸及結腸黏膜發炎。
中毒	中毒是由於近期攝入含有細菌、寄生蟲、病毒、毒物或重金屬的食物或水而引起的。
中風	突然失去意識，腦部充血（腦出血）。
引流	指對於不管是生理性還是病理性的液體物質或氣態物質，向生物體外部或向生物體內部的收集處引導的動作。
心內膜炎	心臟內壁發炎，通常會影響心臟瓣膜。
心肌梗塞	流向心肌的血液阻塞，導致心臟病發作，是一種醫療緊急情況。當血栓阻塞心臟的血液供應時，通常會發生心肌梗塞。
心身症	心理因素引起的疾病。
心律不整	心率異常、不規則、過快或過慢。
心絞痛發作	因為流向心臟的血液減少而引起的胸部疼痛。
心跳過速	心跳節奏加快。
心臟無力	心臟無力是指心肌收縮異常，症狀是呼吸急促、疲勞、腿部腫脹和心跳加快。
扎根	錨定、集中、連接到大地，在大地能量和宇宙能量之間保持良好的平衡。扎根對於保持專注、專心和建立信心很重要。
支氣管炎	呼吸道（支氣管）以及肺黏膜發炎，伴隨咳嗽。
止血	讓出血停止的物質。
止咳	對抗咳嗽。
止痛	鎮痛，減輕或消除對疼痛的敏感性。
止癢	對抗瘙癢的治療。
水痘	傳染性極強的病毒性疾病，最典型的症狀就是類似小水泡的皮膚紅疹，並引起瘙癢。
水腫	指由於漿液積聚而侵入各種組織，例如支撐器官的結締組織、皮膚層或黏膜，而引起的組織腫脹。水腫最常見於腳、腳踝、腿、手或手臂。
牙周病	牙齒的支撐組織（牙齦、牙槽骨、韌帶）的長時間感染發炎，導致這些組織的萎縮、甚至牙齒的脫落。
牙膿腫	經常出現於未經治療的牙髓炎，進展到齒槽骨以外處，導致鄰近軟組織腫脹與膿液積聚。
牙齦炎	以牙齦發炎為特徵的疾病。
代謝失調	與毒素（脂質、糖、鈣等）聚積有關的身體機能紊亂，長期下來會導致糖尿病、缺鐵、膽固醇過高、肥胖症等疾病。

症狀	定義
代謝症候群	代謝症候群包括高血壓、高血糖、腰部脂肪過多、膽固醇含量異常。另外，也會增加心臟病發作和中風的風險。
出汗過多	汗液分泌過多。
出血	大量出血、血液異常流動、從血管中溢出，通常與血管破裂有關。
失眠	入睡困難，或是難以充分睡眠。
失智症	請見：阿茲海默症。
失聲	由於聲帶的感染（喉炎等）或因為復發性神經麻痺導致的聲音喪失。
打嗝	橫膈膜痙攣且不受控制的收縮，導致粗暴的胸腹痙攣，然後聲門會發出特徵性的噪音。
打擊受創	強烈和殘酷的情緒所導致的精神傷害。
生命能量普拉納	氣，呼吸，生命力。
生殖器皰疹	常見的性傳播感染，其特徵是生殖器疼痛和損傷。
甲狀腺功能亢進	特徵是產生過量的甲狀腺素，而增加新陳代謝。症狀是無預期的體重減輕，心律快速或不規則，出汗，易受刺激。
甲狀腺功能低下	甲狀腺不能產生足夠的甲狀腺素，會干擾心率、體溫和新陳代謝的各個面向。主要症狀是疲勞、怕冷、缺乏能量、皮膚乾燥和莫名的體重增加。
甲溝炎	鄰近指甲（最常見的是手指）的組織感染。
白色糠疹	皮膚病，特徵是在表皮上形成乾燥的鱗狀斑塊。
皮膚受刺激	皮膚輕度發炎。
皮膚念珠菌感染	由白色念珠菌引起的感染。通常發生在腳趾或皮膚皺摺中，症狀是發紅、一層灰白外皮，而皮膚則開始剝落。
皮膚炎	皮膚發炎，伴隨瘙癢症狀。
皮膚病	與皮膚相關的疾病。
皮膚過敏	皮膚對異物的過敏反應，導致立即性症狀，例如皮疹、蕁麻疹。
皮膚皸裂	皮膚上或深或淺的裂縫。
皮膚膿腫	表皮下聚積膿液。
皮膚變紅	請見：玫瑰痤瘡。

六劃～十劃

症狀	定義
多發性神經炎	波及多條周邊神經的發炎。
多發性硬化症	慢性疾病，免疫系統攻擊保護神經的髓鞘。多發性硬化症會導致神經損傷，從而破壞大腦與身體其他部位之間的交流。症狀很多：視力喪失及障礙、疼痛、疲勞、協調問題等。

成癮症 / 依賴	慢性、復發性的腦部疾病,特徵為儘管知道其有害後果,但仍然會強迫性尋求或使用有毒物質。
早發性宮縮	妊娠 37 週之前發生子宮收縮,並有早產風險。
百日咳	傳染性疾病,特徵為痙攣性咳嗽。
老是想吃東西	強烈飢餓,無法抗拒的食慾。
老繭	腳部壓力部位的皮膚增厚。
耳炎	內耳、中耳或外耳發炎,常伴有感染。
耳鳴	不是由於外部聲響引起的聽覺異常(嗡嗡聲)。
肌肉拉傷	肌肉纖維伸長超過其彈性範圍之外,並在內部產生一些小損傷。它與肌肉撕裂傷屬於同一類型。
肌肉痠痛	運動後產生的肌肉疼痛。
肌腱炎	連接肌肉和骨骼的組織發炎的疾病。
自律神經失調	肌肉興奮性障礙,可能會影響身體的所有肌肉,導致多種表現形式,如痙攣、心悸、痙攣性疼痛、胸部疼痛等等。
自體免疫疾病	免疫系統過度活躍,並抵抗自然存在的組織所形成的嚴重疾病,例如:多發性硬化症、類風濕關節炎。
血栓	在血管中形成並會阻塞血管的凝塊。血栓可以在靜脈或動脈中形成,分別稱為靜脈血栓(或靜脈炎)和動脈血栓。
血栓性靜脈炎	請見:血栓。
血稠	血液變濃、黏稠。
血腫	由於血管受損,血液在組織(尤其是皮膚)中積聚,也稱為瘀青或瘀傷。
血管收縮劑	有助於收縮血管的物質。
血管擴張劑	有助於擴張血管的物質,特別在高血壓或心臟無力的情況下使用。
低血壓	動脈血壓異常下降。
克隆氏症	慢性腸道發炎疾病,影響消化道壁,有時可能會導致危及生命的併發症,以及腹痛、痙攣、體重減輕、貧血和疲勞等症狀。
免疫力衰弱	免疫系統衰弱會表現出各種症狀:持續疲勞,對感染的敏感性增加,經常感冒,泌尿道感染,爆發皰疹,復發性陰道炎,持續性疣、瘡或傷口治癒時間拖長。
冷漠	因為精神疲勞而無法採取反應。
利尿	增加尿液分泌。
利膽	促進膽汁排出到腸道。
助消化	幫助順利消化。
卵巢功能不足	40 歲之前卵巢功能喪失,無法分泌正常量的雌激素,或不能正常排卵,可能會導致一般性不孕以及更年期提前。
吞氣症	消化組織中吸收過多空氣,特別是在進食的時候。徵狀表現為消化時的垂重感及不適,尤其會噯氣(打嗝)並伴有腸胃脹氣。
坐骨神經痛	椎間盤突出或骨刺壓迫到神經上,引起坐骨神經強烈疼痛。疼痛從脊椎開始,向下輻射到腿的後側。坐骨神經痛通常只發生在身體的一側。
妊娠紋	懷孕期間或體重大量減輕後,由於真皮彈性纖維的膨脹或斷裂而造成的疤痕狀條紋。
尿失禁	尿失禁是尿液不由自主地通過尿道流出。
尿道炎	因感染而尿道黏膜發炎。
尿酸	內源性(身體內部的)或來自食物的蛋白質在體內分解後產生尿酸。當血液中尿酸過多,可能會引起痛風。
扭傷	由於劇烈腫脹引起的關節疼痛性損傷。
抗氧化	減緩或阻止氧化。
抗病毒	殺死病毒的物質。
抗真菌	殺真菌的作用。
抗組織胺	用於減少或消除組織胺作用的藥劑。組織胺是一種人體自行合成的化學物質,特別是在過敏反應時釋放。
抗焦慮	對抗焦慮。
抗痙攣	防止痙攣與抽搐的治療。
抗菌	可以殺死細菌的物質。
抗塵蟎	驅逐塵蟎的藥劑。
抗靜脈炎	治療並預防靜脈炎。
更年期	女性生育期結束,通常在 50 歲左右,特徵是月經停止和排卵停止,雌激素和黃體酮的分泌減少。
更年期症候群	因為卵巢中的卵泡發育停止而引發的雌激素缺乏的症狀。雌激素不足會導致:永久性閉經、潮熱、輕微的心理障礙、失眠、性慾下降、陰道乾澀、體重增加。
男性更年期	男性在到達某個年紀後性功能逐漸下降。
肝功能不足	肝臟無法執行其功能,可能與肝臟發炎(急性或慢性)或肝切除之後的副作用有關。
肝炎	肝臟發炎及感染。原因多種多樣:有病毒性(A、B、C、D、E 型肝炎),以及飲酒過量引起的酒精性肝炎。
肝硬化	慢性肝損害,有多種原因,並導致肝臟纖維化和肝功能不足。
肝絞痛	腹部右上角感覺到疼痛的症狀。
足癬	通常始於腳趾之間的真菌感染。這種真菌經常會感染腳被包裹在鞋子中無法透氣的人。
身體疲勞	長時間或過度勞力之後產生的疲勞。
乳突病毒	人類乳突病毒是一種屬於乳突病毒科的 DNA 病毒,大約有 200 種不同的基因型;有些是透過皮膚接觸傳播並感染皮膚,有些是透過性傳播。超過 99% 的子宮頸癌是由慢性乳突病毒感染引起的。
乳腺炎	乳房組織發炎。
使皮膚溫熱發紅而緩解疼痛	讓皮膚溫熱的止痛物質。
兒童鵝口瘡	口腔黏膜疾病,尤其是由真菌引起的,出現白色斑點以及唾液的酸性反應。
呼吸道感染	觸及呼吸道的感染。
呼吸道過敏	對空氣中諸如花粉、塵蟎等物質的過敏反應,導致諸如花粉症、哮喘、呼吸道阻塞等反應。
季節性憂鬱	在一年中的寒冷期間發生的憂鬱,與缺乏光線及日照不足相關。
性冷感	傳統上用來描述女性缺乏性慾歡愉,以及沒有性高潮的詞彙。

性侵	個人在未經對方同意下實施的性相關行為，無論是否有身體接觸。
性慾降低	性慾是進行性行為的衝動。當性慾下降造成自己或伴侶的擔心，並影響戀愛關係時，就成問題了。
拖延	總是將行動故意往後延遲的傾向。
放射線防護	防止受到放射線傷害。
放射線治療	癌症的局部治療方法，利用放射線阻斷癌細胞的增殖能力來破壞癌細胞。
易感	性格敏感，容易感受到被冒犯的人。
泌尿生殖系統感染	觸及尿道或生殖器官的感染。
泌尿系統發炎	排尿時有疼痛和燒灼感，常是由細菌引起的感染。
玫瑰痤瘡	臉部皮膚發炎感染，特徵為臉部血管擴張、皮膚發紅、長小紅斑。
肥胖症	體內脂肪過多積聚，增加健康問題的風險。
肱骨外上髁炎	肘骨突出關節部分發炎。
肺炎	一種感染，其特徵在於單側肺或雙側肺的氣室出現發炎性損傷，肺泡內可能充滿膿液或分泌物。
花粉症	對花粉過敏引起的感冒症狀。
阿米巴痢疾	阿米巴原蟲造成的結腸寄生蟲感染。
阿茲海默症	常見的神經退化性疾病，主要影響 65 歲以上的人群。對於記憶、時間和空間方向產生影響，病人會逐漸失去自主能力。
侵略性	暫時或永久性情緒行為障礙，對他人的暴力行為與敵意。
便祕	排便困難。
促進子宮收縮	用於引起子宮收縮或增加子宮張力的物質，既可以用來催產，也可以減少產後出血。
促進發汗	所有可以增加出汗的物質。
促進膽汁分泌	刺激膽汁分泌。
冠心病	冠狀動脈變窄，從而限制了流向心臟的血液。
冠狀動脈炎	冠狀動脈發炎。
前列腺炎	前列腺的急性或慢性發炎。
勃起功能障礙	難以獲得或維持勃起，不足以進行令人滿意的性活動。
幽門螺桿菌	一種感染胃壁黏膜的細菌。80% 的消化性潰瘍是由幽門螺桿菌引起的。
急性支氣管炎	肺氣管、支氣管的急性發炎，在冬天比較常見。它可能在感冒後，或者鼻咽、喉或支氣管的病毒感染後發生。
扁桃腺炎	扁桃體的發炎症狀，時常也會到達軟顎。
流感	流行性感冒，由 A 型、B 型及 C 型流感病毒引起的傳染性疾病，以大流行的形式演變，由嚴重程度不一的地域性與季節性流行交互穿插。
疣	皮膚上的小規模角質增長。
疥瘡	具有傳染性的皮膚病，伴有劇烈的瘙癢，是由非常細小的疥蟎蟲引起的。

紅斑	出現或深或淺的紅色斑塊，在加壓下顏色會消失，而壓力消失後顏色就會恢復。例如：嬰兒尿布疹。
胃炎	胃部黏膜發炎。
胃痛或胃灼熱	胸骨部位的疼痛感，通常伴有胃酸逆流至食道的現象，在口腔產生令人不舒服的酸味。
胃腸道感染	與胃和腸道有關的感染。
胃酸問題	胃酸往食道方向上升而造成不適感。
胃酸過多	請見：胃酸問題。
胃潰瘍	消化性潰瘍，在胃的內壁或腸道第一段稱為十二指腸的部位形成深層潰瘍。它是由消化道中存在的幽門螺桿菌引起胃壁或腸壁慢性發炎而導致。
苔癬病	由真菌引起的皮膚病，症狀為紫紅色小丘疹。
負能量	負面及破壞性的態度。
重複感染的咳嗽	主要發生在冬季的感染引起的併發症，表現為慢性支氣管炎，伴有黏液分泌。
風濕症	關節、肌肉和其他組織的疼痛，急性或慢性疾病。
食物過敏，食物不耐症	對身體排斥的食物過度敏感，可能導致各種反應，例如消化不良、腫脹、皮膚或呼吸道反應。
哮喘	以發炎、氣管狹窄及收縮、黏液過多和呼吸困難為特徵的疾病。
哮喘性支氣管炎	急性支氣管炎的一種特殊形式，有時會復發，綜合了急性支氣管炎的典型症狀，以及哮喘發作通常具有的呼吸道症狀。
恐懼症	對於某些物體、行為、情況或想法而感到極端病態的恐懼及焦慮，例如廣場恐懼症、幽閉恐懼症等等。
挫傷，輕微扭傷	無明顯嚴重性的傷害，是由沒有撕裂皮膚的撞擊所造成。
氣	請見：生命能量普拉納。
消化不良	飯後的輕度消化障礙，可能導致嘔吐。
消化功能不足	常與肝或胰腺功能不足一同出現。
消化道痙攣	消化系統中的肌肉群或個別肌肉不受控制的攣縮。
消化緩慢	消化過程變慢，可能導致脹氣、腹部腫脹和堅硬。
消脂	溶解脂肪的物質。
消解黏液	稀釋黏液的物質。
病毒性支氣管炎	病毒引起的支氣管炎症。
病毒感染	由病毒引起的感染。
真菌感染	由真菌、尤其是白色念珠菌引起的感染。通常表現在腳趾或皮膚皺褶、生殖器、指甲和消化道中。
祛痰	有助於排出黏液。
神經炎	發炎性的神經損傷。
神經衰弱	一種症狀包括疲勞、焦慮、頭痛、神經痛，缺乏生之喜悅，以及活動力減少（憂鬱）的疾病。
神經退化性疾病	漸進式疾病，會影響大腦或更廣泛的神經系統，導致神經細胞死亡。最著名和最常見的是阿茲海默症、帕金森氏症，但還有其他疾病。

症狀	定義
神經痛	沿著感覺神經的路徑上感到疼痛。
神經質	暫時性的神經興奮狀態。
胰腺功能不足	引起消化問題的疾病，胰腺無法製造人體消化食物與吸收營養所需的足夠的酶。
脂肪積存	皮下組織中的脂肪堆積。
酒精成癮	慢性疾病，特徵在於酗酒以及不加控制的攝取。
酒糟鼻	請見：玫瑰痤瘡。
骨關節炎	關節軟骨因為力學不當的磨損而毀壞，它是局部的，不會改變病人的整體狀況。
高血壓	血液對動脈壁的作用力過高。

第十一劃～十五劃

症狀	定義
脣皰疹	病毒性感染，會引起稱為皰疹的小水泡病變，並可能復發。
乾咳	無痰的咳嗽。
乾癬	一種皮膚病，特徵是皮膚細胞積聚到形成乾燥、刺激性斑塊的程度，可能由感染、壓力或低溫而觸發。最常見的症狀是皮膚發紅，有時甚至是指甲或關節的區域發紅。
偏頭痛	程度不一的頭痛，常伴有噁心，以及對光和噪音敏感。
作惡夢	痛苦的夢境，主要因素是焦躁不安。
健胃	有利於消化。
動脈炎	動脈血管壁發炎。
動脈硬化	動脈血管壁增厚、硬化並失去彈性。
動脈粥狀硬化	毒素（硬化斑塊）積聚在動脈血管壁上，導致血液循環受阻。斑塊可能脫落並導致血栓而嚴重阻塞動脈。
動暈症	在行駛中的交通工具上的乘客身上觀察到的一系列症狀（噁心，耳鳴等等）。
帶狀皰疹	水痘帶狀皰疹病毒引起的傳染病，會導致神經路徑上出現水泡皮疹，後遺症非常疼痛。
康復期	患病後逐漸恢復體力和健康的時期。
強心	可以增加心肌張力的藥劑。
排尿困難	排尿困難。
殺蟲	殺害昆蟲的藥劑。
淋巴結腫脹	淋巴結發炎、腫大，通常發生在頸部、鎖骨、腋窩或腹股溝。
淨化	淨化身體組織，幫助毒素及組織廢棄物排出體外。
痔瘡	痔是位於肛管位置的血管。痔瘡通常是指這些血管的發炎、受刺激和腫脹。
眼部帶狀皰疹	影響眼神經的帶狀皰疹，症狀是：紅眼、眼睛區域疼痛（鼻根、眼瞼等）以及對光敏感。
貧血	血液中的健康紅血球不足。
通便	加速腸道蠕動、軟化糞便以抵抗便祕的植物。
通經	促成月經來潮並使其規律的藥劑。

症狀	定義
閉經	無論出於何種原因的月經過少或停經。
陰道念珠菌感染	念珠菌群（通常是白色念珠菌）感染陰道黏膜，症狀通常是嚴重的瘙癢。
陰道炎	時常由感染引起的陰道發炎。
陰道乾澀	陰道缺乏潤滑。原因可能多種多樣：缺乏雌激素、藥物副作用、感染、過度的局部衛生、壓力等。
麥粒腫	眼瞼邊緣有疼痛的紅色腫脹，類似於癤或丘疹。
麻木遲鈍	極度漫不經心，儘管周圍發生了許多事件，好像都影響不到他的狀態。
麻疹	兒童病毒性疾病，症狀為咳嗽、流鼻水、眼睛發炎、喉嚨痛、發燒和皮膚紅腫發疹。
麻醉	抑制感覺。
創傷	由嚴重傷害在體內引起的一系列疾病。
喉炎	喉部疼痛發炎，尤其是聲帶部位。
單核白血球增多症	由 EB 病毒引起的感染，透過唾液傳播，症狀是疲勞、發燒、皮膚發疹、淋巴結腫脹。
循環功能衰弱	請見：靜脈功能不足。
掌腱膜攣縮症	手的皮下組織逐漸增厚拉緊。隨著時間的流逝，掌腱膜攣縮症會導致一個或多個手指永久向手掌彎曲。
提振免疫	加強及支持免疫系統功能的物質。
滋補神經	神經補品。
焦痂	燒燙傷或長時間摩擦等等之後，在皮膚上因組織壞死而形成的黑色硬殼。
焦慮	對應於將出現的危險或問題，產生或多或少有意識的預期的情緒。
焦躁不安	不適感，對於即將到來的危險感到模糊的恐懼感，以及各種自律神經紊亂的症狀（胃痛、呼吸緊迫、出汗等）。
猩紅熱	主要影響 5 至 15 歲的兒童的疾病，可能的症狀是全身大部分部位出現鮮紅色的皮疹、喉嚨痛和高燒。
痙攣	疼痛、不由自主、暫時性的收縮。
痙攣性咳嗽	間隔時常很短的咳嗽，引發橫膈膜痙攣，造成深呼吸不舒服。
痙攣症	被大眾廣泛使用的術語，描述由於焦慮發作而引起的呼吸困難（壓迫感、窒息、過度換氣）和肌肉抽搐。
痛風	關節炎的一種，以關節劇烈疼痛、發紅和壓痛為特徵。當過多的尿酸結晶沉積在關節中時，就會出現疼痛和發炎。
痢疾	由細菌、病毒或寄生蟲引起的腸炎及腹瀉。
痤瘡	毛囊皮脂腺阻塞，特徵為黑頭粉刺、膿皰、疤痕或三者同時存在。
發燒	核心體溫高於攝氏 37 度。
稀釋血液	稀釋血液促進流動。
結石	在膽囊或腎臟中形成的結晶體。
結核病	由細菌感染引發，有可能嚴重的傳染病，主要影響肺部。
結腸炎	結腸黏膜的炎症。起源有可能是結構性因素、細菌感染或阿米巴原蟲感染，隨之而來的是腹瀉和便祕的交替症狀。

結腸疾病	請見：腸躁症。	經痛	月經期間的疼痛。
結腸痙攣	請見：腸躁症。	腮腺炎	一種影響腮腺、耳下和耳前的唾液腺的疾病，透過受感染的唾液傳播。症狀是唾液腺疼痛腫脹、發燒、頭痛、疲勞、食慾不振。
結膜炎	結膜（覆蓋眼睛和眼瞼內部的透明膜）發炎。起因是細菌、病毒感染或過敏。		
脹氣	腹部因為腸道氣體積聚而腫脹。	腰背疼痛	嚴重的下背部疼痛，通常是由於操作物體時姿勢不正確、姿勢不良、缺乏運動、肌肉或韌帶受傷所引起。
腎炎	腎臟發炎。		
腎結石	以結石的形成為特徵的疾病，在尿道中形成的晶體沉積物。	腰痛	請見：腰背疼痛。
腎絞痛	腰部區域的劇烈疼痛發作，通常輻射到大腿和下腹部，最常見的原因是輸尿管結石（從腎臟到膀胱的輸尿管中的結石）。	腸胃炎	腸道感染，症狀為腹瀉、痙攣、噁心、嘔吐、發燒。
		腸胃型流感	腸道感染，特徵是腹瀉、痙攣、噁心、嘔吐、發燒。
腕隧道症候群	腕隧道位於手中腕骨的部位，腕隧道症候群症狀為手和手臂的疼痛、麻木或刺痛。	腸胃脹氣	胃和腸內氣體的存在導致腸胃鼓脹。
		腸道或消化道念珠菌感染	念珠菌群（通常是白色念珠菌）感染腸道黏膜。
虛弱	源於神經、心理、生理或性功能的因素，導致能量、氣力的下降。		
		腸道寄生蟲病	消化道中有寄生蟲。
虛弱無力狀態	請見：虛弱。	腸道發酵	腸道中營養物質吸收不足，一方面造成營養缺乏，另一方面，大量的糖分殘留聚集在結腸（有如人體的化糞池）中而發酵，尤其會產生氣體。
超重	主要由脂肪組成的超重，身材肥胖。		
陽光過敏	皮膚對於曝曬在陽光下的過敏反應，症狀為發紅、膿皰、受刺激。		
陽痿	男性無法獲得或維持足夠的性愛勃起的疾病。	腸躁症	結腸過度敏感，腸躁症是引起腹痛、便祕、腹瀉或脹氣的原因。
飲食失調	進食行為嚴重紊亂的狀況，例如厭食症或暴食症。	腹痛	腹部疼痛。
		腹脹	因為消化道中的氣體導致腹部腫脹。
黃體酮	排卵後以及懷孕期間分泌的荷爾蒙	腹瀉	排便頻繁且為水稀狀。
黑頭粉刺	皮脂腺分泌的皮脂聚積過多，塞滿皮膚的毛孔。主要發生於臉部，尤其是在鼻子和前額。	落枕	請見：頸部痠痛、斜方肌僵硬疼痛。
		葡萄球菌	很常見的細菌，大約有 40 種，最為人知的是金黃色葡萄球菌，通常與醫院感染有關，也常是食物中毒的細菌原因。症狀很多：皮膚感染、腹瀉和嘔吐的消化系統疾病、發燒等等。
亂倫	近親之間的性關係。		
催情 / 刺激性慾	刺激性慾的物質。		
傷口	皮肉病變。		
嗅覺喪失	喪失嗅覺。	解熱退燒	對抗發燒、急性發炎，並降溫的治療。
微血管脆弱	血管比較脆弱，輕微的撞擊都會引起血腫。這種脆弱性經常與靜脈曲張同時存在。	過動 / 過度活躍	過度活動。
		過勞	精疲力竭，不管在身體、情感和精神上都處於嚴重疲憊的狀態，通常是與持續的工作壓力過大有關。
感冒	由許多病毒引起的，影響鼻子和喉嚨的常見感染。症狀是流鼻水、打噴嚏和鼻塞。		
感染性腹瀉	由於細菌、寄生蟲或病毒感染大腸引起發炎而產生的腹瀉。	雷諾氏症	導致身體某些部位麻木和冰冷的慢性疾病。由於寒冷，向皮膚供應血液的小動脈過度收縮，從而限制了患處的血液供應。
新陳代謝緩慢	新陳代謝是細胞中發生的化學反應，是使身體保持活力，並回應特定需求的系統。在新陳代謝緩慢的狀況下，人體消耗更少卡路里來製造能量，而有導致體重增加的危險。		
		厭食症	無論任何原因的缺乏食慾。
		嘔吐	由於橫膈膜和腹肌的劇烈收縮，導致全部或部分無法為身體接受的胃內容物從口腔突然排出。
暈厥	漸進性疾病，症狀為眩暈、頭昏眼花等，但沒有喪失意識或部分喪失意識。		
		寡尿	排尿量減少。
歇斯底里	精神官能症，特徵是傾向於驚人的情緒表現，也可能表現出器質性或病理性精神障礙症狀（譫妄、焦慮、狂躁等）。	慢性支氣管炎	經常性或間歇性的咳嗽，一年至少發生三個月，且至少持續兩年。
		瘧疾	由瘧原蟲引起的熱帶傳染病，透過被病蚊叮咬傳播。症狀是發冷、發燒，通常在被咬後的幾週內出現。
準備麻醉	為麻醉做準備的物質。		
痰咳	咳嗽並排出支氣管分泌物（黏液）。		
瘀傷	請見：血腫。	皸裂	局部出現在皮膚上的小裂縫，特別是手上、脣上以及乳頭上。
睡眠障礙	對睡眠的品質和持續時間的任何干擾。		
經血過多	經血量異常增多，並且持續時間超出平常經期。	精神、智力和神經的疲勞	一種精神緊張狀態，在面對超過常規的言語或身體暴力的狀況而做出反應，通常是由壓力過大引起。
經前症候群	某些女性在月經來臨前幾天會出現的症狀總和：子宮和卵巢的敏感性疼痛，腹部腫脹、乳房緊繃、易受刺激、背痛、偏頭痛、情緒波動、暴食、疲勞。		

精神崩潰	急性的躁動不安狀態，表示一種經常是臨時性的心理困擾，會突然出現在帶有憂鬱和焦慮臨床症狀的患者身上，可能會做出強烈反應，威脅到自己和周圍的人。
網球肘	請見：肱骨外上髁炎。
腿部沉重	由於血液循環不良，導致腿部缺乏輕盈感並且腫脹。
膀胱炎	膀胱發炎，導致尿意頻繁以及排尿疼痛。
雌激素	由卵巢分泌的荷爾蒙，可確保生殖器官及乳房的形成、維持和功能。雌激素的缺乏特別會導致閉經、不孕和更年期障礙。
鼻炎	請見：感冒。
鼻咽炎	影響到鼻子和喉嚨的常見感染。
鼻竇炎	鼻腔周圍的黏膜發炎。
噁心	不舒服、不適感，可能伴隨著嘔吐來臨。
憂鬱	病理性精神狀態，結合痛苦的情緒變化，並減緩智力及身體活動。
潮熱	卵巢活動下降後，與女性荷爾蒙失衡有關的症狀。
瘙癢	強力和劇烈的癢。
瘢痕疙瘩或蟹足腫	傷口癒合後留下的厚疤痕。
調節免疫	調節免疫系統功能障礙的物質。
調節靜脈張力	具有增加靜脈壁張力特性，從而促進血液循環的物質。

第十六劃～二十劃

擔憂	請見：焦慮。
橘皮組織	這個詞通常用來指稱女性皮下脂肪組織的過度發育，從而導致難看且痛苦的填塞物，特別是在大腿和腹部（像橘皮一樣凹凸不平）。
磨牙	80% 的情況是在夜間發生，特徵是在睡眠期間不合時宜地咬牙或咬緊下顎。
糖尿病	血液和尿液中糖分增加的疾病，起源是胰腺分泌的胰島素的分泌或使用出現缺陷。
蕁麻疹	皮膚出現瘙癢的紅色凸起斑塊（丘疹），類似被蕁麻刺到時的紅疹。可能由多種因素引起，例如某些食物、藥物或壓力。
輸卵管炎	連接子宮和卵巢的導管發炎。
遺尿	非自願和無意識的排尿。
遺精	過度和不自主射精的情況。
霍亂	引起嚴重腹瀉和脫水的細菌性疾病，通常經由水傳播。
靜脈功能不足	腿部靜脈瓣膜功能失調，導致腫脹和皮膚變化，結果可能是相關腿部的靜脈曲張、腫脹或膚色改變。
靜脈曲張	失去自然彈性的靜脈造成永久性擴張，失以及血管壁的病理變化。

靜脈曲張潰瘍	異常或受損的靜脈導致腿部或腳踝的傷口，這些潰瘍的常見原因是血栓凝塊、傷口、老化、肥胖症。
靜脈和淋巴瘀滯	請見：靜脈功能不足。
靜脈炎	靜脈發炎，可能導致血栓形成。
頭皮屑	從頭皮上脫落的小鱗片。
頭痛	顱頂局部疼痛。
頭癬	頭皮寄生蟲病。
壓力	指對人體施加的緊張性或侵略性，以及人體對這種侵略性所產生的反應或非特異性反應。
幫助順產	幫助胎兒和胎盤從陰道順利排出。
濕疹	皮膚問題，特徵為起泡、發紅及形成鱗屑。
膽功能不足	由於肝臟分泌膽汁不足、膽管（肝內膽管、膽囊管、膽囊和總膽管）阻礙、甚至膽囊功能障礙而引起的所有疾病。
膽固醇問題	膽固醇是人體運作必需的脂肪物質，除了其他用途，還被用作合成許多荷爾蒙（類固醇）的「原料」。膽固醇過量會損害健康並增加心血管疾病風險。
瘤	皮下充滿膿液的疼痛膿皰。
鎮靜	能帶來舒緩、放鬆、降低焦慮、昏昏欲睡、呼吸減慢、反應減弱的物質。
關節炎	關節滑膜發炎。
類可體松	可體松是一種由腎上腺分泌的荷爾蒙，具有消炎作用。
類雌激素	在分子結構上類似於雌激素的物質。
躁動不安	行為失常，特徵為誇張且無序的活動。

二十劃以上

症狀	定義
驅除腸道寄生蟲	驅蟲、抗寄生蟲。
驅脹氣	減少氣體產生並促進氣體排出。
纖維肌痛症	常見症狀是瀰漫性肌肉疼痛及觸痛，通常結合疲勞、睡眠障礙、記憶和情緒障礙。
癲癇	這種疾病的特徵是大腦神經細胞活動受到干擾，引起痙攣。

梵語詞彙表

梵文	中文	解釋
Agni	消化之火 / 阿格尼	消化之火，是調節新陳代謝，也是宇宙力及轉化力。在印度教及佛教中，阿格尼也被視為火神，祂可以淨化，消滅邪惡，因而使人重生。在印度教婚禮中也是主要證人，保證夫婦之間的激情，讓食物得以烹調，並將苦難轉變成幸福。
Ahamkara	自我意識	小我（ego），心智的一部分，是人對自己的個人認同。
Ajna	眉心輪 / 第三隻眼	第六脈輪，第三隻眼，位於雙眉之間，與松果體連結，產生了對於貢獻的需求。
Ama	毒素	毒素，沒有被消化或被排除的食物。Ama 的字面意思是「沒煮過的」或「沒消化的」。在阿育吠陀的概念中，毒素代表著所有沒被完全轉化的物質，例如食物，但也包括思想、情緒以及所有感官印象。
Ananda	無限喜悅	無條件的喜悅、極樂。
Anahata	心輪	第四脈輪，心之脈輪，產生了對於愛的需求。
Apana Vata	下行氣	以瓦塔或普拉納 / 氣的觀點，它調節了向下運動、糞便、尿液、精液、經血、分娩、射精等。
AUM /OM		Aum 或 Om 是最原始且普遍的真言，代表宇宙結構化的起始之音。它常常被放在其他真言之前，並能啟動第六及第七脈輪
Ayurvéda	阿育吠陀	Ayur = 生命，Veda = 知識 / 科學。Ayurveda 是由古印度吠陀聖哲（Rishi）創造的健康體系，是一種生命及長壽的科學。
Basti	灌腸	亦稱 Vasti，以油或草藥湯劑，經由肛門進行的結腸淨化清洗。
Bodhaka kapha		卡法（Kapha）的一個型態，位於舌頭上。它創造味覺並濕潤口腔，可以記錄六種屬性（gunas）：甜、酸、鹹、辣、澀、苦，並且在食物尚未被消化時就將訊息傳輸到不同組織（dhatu）裡。Bodhaka 發展我們的感知能力，教導我們傾聽感官，明智地使用它們並尊重其限制。
Chitta	心質	自我的更高層次，內在的觀察者，也是所有累積的心理概念及模式、過去的所有烙印，以及潛意識所處的位置。
Dhatu	組織	七種生命活力的組織。
Doshas	生物能量 / 體質	決定體質的三種生物能量，包含 Kapha、Pitta、Vata。
HAM		能啟動並調和第五脈輪喉輪的真言。
Kapha	卡法	由土與水元素構成的生物能量。
Karma	業力	因果，任何行為（業）皆會產生影響，而對個人的不同生活造成影響，並決定命運。
LAM		能啟動並調和第一脈輪基底輪的真言。
Majjadhatu	骨髓組織	生命活力的骨髓組織。
Manipura	本我輪	第三脈輪，太陽神經叢，位於橫膈膜處，產生了對於重要性的需求。
Mantra	真言	最初的音。Mantra 的字根源自 MAN（思考）及 TRA（執行動作）。在冥想時吟誦真言，對身心都有益。
Marma	瑪爾瑪點	阿育吠陀中的能量點，人體中有 107 個，類似中醫裡的針灸穴位。而第 108 個瑪爾瑪點為心智。
Muladhara	基底輪	第一脈輪，位於會陰處，產生了對於安全感的需求。
Nasyam	鼻腔療法	透過將藥物滴入鼻子進行治療的方法。
Ojas	活力精華	所有體液的精微本質，是健康、和諧及心靈成長的原因，也是生命力的蘊藏處。活力精華源自心輪，散發到全身。當活力精華不足時，身體就會開始失衡並引發疾病。
Pitta	皮塔	由水與火元素構成的生物能量。
Prana	生命能量普拉那	生命能量，導向根源的運動，調節吞嚥功能的靈感。在道教中稱為氣。
Pranayama	調息法	呼吸的技巧。
Rajas	激性	能量、活動、情感及動盪的特質，是創造變化的心理素質。
RAM		能啟動並調和第三脈輪本我輪的真言。
Raktadhatu	血液組織	生命活力的血液組織。
Rishi	聖哲	智者，覺醒之人，以促進意識的發展為目標來到世上的使者。

Sahasrara	頂輪	第七脈輪，頂輪，產生了對於一體性（合一）的需求。
Samskara	因果印記	Sam ＝重新聯合，kara ＝行動、因由。因果印記是制約，可以是正面的也可以是負面的，根植於潛意識層中。
Sat	存在	宇宙中無處不在的所有存在，無形、無質、無量、亦無外觀。
Sattva	悅性	光明、智慧、和諧與精微的特質，是創造純淨與清晰心靈的精神品質。
Shirodhara	額頭滴油療法	將溫熱的藥油淋在額頭上，是一種安撫神經系統很強效的方法。
Shukradhatu	生殖組織	生命活力的生殖組織。
Svadhistana	性輪	第二脈輪，位於生殖器的神聖脈輪，產生了對於多樣性的需求。
Tamas	惰性	惰性、冷漠、愚蠢、黑暗、精神病態的特質。
Tejas	心光	精神之火。
VAM		能啟動並調和第二脈輪性輪的真言。
Vata	瓦塔	由風與空間元素構成的生物能量，由風元素主導。
Veda	吠陀	古印度所有經典的總和。
Vishuddhi	喉輪	第五脈輪，位於喉嚨部位，產生了對於溝通的需求。
YAM		能啟動並調和第四脈輪心輪的真言。
Yoga	瑜伽	協調和實際應用知識的方法；由精神層次來看，是自我實現的科學。

關鍵詞索引

一劃～五劃

六劃～十劃

二十劃以上

植物中文俗名索引

十一劃 ~ 十五劃

十六劃 ~ 二十劃

二十一劃 ~ 二十五劃

植物拉丁學名索引

參考書目

《純露芳療全書》（*L'hydrolathérapie*）綠蒂亞・波松（Lydia Bosson）著，Amyris 出版／野人文化出版

《能量芳香療法》（*L'aromathérapieénergétique*），綠蒂亞・波松（Lydia Bosson）著，Amyris 出版

《日復一日阿育吠陀》（*L'ayurvéda jour après jour*），綠蒂亞・波松（Lydia Bosson）著，Amyris 出版

《精油伴我成長》（*Grandir avec les huilesessentielles*），綠蒂亞・波松（Lydia Bosson）著，Amyris 出版

《科西嘉精油》（*Les huilesessentiellescorses*），克里斯強・艾斯奇瓦（Christian Escriva）著，Amyris 出版

《科學與傳統之間的植物療法》（*La phytothérapie entre science et tradition*），戴波耶（Depoërs）、勒杜（Ledoux）、莫杭（Meurin）合著，Amyris 出版

《芳香療法臨床手冊：保健－治療－預防》（*KlinikhandbuchAromatherapie : Pflege - Therapie–Prävention*），迪特許・瓦布納（Dietrich Wabner）史蒂芬・特耶爾（Stefan Theierl）合著，SystemischeMedizin 出版

《基因中的精靈－表觀遺傳學》（*Le Géniedansvos gènes - Médecineépigénétique*），道森・丘吉博士（Dr. Dawson Church）著，Dangles 出版

《重塑身體，復活靈魂：如何創造一個新我》（*Reinventing the Body, Resurrecting the Soul : How to Create a New Self*），狄帕克·喬布拉博士（Dr. Deepak Chopra）著，Ebury 出版

《情緒平衡》（*Emotional balance*），洛伊·馬提納（Roy Martina）博士著，Hay House 出版

《壓力下的智慧》（*L'intelligence du stress*），賈克·法黨博士（Dr. Jacques Fradin）著，Eyrolles 出版

《信念的力量：新生物學給我們的啟示》（*Biologie des croyances - Comment affranchir la puissance de la conscience, de la matière et des miracles*），布魯斯·立普頓（Bruce Lipton）著，Ariane 出版／張老師文化出版

《蜜月效應：在人間創造情愛天堂的科學》（*L'effet Lune de miel*），布魯斯·立普頓（Bruce Lipton）著，Ariane 出版／一中心有限公司出版

《脈輪治療法》（*Chakra therapy*），凱思•雪伍（Keith Sherwood）著，Llewellyn's New Age 出版

感謝

　　對於這本書能來到您的手中，我真正充滿感恩，誠心希望它能幫助您在治療及成長方面的能力都有完美的展現，期待它能帶來靈感、啟發，產生意識、帶動轉變，並且為更健康的世界帶來一點貢獻。

　　我用五年的時間完成這本書，分別在印度、摩納哥、希臘、義大利、法國、瑞士、中國、泰國、台灣、香港、巴西、澳洲及峇里島各地工作。

　　有時候不用費力就可以行文如流水，像是微風往正確的方向吹，帶著我前進；而有些時候風停了，寫作節奏就慢了下來。

　　當創作靈感匱乏時我有幾次想要放棄，但是又有些時刻靈光乍現，指出道路，推著我繼續這個使命。我很榮幸能與許多學者相見，他們激發我的靈感，喚醒我與大自然以及阿育吠陀這個千年智慧結晶的連結。

　　感謝所有跟我一起見證這本書的誕生的非常了不起的人們。

　　感謝 Usha Veda 學院的全體教職員，這個我與外子菲利浦一起創建的整體醫療學院，沒有你們寶貴的幫助，我們的學校就沒辦法發展，因為你們，Usha Veda 才能在今天傳達有關健康的重要訊息，並且在世界各地都傳播這個理念，能夠將精油純露的芳香療法以及阿育吠陀、解剖學、病理生理學、營養學、冥想、過火儀式、五星能量術……這些都包含在植物治療課程中一起學習，真的是非常出色的課程安排。

　　同時也感謝我在台灣的心靈好姐妹佑君，以及肯園芳療教學團隊的所有成員，我們都擁有對大自然相同的熱愛，分享它神奇的療方以及千年來的知識，因為你們我才有機會在亞洲任教，這讓我充滿喜樂。

感謝參加課程的學員以及你們的陪伴，你們都是我靈感的泉源，你們的投入讓我生出翅膀。

在某些企劃中，出版社的工作至關緊要，這本書如果沒有出版社的支持是沒辦法出版中文版的。感謝你們的信任。

今天我有這個榮幸在世界的各個角落分享所學以及我的熱愛，首先是因為家人的愛與支持，我的兒子亞歷山大，他的創作力以及對於公關的寶貴建議；小姑瑪婷的熱烈支持以及她的組織能力；兒媳莎拉以及孫子沙夏……給了我撰寫生命中新篇章的機會。

當然還有我的丈夫菲利浦，他是這一整個冒險計畫的開端，我感謝他的愛、永遠的支持、他經得起考驗的毅力和洞察力。

感謝眾多在書中見證的朋友，讓他們的經驗能夠啟發其他人。

感謝全世界的精油生產者，給我們這些寶貴的精油以及出色的純露，我在此先為往後幾年肯定會出現的更多美好的產品感謝你們。

最後，我對大自然懷有最深的感恩之心，帶給我們這麼多樣的植物來幫助我們、治療我們，並引導我們成長。

BE2030

脈輪精油香氣對症指南

原 文 書 名／Guérir avec l'aromathérapie
作　　　者／綠蒂亞‧波松 Lydia Bosson
譯　　　者／劉美安
專 案 企 劃／侯聖欣
專 案 編 審／張錫宗
內 文 校 對／張錫宗、黃虹霖、沈如瑩
索 引 協 力／沈如瑩
責 任 編 輯／劉羽芩
版　　　權／吳亭儀、林易萱、顏慧儀
行 銷 業 務／周佑潔、林秀津、賴正祐、吳藝佳

總 編 輯／陳美靜
總 經 理／彭之琬
事業群總經理／黃淑貞
發 行 人／何飛鵬
法 律 顧 問／元禾法律事務所　王子文律師
出　　　版／商周出版
　　　　　　台北市南港區昆陽街 16 號 4 樓
　　　　　　電話：(02) 2500-7008　傳真：(02) 2500-7579
　　　　　　E-mail: bwp.service @ cite.com.tw
發　　　行／英屬蓋曼群島商家庭傳媒股份有限公司　城邦分公司
　　　　　　台北市南港區昆陽街 16 號 8 樓
　　　　　　讀者服務專線：0800-020-299　24 小時傳真服務：(02) 2517-0999
　　　　　　讀者服務信箱 E-mail: cs@cite.com.tw
　　　　　　劃撥帳號：19833503　戶名：英屬蓋曼群島商家庭傳媒股份有限公司 城邦分公司
訂 購 服 務／書虫股份有限公司客服專線：(02) 2500-7718；2500-7719
　　　　　　服務時間：週一至週五上午 09:30-12:00；下午 13:30-17:00
　　　　　　24 小時傳真專線：(02) 2500-1990；2500-1991
　　　　　　劃撥帳號：19863813　戶名：書虫股份有限公司
　　　　　　E-mail: service@readingclub.com.tw
香 港 發 行 所／城邦（香港）出版集團有限公司
　　　　　　香港九龍土瓜灣土瓜灣道 86 號順聯工業大廈 6 樓 A 室
　　　　　　E-mail: hkcite@biznetvigator.com
　　　　　　電話：(852) 2508-6231　傳真：(852) 2578-9337
馬 新 發 行 所／城邦（馬新）出版集團
　　　　　　Cite (M) Sdn. Bhd.
　　　　　　41, Jalan Radin Anum, Bandar Baru Sri Petaling, 57000 Kuala Lumpur, Malaysia.
　　　　　　電話：(603) 9057-8822　傳真：(603) 9057-6622 E-mail: services@cite.my
封 面 設 計／謝璧卉
美 術 編 輯／謝璧卉、李京蓉
製 版 印 刷／鴻霖印刷傳媒股份有限公司
經 銷 商／聯合發行股份有限公司
　　　　　　新北市 231 新店區寶橋路 235 巷 6 弄 6 號 2 樓
　　　　　　電話：(02) 2917-8022　傳真：(02) 2911-0053

國家圖書館出版品預行編目資料

脈輪精油香氣對症指南/綠蒂亞.波松(Lydia Bosson)作；劉
　美安譯. -- 初版. -- 臺北市：商周出版：英屬蓋曼群島
　商家庭傳媒股份有限公司城邦分公司發行, 2024.03
　544面；19×26公分
　ISBN 978-626-390-057-8(平裝)

　1.CST: 芳香療法 2.CST: 香精油 3.CST: 心靈療法

418.995　　　　　　　　　　　　　　113002066

■2024 年 3 月 19 日初版 1 刷　　　　　　　　　　Printed in Taiwan
■2024 年 7 月 23 日初版 2.1 刷

定價 1800 元　　　　　版權所有‧翻印必究
ISBN: 978-626-390-057-8（紙本）　ISBN: 9786263900585（EPUB）

城邦讀書花園
www.cite.com.tw